모든 치료자가 꼭 알아야 할

필수 신경생물학

모든 치료자가 꼭 알아야 할

필수 신경생물학

NEUROBIOLOGY ESSENTIALS for CLINICIANS

What Every Therapist Needs to Know

알린 몽고메리 지음 | 이영호 옮김

圖書出版 하나醫學社

NEUROBIOLOGY ESSENTIALS FOR CLINICIANS: WHAT EVERY THERAPIST NEEDS TO KNOW

대인관계 신경생물학에 대한 Norton 출판사의 시리즈

Allan N. Schore, PhD, 시리즈 발간 편집장
Daniel J. Siegel, MD, 초대 편집장

정신건강 분야는 괄목할만하고 눈부신 성장의 시간과 여러 개념들이 새롭게 재편성되는 기간을 보내고 있다. 다양한 과학적인 시도와 노력에 의해 얻어진 여러 독립적인 소견들이 마음과 정신적 안녕이라는 통합적 관점으로 모이고 있다. 인간발달에 대한 대인관계 신경생물학은 우리로 하여금 특히 감정적 관계를 포함하는 다양한 경험에 의해 형성된 우리의 마음과 뇌의 구조 및 기능에 대한 이해가 가능하도록 도와준다.

대인관계 신경생물학에 대한 노턴 연재물은 인간 마음이 가지는 복잡한 신경생물학에 대해 우리의 이해를 더 넓힐 수 있도록 최첨단의 다양한 영역의 정보와 개념들을 제공해 준다. 신경생물학, 유전학, 기억, 애착, 복합 시스템complex system, 인류학 및 진화심리학과 같은 전통적으로 서로 다른 독립적인 영역의 광범위한 연구결과들을 섭렵하게 도와줌으로써 정신건강 영역의 전문가들, 특히 치료자들이 접근하기 어려운 과학적 연구결과들에 대해 종합적인 시각을 가질 수 있도록 도와주거나 재검토할 수 있게끔 해준다. 이 책들은 다양한 영역의 연구결과들을 공통적인 언어와 같은 공통적 개념의 틀을 이용해서 이루어진 해석을 통해 통일된 지식을 발견함으로써 인간의 경험에 대한 우리들의 이해를 더 발전시키는 데 그 목적이 있다. 이 연재물은 정신치료가 가진 치유의 예술적 측면과 현대 과학의 최신 소견들을 하나로 통합해줄 것이다.

“『모든 치료자가 꼭 알아야 할 필수 신경생물학』에서, 몽고메리는 아주 복잡한 개념을 명료하고 쉽게 이해할 수 있게 만드는 데 그녀가 가지고 있는 재능을 펼쳐 보인다. 그녀는 증례 자료를 광범위하게 사용함으로써 우리로 하여금 읽지 않고는 못 견디게끔 만들고, 이렇게 하지 않았다면 이해 불가할 신경생물학적 과정을 쉽게 설명해 주고 있다. 그녀는 자신의 독자를 ‘매 순간’ 내담자와 상호작용하도록 인도하고 있고, 그때그때 이론과 치료 개입의 신경생물학적 기초에 대해 자세히 설명해 주고 있다. 그 결과, 임상 실제를 위해 최신의, 혁신적인 그리고 연구 기반의 틀을 제공해 주고 있고, 이 틀은 치료자들과 학생들에게 ‘대단히 믿음직스러운’ 신경생물학 교과서가 되어 줄 것이다. 이것은 인간을 신경생물학적 관점에서 보게 만드는 매우 인상적인 학문적 작품이다.”

- **수잔 블리스**Susan Bliss, 철학박사, 공인 임상 사회복지사(L.C.S.W.), 몰로이대학 조교수

목 차

앨런 N. 쇼어의 추천사

수년 동안 나는 대인관계 신경생물학interpersonal neurobiology의 노턴 연재물의 잠재적 저자를 찾기 위해 지구를 구석구석을 뒤지고 다녔다. 이들 저자 중 많은 사람들이 학자로서 그리고 저명한 치료자로서 세계적으로 명성이 자자한 사람들이었다. 그러나 이와 비슷한 수의 또 다른 사람들은 이 분야에서 새로운 목소리를 가진 사람들이었다. 매우 호기심에 차고 헌신적인 이 사람들은 그들 자신만의 집중적인 연구를 통해 학제를 넘어서는 아주 많은 과학적 지식과 광범위하고 깊은 수준의 임상적 경험 모두를 가지고 있었다.

알린 몽고메리는 이 새롭고 흥미로운 목소리의 선두 주자 중 한 명이다. 이 축복받은 치료자이자 연구자는 십 년 이상을 오스틴의 텍사스대학교 사회복지학과the University of Texas at Austin's School of Social Work에서 학생들에게 대인관계 신경생물학을 가르쳐왔으며, 이 수업은 항상 수강생이 넘쳐날 정도로 매력적이었다. 이 과정은 수년간 나의 첫 번째 책인 『정서 조절과 자기의 근원Affect Regulation and the Origin of the Self』을 기반으로 이루어졌는데, 이 책은 이제 막 전문가 과정에 들어온 대학원 1~2년 학생들이 읽기에는 어려운 책이었다. 이 학생들은 아주 많은 임상적인 지식을 흡수해야 하고 이제 막 생겨난 정신 치료적 기술과 이에 해당하는 신경과학적인 이해를 얻어야 하는데 이런 그들에게 그녀가 만든 교육과정은 일종의 도전이었다.

숙련된 선생으로서 그리고 정신역동적 정신치료자로서 몽고메리의 아주 뛰어난 재능은 학생들 각 개인의 의식 및 무의식적 세계에 초점을 맞춘, 또 매일 매일에 따라 다른, 그래서 실제로 매 순간에 주관적으로 신체에 근거를 둔 감정적 경험들로 채워진 교실 안에서 그녀 자신의 재능을 창조적으로 사용하는 것으로 표현이 되었다. 그래서 그녀의 학습 방식은 심리학과 생물학 사이를 연결하는 많은 양의 지식을 명확하게 전달하는 것을 넘어서 내적으로 성찰하는 기능에 초점을 맞추는 것을 격려하도록 이루어졌는데, 이는 그녀가 학생들의 암묵적 과정에 함께 한다는 것을 의미하는 것이었다. 또한, 이 '숨겨진' 비의식적nonconscious이고 비언어적인 뇌/마음/신체 과정이 가진 편재성ubiquity을 보여주기 위해 그녀는 문화가 만들어 내고 있는 이미지(예를 들어, 학생들로 하여금 대중영화의 매우 감정적인 장면에서 빠른 얼굴표정, 운율prosodic 및 동작을 통한 우측-뇌 의사소통으로 들어가게 하는 것을 통해)를 분석하는데도 대인관계 신경생물학적 관점을 적용하였다.

몽고메리는 『모든 치료자가 꼭 알아야 할 필수 신경생물학』에서 일관성 있고, 잘 연구된, 이론에 기반한 그리고 임상적으로 적절한 내용을 제공하기 위해, 다음 페이지들에서 그녀의 광범위한 학문적 지식과 임상적 기술을 조직화하고, 합성시키며 또 통합을 시키고 있다. 비록, 이 책이 넓은 영역의 분야(사회복지, 심리학, 상담학, 정신의학 및 정신분석)를 포함하는 정신건강 전문가의 훈련을 위해 아주 유용한 내용을 제공하고 있지만, 각 장은 다수의 복잡한 임상적 문제들에 대해 신선하고 창조적인 대인관계 신경생물학적 모델을 제공하는 새로운 영역을 개척하고 있기 때문에 앞서가는 치료자들은 이 책에서 도전적이며 자극을 받는 내용들을 발견하게 될 것이다.

비록 몽고메리가 많은 수의 신경과학적 저자와 임상적 저자들을 인용하고 있기는 하지만, 독자들은 그녀가 자신의 신경과학적 자료 및 임상적 자료 모두를 조직화해서 만든 조절이론의 관점을 사용하고 있음을 알 수 있게 될 것이다. 이 책과 같은 대인관계 신경생물학 연재물인 나의 가장 최근 책의 시작 부분에서, 나는 조절이론이 과학의 일반 원칙의 체계적인 해설을 제공해 줄 것이라고 언급한 바 있다. 특히, 이 이론은 발달과정을 설명할 수 있는 개념을 제공해 주는데 이런 개념은 일생을 통한 발달과정에 적용이 된다. 그래서 이 이론의 발달학적 변형과 애착 이론을 포함하는 조절이론은 과학적 연구를 위해 실험해 볼 만한 가설을 제공해 주고 치료 개입에 대해서도 좀 더 복합적이고 효율적인 모델을 제공해 주기도 한다.

책의 전반부(기초적인 신경과학의 개념Foundational Neuroscience Concepts)를 열어 주는 장은 일련의 잘 알려진 그러나 불가사의한 임상 현상에 대해 조절이론 모델을 적용하고 이를 확장시킨다. 대인관계 신경생물학이라는 렌즈를 사용하여 몽고메리의 호기심에 찬 그리고 합성적인 마음은 치료 동맹 안에서 나타나는 일련의 핵심적인 발달학적 뇌/마음/신체 과정에 초점을 맞추는데, 고양된 정서적 순간에 애착 시스템attachment system의 우측으로 편측화된lateralized 자율신경계 요소들이 다시 드러나는 것, 무의식적인 피질 하 위협 과정unconscious subcortical threat processing에서 우측 편도right amygdala의 역할, 다양한 방어기전defense mechanism의 각성 조절 기능arousal regulating function 및 투사적 동일시projective identification를 통한 의식적 정서와 무의식적 정서 간의 의사소통 등이 그것이다. 이 책의 후반부에서, 조절이론은 인격장애personality disorder, 청소년의 뇌, 집단 치료 및 지도감독supervision을 새롭게 대인관계 신경생물학적인 관점에서 이해하는 데 사용이 된다. 나는 앞으로 올 장들에 대해 간략한 소개를 하고 이 책이 개척한 새로운 영역들에 대해 좀 더 첨언을 하려고 한다.

모든 학파의 치료자들이 현재는 뇌뿐만 아니라 신체에 대해서도 강한 관심을 보이고 있다. 신체적 과정을 이해하는 데 있어 핵심은 신체적 과정에 대한 자율신경계autonomic nervous system(ANS)이다. 신체에 기반 한 자율신경계 각성에 대한 비의식적인 조절은 초기에 발달하는 감정에 의해 의사소통이 이루어지는 애착 기전의 중심적인 측면이다. 사실상 이것이 1장의 핵심 주제인데, 1장에서는 우측 뇌 및 우측 뇌의 심층 부위와 ANS의 연결 모두의 기능에 대해 개괄을 이야기하고 있고, 그런 다음에 정신치료 회기에서 이루어진 대화록 안에서, 이 기전이 임상적으로 어떻게 표현이 되는 가에 대해 기술을 하고 있다. 저자는 “정신생리적인 각성을 따라가는 것은 진단과 어떤 치료적 개입을 해야 하는 가를 고려하는 데 매우 가치 있는 평가 방법 및 훈련이 될 수 있다 … 타인의 뇌와 적절한 각성 조절 전략을 동조하는 것을 반복하는 이 경험은 뇌의 기능을 실제로 더 좋게 변화시켜 주는 잠재력을 가지고 있다”라고 강하게 주장하고 있다. 정서가 극성valence(긍정적-부정적, 즐거운-불쾌한, 개별 감정에 대한 접근-회피)과 각성arousal(강도, 에너지, 조용한-흥분된)의 두 가지 차원을 가지고 있다는 것을 종종 잊고 있을 수 있다. 내 느낌으로는, 치료자들은 임상 모델에 영향력을 가지고 있는 둘 중에 앞의 차원에 지나치게 많이 집중하는 것 같다. 그러나 각성, 특히 신체적, 말초적, 자율신경계의 각성은 기본적으로 관계적인 맥락 안에서 전달이 되고 조절이 되는 것으로, 이 책에서 이것은 마땅히 받아야 할 주목을 받고 있다.

환자의 방어기전이 관계적으로 선택할 수 있는 것에 영향을 주고 방어기전 그 자체는 치료 작업으로 인해 더 복잡해진다는 임상적 사실의 관점에서, 몽고메리는 방어기전에 있어 자율신경계의 역할에 대해 1장의 많은 양을 할애하고 있다. 이 작업은 나의 방어기전에 대한 초기 모델 이론, 즉 회피하기avoiding, 최소화하기minimizing 혹은 견디기 너무 힘든 정서를 전환시키기converting 등을 위해 감정 조절에 대한 비의식적 전략으로서의 방어기전 모델 이론에 기초하고 있는데, 이 모델 이론은 잠재적으로 자기체계를 외상적으로 붕괴시킬 수 있는 강한 감정으로 가득 찬 '두려운 상태dreaded states'로 들어가는 것을 방지해 주는 해리dissociation와 투사적 동일시를 강조하고 있다. 방어는 치료 동맹의 양측 모두에서 사용이 되고, 이것이 치료적 변화 과정에 결합이 되어 작용한다는 것을 명심해야 하고, 특히 가장 초기의 핵심적 방어는 환자 및 치료자 자신의 애착 경험에 의해 더 나아질 수도, 아니면 더 악화될 수도 있다는 것도 명심해야만 한다. 이것을 초기 대인관계 신경생물학적인 애착 기전에 적용하여, 나의 첫 번째 책에서 나는 불안전한-회피적insecure-avoidant 유아는 수동적 회피, 눈 맞춤 피하기 및 대화에서의 철퇴 등에서 부교감신경 우세 상태parasympathetic dominant state를 지나치게 사용하고 있어서 성숙 과정에 있는 변연-자율신경계limbic-autonomic system가 흥분을 낮춘 에너지 절약 상태 쪽으로 치우치게 된다고 제안한 바 있다. 반면에 관계적 스트레스가 있을 때, 불안전한-저항적insecure-resistant 유아의 성숙 과정에 있는 ANS는 교감신경계에 기반을 두게 된다.

몽고메리는 이 모델 이론을 의미 있게 확장시켜서, 가장 기초적인 신경심리생물학적 수준에서 모든 방어기전은 감정적 각성에 대한 조정자로 작용한다고 주장한다. 그리고 그녀는 방어기전을 4가지 유형으로 나누고 있는 모델을 제시하고 있는데, 이것은 다양한 애착 유형에 의해 사용이 되는 비의식적인 각성 전략을 4가지 유형으로 나눈 것으로, 여기에는 스트레스하에서 ANS의 교감신경sympathetic nervous system(SNS) 구성요소와 부교감신경parasympathetic nervous system(PNS) 구성요소 사이에 탄력적으로 전환이 이루어지는 항상성적homeostatically으로 균형을 이룬 방어들(안전한 애착secure attachment), 각성을 줄이기 위한 시도를 하지만 높은 수준의 관계적 자극을 조절할 수 없는 부교감신경적으로 이루어진 방어들(불안전한-회피적 애착insecure-avoidant attachment), 각성을 올리기 위한 시도를 하지만 낮은 수준의 관계적 자극을 쉽게 조정할 수 없는 교감신경계적으로 이루어진 방어들(불안전한 불안한-양가적인 애착insecure anxious-ambivalent attachment) 및 SNS와 PNS가 자주 분리되어 각성 수준이 극단적으로 높고, 예측적인 전략을 가지고 있지 않는 것처럼 보이는 붕괴된 방어들(붕괴된-혼란스러운 애착disorganized-disoriented)이 포함이 된다. 이들 방어적 편향에 관해서 몽고메리는 "임상 실제의 관점에서 이것이 의미하는 것은 활용도가 낮은 분지branch는 예측을 통해서 조절하고 피할 수 있다는 것이다"라고 이야기하고 있다. 사실상, 2장의 확장된 표에서 저자는 이 모델을 이들 각성 차원의 관점에서 알려진 모든 방어기전을 특정화하는 데 사용하고 있는데, 이들 방어기전에는 내재화internalization, 승화sublimation, 억제suppression, 해리dissociation, 주지화intellectualization, 억압repression, 행동화acting out, 분리splitting 및 취소undoing 등이 포함이 된다.

이 모델에 대해 힘을 보태기 위해, 저자는 다양한 치료적 맥락에서 서로 다른 유형의 환자들과 함께 각성을 조절하는 방어기전이 독특한 유형으로 표현이 되는 많은 증례를 보여주고 있다. 이 개념화 안에서 병리적 현상은 맥락에 상관없이 똑같은 제한적인 방어 세트를 경직되게 사용하는 것으로 정의가 되고, 회복 탄력성resilience은 병리적인 방어기전이나 행동에 의존하지 않고 점점 더 힘들어지는 정서적 각성의 강도를 조절할 수 있는 능력으로 정의가 된다. 방어기전의 정신신경생물학적 모델을 보여주기 위해, 그녀는 다양한 환자-치료자 상호작용에 대한 대화록을 보여주고 있고, 이들 단어 아래에 존재하고 있는 또 다른 전언어적preverbal 수준에서의 우측 뇌에서 우측 뇌로의 변연계-자율신경계 각성적 의사소통the right-brain-to-right-brain limbic-autonomic arousal communication에 대한 분석을 보여주고 있다. 몽고메리는 "각 내담자가 감정을 조절하는 특징적인 방법에 초점을 맞추는 것이 일반적으로 내담자를 방어해 주기 위해 감정적으로 사용되어온 방어기전을 드러내 줄 것이다"라고 이야기하고 있다. 나는 여기에 더해, 초점이 정서적 각성에 저항하는 치료자의 방어에도 맞추어져야 한다고 이야기하고 싶다. 이렇게 아주 많은 증례를 기술해서 보여주는 방식은 조절이론이 어떻게 임상 실제에 적용이 되는가를 정밀하게 보여줄 수 있는데, 이 책 전체에 걸쳐 사용되고 있다.

이후의 장에서 몽고메리는 그녀의 임상 모델을 지속해서 확장해 나가는데, 위협 평가와 조절에 대한 주요 피질 하 센터인 우측 편도의 독특한 역할에 대해 좀 더 자세하게 기술을 하고 있다. 위협이 외부적인 환경으로부터 혹은 내적인 사고 및 느낌으로부터 기원할 수 있다는 사실을 인식하면서, 그녀는 "인격은 궁극적으로는 각성 수준에 의해 패턴화될 수 있는데 이런 패턴화는 대부분의 상황에 맞서 동원이 되고 가장 작은 위협의 단서에 반응해서 과잉/부족/불안정한 반응으로 연결이 되는 편도 기능에 의해 지배된 채로 남아 있을 수 있다"라고 관찰한 결과를 이야기하고 있다. 우측 편도는 ANS의 교감신경 구성요소 및 부교감신경 구성요소 모두와 직접적으로 상호작용할 수 있음을 염두에 두고, 그녀는 교감신경-우세 인격장애sympathetic-dominated personality disorders, 부교감신경-우세 인격장애parasympathetic-dominated personality disorders 및 분리된 ANS 진동성 인격장애uncoupled ANS oscillating personality disorders와 자율신경계 각성 사이의 관계에 대해 논의하고 있다. 이 작업은 경계성 인격장애는 자율신경계의 분리된 비상호적인 양식uncoupled nonreciprocal mode을 반영해 주는 반면에 자기애성 인격장애는 부교감신경 우세 자율신경계 양식이 더 크게 작용한다는 나의 첫 번째 책에서 보여준 아이디어를 더 의미 있게 정교화시키고 있다. 실제로 5장에서 몽고메리는 4개의 애착 유형에서 사용된 자율신경계 각성 방어와 13개의 서로 다른 인격장애의 일차적 자율신경계 방어 사이에 좀 더 단단한 연결을 보여주고 있다. 그 과정에서, 그녀는 아동기 애착과 이에 등가적인 성인 애착 범주 모두에서 ANS 각성에 대한 풍부한 예 또한 보여주고 있다. 방어적 지향defensive orientations이 가진 지속성에 대한 주장을 확실하게 보여주기 위해 그녀는 자주 동일 환자의 임상 치료회기를 보여주는데, 일부는 수십 년에 걸쳐서 보여주고 있다.

이 책의 나머지 반(특수 집단 및 주제Special Populations and Topics)은 조절이론을 임상적으로 중요한 세 가지 다른 영역에 적용하는 내용을 담은 장들로 이루어져 있다. 청소년의 뇌에서 초기에 형성된 애착 변연계-자율신경계 회로의 지속적인 진화에 대한 장은 청소년과 성인의 뇌의 선별된 기능에 관해 확장된 표들을 포함하고 있다. 대부분의 청소년기 뇌의 발달 모델은 인지와 행동에 초점이 맞추어져 있는데, 몽고메리는 오히려 피질에서 그리고 더 중요하게는 피질하에서 일어나는 '감정적인 뇌emotional brain'로의 변화를 강조하고 있다. 그녀는 정신생물학적으로 방어 전략을 지지하는 특정 회로는 후생학적epigenetically으로 유아기에 뚜렷하게 만들어지는데, 청소년기에도 그들은 사회적 환경에 의해 더 가지치기할 수 있다는 사실을 지적하고 있다. 이런 방식으로 초기 결정적 시기에 SNS와 PNS 회로가 과잉 혹은 과소 가지치기over- or under-pruning의 결과로 생겨난 자율신경계의 편향은 이후 청소년기의 가지치기 양상에도 영향을 미친다. 이 변연계-자율신경계 회로의 가지치기는 청소년기의 축 I 정신과적 장애와 축 II 인격장애의 발현에 영향을 주는 중심 기전이다.

이후 장들은 대다수의 저자에 의해 간과된 영역이었던 집단 역동과 집단 정신치료에 내재되어 있는 변화기전을 이해하는 데 있어 조절이론의 사용에 대해 논의하고 있고, 지도감독 과정에서 '자기의 전문가적 사용the professional use of the self'에 대해 탐색하는 것에 대해 논의하고 있다. 여기서 저자는 피지도감독자supervisee와 지도감독자supervisor 사이 및 내담자-치료자 관계 사이에서의 병렬적인 과정parallel process 안에서 일어나는 적응적이거나 방어적인 투사적 동일시adaptive and defensive projective identification에서의 자율신경계 각성의 역할에 대해 논의하고 있다. 또다시, 그녀는 성인의 임상적 자료에 대한 분석을 매우 매력적으로 사용하고 있는데, 이 환자는 이전 장에서는 아이로 보여주었던 환자이다. 보너스는 책 전체를 통해 서로 다른 문화적 배경과 다양한 사회경제적 수준을 가진 환자들이 광범위하게 보인다는 것이다.

대인관계 신경생물학 분야에 대한 이론과 실제에 있어 괄목할만한 진전에 더해, 이 책이 가지는 또 다른 의미 있는 기여는 책의 구조를 조직화하는 데 있어 몽고메리의 창조적이고, 혁신적이며, 합성적인 작업을 보여주고 있다는 것이다. 많은 광범위한 표들은 많은 양의 학제 간 연구결과를 집약하여 보여주고 있는데, 이는 직접적으로 다양한 치료적 과정과 연관이 있는 것들로 여기에는 편도amygdala의 기능과 특징, 상부 우측 피질upper right cortex의 선택된 기능, 청소년 뇌와 성인 뇌의 선택된 기능 간의 비교, 자율신경계에 의해 조절된 아동기의 애착 분류, 자율신경계의 각성 분지들과 다양한 인격장애들과의 관계, 서로 다른 방어기전 범주에서 각성 조절 편향 및 치료적 만남 동안에 투사적 동일시에 관계하는 단계들 등이 포함이 된다. 몽고메리는 이것들이 모든 수준의 임상 경험의 치료자들을 위한 교육목적으로 사용이 될 수 있다고 이야기하고 있다. 자료를 이렇게 전체적인 형태로 보여주는 것은 빠르고 비선형적nonlinear이며, 비의식적인 주관적 방식으로 작동하는 우측으로 편측화된 신경생물학적 기전이 가진 통합적 기능으로 들어갈 수 있게 해주는 효율적인 전략이다. 부록에는 어떤 임상적인 만남에서이든 방어기전을 확인할 수 있는 작업지가 포함되어 있다.

이 책의 두 번째 창조적인 기여는 저자가 나중에 나타나는 좌측 뇌의 언어화와 행동적 활동에 바탕을 이루고 있고 또 이런 활동에 선행하는 빠른 비언어적인 우측 뇌 역동을 기술하는 새로운 방식을 사용하고 있다는 것이다. 저자는 "거의 일렬로 보여진 각 증례는 치료자와 내담자 상호작용을 연관된 신경과학적 지식의 관점에서 검토하여, 이를 통해 치료자와 내담자의 상호작용의 종류, 정서의 강도 및 내담자가 무의식적으로 치료자로부터 무엇을 이끌어내려 시도했는가 등을 설명하려 한다"라고 주장하고 있다. 실제로, 책 전체를 통해 몽고메리는 의식의 밑에서 작동하고 치료적 한 쌍therapeutic dyad의 양쪽 구성원의 의식적인 마음과 이들이 말로 표현한 단어보다도 더 깊은 수준에서 이루어지고 있는 우측 편측화 시스템의 구조와 기능에 초점을 맞추고 있다. 이를 위해, 각 증례에는 내담자와 치료자 사이의 의식적인 언어적 의사소통과 비의식적인 비언어적 감정적 의사소통 모두에 대한 이중적인 추적이 이루어지고 있다. 그래서 대화록의 각 분절 밑에, 몽고메리는 한 사람의 관계적 무의식이 다른 사람의 관계적 무의식의 우측 뇌로부터 우측 뇌로 의사소통right-brain-to-right-brain communication하는 것과 연관된 정서적 각성의 변화에 대한 동시적인 분석을 제공하고 있다. 이런 형태는 공통으로 만들어진 상호주관적 장 안에서, 감정의 전달에 내재 된 에너지의 전송을 강조하고 있고, 비의식적인 방어가 이들 정서적 의사소통의 표현과 수신을 어떻게 변화시키는가를 보여주고 있다.

이 책의 야심 찬 목적은 인간 무의식의 생물학적 기질substrate인 '사회적', '감정적' 우측 뇌의 비선형적인 신체에 기반을 둔 역동을 좀 더 깊게 이해하는 것이다. 알린 몽고메리는 여기서 이런 목적을 위해 많은 중요한 기여를 했다.

앨런 N. 쇼어

역자 서문

이제 정신치료를 비롯해 심리적 치료를 하는 모든 치료자는 자신이 하는 치료가 뇌와 신체의 어떤 기전과 과정을 통해서 이루어지고 치료적 효과가 나타나는지를 알아야 하는, 즉 마음, 뇌 그리고 관계가 어떻게 생물학적, 심리적, 관계적 연결을 가지게 되는지를 알아야 하는 시대가 왔다. 최근 들어 뇌 과학의 발달과 근거중심주의적 치료에 대한 요구가 증가하고, 이에 대한 답 중 하나로 대인관계 신경생물학이 태동하고 발전하기 시작하였다. 이런 노력의 일환으로 대인관계 신경생물학에 대한 노턴 시리즈가 발간되고 있는데, 이 책은 그중 하나이다.

현재까지 이런 변화와 시대적 요구에 따라 이와 연관된 책이 많이 출간되었는데, 주로 치료효과, 치료관계, 감정, 인지, 공포반응, 애착, 자기 형성, 다미주이론 및 진화와 연관되어 있다고 알려진 말초 및 중추 신경계의 구조를 중심으로 각 구조의 기능의 연결, 각 구조 간의 연결, 이의 상호작용 및 진화적 발달 등을 설명하는 데 중점을 두고 있거나, 아니면 이에 대한 총론적인 접근에 관한 책이 대부분이었다. 그런데 이런 방식의 접근은 신경생물학에 관련된 지식을 임상 실제에서 이루어지는 치료적 행위에 밑바탕을 이루고 있는 신경생물학적 기전이나 과정과 연결해서 이해하는 데 한계가 있었다.

이 책은 이전 책들과는 달리 중요한 구조를 중심으로 이루어지지 않고, 우리가 임상에서 실제로 접하게 되는 기능들(즉 정서조절, 방어기전, 위협 조절, 치료적 개입, 인격 장애 등과 같은)을 중심으로 접근하고 있어, 이전 책들과는 다른 접근 방식으로 임상 실제와의 연결을 훨씬 쉽게 할 수 있도록 도움을 준다. 여기에 더해 이런 현상에 관여하는 복합적인 신경생물학적 기전을 증례 분석을 통해서 설명하고 있다. 이런 방식은 치료자가 치료 현장에서 내담자와 함께 진행하는 면담에서 이루어지는 모든 것에 어떤 신경생물학적인 기전과 과정이 개입하는지를 쉽게 이해할 수 있게 해 주어, 가지고 있는 지식과 임상 실제를 통합할 수 있는 보다 통합적인 관점을 제공해 준다. 또한, 이 책은 신경생물학적 관점에서 청소년을 치료하는 데 있어, 성인과 다른 점, 집단 치료 시에 일어나는 과정에 대한 신경생물학적 해석, 또 지도감독 시에 이루어진 상호작용에 대한 신경생물학적 접근 등과 같이 임상에서 흔히 접할 수 있는 특수 상황에 대한 설명도 증례 분석과 함께 이루어지고 있어, 임상 실제에 정말로 많은 도움이 될 수 있게 구성되어 있다.

놀라운 것은 이 책의 저자가 신경과학자나, 정신과 의사가 아니라 사회복지사라는 사실이다. 물론 저자가 서문에서도 밝히고 있듯 간호학을 전공하다가 사회복지학으로 전공을 바꾼 것이 신경과학을 이해하는 데 도움이 되었을 것이지만, 아마도 이렇기 때문에 이 책이 신경해부학이나 신경생리학과 같은 뇌에 대한 지식이 많지 않은 치료자들에게도, 보다 실제적이고 피부에 와닿을 수 있는 지식을 전달하는 것이 가능할 수 있다는 생각이다. 따라서 이 책은 정신치료를 비롯해 심리적 치료를 하는 모든 치료자가 꼭 읽어야 할, 읽어서 많은 도움이 될 수 있는 책이라 생각한다.
이 책의 번역을 선뜻 허락해 주신 하나의학사의 소정영 사장님께 감사드린다. 그리고 이 책이 나오기까지 정성스럽고 세밀한 교정과 편집을 위해 수고해 주신 편집자 여러분의 노고에도 감사의 말씀을 드린다.

마음의 문제로 힘들어하고 결코 적지 않은 절망 속에 있는 환자들과 내담자들의 마음에 희망의 빛이 보이기를 마음속 깊이 바라면서 이 책의 번역을 시작하였다. 이렇게 힘든 환자들과 내담자들을 도와주는 모든 치료자들의 마음에도 이 책의 행간에 있는 제 마음이 전달되었으면 하는 바람이다. 그래서 그 쌍은 서로를 치유하고 또 함께 성장할 수 있기를 빈다.

힘든 시기일수록 가족들은 더 소중하게 다가온다. 가족이 있어, 그들의 사랑이 있어 절망 속에서도 희망의 빛을 놓지 않고 다시 마음을 추스를 수 있다. 사랑은 언제나 그렇듯이 정답이다.

2021년 10월

이영호

저자 서문

임상 사회복지사로 일을 하는 것은 나의 삶에 있어 가장 만족스럽게 그렇지만 또 가장 좌절하게 만드는 일 중 하나였다. 나의 노력이 내담자들에게 치유까지는 아니더라도 분명히 도움이 되는 경험의 일부가 된다는 것은 만족스러운 것이었고, 좌절은 종종 비난을 받는 자료의 출처인 '임상 실제의 지혜practice wisdom'에 의지하지 않고 그 도움이나 치유가 왜 일어났는지를 설명하려는 노력으로부터 왔다. 정신건강 분야에서 우리의 임상적 선조들로부터 지혜를 얻을 수 있는 방법은 수없이 많다. 경험이 많은 전문치료자들이 알고 있는 것은 생물정신사회적 문제들을 힘겹게 다루고 있는 이들을 상당히 도와주었는데, 지난 20년간에 이에 대한 과학적인 지지는 거의 없었다. 이와 함께 과학적 지지가 없는 치료적 개입에 대한 많은 비판도 있었는데, 특히 더 긴 기간의 치료법들에 대해 그랬다. 자연 과학은 전통적으로 사회 과학을 연구한 사람들에게 특히 더 접근하기가 힘들었다. 신경생물학적인 관점에서 설명이 가능한 정보가 풍부해졌지만, 최근까지 자신의 감정적 및 행동적 문제 때문에 도움을 청하는 내담자의 개인 심리에 대해서는 이 둘을 연결해 주는 인터페이스interface를 쉽게 이용할 수가 없었다.

나는 이 분야에 있는 우리들에게 정신건강 치료전문가로서 우리가 추구하고 있는 훈련에 전환점이 왔다고 생각한다. 나 자신의 경험을 뒤돌아보면, 나는 어떤 하루, 실제로는 순간을 기억하는데, 그날 나는 나의 전공을 간호학(나는 이 교육프로그램의 마지막 학기를 보내고 있었다)에서 사회복지학으로 바꾸었다. 나는 간호학을 하면서 마지막 순환교육을 끝내기 위해 다른 도시로 가기 위한 준비를 하면서 나의 정신상태를 점검하려던 중이었다. 나는 거주 형태의 정신과 병원에서 감정적으로 문제가 있는 청소년을 주말 치료하고 내 차를 타기 위해 걸어가는 중이었다고 기억한다. 21살 때, 나는 아직 청소년기를 벗어나지 못하고 있었는데, 병원에서 대학 생활을 하는 것은 나의 십 대 시절보다 몇 년이나 나이가 든 것처럼 느껴지게 했다. 나는 식당에서 저녁을 먹고 있는 아이들이 있는 캠퍼스를 둘러보았고, 그 순간 내가 그들의 혈압이나 심박동수보다는 그들의 심리적 세계에 훨씬 더 많이 관심을 가지고 있다는 사실이 나를 강타했다. 나는 내가 전문가로서 일을 하기에 가장 적절한 환경에서 수년간 일을 하고 있었다는 사실을 깨달았다.

비록 내가 아동 돌봄 직원으로 일할 때 보다, 거주 시설에서 일할 때 사회복지사, 심리학자, 정신과의사 그리고 간호사들을 접촉할 기회가 더 적었지만, 말할 것도 없이 나는 그들이 아이들을 돕는 것을 볼 수 있었고 환자들이 그들과 연결이 되어있는 것도 볼 수 있었다. 나는 이미 (완전히 무의식적으로) 치료자들의 영향을 기숙사나 축구장, 교실 및 교실 밖의 다양한 활동을 통해 자신들의 삶을 살고 있는 사람들과의 관계 안에서 내가 보고 있던 것과 조화시키려 시도를 하고 있었던 것이었다. 우리가 '알 수know' 있는 것이 거의 없다는 사실 및 우리가 다른 사람의 손상된 심리적 조직화에 아주 큰 긍정적인 영향을 미칠 수 있다는 사실은 아직도 나를 놀라게 만든다.

그 이후에 내가 다른 거주 형태의 정신과 병원에서 사회복지사로 일을 하는 중에 나는 트리스만Trieschmann의 『또 다른 23시간The Other 23 Hours』이라는 책을 읽었다. 나는 관계가 가지고 있는 치유 잠재력(단순히 기법으로서가 아닌)에 대한 나의 깊은 생각과 직관이, 일주일에 한 시간의 치료만으로도 외상 경험으로부터 회복이 되지 않은 아이가 없었다는 트리스만의 강력한 주장 안에서 확실하게 포착되어 있었다. 그리고 이것이 나의 모든 배경이 되어 주었다. 오늘, 나는 트리스만과 다른 사람들(예: 레들과 와인만Redl and Winemann)의 책을 애착의 신경생물학에 대한 최근 소견들로 바꾸어 이야기하려 한다. 모든 종류의 발달학적인 상처를 받은 사람들을 치료하는 데 많은 세월에 걸쳐 성공적인 결과를 보여준 그들의 '임상 실제의 지혜'는 조율과 연결을 통한 생리적 변화를 보여준 인간 뇌에 대한 최근의 폭발적인 연구에 의해 지지되고 있다. 신경계에 대한 과학적 소견들과 많은 다수의 치료 이론들을 어떻게 통합시키는 가의 문제가 정신건강 분야에 있어 최근의 도전 과제가 되고 있다.

다른 치료자들이 그렇듯이, 나는 신경생리가 치료 작업에 영향을 미치는 방식에 대한 풍부한 연구와 문헌들을 따라잡기 위해 부단히 노력을 해왔다. 어떤 경우에는 좌절하기도 했지만, 또한 만족스러운 도전이기도 하였다. 이렇게 흥분하는 이유는 확실하다. 좌절은 매일 그리고 많은 분야에서 너무 많은 발견들이 이루어지는 데서 오고, 대부분의 사회 과학자들은 이것을 이해할 수 있는 과학적 배경이 거의 없거나, 있어도 아주 작다는 사실에서 온다. 이 책에서는 심리적인 치료 개입에 확실하게 영향을 주는 뇌와 신경계의 몇몇 핵심적인 기능을 고르려고 노력했다. 이 책에서는 소모적인 목록을 제시하거나 논의하지 않았고, 한 가지 주제를 선택해서 이와 연관된 다양한 주제에 대해 더 광범위하게 알고 싶은 사람들을 위해 다수의 참고문헌을 제공해 주었다.

나는 지적으로 친근감을 느끼도록 아동기 발달, 애착, 인격 발달 및 다양한 종류의 외상에 직면한 경우의 회복 탄력성 등과 같은 영역에 연관된 기초적이고 중요한 신경생물학적 사실에 대해서 학생들을 가르치고 인턴 및 새롭게 면허를 딴 사람들을 지도감독을 해왔는데, 이런 나의 경험을 함께 공유하기를 바란다. 내가 해당 과학적 소견들을 임상 작업, 가르침 및 지도감독과 통합하려 하면 할수록 나는 그 정보가 전부는 아니더라도, 대부분의 이론적 치료전략 및 치료적 개입에 영향을 미친다는 사실에 대해 더 확고한 믿음을 가지게 되었다. 기초적 뇌 기능에 대해 배우고 이 지식을 대부분의 현재 이론들에 적용하는 것의 유용성은 흥미로울 뿐만 아니라 포괄적이라는 장점이 있다. 나의 바람은 대학원생, 그들을 가르치는 교수진, 기관에서 지도감독하는 사람들 및 현재의 신경과학적 연구에 참여하고 있지는 못하지만, 교육 혹은 훈련을 담당하고 있는 치료자들이 이 책을 쉽게 참고서적으로 사용하는 것이다. 나는 이들의 다양한 관심에 대해 자료들을 제공해 줄 수 있도록 이 책의 내용을 준비하였다.

예를 들어, 각 장의 처음에는 연관된 뇌의 구조 및 이들의 기능에 대해 언급을 하였다. 나는 과학적으로 시작하기가 쉽지 않은 사람들은 각 장의 두 번째 부분과 증례를 읽어 볼 것을 권한다. 거의 일렬로 보인 각 증례는 치료자와 내담자 상호작용을 연관된 신경과학적 지식의 관점에서 검토하여 이를 통해 치료자와 내담자의 상호작용의 종류, 정서의 강도 및 내담자가 무의식적으로 치료자로부터 무엇을 이끌어내려 시도했는가 등을 설명하려 했다. 증례를 읽어 본 후에, 각 장의 시작 부분은 사례 노트에서 신경과학의 많은 예들이 상세하게 설명되어 있었기 때문에 좀 더 사용자에게 쉬워 보일 수 있다. 이와 함께 모든 종류의 임상적 자료를 이용할 수 있는 표들도 제공이 된다. 예를 들어, 다양한 할리우드 영화를 연구하는 데는 우측 뇌 기능 목록(〈표 6.1〉 참조)을 사용할 것을 권고하는데 왜냐하면 이를 통해 얼굴표정과 신체 언어를 쉽게 볼 수 있게 되기 때문이다. 나는 교육목적으로 영화를 되돌려 보기를 반복한다. 나는 인쇄된 증례에 대해서도 이렇게 하는 것을 좋아하는데 왜냐하면 이렇게 함으로써 우리가 영화 안에서 뇌로부터 뇌로의 상호작용을 확인할 때 학생들이나 워크숍에 참석한 참가자들 또한 환기를 시키는 인물이나 상황에 대한 자기 자신의 반응에 주의를 집중할 수 있기 때문이다.

제1부는 정서 조절, 방어기전, 위협 조절threat management 및 치료 참여therapeutic engagement 문제를 이들의 신경학적 기반의 관점에서 다루고 있다. 1장은 허리케인 카트리나(Katrina)와 리타Rita로 모든 것을 잃은 가족을 가진 15세 소녀인 코리Cori의 과거사를 통해 자율신경계 기능을 보여주고 있다. 코리와 다른 가족 구성원의 정서조절 전략은 그녀의 계부, 가족이 아끼는 개, 뉴올리언스New Orleans라는 도시, 루이지애나Louisiana 주, 그들의 집 및 그들이 속해 있는 모든 것을 포함하는 일련의 상실에 의해 변화했다. 아이일 때, 그녀의 아버지를 잃는 경험을 했음에도 불구하고 과거사 조사를 통해 가족과 지역사회의 지지를 통한 가족의 회복 탄력성은 명확하게 유지되고 있었다. 그러나 가족이 텍사스에 뿌리를 내리려 노력하면서 그들의 감정 조절 전략이 흔들리게 되었고 이에 따라 코리는 학교에서 적응하지 못하는 변화를 겪게 되었다.

2장은 계속해서 코리가 치료시간에 보여주었던 방어기전(변연계에 의해 조절이 되는)을 확인해 봄으로써 그녀를 이해하려 시도를 하고 있다. 코리와의 관계에서 치료자의 뇌로부터 내담자의 뇌로의 경험에 초점이 맞추어지고 있다.

3장은 내과 의사와 평소와 달리 판단력이 문제가 되어 심한 화상을 입게 된 소방수인 그의 환자 라이언Ryan씨 사이의 치료회기를 다루고 있다. 이 예는 편도에 의해 조절이 되는 라이언 씨의 감정적 자기 상태와 신체적(몸의) 상태에 대해 분석을 하고, 이와 함께 라이언 씨의 행동으로 표현되고 있는 그의 주치의의 다양한 정서 관련 의미 처리 방식에 대해서도 분석을 하고 있다.

4장의 2개의 증례는 각각 접근 혹은 회피를 나타내는 안전과 위험에 대한 미묘하고 무의식적인 평가인 '신경지neuroception'(Porges, 2011)에 의해 증강되거나 저해가 되는 사회참여 문제를 설명한다. 한 증례는 정신변질이라는 적어도 반사회적 인격구조를 가진 전문 범죄자인 베이비 루스Baby Ruth를 보여주고 있다. 이 증례는 어떤 면에서는 유사하지만, 미주신경계를 통해 참을 수 없는 정서를 조절하는 그렇게 심하지 않고, 자동적이고 무의식적인 방식을 가지고 있는 베이브Bebe 증례와 비교가 된다.

5장의 주제는 정서조절 전략affect management strategy으로서 인격구조personality organization이다. 14개의 증례를 이용해서, 우리는 생리적 각성체계를 다루고 이것이 예측이 가능한 특정 경직 행동들expectable, rigid behaviors로 조직화가 되는 경우를 다루고 있다. 아동기와 성인기의 안전한 애착 전략 및 불안전한 애착 전략에 대해 각각을 증례를 통해 탐색한다. 애착 전략attachment strategy은 특정 진단의 인격장애 구조와 비교가 된다. 정서를 조절하기 위한 각성 전략arousal strategy은 애착 전략들과 인격구조에서 매우 유사하게 나타난다. 예를 들어, 아동기 회피적 애착 유형은 정서를 매우 낮게 유지하려 하는 방어 전략에 의지하고 있는데 이렇기 때문에 자율신경계의 낮은 각성 분지인 부교감신경 분지는 정서 조절에 있어 더 의지할 수 있는 분지가 된다. 성인기에서 회피행동은 다른 많은 가능성이 있는 인격장애 중에 조현성schizoid 인격구조로 조직화되게 된다. 모든 애착 범주(이것은 본질적으로 정서조절 전략이다)는 높은 혹은 낮은 각성체계에 의해 영향을 받는다는 것처럼 보인다.

제2부는 청소년, 집단 치료 및 치료 지도감독을 포함하는 특수군에 대해 다루고 있다. 6장에서는 2장에서 보여주었던 코리의 치료회기가 아동기와 성인의 뇌 기능을 대조해서 보여주기 위해 두 번째로 검토가 되었다. 〈표 6.2〉는 아동기와 성인 신경생물학을 비교해서 보여주고 있다. 이것은 교육이나 다른 목적을 위해서 사용될 수 있도록 만들어졌다.

7장은 조절이론(Schore, 2003b, pp. 279-281)의 특정 신경생물학적 원칙들이 집단 발달의 각 단계들(예: 형성기formative stage, 반응기reactive stage, 성숙기mature stage, 종료기termination stage); 집단 역동(예: 집단 문화group culture, 기준norms, 역할roles); 치료적 요소(예: 지지supportive 요소, 학습learning 요소); 변화의 기전(예: 내재화, 전이transference); 및 변화의 치료과정(예: 직면confrontation, 명료화clarification, 해석interpretation, 훈습working through)을 어떻게 뒷받침하고 있는가를 검토하기 위해 집단 정신치료에 대한 최근의 교과서(Rutan, Stone, & Shay, 2007)를 선택해서 보여주고 있다.

8장의 초점은 특정 신경생물학적 개념들이 어떻게 치료 지도감독 과정에 통합이 되는 가에 맞추어져 있다. 투사적 동일시와 해리의 개념을 탐색하고 인턴-내담자 및 지도감독자-인턴 관계의 두 쌍에서의 전이transference와 역전이countertransference의 경험이 이루어지는 방식을 탐색하였다. 신경생물학이 치료 작업과 치료 지도감독을 지지해 주는 방식을 학생 인턴과 내담자 사이의 증례 자료를 통해서 그리고 지도감독자와 인턴 사이의 지도감독 녹음을 통해서 확인하였다.

나의 개인적 목표는 '임상 실제의 지혜'라는 것에 포함되어 있는 특정한 정보를 제공해 주는 것으로, 나는 이것이 이 임상 실제의 지혜를, 즉 글로 쓰인 혹은 말로 된 전통 모두를 새로운 치료자들에게 기법과 전략이 되도록 바꾸어주는 것으로 생각한다. 이 임상 실제의 지혜는 그동안 사람들을 돕는 데 있어 시간의 시험은 잘 견디어 낸 것처럼 보이지만, 최근까지는 이들 뒤에 있는 과학적인 측정이나 과학적인 시험에 대한 자료는 가지고 있지 못하였다. 증거 기반 단기 인지 행동 기법과 전략에 대해서는 아주 많은 연구 문헌들이 존재한다. 그러나 이제까지 이들 연구의 대부분이, 특히 이런 치료 개입들에 기반을 이루고 있는 우측 반구 기능에 대한 신경생물학에 대한 광범위한 조사를 포함하고 있지 않았다. 이 책의 자료들은 어떤 유형의 치료이건 대면 치료에 공통된 경험을 구체화하는데 목표를 두고 있고, 이론이 가지는 방향에 상관없이 대인관계적 요소를 가지고 있다는데 초점을 두고 있다. 나는 많은 표들이 임상자료에 대한 신경생물학을 연구하거나 가르치는 데 사용이 되기를 바란다. 나에게, 배움은 건설적이고 만족스러운 대인관계 접촉과 개인적인 기능을 촉진하거나 방해물을 만들어 내는데 뇌의 구조가 어떻게 작용하는가에 관한 정보를 임상 예에다가 반복적으로 적용을 하는 것에서 비롯되었다.

제1부

신경과학의 기초개념

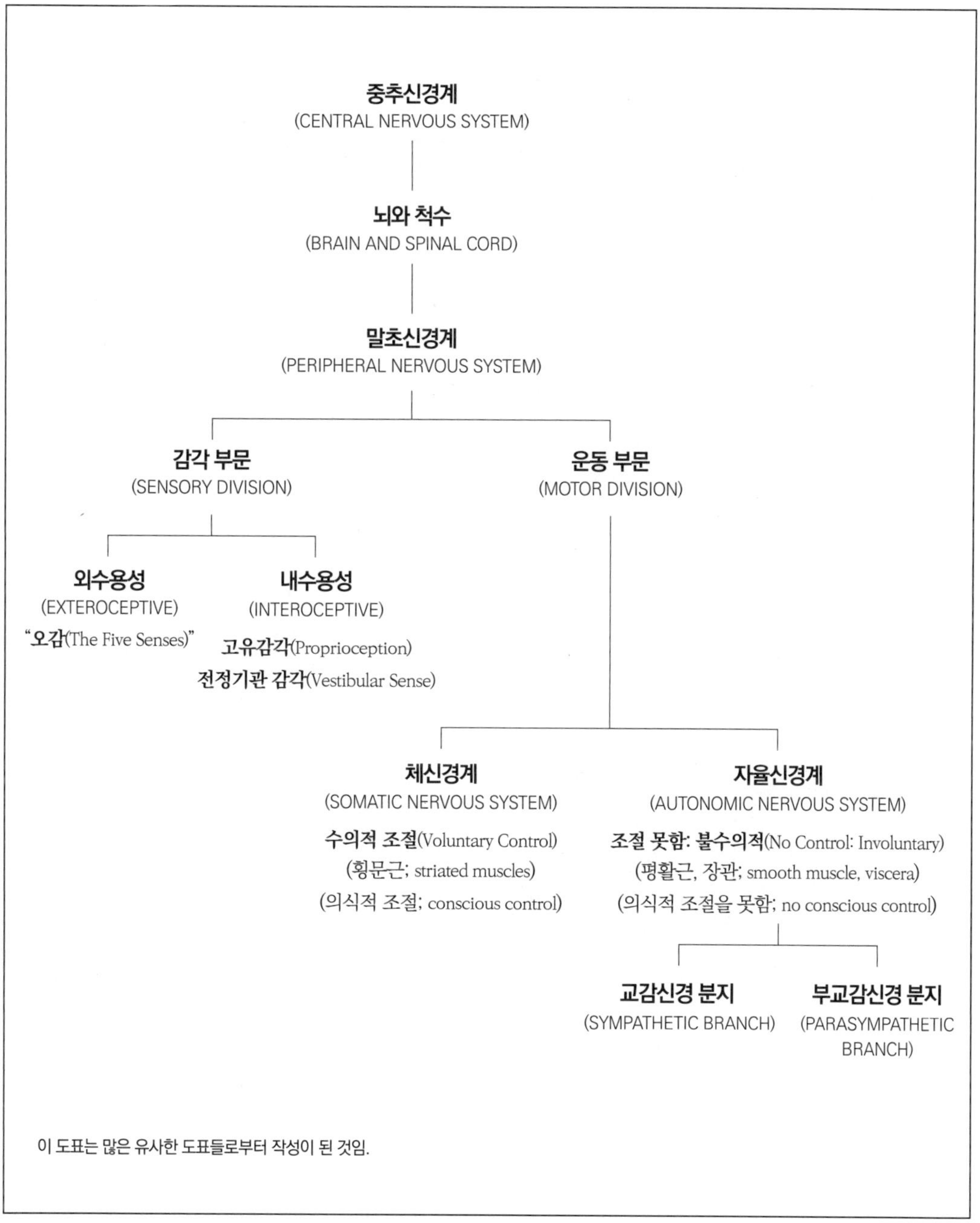
중추신경계
(CENTRAL NERVOUS SYSTEM)
뇌와 척수
(BRAIN AND SPINAL CORD)
말초신경계
(PERIPHERAL NERVOUS SYSTEM)
감각 부문
(SENSORY DIVISION)
운동 부문
(MOTOR DIVISION)
외수용성
(EXTEROCEPTIVE)
"오감(The Five Senses)"
내수용성
(INTEROCEPTIVE)
고유감각(Proprioception)
전정기관 감각(Vestibular Sense)
체신경계
(SOMATIC NERVOUS SYSTEM)
수의적 조절(Voluntary Control)
(횡문근; striated muscles)
(의식적 조절; conscious control)
자율신경계
(AUTONOMIC NERVOUS SYSTEM)
조절 못함: 불수의적(No Control: Involuntary)
(평활근, 장관; smooth muscle, viscera)
(의식적 조절을 못함; no conscious control)
교감신경 분지
(SYMPATHETIC BRANCH)
부교감신경 분지
(PARASYMPATHETIC BRANCH)
이 도표는 많은 유사한 도표들로부터 작성이 된 것임.

[그림 1.0] 중추신경계의 조직도

1장

정서 조절과 자율신경계

증례 분석을 통한 해설

이 장은 일차적으로 자율신경계와 그의 분지들인 교감신경계 및 부교감신경계의 기능에 대해 배우는 것이 가지는 임상적 유용성에 초점이 맞추어져 있다. 좌측-우측 반구 특성화와 대뇌 피질을 포함하는 뇌의 주요 분획 등과 같은 뇌의 특정 영역과 이의 기능들 또한 간단하게 언급이 될 것이다. 특정한 임상적 현상의 신경생물학적인 기질substrates을 증례 자료를 통해 보여 줄 것이다. 이들 임상적 현상에는 상호작용적 자기 조절interactive self- regulation 및 자율조절autoregulation; 조율attunement, 결합bonding 및 애착; 문화적 문제들; 회복 탄력성; 수치심; 및 특히, 방어기전과 같은 방어적 행동 등이 포함이 된다.

이 장을 통해, 증례의 내담자와 그 아이의 가족이 경험했던 특정한 경험이 어떻게 신경생물학적 과정이 감정적 각성을 조절하는지를 보여주는 데 사용이 될 것이다. 대부분의 치료자들은 뇌 구조와 기능에 대한 정보를 치료 작업에 적용하는 것, 특히 매 순간 내담자와 치료자의 상호작용을 추적하면서 이것을 적용하는 것이 매우 지루하고 힘이 드는 일이라는 것을 잘 알고 있다. 그렇다면 무슨 목적을 위해서 이를 배워야 하는가? 정신 생리적 각성을 추적하는 것은 진단과 가능한 치료를 이끌어 내는데 유용한 평가 훈련이 될 수 있기 때문이다. 일부 내담자의 뇌는 문제없이 각성을 조절하기 위해 치료자의 각성체계 조절 시스템을 반복적으로 '빌려 올borrow' 필요가 있다. 이렇게 다른 사람과의 뇌와 적절한 각성 조절 전략들을 동기화하는 경험을 반복적으로 하게 되면, 뇌의 기능을 더 좋게 하도록 해주는 실제적인 변화를 가져오게 만들 수 있다. 그러나 일부 내담자는 이런 커다란 변화를 만들 필요가 없는 대신에, 일시적으로 붕괴되었던 각성 조절을 이전의 수준으로 돌려놓을 필요만이 있을 것이다. 그리고 물론 많은 내담자들은 이 중간 어디인가에 위치하게 될 것이다.

아래는 학교생활 첫 6주 동안에 올 A를 받은 후, 학년 '낙제dropped off'를 하게 되어 학교 상담자에 의해 의뢰된 코리의 간략한 병력이다. 코리의 가족사와 최근 외상 경험에 대한 논평은 일반적인 치료자가 생각하는 과정과 유사하다. 일반적으로 외부 관찰자의 입장에서 첫 번째의 노력은 치료적 관심거리가 되는 특정 행동을 어떻게 설명을 할 수 있을 가에 대한 답을 이끌어 내기 위한 노력이다. 이런 관점에서 대부분의 치료적 만남을 본다면, 내담자의 병력의 의미를 이해하기 위한 시도는 일정한 거리를 둔 지적인 노력이라 할 수 있고 이것은 특히 행동, 방어기전 혹은 증상과 연관된 감정적 각성 조절 문제와 관련된 내담자와 치료자 사이의 실제 경험을 재해석하는 것과는 대비되는 것이다. 평가가 지속이 되면서, 어떻게 사건들이, 스트레스원이 그리고 다른 관련 요소들이 감정 조절에 영향을 주었는가에 대한 정보들이 더 모이게 된다. 문제는 내담자의 감정 조절 체계 안에서, 내담자에게 필요한 교정이나 변화 혹은 호전의 종류와 정도를 구분하는 것이다. 처음의 치료적 개입은 특성상 좀 더 지적이고 인지적인 문제 해결과 정신 교육적 요소로 구성이 될 것인가? 아니면 문제를 일으키지 않게 각성을 조절할 수 있도록 내담자의 뇌의 능력을 변화시키거나 호전시키기 위해 치료적 관계를 이용할 필요가 있는가? 혹은 이 중간에 있는 어떤 것이 필요한가?

신경생물학적 개념을 임상적 역동에 결합하기 위한 잠정적인 가설을 처음 만들 때, 나는 당신이 선생님이든, 지도감독자이든, 그리고/혹은 치료자이거나 학생, 인턴 혹은 피지도감독자이든 간에 상관없이 다른 사람들과 함께 작업할 것을 권고한다. 편리하게 참고할 수 있도록 뇌의 구조와 기능에 대해 도움이 되는 표, 그림 및 요약을 각 장들을 통해 제공하였다. 이 장을 통해 특정 신경생물학적 개념들이 허리케인 카트리나와 리타에서 생존한 가족의 청소년 증례의 병력을 통해 보이게 될 것이다.

코리 증례

치료 당시, 코리는 2005년 8월 허리케인 카트리나와 리타가 쓸고 지나간 후, 텍사스의 오스틴에 자리를 잡은 가족들과 함께 살고 있는 15세 소녀였다. 그녀는 12살 된 여동생, 엄마 및 친할머니와 살고 있었다. 코리는 9학년이어야 하는데 유급을 해서 그 지역 중학교의 8학년이었다. 그녀의 가족은 뉴올리언스 지역에서 떠나 휴스턴에서 잠시 머무르고 있었는데 몇 개월 동안 미국연방재난관리청에서 제공한 집에서 살고 있었다. 당연히 이런 갑작스러운 이사는 코리의 학교생활에 문제를 일으켜, 그녀는 유급을 했고, 여동생과 같은 학년이 되었다.

코리의 엄마와 할머니는 오스틴에서 일을 빨리 찾을 수 있었다. 그녀의 엄마는 사설요양원에서 간병전문 간호사로 일을 하였고, 그녀의 할머니는 재봉사로 일을 구해서 몇몇 세탁소, 댄스 교습소에서 일을 하고, 리사이틀 의상을 재봉하거나 아프리카계 미국인들의 행사를 위한 이브닝 가운을 만드는 일을 하였다. 코리와 여동생은 이웃의 여러 집에서 아이를 돌보는 일을 하였다. 그들은 지역에 있는 가톨릭 성당에 편안한 마음으로 가지 못했는데 그곳에는 뉴올리언스에서처럼 아프리카계 교구민이 많지가 않아서였다. 친할머니는 자신과 손녀들이 좋아하는 근처의 침례교회에 다녔는데, 코리의 엄마는 다른 이유 때문에 이 교회에 나가는 것을 좋아하지 않았다.

치료자들은 어떻게 그녀의 인지기능이 명백한 그녀의 외상 경험에 의해 영향을 받았는지가 궁금할 것이고, 그녀의 대응 기술에 무엇이 영향을 주었는지 혹은 훼손을 시키게 되었는지가 궁금할 것이다. 상담자가 유급이라는 현재 드러난 문제를 해결하기 위해서는 무엇이 필요한가? 감정적 각성 조절에 대한 이해와 이에 대한 치료적 개입을 생각하게 해줄 수 있는 기저의 신경생물학적 기능을 이야기하기 위해서는 각 반구, 뇌의 4개의 엽 및 주요 각성체계(자율신경계)의 기능에 대한 간단한 검토가 필요하다. 정신생물학적 과정에 대한 난해한 설명으로부터 벗어나 실제적인 이해를 돕기 위해 본문에 예를 군데군데 삽입하였다. 이들 개념에 대해 친숙해지는 것이 아래에 설명된 임상적 상호작용을 재해석하는 데 도움이 될 것이다.

좌측-우측 반구 특성화

뇌는 비대칭적인데, 이것은 좌측과 우측이 다른 기능을 가지고 있다는 것을 의미한다(Gainotti, 2012; Hellige, 1993; MacNeilage, 1990; MacNeilage, Rogers, & Vallortigara, 2009; McGilchrist, 2009; Semrud-Clikeman, Fine, & Zhu, 2011). 그러나 궁극적으로, 뇌의 양측 면, 즉 뇌의 두 반구 사이에 의사소통의 조정을 통한 더 '연습이 잘 된[practiced]' 뇌량(뇌의 양 측면을 연결하는 섬유 띠로 만들어진 조직)을 통해 함께 작동한다. 각 측의 뇌는 반대 측의 신체를 조절한다. 얼굴에서 가장 큰 비언어적 정보의 근원이 되는 눈은 예외이다; 하지만 "눈으로 보인 얼굴표정으로부터 감정을 인식하기 위해서는 우측 뇌의 체 감각 피질[right somatosensory cortices]을 필요로 한다."(Adolphs, Damasio, Tranel, Cooper, & Damasio, Schore, 2003b, p. 44에서 인용함; Schore, 2003b, pp. 223-228도 보라). 어떤 사람들은 한 뇌의 두 측면이 있는 것이 아니라 두 개의 분리된 뇌가 존재한다고 주장한 반면(Schore, 2003b, p. xv)에, 또 다른 사람들은 역사적으로 두 반구가 상호작용을 해서 하나의 통일된 생각과 행동을 만들어 내는 방식에 대해 좀 더 초점을 맞추어 왔다(Hellige, 1993, p. 4). 어쨌든, 이 책은 주로 우측 뇌의 기능에 초점을 맞추게 될 것이다.

간략하게 이야기하면 뇌의 좌측면은 의식적이고 일상적인 절차, 구체화된, 의식(외현적[explicit])적인, 인지적인, 이성적 및 언어적인 정신상태들을 조절하는 반면에, 우측면은 의식수준 이하(암묵적[implicit])에서 지각된 예측되지 않은 자극을 감지하거나 반응하고 공간적 관계, 전반적 패턴, 감정적(정서적) 경험, 얼굴인식 및 정신생물학적 상태에 대한 지각을 중재한다(MacNeilage, Rogers, & Vallortigara, 2009; Schore, 2003b, p. xiv-xvii). 초기 척추동물에서 500만 년 전에 시작이 된 좌-우측 특성화의 진화적 중요성은 생존을 증가시키기 위함에 있었다(MacNeilage et al., 2009). 신체의 한쪽 측면(일반적으로 좌측 뇌에 의해 조절이 되는 신체의 우측면)은 아주 잘 확립된 행동의 조절에 능숙하다. 예를 들어, 먹기, 먹이 채집하기 및 싸우기 등이 그것이다. 다른 측면(우측 뇌에 의해 조절이 되는 신체의 좌측면)은 침입자에게 빠르게 반응하도록 특성화되어 있다. 맥널러지 등(MacNeilage et al., 2009)은 뇌의 양 측면은 일상적 절차를 조절할 뿐만 아니라 새로운 것에 대한 반응과 비효율적이고 생존에 부정적인 영향을 줄 가능성이 있는 위험의 조절에도 관여한다는 점을 추가하였다. 자세한 것은 맥닐러지MacNeilage(1990)를 보도록 하라.

정신건강 분야는 이 '좌-우측 특성화'를 따르고 있는 것처럼 보인다. 예를 들어, 쇼어Schore가 지적했듯이(2003b, p. xv) 특정 치료 전략은 언어적 재검토, 혹은 불안 상태를 조절하기 위해 정신적으로 자기와 대화하는 것의 사용 등과 같이 일차적으로 좌측(언어적) 반구에 초점이 맞추어져 있는 반면에, 정서 상태를 반영해 주는 목소리의 톤, 얼굴표정 및 신체적 상태 등을 이해함으로써 우측(비언어적) 반구에 초점을 맞추는 전략들도 있다. 코리를 위한 치료 서비스를 받기 위해 의뢰한 것은 반구 기능상 문제를 반영해 주는 것일 수 있다. 그녀의 좌측 반구 인지 및 지적 능력은 기능을 아주 잘하였는데(예: 코리는 학년 초 6주간은 올 A를 받았다), 그 이후에 학습 기능의 저하는 정서 상태를 조절하는 우측 반구 능력이 학기가 지남에 따라 점점 더 손상되었음을 보여주는 것일 수 있다. 즉 만약에 코리가 자신의 감정을 조절하는 데(일차적으로 우측 반구 기능) 어려움을 겪기 시작했다면, 이 어려움이 그녀의 학교성적이 떨어지게 된 이유가 될 수 있다는 것이다.

뇌의 주요 부분들

인간의 뇌는 3가지 주요 부분으로 나누어진다. 척수로부터 위쪽에 있는 후뇌hindbrain(자동적 활동), 중뇌midbrain(감정적 느낌 및 반응) 및 전뇌forebrain(사고와 언어와 같은 고위 정신과정)가 그것이다(Bourne & Russo, 1998, p. 74). 이들 뇌의 주요 부분들을 보려면 [그림 1.1]을 보라. 대뇌cerebrum의 바깥층(전뇌)은 대뇌 피질로 1/4인치(0.635cm)의 두께를 가졌고 주로 회백질gray matter로 구성이 되어있다. 반면에 대뇌의 백질white matter은 대뇌 피질과 뇌의 아래쪽 부분을 연결시켜 준다(Johnson, 2003, pp. 247-249). 대뇌 피질은 감각 정보를 통합하고 해석하며, 기억저장, 추상적 사고, 의식적 알아차림 및 골격근의 의식적 조절 등을 담당한다(Johnson, 2003, p. 248). 피질의 4개의 엽이 [그림 1.2]에 보이는데, 여기에는 전두엽frontal(의식적 사고, 음성 및 운동 활동의 개시를 담당), 측두엽

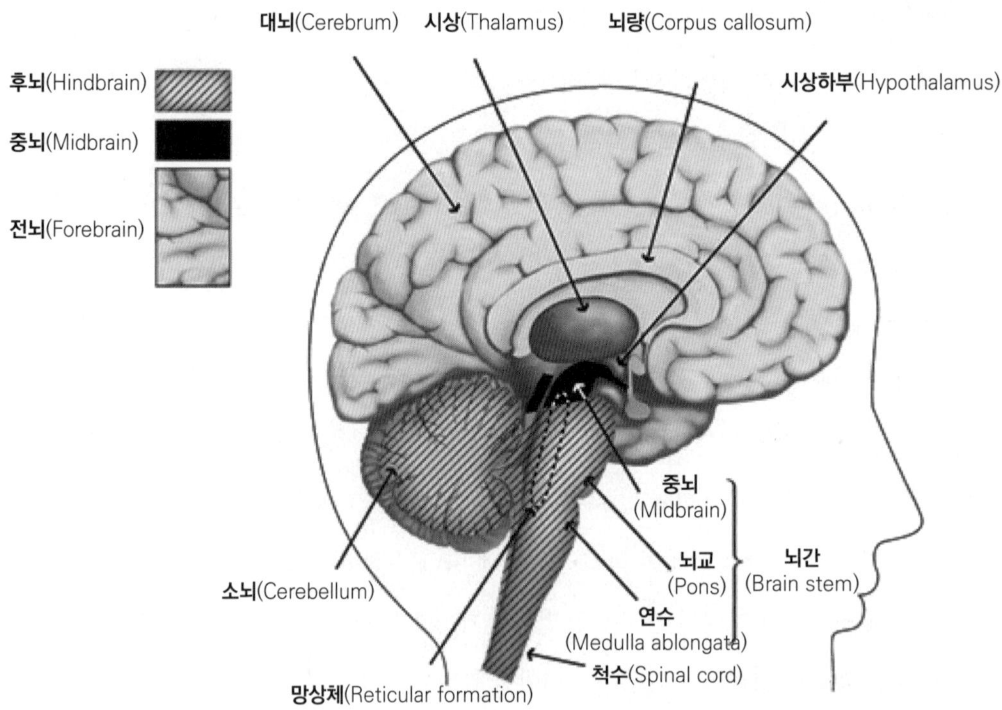

[그림 1.1] 후뇌, 중뇌 및 전뇌

[temporal](언어, 청각 정보의 해석 및 지각적 판단을 담당), 두정엽[parietal](피부로부터 오는 감각 정보 담당) 및 후두엽[occipital](시각을 담당)이 있다(Johnson, 2003, p. 248). 정신건강을 위한 치료 개입을 위해, 이들 4개의 엽 모두는 특정 정보가 그들이 고안된 대로 기억에 저장되는 데 개입한다는 것을 아는 것이 중요하다. 예를 들어, 뇌의 특정 영역이 손상을 입게 되면, 정보 처리 과정의 장소 특이 양상[location-specific nature]이 이해에 매우 중요하기 때문에 치료 개입할 때 이 손상을 꼭 고려해야만 한다(Johnson, 2003, p. 248).

인간의 신경계는 "두 개의 주요 부분, 즉 뇌와 척수 … 및 중추신경계 외의 모든 신경 조직을 구성하는 말초신경계로 이루어진다."(Buelow, Hebert, & Buelow, 2000, pp. 151, 153). 말초신경계는 감각 부분과 운동 부분으로 더 나누어지는데, 운동 부분은 체신경계와 자율신경계로 나누어

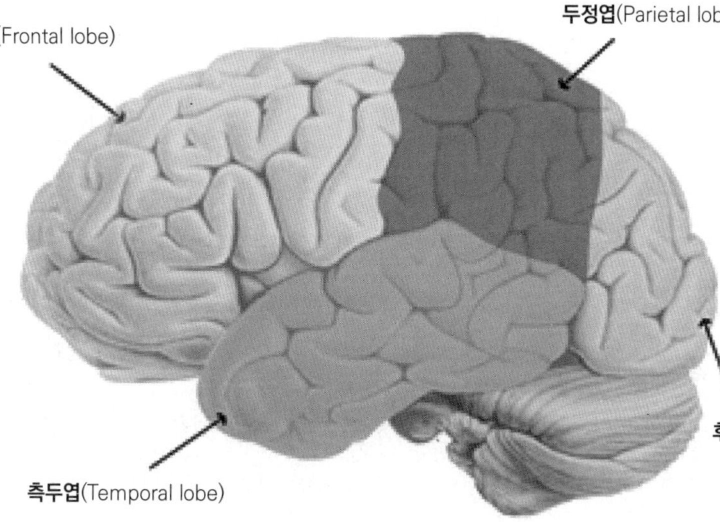

[그림 1.2] 피질의 4개의 엽

진다. 위에서 말한 바와 같이 자율신경계는 교감신경 분지와 부교감신경 분지로 나누어진다(Johnson, 2003; Buelow, 2000). [그림 1.0]을 보라.

자율신경계

우측 반구는 좌측 반구에 비해 감정적 경험을 식별하고 조절하는 데 우세한 반구이다(McGilchrist, 2009; Schore, 2003a, 2003b). 이 부분은 발달 동안에 일어나는 경험에 의해 영향을 받는 자율신경계의 적응적 혹은 부적응적 기능을 중심으로 감정 조절에 있어 조율, 결합 및 애착의 역할에 대해 알아보려 한다. 방어기전과 회복 탄력성의 정서 조절 측면도 함께 논의하려 한다.

감정적 경험의 식별과 조절

코리의 증례는 감정적 경험의 강도intensity(감정적 느낌 혹은 각성의 크기)와 극성(이끌림의 정도; 긍정적-부정적; 접근-회피approach-avoidance) 및 이의 표현과 연관된 문제들의 식별과 조절 문제에 초점이 맞추어져 있다(감정적 반응과 변연계의 조정에 대해 자세한 것을 보려면 Hariri, Bookheimer, & Mazziotta, 2000을 보라). 예를 들어, 여러 가족 구성원들이 비통을 표현하는 방식들이 조사되었다. 모든 정서들이 *전혀 느끼지 않음*not at all으로부터, *조정이 된 표현*modulated expression, *양방향적인 표현*bidirectional expression(이것의 의미는 감정의 강도가 아주 높음에서 아주 낮음으로 흔들리는 것) 그리고/혹은 *조정이 되지 않음*(극단적으로 높게 각성이 되거나 극단적으로 각성이 억제되는 것)까지의 연속선상에서 표현이 될 수 있다. [참고: 어떤 치료자들은 감정emotion, 느낌feeling 및 정서affect를 구분하는데(LeDoux, 1996), 또 다른 치료자들은 그렇지가 않다(Fosha, 2000, 2010).] 이 장에서 코리의 과거사를 조사하기 위한 목적으로 이 용어들 사이에 정밀한 구분을 하지 않았는데, 따라서 감정/느낌/정서를 간단하게 내적 상태에서 변화를 일으키는 원인으로 보거나, 행동이 완료되었든 아니든 간에 행동의 시작을 알리는 뇌에서의 반응으로 보는 것과 같이 상호작용적인 신경생물학의 관점에서 이를 보고 따라가는 것이 더 쉬울 것이다(Applegate & Shapiro, 2005; Cozolino, 2002; Fonagy, Gergely, Jurist, & Target, 2004; Siegel, 2007; Tronick, 2007).

오스틴으로 강제로 이주하고 난 뒤 첫 적응에서 가족 구성원들은 꽤 기능적이었던 것 같았고, 아마도 그들의 비통한 감정은 어느 정도 조절되어 표현된 것 같았다. 상담자가 아는 한 그들은 자신들의 가정, 직장 및 학교에서 주어진 책무를 적절하게 다루었다. 이주한 후 초기의 이런 안정적인 기능은 긴 역사를 가진 가족의 높은 사회 감정적 능력의 결과로 보인다(부모-아이 관계에 있어 조절 과정으로 자율신경계의 역할에 대해서는 Oosterman & Schuengel, 2007의 연구를 보라). 감정에 대한 한 쌍의dyadic 조절/상호작용적interactive 조절은 우측 뇌로부터 다른 사람의 우측 뇌로 연결이 되어 정서나 감정이 건설적으로 조절되는 것이다(Schore, 2003b, pp. 279-281).

우측 반구의 감정 조절: 조율, 결합 및 애착의 역할

비록 이들 용어가 종종 사전과 개념별 분류어휘집에서조차도 서로 교환이 가능하게 사용되고 있지만, 임상적인 정확성을 위해서 조율, 결합 및 애착의 우측 반구 현상을 구분하는 것이 중요해 보인다. 임상적 맥락에서 보자면, *조율*은 두 뇌 사이에 일어나는 섬세한 적응(특히 각성과 에너지의 전환과 연관해서; Schore, 2003a, pp. 96-97)을 이야기하고 또한 다른 사람의 내적 상태에 공명하는 것이다; *결합*은 두 뇌와 두 인격 사이에 일어나는 연결(느낀 경험felt experience)을 이야기하고; *애착*은 본질적으로 시간을 두고 발달하는 정서조절 전략을 이야기하는데, 애착의 형성은 어떤 개인과 그 사람을 돌보는 다른 사람 사이의 상호작용에 달려 있다. 이들 뇌 대 뇌 상호작용brain-brain interaction은 대뇌 회로들cerebral circuits의 발달을 촉진시킨다(Trevarthen, 1993b).

내 경험으로는 조율이 결합에 필요하고, 결합은 궁극적으로 애착에 필요하다(자세한 것은 Cozolino, 2006, p. 62를 보라). 임상적인 치료 작업은 이들 중 어떤 상태 안에서 이루어질 수 있다. 그러나 내담자가 자신의 감정을 다루는 전형적인 방식을 특징적으로 만들어 주는 정서 조절 양식을 더 변화시킬 필요가 클수록, 또한 신경생물학적으로 '재배선rewiring'이 필요할수록 치료자와의 *감정적 조율* 혹은 *결합*의 경험이 더 일어나야만 한다. '재배선'은 애착(신경생물학적으로 정서를 조절하는 것)을 필요로 하는데, 애착의 발달은 시간을 필요로 하고 어려움이 따르는 일이기도 하다. 이들 어려움에는 종종 내담자의 문제가 있는 무의식적인 과거의 관계 경험(혹은 이것의 일부 측면들)을 현재의 관계에 전치시키는 것, 즉 *재연*enactment이라고 불리는 것이 포함된다. 이 재연은 회복을 위한 기회[트로니크Tronick의 상호작용적인 회복interactive repair(1989)과 비슷한]가 되거나 '담아주는containing' 치료적 관계 안에서 교정적 경험corrective experience을 할 수 있는 기회가 되어야 한다(Bion, 1962). 치료자는 교정적 감정 경험의 가능성에 대한 내담자의 거의 의식하지 못하고 있는 희망/필요/두려움에 이끌릴 수 있다. 치료적 관계와 같은 관계적 기회에 반응하는 내담자의 무의식 안에는 다른 사람들에 대해 자신이 취약해졌거나, 혹은 실망을 했거나 아니면 더 나빠졌었던 경험에 노출이 되었던 과거 경험 안에 그 근원이 있을 가능성이 있다. 균형 잡힌 정서조절 전략을 가지고 있는 내담자는 치료자가 문제를 밝히고, 현재 문제를 강조하고 적절하게 다루기 위해 조율이나 결합을 많이 요구하지 않을 것이다.

현재 일차적으로, 좌측 반구 인지기능을 조절하는 것처럼 보이는 기법들의 효과는 우측 반구의 감정 조절 기능이 호전이 되었을 때 증강이 되는 것으로 보인다(Siegel, 2007, p. 226; Panksepp, Fosha, Siegel, & Solomon, 2009에서 인용함). 앞에서 언급한 것처럼 코리의 유급이 우측 반구의 정서 조절 문제로 인한 좌측 반구 기능의 손상으로 인한 결과일 수 있다는 사실에 대한 가정은 이런 개념과는 모순이 있을 수가 있다.

2장에서 코리의 과거사와 치료회기의 내용을 검토해보면, 코리가 자기 자신의 정서를 조절하는 데 도움을 받기 위해 치료자에게 깨지기 쉬운 조율을 사용하려고 시도하고 있는 것처럼 보인다. 조율하면서 내담자는 치료자를 심리적인 방어기전 작동(예: 행동화, 투사적 동일시, 혹은 해리; 방어기전의 주제에 관해서는 이후의 장, 특히 2장에서 자세하게 다룰 것이다)에 개입하도록 끌어들일 수 있다. 이 방법이 두 뇌 사이에서 한 쌍의/상호작용적 정서 조절dyadic/interactive regulation이 일어날 수 있는 가능성을 만들어 낸다[혹은 반대로 치료적 답보상태therapeutic impasse를 초래한다. 8장을 보라]. 코리와 그녀의 가족에 대한 간략한 과거사 조사에서, 허리케인이 와서 그들의 삶이 붕괴가 되기 전까지는 조율, 결합 및 애착이 정상적이었다고 가정할 수 있었다.

우측 반구는 치료 기법에 상관없이 대부분의 치료적 개입의 초점이 된다(Schore, 2003b, pp. 279-281). 우측 반구는 좌측 반구에 비해 긍정적이거나 혹은 부정적인 경험의 강도를 등록하는 데 있어(이것을 '극성 꼬리표 붙이기valence tagging'라고 부른다) 더 빠르고, 그렇기 때문에 의식적인 알아차림이 없이 일어난다(Pizzagalli, Regard, & Lehmann, 1999). 치료자가 내담자와 자기 자신의 신체-심리적somatopsychological 각성 수준에 대해 더 민감하면 할수록, 가능한 치료 개입에 대해 더 정교하게 조율을 할 수 있게 된다. 앞으로 다음에 오는 장들에서 논의가 될 것이고, 특정한 이론적 접근을 거론하는 것은 아니지만, 어떤 치료적 접근은 신경생물학적으로 문제가 된 특정한 정신적 상태에 대해 더 자연스럽게 반응적일 수 있다. 이 장에서 연구된 코리의 증례의 경우에 초점은 가족사를 코리와 그녀의 가족 구성원에서 각성(혹은 각성이 없음) 자체와 각성 수준을 조절하기 위해 동원된 심리적 방어기전 모두를 추적하는 데 이용하는 것에 맞추어져 있다.

자율신경계의 기능에 영향을 주는 요인들

위에서 간단하게 언급한 것과 같이, 뇌와 신체에는 각성의 높고 낮은 수준을 조절하는 두 가지 중요한 체계가 있고 이들은 신체의 모든 주요 기관과 많은 호르몬샘과 연결이 되어있다. 이들 두 체계는 바로 자율신경계의 분지이다: *교감* 분지는 흥분성이고 *부교감* 분지는 억제성이다. 이들 기능은 다양하게 언급이 되는데 '높게/낮게^high/low^ 혹은 상향/하향^up/down^ 조절된'이라고 불린다. 이들 분지가 동시에 매끄럽게 작동을 할 때 소위 말하는 *항상성적으로 균형을 이룬 각성 상태* *homeostatically balanced arousal states*라고 불리는 상태를 만들어 낸다.

이상적으로, 자율신경계는 항상성이 유지될 수 있도록 신체의 내적 상태에 대해 반응하고 조절한다; 포지스^Porges^(2011)에 의하면, 항상성은 외적 요구가 내적 상태(이것은 중추신경계에 의해 조절이 된다)의 조절보다 중요해질 때 붕괴가 될 수 있다. 일반적으로 적절한 기능은 "부교감신경 분지는 성장과 회복과 연관된 기능들을 촉진시키고(촉진을 지속시키고) … 그리고 교감신경 분지는 체외에서 오는 문제들을 다루기 위해 에너지 방출 증가를 촉진시키는(촉진을 지속시키는)" 상태를 찾아낸다(Porges, 2011, p. 80). 이 장에서 우리는 항상성이 일시적으로 깨졌을 때 어떤 일이 일어나는지를 알아보려 할 것이고, 환경으로부터 압력이 올 때 대부분의 상황에 대한 자동적인 반응으로서 주로 자율신경계의 하나 혹은 또 다른 분지를 활성화시킬 때 어떤 일이 일어나는지를 알아볼 것이다. 여기에 더해 흥분이 너무 과도하게 일어나거나 혹은 억제가 과도하게 일어날 때, 특히 너무 자주 혹은/그리고 너무 긴 기간에 걸쳐 일어날 때, 이들 분지의 정상적인 사용에 문제가 일어날 수 있다. 예를 들어 차분한 접근(사회적 상호작용을 촉진하기 위한 억제)을 허용해 주는 것과 똑같은 부교감신경 분지가 스트레스 상황에서는 행동을 심하게 억제시킬 수 있는데(얼어붙는^freezing^ 반응을 통해서) 이것은 일시적으로 방어적 요인으로서 자신의 임무를 하는 것인 동시에 과거 경험으로부터 오는 학습 반응인 것이다. 혹은 반대로, 교감신경 분지가 극단적으로 활성화되는 것이 일상 삶에서의 정상적 활동 대신에 일상적이지 않은 스트레스를 대처(싸우거나[fighting] 도망가거나[flighting]를 통해)하기 위해 사용될 수 있다.

교감신경 분지는 공포, 분노, 흥분 및 기분 고조를 표현하는 데 지배적이고, 부교감신경 분지는 수치심, 혐오, 희망이 없는 절망 및 심한 분리를 표현하는 데 지배적이다(Schore, 2003b, pp. 111, 249; Schore, 2003a, p. 267-268). 여기에 부가해서 부교감신경 분지는 미주신경계와 합동을 해서(자세한 것은 4장을 보라) 사회적 상호작용을 가능하게 해주고 차분하게 접근할 수 있도록 해준다(Porges, 2011, p. 59).

돌봐주는 경험[caregiving experiences], 가족, 종교, 지역사회, 하위문화 및 더 큰 문화 등은 "정서 조절을 위한 개인의 특징적인 접근 방식을 결정하거나" 훈련을 시킬 수 있고(Schore, 2003a, p. 83), 감정적인 비언어적 의사소통[nonverbal communication]을 훈련시킬 수 있다[Tucker, as cited in Schore, 2003a, p. 84; 또한 문화, 계급 및 비언어적 의사소통에 대해서는 Foster, Moskowitz, & Javier(1996)를 보라]. 예를 들어, 어떤 문화는 하향 조절된 그리고 억제된 비통 경험을 좀 더 정상적인 것으로 간주를 한다. 이와 반대로 또 다른 문화는 이를 적절하게 감정적으로 상향 조절된 상태로 사회화시킬 것이다. 흥미롭게 역사적 측면에서 보자면, 프로이트조차도 오래전에 쾌락-불쾌[pleasure-unpleasure]에 대한 그의 몇몇 고찰에서 각성 상태에 대해 거론을 한 바 있는데 예를 들어, 그는 정신적 긴장 상태를 기술할 때 증가되거나 혹은 저하되거나[increasing or decreasing]로 기술을 하였다(Brenner, 1974, pp. 66-70). 이 두 상태는 그 상태를 계속 추구하거나 혹은 피하거나 하게 되는데, 왜냐하면 특정적으로 경험이 된 각성 상태가 즐겁거나 혹은 불쾌하거나 할 수 있기 때문이다. 프로이트는 확실히 각성 상태에 대해 언급을 하였는데, 이제 우리는 이것이 자율신경계의 분지들에 의해 많은 부분들이 조절되고 있음을 잘 알고 있다.

코리의 가족은 새로운 지역사회에 적응을 하고 있는 것처럼 보였고, 일도 찾고 학교 수업에도 들어갔다. 이것은 최근 그들에게 일어난 이사나 상실을 고려할 때 좀 빠른 것이었다. 아마도 그들이 사회적으로 참여하는 능력은 이전에는 기능적이었던 것으로 여겨진다(항상성적으로 균형을 이룬?). 그래서 그들은 이끌어낼 수 있는 충분한 사회적 기술과 감정적 기술을 가지고 있었다.

그러나 코리는 유급을 하였고, 이런 바람직하지 않은 전환이 무엇이 문제인지를 살펴보기 위해 상담자에게 의뢰가 되도록 만들었다(환경적 스트레스원이 항상성을 무너뜨렸고 이것은 자율신경계의 한 분지가 과도하게 사용이 되면서 그렇게 된 것은 아닌지?). 반복하자면, 명백한 문제는 코리의 감정적 불안정성(우측 반구)이 그녀의 지적인 작업(일차적으로 좌측 반구)에 영향을 주었을 것이다. 물론, 다른 설명도 가능할 수 있다.

정서 조절은 자율신경계의 두 분지에 의해 심하게 영향을 받기 때문에, 환경적 영향(예: 사회문화적 학습 경험, 돌봐주는 경험, 다른 대인관계 영향, 외상)은 자율신경계의 교감신경 분지나 부교감신경 분지의 자동적이고 반사적인 사용을 선호하도록 만들 수 있다(Schore, 2003a, pp. 22, 25). 견디기 힘든 감정에 반응하여 상향 혹은 하향 조절 모두를 과도하게 사용하는 것이 지배적으로 사용되거나, 더 쉽게 사용이 될 수 있는 분지를 지나치게 활용하도록 만들 수 있다. 다시 말하자면, 이런 패턴은 대부분 한 분지만 사용하는 대신에, 상황에 *적절하게*appropriate 그때그때 자율신경계의 흥분성excitatory 혹은 억제성inhibiting 분지를 사용하는 것과는 대비가 되는 것이다.

한 분지에만 지나치게 기댄다는 것이 가지는 중요성은 무엇일까? 이 분리가 의미하는 것은 정서의 수준과 표현을 조절하는 데 필요한 항상성적인 균형을 만들어 내는 데 이 두 분지가 함께 작동하지 않는다는 것이다(Rothschild, 2000; Schore, 2003a, pp. 82-86; Cozolino, 2002, p. 59). 자율신경계의 분리된 분지들은 지배적인 방어 유형에 영향을 주는 데 강력한 힘을 발휘한다. 이 사실은 아동기에서 애착 유형[안전한; 불안전한-회피적; 불안전한-저항적insecure-resistant(혹은 *불안전한-양가적*); 및 붕괴된(혹은 *혼란스러운* 또는 'D'형의)](Cozolino, 2002, pp. 208-209); 성인기의 애착 유형; 인격장애, 외상후 스트레스 장애posttraumatic stress disorder(PTSD), 및 아마도 특정 우울장애와 불안장애를 포함하는 특정 정신장애(Schore, 2003a, pp. 32-35, 83-84, 234-307)를 만들어 내는 데 강력한 영향을 미친다. 예를 들어, 우울장애는 더 하향 조절(부교감신경 분지)되어 있고, 불안장애는 더 상향 조절(교감신경 분지)되어 있을 수 있다. 여기에 부가해서 쇼어(2003a)는 아동기 애착 범주에 편향된 자율신경계의 조절 효과를 다음과 같이 기술한 바 있다; 안전한 애착은 두 분지 사이에 항상성적인 균형을 포함하고(pp. 277; pp. 180-181); 불안전한-회피적 애착은 부교감신경 분지 쪽으로 편향되어 있으며(pp. 26-28); 불안전한 저항적/양가적 범주는 교감신경 분지 쪽으로 편향되어 있고(pp. 28-29); 붕괴된/혼란스러운/D형은 두 분지 사이의 빠른 전환이나 분지들이 동시에 과활성화되는 것을 이야기한다(pp. 189-198).

특정한 임상적인 개념들 또한 그들 안에 정서 조절의 개념을 내포하고 있는데, 낯익은 몇 개의 이름을 대자면, 내적 작업 모델 internal working model (Bowlby, 1988), 일반화된 상호작용의 표상 representations of interactions that have been generalized (RIGS, Stern, 1985), 자기대상 selfobject (Kohut, 1977) 및 내재화된 대상관계 internalized object relations (Kernberg, 1976) 등과 같은 개념들이 여기에 포함이 된다(이 장의 뒷부분을 보라). 이 개념들은 높은 혹은 낮은 각성을 우선적으로 조절하고 더 견디기 힘든 혹은 좀 더 불편한 반대 수준의 각성을 피하기 위해 만들어진 정서조절 전략의 유형을 언급한 것으로 간주할 수 있다. 반대로 이 개념들은 항상성적으로 균형을 이룬 각성 조절을 언급하고 있다. 자기대상은 여기서 예외인데, 왜냐하면 이것은 정의상 균형 잡힌, 긍정적인 내적 경험을 말하기 때문이다(Kohut, 1977).

방어와 회복 탄력성

회복 탄력성은 독이 되는 방어기전에 의존하지 않고 증가하는 어려운 수준의 정서를 견뎌내는 신경계의 능력을 이야기한다; 이것은 아이와 돌보는 사람의 긍정적 정서에서 부정적 정서로 그리고 다시 긍정적 정서로 돌아오는 변화를 만들어 내는 상호작용 능력에서 시작이 된다(Demos, as cited in Schore, 2003b, p. 11). 자율신경계의 잘 사용되지 않는 분지를 과중한 부담으로부터 방지하기 위해 다양한 방법들이 적용될 수 있는데, 신경회로는 단순히 많이 일할수록 단단해지는 것이 아니다. 다시 이야기하자면. 이들 방법 중 일부에는 방어들(심리적 스트레스로부터 보호를 제공해 주는 적응적 혹은 부적응적 방어적 행동, 믿음, 사고 혹은 감정들; Conte & Plutchik, 1995; Vaillant, 1977) 혹은 어떤 경우에 특정한 유형의 애착 패턴이 될 수 있는 인격적인 행동 패턴이 포함된다. 애착 패턴은 궁극적으로는 예측 가능한 그리고 장애가 있는 인격구조로 발전을 하게 된다. 예를 들어, 행동화나 퇴행과 같은 반사회성 인격과 연관된 방어들은 상향 조절이 된 것이고 교감신경 분지에 의해 이끌어진다. 반사회성 인격 성향을 가진 사람은 우울한, 하향 조절된 정서와 싸워야 하고, 이들이 흥분되는 정서보다 감내하기가 훨씬 힘들다는 것을 알게 될 것이다(4장의 베이비 루스 증례를 보라). 방어적 방법은 덜 발달된 부교감신경 분지에 무리를 주지 않기 위해서도 사용이 된다. 아동기의 회피적 애착 범주의 경우, 부교감신경 분지가 삶의 경험들을 피하는 데 더 많이 사용된다. 부정, 억제, 해리 및/혹은 정서의 차단과 같은 방어들이 종종 더 높게 각성이 되는 감정의 경험을 피하기 위해 동원된다.

방어 구조의 실패에 대한 또 다른 예는 종종 심한 자기애적 인격 경향을 가진 사람에게서 발견이 된다. 흔한 방어들에는 투사projection(비난하기), 부정denial, 주지화, 평가절하devaluation 및 정서의 고립isolation of affect 등이 포함이 된다(이들 방어는 정서를 낮추고 감소시키기 위해 시도되는 것으로, 자율신경계의 부교감신경계 분지에 의해 조절된다). 이 모든 방어는 각성시키는 경험(이는 교감신경계분지에 의해 조절된다)을 최소화하거나 회피하려는 시도이다. 이런 경향을 가진 사람들이 혐오심을 느끼거나 수치심(자기애적 경향을 가진 사람들의 많은 방어적 방법들이 이를 회피하도록 고안이 된 경험)을 느낄 수밖에 없게 되면 자기애적 분노narcissistic rage와 공격성이 일어날 수 있다. 수치심은 화남/분노를 포함하는 조절이 되지 않는 혐오적인 상태가 될 수 있고, 이러면 뇌는 위로해주는 타인의 작동 모델에 접근할 수가 없게 된다(Schore, 2003b, pp. 172-177). 자기애적 경향을 가지고 있는데 수치심을 느끼는 사람은 자신의 감정 표현에 대한 조절을 상실해 버릴 수 있다. 방어를 억제하는 데 있어 이런 실패는 뒤이어 문제가 있는 흥분성 분지의 활성화를 허용하게 될 수 있다. 이런 일이 일어날 수밖에 없게 되면, 이 사람은 수용적인 방식으로 정서의 높아진 표현을 포용할 수가 없게 되고(최악의 경우, 자기애적 분노로 나타난다), 이것은 이들이 평상시 보이던 '냉정한 사람cooler'과는 거리가 멀고, 이들이 흔히 보였던 것과는 동떨어진 방식인 것이다.

반사회성 혹은 자기애적 행동을 가진 사람들에서와 같이 장애가 있는 인격 기능의 예들은 회복 탄력성의 개념과는 정반대가 되는 것이다. 부적응적인 방어적 방법들에 의존하지 않고 증가하는 고통스러운 정서의 수순을 견디어 낼 수 있는 것이 바로 비의식적인 경험의존적 정서 조절 능력이다(Hofer, 1994; Field, 1985; Greenspan, 1981). 데모스Demos(Schore, 2003b, p. 11에서 인용함)는 아이의 회복 탄력성을 아이와 부모가 긍정적인 정서에서 부정적인 정서로 그리고 긍정적인 정서로 다시 돌아오는 전환을 시키는 능력으로 기술을 한 바 있다. 심한 자기애적 경향을 가지고(예: 과대성) 혐오감을 경험하는 사람은 '어떻게든지' 분리된 채 남아 있으려 할 것이고, 이들은 정서 조절을 위해 억제성(부교감성) 분지에 의존하게 될 것이다. 만약 이들이 두려운 수치심의 정서에 의해 압도되어 버리게 되면, 이들은 긍정적인 상태(즉 수치스럽지 않은 상태)로부터 부정적 상태(즉 수치스러운 상태)로 가게 되고 자신 스스로를 이용해서, 혹은 다른 사람들을 상호작용적으로 이용하여 자신의 정서를 조절할 수 없게 된다. 따라서 이들은 종종 이들이 견디거나, 조절하거나 혹은 쉽게 끝을 낼 수 없거나 견딜 수 없는 정도의 상향 조절된 상태를 경험하게 될 것이다.

각성 수준의 관점에서 생각하면, 학교에서 기능하는 코리의 처음 능력은 아마도 부교감신경이나 교감신경계 모두가 어느 한쪽이 더 사용되지 않는 항상성적으로 균형을 이룬 자율신경계 상태를 보여주는 것이었다고 가정할 수 있다; 그러나 '낙제'는 이것에 불균형이 온 것을 보여주는 것으로, 아마도 그녀는 자신의 학업 기능을 손상시키는 심리적 방어를 사용하기 시작한 것이다. 그녀는 위축되어 있거나(억제하는 부교감신경을 통해 하향 조절이 되는 것) 아니면 그녀는 보통 때보다 더 활동적이지(흥분을 시키는 교감신경계를 통해서) 않은가? 이들 분지를 극단적으로 사용하는 것은 기능에 문제가 있게 만들 수 있고, 특히 학업 수행에 필요한 인지기능에 큰 영향을 줄 수 있다.

부교감신경계적으로 조절된 방어기전에는 단절blocking, 부정, 제한inhibition, 주지화, 정서의 고립, 수동공격적 행동passive-aggressive behavior 혹은 억압 등이 포함이 된다. 교감신경계적으로 조절된 방어기전에는 행동화, 퇴행regression, 조증mania 혹은 외재화externalization 등이 포함된다. 코리가 학교에 있었던 6주 후 쯤에, 이들 방어기전은 친화affiliation, 이타심altruism, 유머humor, 자기주장self-assertion, 승화 혹은 억제suppression 등과 같은 좀 더 항상성적 균형을 이룬 그리고 적응적인 방어로 바뀌게 되었다. 어떤 방어들은 치료적 만남을 파괴시키는 데 적용이 될 수 있다는 것을 염두에 두는 것이 도움이 되고, 또 어떤 자율신경계 분지는 정서 조절을 하는 데 좀 더 자동적인 방식이 될 수 있다는 점도 고려하는 것이 도움이 될 수 있다. 치료회기가 진행이 되면서, 치료자는 내담자가 어떻게 정서를 조절하는지에 대해 좀 더 정교한 이해를 발전시키기 시작할 수 있다(각성 조절과 방어기전에 대한 좀 더 자세한 논의를 보기 위해서는 2장을 보라).

이 가족의 기능 수준은 확실하다: 어른들은 즉시 일을 찾았다; 교회는 지지의 근원이 되어 주었고; 적어도 처음에는 외상에도 불구하고 코리의 기능도 학교에서 잘 이루어지고 있었다. 신경생물학적인 용어로 보면, 가족은 탄력성이 있고, 쇼어가 말한 부적응적인 방어기전에 의존하지 않고 증가하는 정서의 더 높은 수준을 견디어 내는 능력과 상호연결적인 맥락에서 상호작용적인 조절과 자율적인 맥락 내에서 자동조절이 되는 것 사이에 적응적으로 전환이 이루어지는 특징을 가지고 있다고 기술될 수 있을 것이다(2003a, pp. 84-85; 2003b, p. 281). 더 적응적인 방어(예: 자기주장, 예상anticipation, 이타심)는 최근 및 심한 외상 전에 존재했던 적응적인 기능 수준을 보여주는 것일 수 있다. 여기에 더해, 오스틴에서의 첫 정착 때, 이 열심히 일하는 가족은 조증 방어를 적용했었다고 가정할 수도 있다. 이 상향 조절 방어는 사람들로 하여금 매우 생산적으로 되게 허용을 해주었다. 그러나 과도하게 활성화된 상태는 오랜 시간 지속되기 어렵다.

문화, 정서의 표현 및 거울 신경세포의 교차에 대한 고찰

지난 몇 년 동안 *거울 신경세포*라고 불리게 된 이 흥미로운 발견은 비록 결론은 아직 논란의 여지가 있지만, 사회 및 문화적 학습이 어떻게 전달이 되는 가에 빛을 비추어 주었다(Hickok, 2008). 거울 신경세포는 뇌 전반에 걸쳐 분포하고 있고 운동신경세포와 밀접하게 연결이 되어있다(Stern, 2004, p. 79). 거울 신경세포 집단은 사람이 감정을 경험하거나 그들이 다른 사람들에 의해 표현된 감정을 볼 때 뇌의 운동체계 안에서 활성화된다. 가예세Gallese는 이 경험을 2010년(p. 79)에 "체화된 흉내 내기embodied simulation"라고 명명하였고, 2009년(p. 4)에는 기본적으로 '흉내mimicry'를 의미하는 *모방mimesis*이라는 용어를 사용한 바 있다. 가예세는 인간의 뇌는 "서로를 확인하도록 배선이 되어있고, 이런 확인의 과정은 거울 신경세포와 다른 따라 하기(mirroring)의 신경 기전이 발견되었다는 사실을 고려한다면 이런 확인의 과정은 신경적으로 기초가 될 수 있다"(2009, p. 4)라고 주장을 하였다. 두 사람의 얼굴이 등록되고 다른 사람의 얼굴에 지각된 표정을 따라 하는 데는 채 1초도 걸리지 않는데, 이 모든 것은 의식 아래의 수준에서 일어나고(Stenberg, Wiking, & Dahl, 1998), 따라서 이것은 비언어적 의사소통과 무의식적 학습을 촉진시킨다.

따라 하기는 또한 직접적인 내적 경험을 제공해 주고 그래서 다른 사람의 행동이나 의도를 이해할 수 있도록 도와줄 수 있다. 어떻게 그것이 이루어질 수 있나? 시겔[Siegel](2007)은 "신경계에서 따라 하기 기능은 … 우리의 사회적인 뇌가 작동하는 방식으로, 사회적인 뇌는 다른 사람들의 의도적인, 목표 지향적인 행동을 지각하고, 이 지각을 그와 똑같은 행동을 할 수 있게 신경계를 준비하게 만드는 데 결합시킨다"라고 정의한 바 있다(Siegel, 2007, p. 347). 따라 하기의 문자적 정의가 실제로 거울 신경세포의 의도적 측면을 확실히 잡아내고 있지는 않다. 뇌는 빈약한 정보로부터도 의도를 알아차릴 수 있기 때문에, 사회적 상호작용에 영향을 주는 뇌 안에 등록된 행동을 그대로 복제하는 것 이상의 것이 있을 수 있다(Siegel, 2007). 만약 거울 신경세포가 유사한 일련의 움직임 혹은 행동에 있어 다음에 올 것이 무엇인지 예측하는 데 도움을 줄 수 있다면, 이 기능은 사회화에 경제적 효용을 높여 줄 것이다. 일단 무엇인가가 학습이 되면, 표시, 단서 혹은 힌트 등이 충분히 우리 둘 사이, 가족 혹은 문화 안에서 다음에 무엇이 올 것인지에 대해 알게 만들어 줄 것이다.

터커[Tucker](Schore, 2003a, p. 84에서 인용함)에 의하면, 의사소통이 가진 이들 비언어적인 그리고 의식의 아래에 있지만 광범위한 측면은 문화적 학습에 의해 전달될 수 있는데, 뇌는 문화적으로 학습된 많은 것 중에 문화에 의해 금지된 것을 자체적으로 조절할 수 있도록 학습을 한다. 이상적으로, 감정 상태의 유연한 조절(원래는 상호의존적이고, 상호연결이 되어 있고, 동시적이고 조율된 맥락 안에서 성공적인 상호작용적 조절에 의해 이루어진다)은 궁극적으로는 감정에 대한 자기 조절적인, 자율적인 그리고 독립적인 관리자로 변화하는 것이다. "충분히 좋은[Good enough]"(Winnicott, 1958) 사회적 상호작용은 자율신경계의 교감신경 분지와 부교감신경 분지 사이에 균형을 만들어내는 뇌 분화를 촉진시킬 수 있는데, 이 균형은 어떤 한 분지나 다른 분지의 우세보다는 두 분지

사이의 유연성을 촉진시켜 준다(Schore, 2003a, p. 85).

발달상 가장 초기의 문화적 학습 경험은 쇼어(2003a, pp. 84-85)에 의해 기술된 것과 같이, 상호작용적인 전략과 자율조절적인 전략 사이의 균형에 영향을 주는 정서적 교류를 포함하고 있다. 감정/정서에 대한 조절은 문화적 금기에 의해 아주 많은 영향을 받을 뿐만 아니라, 사람이 얼마나 각성을 해야 하는 가에 대한 선호도를 점차 높여 줌으로써도 이루어진다. 이 장의 증례에서 애도반응이 표현될 수 있는 방식을 추적하는 것은 이 자료가 과거사와 과거의 상호작용에 기반을 두고 있기 때문에 정확한 것이 아니라 일종의 추측의 문제가 될 수 있다. 그러나 그럼에도 불구하고 이런 추적은 시간과 노력을 들일 가치가 충분히 있다. 사회적 상호작용에 더해 어떤 학습된 감정 표현이든 영향을 주는 많은 요인들이 있는데, 이들은 종종 매우 미묘하고 무의식적이다. 이 요인에 대해 몇 가지를 이야기하자면, 여기에는 내담자들이 이야기 해주는 가족 구성원의 행동과 정서 유형(체화된 흉내 내기, 모방), 종교, 하위문화, 언어 및 지역 등이 포함이 된다.

어떻게 문화가 정서 표현의 방향과 강도를 사회화시켜 주는가에 대한 간단한 예로 한국 문화에서 온 동료의 예를 들어 보려 한다. 이 사람은 나에게 애도 기간을 포함해서 감정을 흥분되게 표현하는 것은 일반적으로 허용이 되지 않는다고 이야기를 하였다. 반대로 이태리에서 이민 온 할머니를 가지고 있는 또 다른 동료는 특히 상실과 죽음에 대한 문제가 있을 경우에 이에 대해서 자기 자신이나 또 다른 사람들에게 이를 감정적으로 표현하는 것이 당연하게 간주된다고 이야기하였다. 성인이 되어, 내 친구는 이태리에 있는 자신의 친척을 방문하게 되었는데, 그녀는 그녀가 이전에 만난 적이 없는 친척 때문에 끝없이 눈물을 흘리고 울었는데, 왜냐하면 그들은 그녀가 자신들과 "떨어져 있었고[lost]"(그녀의 이민 온 할머니가 그랬듯이) 그리고 그녀가 이제야 "찾아왔다[found]"라고 말했기 때문이었다. 이 장의 증례에서 코리에 대한 서로 부딪치는 감정적/정서적 사회화의 영향에 대해 조사를 할 것이다.

코리 증례, 계속해서

멕시코만에서 갑작스러운 폭풍이 코리의 아버지 세실Cecil이 일하고 있던 새우잡이 배를 전복시켜 그녀가 아버지를 잃게 되었던 때는 6살 때였다. 아무도 실제 어떤 일이 일어났었는지는 모르고 있다. 그의 죽음 후 몇 년 뒤에 가족은 뉴올리언스에서 친할머니가 살고 있는 좀 더 시골 지역인 몇 개의 만 중의 한 곳으로 이사하였다. 코리는 그녀의 어머니와 할머니가 부엌 식탁에 앉아 커피를 마시면서 아버지의 죽음에 대해 끝없이 이야기하고, 아버지를 위해 미사Masses를 드리고, 일주일에 여러 번 교회에 참석하여 아버지를 위해 기도하고, 이 아주 친밀하고 좁은 공동체에서 "세실의 아이"로 알려져 있던 것을 기억했다. 코리는 자신의 아버지가 죽은 후 몇 년을 "아주 좋았다"라고 기억하고 있었고, 바로 그 말에 보태서 "그렇지만 물론 우리 모두는 아빠를 매우 보고 싶어 했어요"라고 이야기하였다.

코리는 그녀의 할머니 집이 작고, 항상 커피 같은 냄새가 나며 할머니의 바느질 일로 인해 남은 작은 물건이나 조각들로 가득 차 있었다고 기술하였다. 코리와 여동생 재키Jakki는 집에서 일하면서 대부분의 시간을 할머니와 보냈는데, 할머니의 바느질 실력은 '온 동네에' 완벽하다고 알려져 있었다. 코리와 재키는 '인형 옷과 개 옷'을 만들면서 나른한 날들을 보내고 있었고, 결국에는'사람들 옷'을 만들게 되었는데, 그녀의 할머니는 그들이 돈을 버는 데 도움이 되게 '근사한 사람들'을 위해 바느질하는 법을 가르쳐 주었다. 비록 코리와 재키는 엄마를 그리워했지만, 엄마가 할머니 집 근처보다는 도시에 나가서 간병사로 일하는 것이 돈을 더 많이 벌 수 있다는 사실을 이해하고 있었다. 그녀의 할머니 미미Mimi는 바느질하는 동안에는 침례교도의 찬송가를 불렀다. 그녀가 그들에게 노래를 함께 부르도록 가르쳐 주었지만, 그 노래 중 일부는 교회에서는 부르지 말라고 주의를 주었는데, '가톨릭 교인들은 이들의 오래된 찬송가를 좋아하지 않기'때문이었다. 코리와 재키는 접이식 탁자에 앉아 자신만의 가위, 핀, 바늘 및 실을 가지고 라디오나 혹은 노래를 들으면서 작업을 하였다. 이 모든 것은 마틴 루터 킹 주니어, 존 F. 케네디 그리고 성모 마리아와 십자가에 못 박힌 예수님의 주의 깊은 시선하에 있었다. 미미의 늙은 개 메리Mary는 바느질 방과 거실 사이를 하루 종일 왔다 갔다 했다.

코리와 그녀의 가족 안에는 회복 탄력성과 적응을 촉진시키는 대가족과 지역사회 공동체 안에서의 지지적 네트워크가 있었던 것처럼 보인다. 가족은 자신들의 애도와 비통반응에 이용 가능한 지지를 얻는 것에 쉽게 접근할 수 있었고 이를 건설적으로 사용할 수 있었던 것처럼 보인다.

일련의 의식(종교적이고 가족 상호작용적인)이 있었고, 이를 통해 아버지의 죽음을 능동적으로 애도할 수 있었으며 이것은 아마도 모든 가족 구성원의 자율신경계 안에서 항상성적으로 균형을 이루게 만들었던 것 같다. 정신 내적으로 그리고 한 쌍 및 가족 상호작용을 통해, 애도, 슬픔 및 세실의 죽음으로 인한 가족 구성원의 서로 다른 감정들이 감정적 따뜻함, 정서의 포용 및 존중이라는 맥락 안에서 표현이 되었던 것처럼 보인다.

우리는 양쪽 반구가 모두 관여하고 있는 것에 대해 상상을 해 볼 수 있다. 사람들 사이에서 우측 반구는 비언어적이고 주변의 분위기를 처리하고 있고, 좌측 반구는 생각하기, 계획하기 및 바느질하기, 탁자 주위의 수다 등등을 구현시키고 있다. 가족 구성원 사이에 서로 간의 조율이 계속되어 왔던 것처럼 보이고 이런 조율은 아마도 편안하게 해 주기, 위로해주기 및 모두가 그들의 나이에 맞는 일상적 과제를 수행할 수 있도록 그들만의 리듬을 가질 수 있게 해주는 동조적인 접촉으로 이어진 것처럼 보였다.

더 나아가, 가족 구성원 사이의 경험은 정서의 한 쌍/상호작용적인 조절dyadic/interactive regulation of affect이라고 묘사할 수 있었는데, 이것이 아이들에게는 연령/발달단계에 적절한 방법으로 자기 자신들의 감정을 적절하게 조절할 수 있도록 만들어 줄 수 있었다. 이것이 바로 부적응적인 방어기전에 빠지지 않고 정서를 자율적으로 조절하는 것이다. 코리가 쉽게 자신의 집 분위기에 대해 감정적인 따뜻함, 편안함 및 감정에 대한 수용(Bion, 1962) 등과 함께 자세하게 떠올리면서 이야기를 할 수 있는 것은 바로 경험의존적인 정서 조절이 인격구조에 미치는 영향을 보여주는 것이라 할 수 있다. 코리의 감정적 상태에 대한 한 쌍의 조절은 일종의 성향trait이 될 수 있게 지속적인 신경회로의 형성(시간에 걸쳐)으로 이어질 수 있다(Beebe, 2005; Hebb, 1949; Perry, Pollard, Blakely, Baker, & Vigilante, as cited in Schore, 2003a, p. 252).

추가로, 이런 정서조절 전략들[여기에는 의미 있고 일상적인 활동(바느질 함께 하기와 부엌 식탁에서 커피 함께 마시기)을 통해 감정적으로 연결이 되고 진정으로 관심을 공유하면서 함께 상호작용을 하는 믿을만한 사람들을 적절하게 사용하는 것이 포함이 된다]은 우리에게 도움이 되거나 혹은 유용할 수 있는 다음과 같은 개념들의 그 예가 될 수 있다: 여기에는 긍정적인 도움이 되는 자기대상에 의해 제공되는 기능(Kohut, 1971); 건강한 내적 작업 모델에 의해 제공되는 기능(Bowlby, 1988); 연결된 정서와 함께 자기와 타인의 내재화된 긍정적인 표상(Kernberg, 1980); 긍정적인 일반화된 상호작용의 표상RIGS(Stern, 1985); 및 안전한 애착(Schore, 2003b) 등이 포함이 된다. 내적인 감정적 경험뿐만 아니라 다양한 생리적 상태들을 조절하기 위해 자율신경계의 부교감신경계 분지와 교감신경계 분지가 조화롭게 작동하는 것도 이 경우에 해당이 될지도 모른다(Porges, 2011). 우측 뇌에서 정서가 건설적으로 조절이 되고 있을 때, 특히 문제가 되는 보상적 방어나 행동이 사용될 가능성이 훨씬 줄어들게 되고, 이상적으로는 그런 것들이 필요가 없게 된다. 대신에 항상성적으로 균형을 이룬 방어, 즉 협력, 기대, 유머, 자기주장, 자기 관찰, 승화 및/혹은 억제와 같은 방어기전들이 더 확실하게 드러나게 될 것이다.

우측 반구: 정서조절 전략들이 처리되는 곳

정서조절 전략들(예: 조절 체계)은 "타고난 것이 아니라 우측 뇌의 경험의존적인 성숙의 산물인 것이다"(Schore, 2003a, p. 83). 조절 전략들은(주로 우측 반구에서 처리되는) 암묵적 학습의 결과인데(절차적 학습), 이것은 감정적 자극들에 대한 무의식적인 처리 과정을 포함한다(Morris, Ohman, & Dolan, 1998; Wexler, Warrenburg, Schwartz, & Janer, 1992, Schore, 2003b, p. 35에서 인용함). 조절이 안 된 정서는 내담자로 하여금 "내성의 창window of tolerance"(Siegel, 2007)을 넘어서도록 만들어서 뇌가 조절해야 할 불편함이나 고통을 만들어 낼 수 있다. 우측 반구는 또한 대응 반응들을 중재하는 신경호르몬의 생산에 우세한데(Wittling & Pfluger, 1990), 이 대응 반응들은 부분적으로는 정서조절 전략이기도 하다. 이들 신경호르몬들[여기에는 코르티솔cortisol(교감신경 분지의 활성화를 중지시킨다)과 부신피질호르몬 방출인자corticotropin releasing factor(CRF)(에너지의 방출을 촉진 시킨다; Yehuda, 1999)가 포함이 된다]은 인간 스트레스 반응의 중재자들이다(Wittling, 1997).

결국, 이것은 내담자와 치료자 사이에 일어나는 상호작용에 대한 논의를 가져오게 한다. 내담자와 치료자 사이에 일어나는 정서조절 전략들의 대표적인 설명/개념들descriptions/conceptualizations(주로 우측 반구에서 처리가 되고; 이들 전략들은 치료자와 내담자 각각을 조절하거나 혹은 조절하지 못할 잠재력을 가지고 있다)을 다음에 요약하였다:

1. 정서가 부과된 전이-역전이 경험은 다른 결과를 가져오게 될 것이라는 희망을 가지고 문제가 되는 과거의 관계적 경험을 무의식적으로 재연하려는 시도이다(Weiss & Sampson, 1986). 이상적으로 이들 "전이 재연에 동력을 제공할 수 있는 정서적으로 부과된 외상적인 대인관계상의 경험"이 학습과 변화를 위해 이용이 될 수 있게 되어 과거가 새롭게 갱신이 되면 경직된 방식으로 현재의 관계에서 반복이 되지 않게 된다(Levin, 1997, pp. 1140-1141).
2. 코호트(1977)는 자기대상을 그 반대 상태인 파편화fragmentation(감정적 균열이 일어날 정도까지 자극하는 것)를 진정시켜 줄 수 있고(하향 조절), 방지하는 능력을 가진 성숙한 뇌에서 일어나는 경험/기능으로 개념화하였다[자세한 것은 Charnus & Livingston, Edward & Sanville, 1996 (pp, 386-403)에서 인용함 및 Rowe & MacIsaac, 1998을 보라].
3. 비온Bion(1962)은 어떤 사람에게 어려운 감정을 덜 견고하고 좀 더 조절이 가능한 형태로 돌려주는 다른 사람의 포용 기능에 대해 처음으로 기술한 사람 중 한 명이었다(현재의 용어로 이야기하자면 비온은 항상성적인 균형을 이루기 위한 상호작용적인 공동 조절을 기술한 것이었다).
4. 컨버그Kernberg(1980)는 자기 표상self representation, 대상object(다른 사람other) 표상 및 연결된 정서the linking affect로서 내재화된 대상관계를 기술하였다. 내재화된 대상관계의 각 요소(이들 구성의 각 요소들 간의 상호작용도 함께)는 정서 조절 혹은 정서 조절부전의 가능성을 확인하기 위해 치료적 만남 안에서 조사될 수가 있다.
5. 벤자민Benjamin(1988)은 한 쌍 안에서 각 사람의 상호주관적인 입장은 다른 사람을 동등한 표현의 중심an equivalent center of expression으로서 인식(Mitchell & Aron, 1999, p. 184에서 인용함)해야만 한다고 이야기를 하였는데, 이는 트로니크와 와인버그Tronick and Weinberg(1997, p. 75,

Schore, 2003b, p. 76에서 인용함)에 의해 "상호 지도화하기mutual mapping"라고 기술된 것과 유사한 경험이다. 상호 지도화하기는 "상태를 한 쌍이 함께 증폭시키는 것cocreate dyadic amplification of state"으로, 이것은 두 뇌 사이에(특히 변연계 사이에) "정서의 전달transfer of affect"을 가능하게 만들어 주는데, 이는 잠재적으로 적응적인 현상일 수도 있고 부적응적인 현상일 수도 있다(Schore, 2003b, p. 76).

6. 스톤 센터The Stone Center는 연결connection, 단절disconnection 그리고 재연결reconnection(정서 상태의)을 강조하는 관계적 접근relational approach(Jordan, 2000)을 제안한 바 있다. 이것의 목적은 이렇게 이루어진 재연결이 정서적으로 내담자를 안정시키기를 기대하는 것이고 아마도 이전의 문제가 되었던 것과는 반대로 작용해서 감정적으로 더 나은 경험을 하도록 초대하는 것이다.
7. 쇼어(1994, 2003a, 2003b)는 서로 다른 유형의 각성 조절 방식(즉 애착 방식)으로 나타나는 애착의 신경생물학적 측면을 강조한 바 있다. 우측 반구는 자율신경계의 교감신경 분지와 부교감신경 분지를 통해 모든 감정 상태의 신체적 요소를 조절한다(Spencer, 1996, Schore, 2003a, p. 82에서 인용함). 그리고 우측 반구는 "정서 조절에 대해 각 개인의 특징적인 접근을 결정해 주는 애착 관계의 내적 작업 모델을 저장하고 있다"(Schore, 2003a, p. 83). 보울비Bowlby는 초기 가족 경험의 무의식적인 표상을 기술하는 데 있어 *내적 작업 모델internal working model*이라는 용어를 새롭게 사용해서 유명한데(Bowlby, 1988), 이 생각은 애착에 있어 아동 발달 연구에 지대한 영향을 주었다(Schore, 2003b, p. 45).
8. 스턴Stern(1985)은 RIGS의 개념 또는 우측 반구 경험일 가능성이 높은 일반화된 상호작용의 표상이라는 개념을 제안하였다. 내재화된 대상관계, 내적 작업 모델 및 애착 전략들과 같은 개념과 유사하게 RIGS 역시 대인관계 상호작용을 기술하고 있는데, 이는 경험을 간직하고 있으며 정서 조절과 관련해서 적응적일 수도 있고 부적응적일 수도 있는 결과를 가져올 수 있다. 레빈Levin(1997, p. 1141)에 의하면 RIGS는 전이에 대한 "일종의 도식적인 접근an example of the schema approach"이다. 도식은 "환자가 다양한 정신상태 및 전이 경험을 이해하는

방식"으로 본다(Horowitz, p. 43, Levin, 1997, p. 1140에서 인용함).

9. 프로이트Freud(1912/1958a, 1915/1959a)는 내담자의 치료자에 대한 '애착'을 치료적 만남(비록 프로이트는 애착이라는 용어를 사용하였지만, 그가 의미했던 것은 그 용어가 가지는 현재의 신경생물학적인 의미는 아니었고; 아마도 그는 조율이나 결합의 특정 유형을 의미했을 가능성이 더 크다)을 위해 필요한 것으로 기술하였다. 애착에 대한 프로이트의 개념은 과거의 스트레스 경험을 반복하는 것을 이야기하는 것으로 생각이 되는데, 이것은 이 경험들이 이해될 수 있고 말로 표현될 수 있게 만들어질 수 있는 가능성을 가지고 재연될 수 있다는 것을 의미한다. 이렇게 하면, 힘들었던 과거 관계적 요소들에 대한 무의식적인 반복이 의식적인 수준에서 그들을 기억하는 것에 의해 대체할 수가 있게 된다. 이 의식적인 기억하기를 통해 외상적인 대인관계 경험에 대해 정서적으로 부하가 걸린 기억을 잘 극복할 수가 있게 되는 것이다(Levin, 1997, pp. 1140-1141).

방어기전은 "너무 감당하기 힘든 정서를 피하거나, 최소화시키거나 혹은 전환시키기 위해 사용되는 감정 조절에 대한 비의식적인 전략으로, 특히 해리와 투사적 동일시가 강조된다; 이들 우측 뇌 방어기전들은 잠재적으로 자기체계를 외상을 통해 붕괴시킬 수 있는 강력한 정서로 부과된 '두려운 상태'로 들어가는 것을 막아준다"(Schore, 2003b, p. 280). 투사적 동일시는 방어기전이 가진 각성 조절 기능의 예이다. 이것은 두 개의 우측 반구 사이의 경험으로 이야기할 수 있는데, 한 뇌가 견딜 수 없는 정서를 다른 뇌로 "내려받기download"를 할 필요가 있어, 다른 뇌로 내려받기가 이루어지게 되면 이 견딜 수 없는 정서적 경험을 피할 수 있게 되는 것이다(L. Horowitz, 1983; Kernberg, 1980). 해리(다른 방어기전인)는 이런 "내려받기"를 하는 순간에 일어날 수 있는데, 이렇게 되면 투사된 정서나 다른 심리적 자료들과의 관계를 부정할 수 있게 되고, 실제로 이것들이 투사된 사람에게 할당이 되게 되는 것이다(Schore, 2003b). 이런 역동에 대한 초기 모형은 돌보는 사람이 아이의 "보조 피질auxillary cortex" 역할을 하는 개념이나(Diamond, Krech, & Rosensweig, Schore, 2003b, p. 13에서 인용함) 아니면 비온(1962)이 이야기한 한 사람이 다른 사람의 감정을 받아주는 소위 말하는 "담아주는 그릇container"의 개념일 수 있다.

10. 인지행동치료 또한 정서 조절의 효과에 대해 언급을 하고 있다. 이 영역에 있어 이것의 효과를 뒷받침하는 몇몇 연구에 대한 논의를 보고 싶다면 파머Farmer(2009, pp. 109-112)를 보라.

자율신경계를 통한 학습된 조절 선호도의 임상적 의미

뇌가 특정 정서 혹은 모든 정서를 조절하는 한 가지 방식을 선호하도록 훈련된다는 것이 가지는 임상적 의미는 무엇인가? 정서에 대한 내성의 문제[우울, 불안, 감정인식불능증alexithymia(한 사람의 내적 경험을 말로 표현하지 못하는 것), 혹은 충동 조절 문제]가 정신치료를 찾게 되는 한 가지 이유가 될 수 있다. 내담자가 두 분지 중 한 분지(예: 자율신경계의 흥분성 교감신경 분지 혹은 억제성 부교감신경 분지 둘 중에 하나)를 이용해서 감정 강도를 조절하는 데 환경적으로 유도된 선호도가 클수록 다른 분지는 그만큼 손상이 될 가능성이 높다.

이러한 뇌 기반 이해의 임상적인 의미는 일반적으로 치료적 개입을 피하고 있는 정서에 대한 내성을 증가시키기 위한 목적으로 사용할 수 있다는 것이다. 예를 들어, 비통반응의 경우, 만약 그 사람이 너무 하향 조절되어 있어 애도반응을 할 수가 없다면, 치료적 개입은 그 사람으로 하여금 비통을 경험하고 표현하게 도와주는 것이 될 것이다. 이 사람은 각성의 느낌을 허용해 주고, 우측 반구로부터 우측 반구로 공감적으로 본인과 "함께 해 줄 수 있는" 다른 사람의 존재하에서 비통해야 할 필요가 있는 것이다. 물론 문화적 고려와 비통반응을 이끄는 가족의 방식이 어떤 치료적 개입을 선택하는가에 결정적인 역할을 할 수 있는데, 이 선택할 수 있는 치료적 개입 또한 비통의 정서적 표현에 관한 기존의 신경생물학에 영향을 받는 것일 수 있다.

적어도 일시적이라도 내담자와 같은 느낌을 경험할 수 있도록 자기 자신을 만드는 것(동조synchrony)이 치료자의 매우 중요한 임상적 기술이다. 이 동조는 다른 사람의 내적 상태에 대해 세밀하게 조정하고, 공명하는 경험을 이야기한다(Schore, 2003a, p. 38). 감정적 접촉(동조) 안에 머무르는 것이 조율의 붕괴나 파열을 의미하는 비동조상태의 잠재적인 조절부전의 상태로 되는 것을 피하게 해 줄 수 있다(Schore, 2003b, pp. 38-41; Beebe, 2005도 보라). 포샤Fosha(2000)는 "따라 하기 이상의 기능goes beyond mirroring"이라는 문구를 사용했는데, 이 말은 일단 동조가 일어났다면 치료자는 내담자와 동조 이상의 새로운 경험에 참여하고 있다는 것을 의미하는 것이다. 다른 사람이 내담자의 상태에 공명하고 있다는 사실은 매우 새로운 수준의 경험을 가져오게 만들기 때문에 내담자는 치료자가 자신의 각성 조절을 도와주고 있다는 느낌을 가질 수 있게 된다. 궁극적으로 내담자는 이전에는 견딜 수 없던 정서를 자기 자신이 조절할 수 있는 것으로 경험할 수 있게 되는 것이다. 동조와 공명으로 인해 이 자기 조절은 내담자의 뇌에 의해 만들어진 새로운 신경구조의 결과로 나타날 것이다. 임상적 목적은 심리적 방어기전을 통해서 결국은 문제가 되게 될지 모르는 내담자의 이전 정서 조절 방식을 호전시키거나 증대시키는 데 있다.

치료적 만남의 바로 이 시점에서 새로운 가능성이 생겨나는데: 비록 잠깐이지만, 다른 사람의 뇌 및 인격과 만남으로써 내담자가 이전에 견딜 수 없는 정서로 경험했던 것이 상호적으로 조절이 된다는 것이다(Bebee & Lachmann, 2002). 자기 조절(내적 상태의 조절)의 무엇보다도 중요한 목표는 다음 두 양식을 통해 이루어질 수 있는데, 연결된 상황에서 다른 사람과 상호적 조절(각성, 스트레스 정서) 및 자율적 상황에서의 다른 사람 없이 이루어지는 자율조절이 그것이다(Schore, March 21, 2011, 개인적인 대화). 최종 결과적으로, 사용이 부족했던 분지(교감신경 분지이든 부교감신경 분지이든 간에)는 강화되고 거의 사용되지 않았던 신경회로는 좀 더 적절하게 사용이 되도록 만들어지는 것이다. 시냅스 형성을 통한 신경회로의 이런 연결은 위의 경험을 하는 중 10~15분 안에 빠르게 일어난다(Greenough, 2011). 긍정적인 발달을 위한 기회를 많이 가져서 이런 식으로 강화시키는 것은 바로 신경가소성neural plasticity을 통해 가능하다(Aoki & Stekevitz, 1988; Cicchetti, 2004; Greenough, 1986).

대인관계적인 뇌 대 뇌 접촉은 수상돌기와 다른 연관된 구조들이 연결되게 하거나/혹은 신경회로를 강화시켜 준다(Schore, 2003b, p. 220). 그래서 이런 경우 어려운 정서를 훨씬 더 감내할 수 있게 된다. 쇼어(2003b, pp. 279-281)에 의하면, 정신치료의 장기 목표는 정서 조절의 불안정한 작업 모델을 재구조화시키는 것으로 이전의 모델을 정서 조절의 "획득된 안전한 모델earned secure model"로 바꾸는 것이다(애착 범주의 서로 다른 신경생물학에 대한 기술을 보려면 5장을 보도록 하라). 호전된 애착 모델이 만들어지기 위해서는 새로운 신경회로가 만들어져야 하는데 이것은 새로운 연결들(부분적으로는 수상돌기의 성장과 시냅스 생성에 의해 가능)의 성장에 의해 이루어질 수 있다.

코리 증례, 계속해서

코리가 6학년이 되기 전 여름에, 그녀의 엄마는 결혼을 했는데, 이 남자는 그들 모두를 뉴올리언스의 예전 동네로 돌려보냈다. 코리와 재키는 이 새로운 결합에 대해 매우 놀랐는데 그들은 자신의 엄마가 아무에게도 관심이 없는 줄 알았기 때문이었다. 그들은 그녀가 아직도 아빠의 죽음을 슬퍼하고 있다고 생각하고 있었다. 그들의 할머니는 처음에는 아무 말도 하지 않았지만, 아이들은 바느질 방에서 그녀가 우는 것을 들을 수 있었고, 라디오 소리를 높이고 더 크게 우는 것을 들을 수 있었다.

그 뒤 수년간 가족들은 아주 편안했다. 엄마는 그들의 아빠인 세실에 대해 더 이상 이야기하지 않았다. 계부는 가까이에서 살고 있는 친절한 성인 자식이 있었고, 가족들은 그들이 어린 시절부터 다녔던 가톨릭 성당에 나갔고 코리와 재키는 상을 받는 학생이었다. 코리는 응원단 단원이었고 반장이었다. 그녀의 할머니는 응원단원의 모든 유니폼을 만들었으며, 일부 학교 연극에 사용된 의상은 말할 것도 없고, 코리와 다른 학생들이 상을 받을 때 입었던 연회용 정장도 만들었다. 아이들은 멕시코만에 있는 작은 만에서 할머니 미미와 함께 여름을 보냈다.

가족들은 가족의 각 개인 구성원과 가족 단위 그 자체로도 다시 안정을 시키기 위해 극적이면서도 외상적인 변화를 극복해야만 했다. 할머니의 반응은 아이들이 자신에게서 멀어져 가는 것에 더해 아마도 비통 반응으로까지 드러나지 않게, 자신 혼자만의 슬픔 속으로 빠져들어 가는 것이었다. 할머니의 반응은 코리 아버지의 보트가 없어졌을 때, 코리가 기억하는 대응전략과는 달랐는데; 그때는 이런 감정을 가족, 교회 및 이웃 안에서 개방적으로 공유하고 있었다. 그러나 이번에는 비록 코리가 자신의 할머니가 울고 있다는 것을 알고 있기는 했지만, 할머니는 그냥 자신 혼자만의 속으로 빠져들어 갔다.

과거사에서 드러난 이런 관점에서 보면, 상실에 대한 슬픔과 비통을 다루는 데 적어도 두 가지 모델에 대해 도움이 될 수 있는 자료를 얻을 수 있다. 할머니가 혼자서 울고 자신의 감정을 숨기려 하는 것이 그 자체로는 꼭 문제가 된다고 할 수는 없다. 아마도 이런 행동은 미미 자신을 위한 자율조절(자율적)의 일부분일 수 있다. 비록 미미가 다른 사람들을 피하는 것은 이전에 그녀가 보여주었던 감정적 대응 반응의 예와는 거리가 있지만, 그녀는 아마도 자신의 반응으로 아이들에게 상처를 주는 것이 두려웠을 수 있다. 그녀는 승화, 억압 및/혹은 부정과 같은 방어를 사용하려고 시도했다가 실패했을 수 있다. 하향 조절(부교감신경 분지)을 하려는 그녀 자신의 노력이 실패했다는 인식이 그녀로 하여금 아이들의 존재로부터 자기 자신을 지워 버리려는 선택을 하게 만들었을 수 있다. 그녀는 이타성(맥락에 따라서는 더 항상성적으로 균형을 이룬 방어기전)이라는 방어기전을 사용하고 있었다.

우리는 코리가 특히 세실의 상실(조율과 결합이 애착을 가져오게 한다)에 관해서는 자신의 할머니를 깊이 동일시했을 것이라 가정할 수 있다. 따라서 코리의 우측 반구(정서조절 전략이 있는 곳)는 자신의 할머니의 정서조절 전략을 모델로 삼아 지속적으로 만들어졌을 가능성이 높다(경험-의존적). 우리는 코리가 상황을 다루는 방식으로 감정에 대한 상호 조절이 금지된 하위문화에서 길러졌을 가능성을 가정해 볼 수 있을 것이다. 아마도 세실의 상실에 대해 함께 이야기하는 것은 적절한 것이었으나, 아이들이 자신을 떠나는 것에 대한 반응인 자신의 개인적인 감정을 다른 사람들에게 강요하는 것은 할머니에게는 이기적인 것으로 비추어졌을 가능성이 높다. 시간 경과에 따른 자세한 질문과 관찰만이 이런 가정들이 옳은지를 밝혀줄 수 있을 것이다.

가족의 회복 탄력성은 그들의 삶에 내재된 기능적 수준에서 확실하게 존재하는 것처럼 보인다. 뉴올리언스로 돌아와 새로운 삶을 살면서 엄마는 세실에 대해 더 이상 이야기하지 않은 예가 있는데, 이것이 적응적이었던 것인지 아닌지는 두고 보아야 한다. 비록 할머니는 다른 도시에 살고 있었지만, 아직도 가족의 통합적인 부분으로 남아 코리나 다른 아이들을 위해 페스티발 옷을 만들고 있었다. 코리와 재키는 여름이 되면 할머니의 집에 머물러 갔었는데, 이것은 이들을 안정을 시켜 주는 경험으로써 아이들의 정서조절 전략에 대한 암묵적인 학습에 아주 중요했던 이전 초기 시간을 연상시켜 주는 것이었다. 적어도 여름에는 정서적 경험을 위로해 주고, 편안하게 해 주며, 담아주고, 연결이 되고, 조절해 줄 수 있는 가능성이 있었다. 이런 기회는 할머니의 집과 지역사회가 기능하는 방식을 보면, 아이들이 더 성숙된 뇌를 가지고 있는 다른 사람에게 견디기 힘든 정서를 "내려받게" 할 수 있는 많은 방법들이 있어서 아주 좋은 기회였다. 여름 동안에 아이들은 가족과 친구들과 같은 다양한 관계적 연결 속에서 감정 조절을 경험할 수 있었다.

허리케인(카타리나)이 뉴올리언스 본당을 치리라는 것을 예측할 수 있었을 때, 코리의 엄마와 계부는 얼마간의 음식과 몇 벌의 옷을 싸서 할머니를 데리고 텍사스의 포트 아서로 가, 그곳에서 계부의 친척들과 머무를 것을 결심하였다. 할머니를 데리러 갔을 때 그곳은 이미 홍수가 나 있었고 그들은 그곳에 머무를지 아니면 떠날지를 결정할 수가 없었다. 텍사스까지 가는 길이 홍수가 나서 침범이 되었는지를 알 수 있는 방법이 없었다. 결국, 그들은 떠나기로 결심하였는데, 이런 결정을 내리기 위해 소비한 몇 시간의 대가가 너무 컸다. 이렇게 결정을 미룬 것이 그들을 두 번째 허리케인인 리타의 경로에 놓이게 만들었다. 그들의 할머니는 작은 이동식 재봉틀을 가져갈 것인가를 두고 계부와 언쟁을 벌였으나 곧 화해하였고, 할머니의 개 메리도 차에 함께 타고 갔는데 쉬기 위해 잠시 멈추었을 때 이 개가 계부를 떠나 없어져서 텍사스로 가는 시간이 지연되었다. 그들은 어쩔 수 없이 폭풍우 속에 개를 두고 떠나야 했다. 그들이 텍사스만 해안에 도착했을 때 허리케인 리타가 강타하였고, 계부는 자신의 친척의 가축 모는 일을 돕다가 무너져 버린 창고에 깔려 죽게 되었다. 그리고 가족은 휴스턴[Houston]으로 갔고 여기서 주 정부 재난 기금 관리 아파트로 이사를 했다가 몇 개월 후에 텍사스의 오스틴에 정착하게 되었다.

코리의 상황에 대한 평가는 그녀의 학교 상담자와 함께한 치료회기에 대한 기술을 통해 2장에서도 계속될 것이다.

끝맺는 말

코리의 가족 체계에 주어진 스트레스원에 대한 과거사에 대해 이 장의 초점이 맞추어졌었는데, 이것은 앞으로 오는 장들에 비해서 더 지적이고 학술적인 연습(좌측 반구)이었다. 실시간으로 감정을 조사하는 노력은 말이나 단어에 그렇게 초점이 맞추어져 있지 않고, 말 안에 감추어져 있는 비언어적인 감정적 의사소통(우측 반구)에 초점이 맞추어져 있다. 말할 것도 없이, 체계적이고 전반적인 관점에서조차도 많은 의미 있는 임상적인 가설이 만들어질 수 있을 것이고 이것은 코리의 행동과 치료자와의 상호작용에 대한 이해에 이바지할 것이다.

다시 말하지만, 나는 당신이 신경계와 자율신경계에 대한 그림뿐만 아니라 중요한 용어/개념을 참고하기를 권고하고, 이들을 참고 자료로 사용해서 치료적 만남 안에서의 대인관계적 상호작용에 영향을 줄 수 있는 신경생물학적 힘을 상기시켜 주는 것으로 사용하기를 권고한다. 여기에 더해 방어기전의 목록(2장의 〈표 2.2〉, 〈표 2.3〉 및 〈표 2.4〉)은 특정 방어기전(예: 회피 혹은 무감각과 연관해서는 각성의 저하; 지나친 활성화와 연관해서는 각성의 증가)의 기능과 각성 수준의 개념을 연결시키려는 시도에서 이루어진 것이다. 이런 가설들과 이들의 의미가 정확한지는 오로지 시간만이 말해 줄 것이다.

2장

방어기전과 변연계

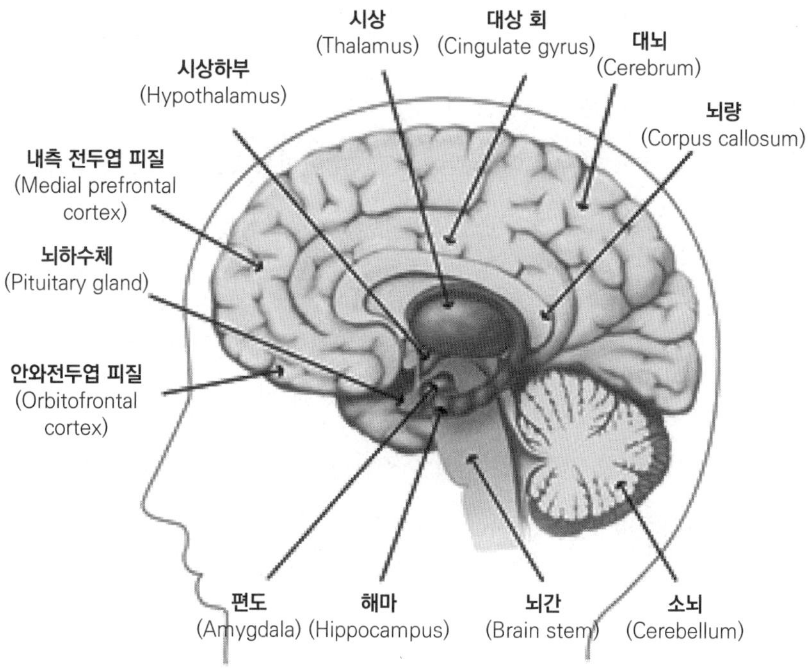

[그림 2.0] 변연계

이 장은 변연계의 기능에 관해 이야기하려 하는데 변연계는 감정, 느낌 및 정서의 조절과 연관이 되어있다. 신체에는 심박동수, 혈압 혹은 호흡과 같은 생리적 기능을 조정하는 많은 조절 체계가 있다. 그러나 이 장은 자율신경계를 통해 감정적 각성을 조절하는 특별한 방어기전이 가지고 있는 임상적 중요성에 좀 더 초점을 맞추려 한다.

감정과 기억을 처리하는 데 관여하는 변연계 및 특정 구조의 뇌에서의 위치

*변연계*는 감정과 기억을 처리하는 데 있어 두드러진 기능을 가진 뇌의 몇몇 구조들을 포함하고 있는 이론상의 개념이다(Solms & Turnbull, 2002, p. 17). 이것은 잘 구분되는 확실한 하나의 구조가 아니라 이론상의 개념이기 때문에, 많은 과학자들이 변연계를 구성하는 구조들에 대해 서로 다르게 생각하고 있다. [그림 2.1]은 이들 구조에 대한 개괄적인 모습을 보여주고 있고 변연계를 기술할 때 흔히 포함되는 그들의 기능에 대해 보여주고 있다. 이들 구조의 기술적인 상세한 정보에 대한 관심보다는 심리적인 방어와 연관된 변연계의 기능에 관심을 더 가진 독자들은 이 장의 두 번째 부분에 있는 증례를 먼저 읽어 보는 것이 시작하는데 좀 더 도움이 될 수 있을 것이다. 증례와 대화 사이에 섞여 있는 코리와 치료자 사이의 상호작용에 대한 신경생물학적 설명을 읽고 나면 이 장의 시작에서 제공된 기술적인 정보가 좀 더 유용하게 느껴질 것이다.

대뇌 피질 아래에 위치한 서로 연결된 일군의 구조인 변연계는 편도amygdala(공포, 안전-위험, 애착, 초기 기억, 감정적 경험, 암묵적 기억 등을 처리한다)와 해마hippocampus(대뇌 피질과 작업하여 외현적인 기억을 처리한다)를 포함하고 있다[외상 기억, 해리 및 투사적 동일시와 편도 기능 사이의 관계에 대해서는 Greatrex(2002)를 보라]. 편도는 시상하부hypothalamus에 연결이 되어있는데, 시상하부는 자율신경계와 내분비계를 조절하고 이 두 체계는 내장기관과 표면기관(예: 피부)을 조절하며 서로 협동적으로 작동한다(Furness, 2006, p. 24). 시상하부는 중격 영역septal area(공격성을 억제하는 데 핵심 역할을 한다; Sapolsky, 2005, p. 145)과 뇌궁fornix(뇌량corpus callosum 아래에서 시상thalamus과 시상하부를 포함하는 간뇌diencephalon로 결합되는 섬유질 경로; Carter, 2009, p. 53)으로 연결되고, 해마로 들어간

후에 유두체mammillary body(삽화 기억episodic memory과 상관이 있다; Carter, 2009, p. 154; Solms & Turnbull, 2002, pp. 17-18)와 연결이 된다. 레이티Ratey(2001)는 내측 시상을 변연계의 일부로 포함시켰다. 시상은 감각(후각은 제외)으로부터 온 신경신호에 대한 주요 재생 기지이고; 내측 시상은 시상의 거의 중앙에 위치하고 있다(Carter, 2009, p. 60). 그린과 오스트랜더Green and Ostrander(2009, p. 46)에 의하면 "시상은 모든 뇌의 영역들과 광범위하게 실제적으로 상호작용을 하고 있어 변연계의 구성요소로 여겨진다"라고 한다. 쇼어 또한 안와전두엽orbitofrontal(배 내측) 피질을 변연계에 포함시키고 있다(개인적인 의사소통, March 12, 2011). 내분비 체계(혹은 신경 내분비 체계)가 호르몬을 만들고 이를 혈류로 분비해서 적정한 내적 환경을 유지하는 데 도움을 주고 있고; 혈류 내의 호르몬 수준이 대부분의 경우 시상하부-뇌하수체 체계hypothalamus-pituitary unit 안에 자리 잡고 있는 되먹이기 기전에 의해 조절되고 있다는 사실 또한 주목할 필요가 있다(다양한 호르몬의 신체 내 위치나 기능에 대해

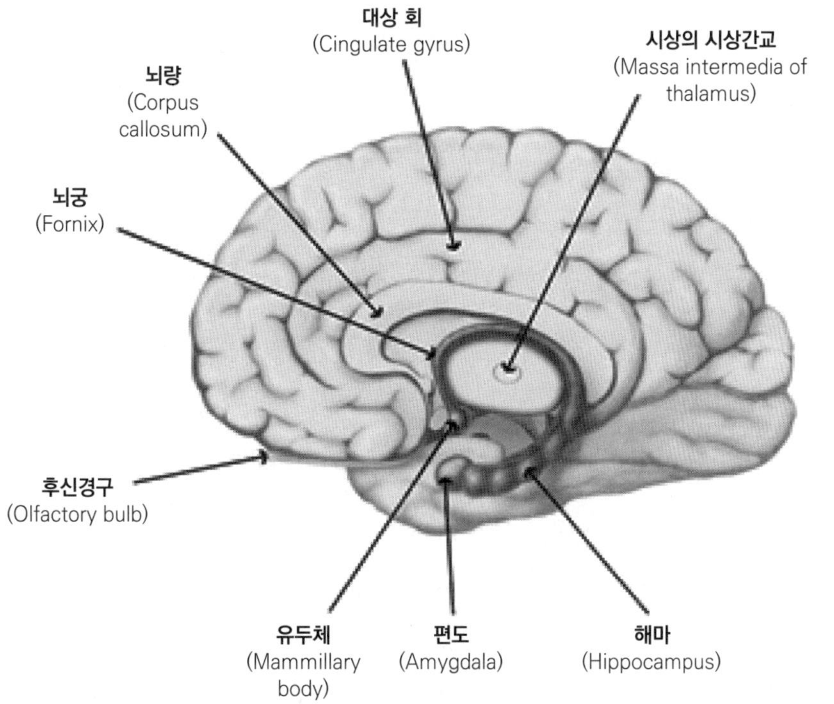

[그림 2.1] 해마형성체의 해부학

광범위한 그러나 쉽게 읽을 수 있는 정보를 얻기 원하는 비의학적인 정신건강실무자들은 Carter, 2009, p. 112; Farmer, 2009; Green & Ostrander, 2009; Johnson, 2003; Stauffer, 2010, p. 234를 보라).

변연계는 뇌의 우측과 좌측 반구 모두에 위치하고 있지만, 정서를 처리하고(Schore, 2003b, p. xv) 다른 정보들을 전체적으로 처리하는(Nebes, Cozolino, 2002, p. 110에서 인용함) 우측 반구에서 신경해부학적으로 정교화된다. 우측 반구는 감정/느낌/정서로 경험이-될 수 있는 생리적인 감각 정보를 처리한다(Schore, 2003b, p. 225). 반면에, 언어 및 분석적 사고 및 선형적 사고에 우세한 좌측 반구(Schore, 2003b, p. xv)는 우측 반구처럼 변연계에 "밀도 있게 연결되어" 있지 않다(Cozolino, 2002, p. 110).

스트레스가 부분적으로는 자율신경계의 항상성적인 균형을 유지하는 뇌의 능력을 감소시킴으로써 정상적인 대처 능력(Sapolsky, 1994)을 떨어뜨릴 수 있다는 사실은 이제 잘 알려진 사실이다. 더 나아가 현재의 공포에 찬 경험으로 공명하는 의식 바로 아래에 있는 기억체계 또한 스트레스원에 대한 대처를 저하시키는 데 관여할 수 있다. 르두[Ledoux](1996, pp. 200-201)는 *감정적 기억*[emotional memory](편도에서 처리된)과 *감정의 기억*[memory of emotion](해마와 연관 구조에서 처리된)을 구분하였다. 감정의 기억은 좀 더 사실적이고 차분하게 기억이 된다; 반면에 감정적 기억은 "생생하고[raw]" 강렬하게 경험이 되는데, 이는 아마도 처음 원 정서가 경험되었을 때와 똑같은 경험일 것이다. 감정적 기억은 재생이 될 가능성이 높고(과거 경험이 현재에 일어나고 있는 것처럼, 플래시백[flashback] 형태로 재연이 된다), 감정의 기억은 종합된 형태로 언어화되어 표현될 가능성이 높다.

외현적(해마)과 암묵적(편도) 기억체계는 비록 프로이트의 의식[conscious](외현적)과 무의식[unconscious](암묵적) 개념과 유사하기는 하지만, 코졸리노(2002, p. 87)에 의하면 완전히 겹쳐지는 것은 아니다. 암묵적인 지식은 우측 반구와 연관이 있다. 초기에 발달하는 암묵적 자기는 인간의 무의식적 마음의 생물학적 자료가 되고 다양한 욕구 상태와 연관된 신체에 기반을 둔 정서적 정보의 처리 과정에 매우 깊게 관여한다. 해리된 정서는 의식 바깥의 우측 반구에 위치하고(Schore, 1994, 2003a, 2003b); 피질 하의 편도 중심적 기억은 애착 도식과 전이를 포함하게 된다. 암묵적 기억은 맥락에 매여 있지 않고 그 출처에 의해 지배받지 않는다(Cozolino, 2006, p. 129). 이와 반대로 외현적 지식은 피질과 좌측 반구에 편향되어 있다; 이것은 알려진 기억 출처에 의해 맥락화된다; 이것들은 정체성[identity]과 사회적 정보[social information], 이야기[narratives], 자서전적 기술[autobiographical descriptions], 사회적 법칙[social rules], 기준[norms] 및 기대[expectations] 등을 포함한다(Cozolino, 2006, p. 129).

경험을 처리하기 위한 서로 연관이 있는 양측-체계 개념[related dual-system concept](즉 암묵-외현 기억 체계)은 르두의 빠른 및 느린 공포회로[fast and slow fear circuity](1996) 모델로, 제이콥과 나달[Jacobs and Nadal]의 분류[taxon](편도) 체계 및 현장[locale](해마) 체계와 유사하다. 좀 더 원초적인 체계(즉 편도)로 경험을 처리하는 것은 압도적인 스트레스를 보여주는 것이거나/혹은 정교한 조절 과정의 실패를 보여주는 것일 수 있다(Cozolino, 2002, p. 247).

무엇이 감정/느낌/정서인가? 정서 조절과 연관되어 어떻게 감정을 평가해야 하는가?

감정/느낌/정서에 관한 연구와 문헌은 생물학과 심리학 분야 모두에서 풍부한 역사를 가지고 있다. 이 책의 간결함을 위해 이 용어들은 어떤 경우는 더 상호 교환적으로 사용이 되고 또 어떤 경우는 그렇지 못할 것이다(이들의 차이에 대한 포괄적인 논의를 위해, LeDoux, 1996; Rothschild, 2000, pp. 56-64; Sheafor & Horejsi, 2008, pp. 160-163, 393-394를 보라). 다윈[Darwin](1872)은 문화와 상관없이 인지가 가능한 표현력을 가진 기본적인 감정이 있다(기쁨, 놀람, 공포, 슬픔, 분노, 모욕, 수치심)고 추정하였다; 이후 톰킨스[Tomkins](1962, 1963, 1970)는 흥미라는 또 다른 선천적인 감정을 추가하였다, 판크세프[Panksepp](2009, pp. 1-6)는 (동물 모델로부터) 일차과정 정서 상태를 만들어 내는 데 결정적으로 중요한 7가지 감정적 기질에 대한 뇌 안에서의 회로를 발견하였다: 추구[seeking], 공포[fear], 분노[rage], 정욕[lust], 돌봄[care], 공황[panic](분리 고통[separation distress]), 및 놀이[play]가 그것이다. 정서 신경과학의 현재 문헌들은 전형적으로 감정/느낌/정서의 표현을 *정서 조절*[affect management]로서 언급하고 있다. 일부 정서는 외적으로 표현이 되지 않고 내적으로 조절이 되는 반면에 어떤 정서적 경험은 특정 행동(예: 이 장에서 논의된 많은 방어기전)을 통해 명백하게 외적으로 조절이 된다.

감정은 이제까지 어떻게 기술되어 왔는가? 감정에 대해서 현재는 기저의 뇌기전과는 연관이 없는 단순한 독립적인 심리적 상태로 보기보다는 신경계의 생물학적인 기능으로 보고 있다(LeDoux, 1996, p. 12). 좀 더 특정적으로, 감정은 중요한 내적 상태와 요구를 소통하는 방식으로서 기술이 되고 있고(Ratey, 2001, p. 227) 이것의 기능 중 하나는 "행동화를 위한 준비[action readiness]"이다(Panksepp, 2000, p. 37). 솔름스와 턴불[Solms and Turnbull](2002)은 감정을 사람으로 하여금 "무엇인가를 하고"(p. 111) 싶어 하게 만드는 "신체적 자기[the bodily self]의 현재 상태에 대한 정보를 제공해 주는 내부를 향한 감각 양식"(p. 105)에 의해 구성된 것으로 기술하였다. 내적 혹은 외적인 신호나 촉발요인의 결과로 만들어진 신체에서의 변화가 감정을 유발하고 특정한 감정반응을 만들어 낸다(Badenoch, 2008, p. 30), 포지스는 이런 신체적 자기의 지각을 *내수용 감각*[interoception]이라고 이야기하였다(2011, pp. 80-81).

포지스에 의하면, "항상성은 신체 내에서의 생리적 상태의 조절을 반영해 주고, 반응 전략은 내적인 욕구가 외적인 욕구에 비해 덜 중요해지게 되는 단계를 반영해 준다"(2011, p. 80). 내수용 감각을 통한 신체 상태에 대한 평가는 감정으로 나타나게 될 가능성이 높은데, 이 감정은 [정서의 전달을 통해(Schore, 2003b, p. 262) 그리고 의식 아래의 수준에서] 많은 방법으로 지각이 되는데, 이것은 어떤 렌즈가 적용되었는가에 달려 있다. 정서의 전달은 다음을 통해 일어날 수 있다:

- 우측 반구에서 우측 반구를 통한 비언어적인 정서적 교류(Schore, 1994; 2003b, pp. 279-281);
- 변연계에서 변연계를 통한 공명으로, 이것은 비의식적인 조율에 의해 이루어진다(Schore, 2003b, pp. 279-281);
- 상호주관성[intersubjectivity], 이것은 한 쌍에서 각 개인의 상호주관적인 입장이 다른 사람을 동등한 표현의 중심으로 인식해야 한다는 것이다(Benjamin, 1988, as cited in Mitchell & Aron 1999, p. 184);
- "상호적 지도화하기"는 "상태를 한 쌍이 함께 증폭시키는 것"으로 이는 두 뇌 사이에서(특히 변연계 사이에서) "정서의 전달"이 가능하도록 만들어 줄 수 있는데, 이것은 적응적 현상이거

나 혹은 부적응적인 현상일 수도 있다(Tronick & Weinberg, 1997, p. 75, as cited in Schore, 2003b, p. 76);

- 치료자와 내담자 사이에 있어 정서 상태의 연결, 단절 및 재연결에 대해 강조한 관계적 접근(Jordan, 2000);
- 전이-역전이 경험(Racker, 1968), 이것은 처음에는 치료자가, 적어도 무의식적으로 환자의 상태와 유사한 특정한 감정 상태를 경험하는 것이다.

만약 생리적 평가 체계가 외적인 요구에 지나치게 많이 집중을 해야만 한다면, 부적응적인 방어기전과 같은 극단적인 자기-방어 방법이 동원될 가능성이 크다. 더 나아가게 되면, 적응적 방어기전에 의해 지지를 받는 내적 항상성 과정이 손상될 가능성이 높아진다.

만약 두 뇌 사이에 각성을 조절하는 상호작용이 내적인 감정 상태에 대해 조율이 된다면 정서적 동조가 일어났다고 이야기할 수 있는데; 반대로 만약 비동조asynchrony가 일어났다면, 부조화가 따라 일어나게 되고 뇌 안에서 스트레스 반응을 유발한다(Schore, 2003b, pp. 7-12). 일반적으로 충분한 횟수의 동조 상호작용은 안전한 애착과 같은 것으로 특징지어지는 정서 조절 유형으로 연결이 될 것이고, 반면에 특정 유형의 비동조적 상호작용이 일어나게 되거나 이것이 너무 자주 일어나게 된다면 이는 다양한 유형의 불안전한 애착 유형으로 연결이 될 것이다.

이상적인 조건하에서 정서의 조절은 적정한 그리고 내성 가능한 수준의 각성을 만들어 낸다. 이렇게 적정하고 내성이 가능한 수준은 교감신경계의 활동 친화적ergotropic(높은) 각성 상태와 부교감신경계의 영양 보존적trophotropic(낮은) 각성 상태 사이에 자율적인 균형이 유지됨으로써 이루어진다(Schore, 2003b, p. 26). 잘 알려진 것처럼 자율신경계의 분지들은 항상성/균형을 유지하도록 작동한다(Johnson, 2002, p. 242). 예를 들어, 감정의 표현이 너무 강하고 견디기 어려울 정도라고 밝혀진다면 눈 맞춤을 피하게 되고gaze aversion, 이러면 두뇌 사이에 공명이 저하되고(Panksepp, 2009) 조절부전이 뒤따르게 되어 어느 정도이건 간에 자율신경계 균형이 붕괴된다(감정 조절과 조절부전의 발전에 대해서는 Cole, Michael, & O'Donnell Teti, 1994를 보라). [그림 2.2]는 Siegel(2007)이 한 사람의 뇌가 "내성의 창window of tolerance"을 넘어선다고 묘사한 과정인 항상성 붕괴에 대한 가능한 전략들을 보여주고 있다. 붕괴된 항상성은 이전 단락의 글머리 기호가 달린 목록에 기술된 "정서 전달" 구성 요인에 의해 지각되고, 처리되고, 교정되거나 혹은 더 나빠질 수도 있다.

**사건(내적이건 혹은 외적이건 아니면 모두 이건 간에)이 물리적/신체적 반응을
가져와 뇌에 의해 정서/느낌/감정의 표상을 가져오게 한다.**

**만약 사건에 대한 가능한 결과로서 반응이 뇌의 "내성의 창"을 넘어서게 되면,
모든 경우에 특정 유형의 감정 조절을 가져오게 한다:**

상호작용적 조절(Interactive regulation)
다른 사람의 우측 뇌 기능(들)을 "빌려 오는 것"은
항상성 상태의 회복을 가져오게 할 수 있다.

혹은

자율적인 맥락에서 자율조절(Autoregulation in autonomous contexts)
문제가 되는 방어/행동을 사용하지 않고 자기 조절(self-regulation)에 대한 능력을 발전시켰다는
적절한 상호작용적 조절의 과거사를 보여주는 것이다.

혹은

문제가 되는 자율조절 유형(Types of autoregulation that are problematic)
이것은 고통의 원인이 되는[최악의 경우: 학대(abuse)] 다른 사람의 행동이 SNS의 활성화와
그에 따른 PNS의 역조절(예를 들어 해리와 같은 위해가 될 수 있는 방어를 통한 과잉보상)을
유발할 수 있게 한다.
상호작용적인 조절을 위해 다른 사람의 우측 뇌를 사용할 수 없는 것[최악의 경우: 방치(neglect)]은
저하된 각성 상태의 PNS(식물 상태 미주를 포함; 4장을 보라)를 가져오게 만들고
문제가 되는 자기 조절상태를 유발할 수 있다.

[그림 2.2] 외적 혹은 내적 사건에 대한 반응에 있어 정서 조절 유형

변연계의 어떤 기능들이 감정/느낌/정서 조절과 연관이 있을까?

많은 사람들이 변연계를 감정의 주요 조절장치로 언급을 하였지만, 르두는 감정계가 "변연계"에만 제한적으로 위치하지 않고 뇌 전반에 걸쳐 있다고 기술하면서 변연계의 존재에 대해 반대되는 결론을 내었다(1996, pp. 98-102, 186, 200). 레이티[Ratey](2001) 또한 감정은 뇌 전반에 걸쳐 복합적으로 분포되어 있으며 특정 영역에 "편리하게 고립되어 있지" 않다고 기술하였다. 그러나 이런 지적에도 불구하고 레이티(2001)와 다른 사람들은 감정과 감정의 표현 및 조절과 연관된 특정 뇌 기능을 설명할 때 다양한 구조들로 구성이 되어 있는 변연계의 개념을 이용하고 있다. 마지막으로 포지스는 감정 상태의 조절에 있어 자율신경계의 변연회로가 가지는 적응 기능을 강조하였다(1997, p. 65). 자율신경계 분지의 기능에 대한 도움이 될 수 있는 설명 중 하나는 *결합되었는가*[coupled] 혹은 *분리되었는가*[uncoupled]이다. 이것은 흥분성 분지와 억제성 분지가 함께 작동하는가(결합되어 있다) 혹은 한 분지가 정서 강도의 조절에 있어 더 우세한가(분리되어 있다)를 의미하는 것이다(Schore, 2003a, pp. 5-35).

이 장은 감정의 등록과 조절, 특히 감정의 강도에 관여하는 주 변연계 구조에 초점을 맞출 것이다. 코졸리노에 의하면 전전두엽 피질의 안와 영역(눈의 뒤쪽)을 변연계의 꼭짓점으로 생각할 수 있는데(2002, pp. 180-181), 그 이유는 (1) 외적 및 내적 경험에 대한 자료를 중재하고; (2) 자율신경계 기능에 대해 억제적인 역할을 해서 정서 조절을 유도하고; (3) 얼굴표정을 읽는 데 특정 역할을 하고 있기 때문이다. 변연계는 우리의 동기, 감정 및 기분의 경험에 있어 능동적인 역할을 하고(Buelow et al., 2000, p. 153), 공격성, 기억, 스트레스 반응성, 모성 행동, 성적 행동의 일부 측면, 배고픔과 포만의 일부 측면, 생체주기 리듬 및 특정 유형의 학습에도 관여한다(Sapolsky, 2005, pp. 36-37).

이들 기능이 발현되는 방식은 감정 표현의 방식에 영향을 준다(예: 위험에 관련된 얼굴표정을 읽는 데 있어 정확도는 과잉반응 혹은 과소반응을 만들어낼 수 있다). 임상 치료 문헌에서 역사적으로 감정의 조절자로 여겨졌던 것은 방어기전이었다(Clark, 1991; Vaillant, 1992; Strean, Edward &

Sanville, 1996, p. 10에서 인용함). 자율신경계에 대한 현재의 이해는 이것이 변연계와 강하게 상호 연결이 되었다는 사실과 함께, 치료자들에게 뇌가 실행하려 시도하는 자기-방어 경험의 개념에 대해 좀 더 복합적인 개념을 제공해 준다(예: 방어기전). 예를 들어, 코리의 과거사에서(1장), 그녀의 가족은 어려운 감정적인 격변들(예: 코리가 초등학교 때 아버지를 잃은 것)을 조절할 수 있는 것처럼 보였었다. 각각의 가족 구성원은 적절하게 기능하는 것처럼 보였고, 가족은 교회와 같은 지역 공동체의 지지와 통합되어 하나가 되었고, 모든 가족 구성원들이 생산적이었고 서로가 즐겁게 지낼 수 있었다.

1장에서의 자율신경계 기능에 대한 논의로부터, 코리의 가족은 항상성적으로 균형을 이룬 뇌를 만들어 내고 가족 구성원의 균형을 이룬 내적 신체적 과정을 만들어 낼 수 있는 환경을 이끌어냈다고 추측할 수 있다. 이미 이야기한 것처럼, *항상성적으로 균형을 이룬*이라는 것은 자율신경계의 흥분성 분지와 억제성 분지가 조화를 이루어 작동한다는 것을 의미하는 것이다. 흥분성(교감신경 분지)과 억제성(부교감신경 분지), 그 어떤 것도 감정을 조절하는 데 있어 단독으로 관여하지 않아야만 한다(McCabe & Schneiderman, as cited in Schore, 2003a, p. 28; Izard et al., 1991; Cassidy, 1994; Lewis & Miller, 1990; Cicchetti & Toth, 1991; King, Schore 2003a, p. 29에서 인용함). 조화롭게 균형을 이룬 자율신경계는 정상적인 범위의 적절하다고 간주될 수 있는 정서적 표현의 강도로 상황에 반응한다. 예를 들자면, 허리케인 카타리나와 리타로 인해 잇달아 일어난 가족의 죽음으로 인한 외상과 같은 외상적 스트레스로 코리의 가족 구성원들의 정서 조절 능력은 확실하게 변화했다. 이들이 이전에 보여주었던 명백하게 정상적인 생활방식을 지지하던 구조들이 급격하게 무너져 버렸고, 내적인 정서 조절 체계를 제공해 주던 가족의 지지도 심각하게 위태로워졌다. 코리는 학교성적이 떨어지는 결과로 이어질 수 있는 최근에 나타난 정서조절 전략들(아마도 가족의 격변을 극복하기 위한 그녀의 방법으로 보이는)로 인해 치료(이번 장)를 시작하게 되었다. 자율신경계가 어떻게 기능하는 가는 맥락에 따라(치료자와의 상호작용과 같은) 민감하게 전환이 이루어질 수 있는데, 이는 코리와의 치료시간에서 보이고 있다.

방어기전

다음 부분은 다양한 이론가나 연구자들에 의해 내려진 정의와 이들과 약간씩 다른 정의에서 나온 기능을 포함하는 방어기전에 대한 간략한 개괄을 보여줄 것이다. 여기에 더해, 방어기전의 작동과 연관이 되어있는 의식, 무의식 그리고 비의식적 측면 및 이들을 범주화시키는 방식(예: 위계적으로 적응 정도에 따라; 자기-보호 행동에 대한 의식의 정도에 따라; 혹은 방어기전 사용에 있어 유연성 대 경직성에 따라)에 관한 임상적인 의견을 포함해서 방어기전과 연관된 발생적 개념에 대해서도 다시 살펴보려 한다.

방어기전이란 무엇인가?

방어기전이란 감정적인 각성을 조절하는 조절장치이다. 오늘날 뇌의 연구와 뇌 기능에 대한 연구 덕분에 정신건강 영역은 정서가 조절되는 방식을 대인관계 신경생물학적인 관점에서 이해할 수 있게 되었다. 각성의 수준을 조절하는 뇌 구조에 대한 이해는 조절의 관점에서 자기-방어 행동을 이해하는 데 추가적으로 도움을 주었다(Schore, 1994, 2003a, pp. 71-86; Cozolino, 2002, pp. 48-51, 164, 307). 잠재적으로 자기체계를 외상적으로 붕괴시킬 수 있는 강한 정서는 일련의 방어적인 방법을 동원하는 것으로 여겨지는데, 만약 이들이 반복적으로 사용이 된다면 이들이 바로 감정이 조절되는 방식으로서 특징지어질 수 있게 된다(즉 상태가 성향으로 변화하게 되는 것; Perry et al., 1995). 맥윌리엄스[McWilliams]는 "확실하게 어떤 심리적 과정도 방어적으로 사용될 수 있음"을 지적하였고, 이는 방어기전이 다양한 형태로 존재한다는 현재의 생각을 그대로 보여주고 있다(2004, pp. 117-119). 방어기전에 대한 전통적 명명과 정의는 임상적인 상호작용에 대해, 정보에 근거를 둔 추측을 가능하게 해준다(pp. 43-48 〈표 2.1〉, 〈표 2.2〉 및 〈표 2.3〉을 보라).

방어기전은 견디기 힘든 정서를 조절해 준다. 로스차일드[Rothschild](2000, p. 90)와 바일란트[Vaillant](1977)도 비슷한 시각을 가졌는데, 이들은 방어기전은 이전에 적응적이었던 방법들이 부적응적이 되는 것으로 개념화될 수 있다고 보았다. 『정신장애에 대한 진단 및 통계 편람 4판-수정본Diagnostic and Statistical Manual of Mental Disorders IV- Text Revision』(DSM-IV-TR)에서는 방어기전을 "불안 및 내적, 혹은 외적인 스트레스원 혹은 위험으로부터 개인을 보호하는 자동적인 심리적 과정으로, 이는 이들의 심한 정도, 비유연성inflexibility 및 이들이 일어나는 맥락에 따라 부적응적이거나 적응적일 수도 있다"라고 정의하였다(American Psychiatric Association, 2000, p. 821).

네세Nesse와 릴로이드Lloyd는 방어기전의 기능을 불안과 수치심을 감소시키는 반면에, 우울하게 만들고 의기소침하게 만드는 현실에 대한 의식은 감소시킴으로써 내적인 상태의 조절을 돕는 것으로 기술하였다(as cited in Cozolino, 2002, p. 164). 쇼어는 방어기전을 견디기가 너무 힘든 정서들을 회피하고, 최소화하고 혹은 다른 곳으로 전환하는 일종의 감정-조절 전략으로 정의하였다(Schore, 2003a, p. 280; Schore, 2003b, pp. 85-91, 280-281).

의식이 어떻게 방어기전으로 작용을 하는가?

프로이트는 처음으로 방어기전의 개념을 도입했는데 억압을 통해서 이를 확인하였고, "이것의 기능은 어떤 것을 거부하여 의식의 바깥에 있도록 하는 것"이라고 하였다(1915/1959b, p. 86). 억압의 방어기전에 대한 그의 논문이 나왔을 때인 1915년에 이미 프로이트는 *의식적*인 마음에 가치를 부여하고 있던 지적인 문화에 *무의식*이라는 개념을 소개한 바 있었다. 오늘날에도 이와 마찬가지로 정서(무의식/우측 반구)에 비해 인지(의식/좌측 반구)에 대해 강조(Schore, 2003b, pp. xvi-xix; Cozolino, 2006, pp. 26, 314)하고 있고, 1960년대 이후 의식적인 마음-뇌에 훨씬 더 초점이 맞추어지고 있다.

마이켄바움과 길모어Meichenbaum and Gilmore(1984)는 행동주의자(의식/인지적)와 정신역동치료자(무의식/정서적) 사이의 간극을 메우려는 노력의 일환으로 우울 과정을 예로 사용해서 인지기능과 정서 기능 사이에 경계면interface에 대해 살펴보았다. 흥미롭게도, 우울 과정에 대해 의식하지 못했다는 사실은 기술이 되었지만, *방어*나 *무의식*이라는 용어 중 어떤 용어도 사용이 되지 않았다. 다양한 방어적, 자기-방어적 수단의 형태로 일어나는 의식하지 못함은 알아차린다고 생각되는 의식적 과정에 반대가 되는 무의식적 경험이다(Cozolino, 2006, p. 341). 자기-방어적 수단은 일반적으로 몇몇 예외 경우를 제외하고는(즉 좀 더 "적응적"인 방어의 일부; Vaillant, 1997) 하부 우측 반구에 위치하고 있으며 이것은 의식적이지 않다(Schore, 2003a, p. 280; Schore, 2003b, pp. 280-281). 정신역동에 관한 문헌에서 무의식은 일반적으로 의식적인 알아차림의 바깥에 있는 정서나 정서 조절과 연관된 다양한 문제들로서 표현되고 있다(Arlow, 1977; Basch, 1975; Brenner, 1974; Green, 1977; Mahler, 1966; Novey, 1959; Rapaport, 1953; Ross, 1975; Schmale, 1964; Schur, 1965; Stolorow & Lachmann, 1975; Zetzel, 1949; Winnicott, 1963).

지난 10년 안에 쇼어(2003a, 2003b)는 *비의식*이라는 용어를 사용하기 시작하였는데, 이는 보울비가 20세기 중반에 기술한 자기와 타인에 대한 내적 작업 모델을 일컫는 것으로, 쇼어는 이 모델을 비의식적인 과정으로 표현하고 있다(Schore 2003b, p. xvi). 쇼어(2003b)는 침묵의 기억으로 가득 찬 들끓는 감정의 흐름을 기술하는 데 무의식이라는 용어를 최초 사용하여 설명하였다. 쇼어(2003b)에 의해 최근에 사용된 *비의식*이라는 용어는 관계적인 용어로 다른 사람의 비의식적인 뇌와 의사소통을 이루고 있는 능동적인 정신 구조를 기술하는 데 사용이 되고 있고; 비의식적 과정은 이에 대한 의식이 없거나 혹은 비의식적 과정이라는 용어에 걸맞게 의도적인 통제가 없다.

자율신경계가 각성의 수준을 조절하는 역할을 하고 있고 이것이 의식적인 조절하에 있지 않기 때문에(Schore, 2003a, 2003b), 방어기전은 의식적이지 않다[연관된 정보를 위해서는 Semrud-Clikeman, Fine & Zhu(2011)을 보고, 감정과 사회적 상호작용의 무의식적인 과정에 대해서는 Gainotti(2012)를 보라]. 또다시, 바일란트[Vaillant](1977)는 의식적인 요소를 가진 좀 더 적응적인 방어를 제안하였다; 〈표 2.1〉의 예를 보라. 신체적으로 작동이 된 정서적 상태를 지각하고 조절하는 데 관여하는 과정은 "마음의 생리적인 밑바닥[physiological bottom of the mind]"에서 일어나는데, 이 어구는 정서로서 뇌 안에 등록된 생리적 경험이 의식에서 벗어난 측면을 포착한 것이다(Jackson, Schore, 2003b, p. 230에서 인용함).

신체적으로 작동된 정서 상태의 조절은 변연계 구조들(안와전전두엽-섬엽[insula], 내측 전두엽 전부 대상 회medial frontal anterior cingulate 및 편도 체계)과 상호연결에 의해 이루어지는데, 이들은 뇌간의 단가아민 핵들monoaminergic nuclei 및 시상하부의 신경 내분비 핵들neuroendocrine nuclei과도 상호연결이 되어있다(Schore, 2003b, p. 230). 뇌에 있는 이 구조들은 외적(외수용성exteroceptive) 및 내적(내수용성interoceptive)인 환경 모두를 등록하고, 이 모두는 자율신경계와 연결이 되어있다(Neafsey, 1990)(참고: 방어기전들이 어떻게 상호조절을 하고 몇몇 뇌 영역들에 걸쳐 신경적으로 상호연결이 되어있는지에 대한 최근의 연관 연구들에 대한 논의를 보려면 Northoff, 2010; 및 Northoff, Bermpohl, Schoeneich & Boeker, 2007을 보라). 환경적 경험은 크게 자율신경계가 우선적으로 PNS(낮은 각성)를 관여시킬지, SNS(높은 각성)를 관여시킬지 아니면 PNS와 SNS를 모두 동시에 관여시킬지, 아니면 이 두 분지 사이에 균형을 잡을지 결정한다.

방어기전은 어떻게 범주화되는가?

방어기전은 1915/1959b에 프로이트에 의해 처음 기술이 된 이후에, 다양한 도식으로 조직화되었다. 안나 프로이트(1936)는 일차적 방어 기능으로서 억압을 개념화했던 자신의 아버지 프로이트를 벗어나 방어기전을 위계적으로 범주화시키는 전통을 만들기 시작하였다(Schamess, Berzoff, Flanagan, & Hertz, 1996, p. 85에서 인용함). 안나 프로이트와 동시대의 하인츠 하트만Heinz Hartmann(1958)은 방어기전을 환경에 대해 개인이 적응하는 것이라는 생각을 만들어내는 데 이바지를 하였고, 이는 외부적 환경을 바꾸거나(외부변형적alloplastic) 아니면 자신의 내적 구조를 바꾸거나(자기변형적autoplastic) 해서 이루어진다고 보았다. 자기변형적 적응의 경우, 확실히 부분적으로 "평균적으로 기대되는 환경average expectable environments"[Hartmann(1939)의 자주 반복되는 구절을 참고하여, Schamess, Berzoff, 1996, pp. 95-97에서 인용함]에 비해 부족한 환경을 극복하는 데 방어기전을 사용한다.

다른 사람들과 마찬가지로 바일런트Vaillant(1977)와 맥윌리엄스McWilliams(2004)는 방어기전을 위계적인 방식으로 기술하였다. 바일런트는 적응 기전을 4가지 "수준levels"으로 정하는 데 있어 도식 표를 사용하였고, 이 4가지 수준은 병적(pathological), 미숙한immature, 신경증적neurotic 그리고 성숙한mature으로 나누어졌다(1977, p. 80). 맥윌리엄스(2004) 또한 방어기전 중 몇몇은 "고차원적 방어 과정higher-order defensive processes"으로 선택하였고 몇몇은 저차원적인lower order 것으로 분류를 하였는데. 이를 "인격 방어character defense"라고 명명하였다. 이보다 먼저 맥윌리엄스는 방어 반응을 상황적인 기능이거나 아니면 개인의 성향적인 기능으로 이용이 되는 것으로서 이야기하였다(1999, pp. 90-92). 이것은 어떤 방어기전이든 상황적으로(즉 맥락적으로) 적절하게 이용이 될 수 있다는 것을 의미하지만, 일부에서는 특정한 방어가 인격을 통해(개인적 성향personal inclination) 사용이 될 수 있다는 것을 의미하기도 한다. 다른 곳에서, 맥윌리엄스는 자동적이라는 용어를 방어기전을 우선적으로 그리고 반사적으로 사용하는 것과 연관해서 사용하였는데, 이것은 아마도 "개인적 성향"과 동의어로 여겨진다(1994, pp. 95-100).

『DSM-IV-TR』(American Psychiatric Association, 2000, pp. 808-809) 또한 적응 정도 및 어려운 경험에 대한 인식의 정도에 대한 기능으로서 방어 수준을 서열상으로 순위를 매겼다(높은 적응 수준high adaptive level, 정신적 억제mental inhibitions, 경도의 이미지-왜곡 수준minor image-distorting level, 부정 수준disavowal level, 주요 이미지-왜곡 수준major image-distorting level, 행동적 수준action level, 및 방어적 조절부전 수준level of defensive dysregulation). 사회사업 교육자인 쉬퍼와 호레이시Sheafor and Horejsi는 감정적으로 자기-방어적 행동을 취하게 만드는 기저에 있는 힘을 탐색하는데 주의를 기울여야만 한다는 대부분의 기고가들의 주의를 함께 붙여서 일반적인 방어기전을 간단히 정의하고 목록을 정리하였다(2008, pp. 163-166, 261-262).

콩트와 플루치크Conte and Plutchik의 1995년 「자아 방어의 이론과 측정」에 대한 주요 기고가들에 의한 논문집에서는 방어가 "적응적인가 아니면 부적응적인가, 유연한가 아니면 경직되어 있는가, 문제 해결 지향적인가 아니면 일종의 자기기만인가"와 같은 중요한 문제에 대해 언급을 하고 있다(p. ix). 여기에 더해 그들은 일부 혹은 모든 방어기전이 병적이라고 고려해야 할 것인지, 어떻게 방어기전이 정의되고 명명이 되어야 하는지에 대해 정신건강 영역에서 일치된 동의가 이루어지지 않고 있음을 지적하고 있고, 성숙의 수준에 관해 서열상의 범위가 정해져야만 하는지 그리고 마지막으로 얼마나 많은 수의 방어기전이 있어야 하는지도 일치된 동의가 이루어지지 않고 있음을 지적하고 있다(Conte & Plutchick, 1995, p. ix). 예를 들어, 셈러드-클릭만[Semrud-Clikeman] 등(2011)은 방어기전을 "인지적으로 지향된[cognitively oriented]" 대 "감정적으로 구동된[emotionally driven]"(p. 412)으로 나누었고, 노스오프[Northoff](2010)는 뇌에서 방어기능이 어디에 위치하는가에 따라 "영역에 기반한 접근 대 기전에 기반한 접근[region-based versus mechanism-based approach]"으로 나누었다. 이 장에서는 변연계가 방어기전에 연관이 되는 방식에 대해 살펴보고 있는데, 특히 특정 방어기전의 작동이 어떻게 선택이 되는 가를 이해할 때 각성이 꼭 고려되어야 한다는 점을 강조하고 있다(Schore, 2003b, pp. 58-107; Cozolino, 2002).

방어기전에 있어 자율신경계의 역할

아이와 돌보는 사람 사이의 정서에 대한 상호적인 조절의 질은 아이의 뇌와 이후의 삶에 있어 내성이 가능한("내성의 창", Siegel, 2007) 각성의 수준을 조절하는 내적 방어를 발전시키는 데 있어 아주 중요하다(Schore, 2003b, p. 165). 직접적인 내적 경험을 제공해 주고 그래서 다른 사람의 행동과 의도를 이해하도록 해주는 거울 신경세포에 의해 부분적으로 상호적인 조절이 완성되면, 그 결과 두뇌 사이에 연결의 다리가 만들어지게 되는 것이다(Siegel, 2007). 두 뇌 사이에 이루어지는 이런 다리 만들기는 빠르게 일어난다: 공포를 처리하는 신경세포는 120~160밀리초(ms)가 소요된다(Kawasaki et al., 2001); 편도는 시각적 정보에 반응하는데 14밀리초가 소요된다(Keysers, Xiao, Földák, & Perret, 2001); 그리고 감각을 의식적 알아차림으로 가져가는 데는 400~500밀리초가 필요할 수 있다(Keysers et al., 2001). 다른 사람의 정서적 상태를 지각하는 것은 빠르게 두 감정적 상태를 "만나게 하고 짝짓게 하기[meeting and matching]"를 촉진시킨다(Bebee & Lachmann, 1988).

코호트의 *자기대상*의 개념(1971)과 보울비의 *내적 작업 모델*의 개념(1988)은 결과적으로 일어난 뇌의 내재화된 경험을 포착한 것으로(특히 우측 반구의; Schore, 2003b, p. xv), 부분적으로는 정서가 조절되는 방식을 결정한다. 이와 같이, 자기와 타인에 대한 내재화된 표상의 개념(Kernberg, 1980), RIGS(Stern, 1985) 및 안전한 애착(Bowlby, 1988)의 개념 모두 본질적으로는 정서조절 전략을 기술한 것이다.

특정한 초기 경험은 능동적/활력적이며, 각성을 증가시키고, 예를 들어 학대받고 있는 것과 같은 만성적으로 과도한 자극적인 환경과 같은 흥분성의 방어기전(교감성 분지)으로 연결될 가능성이 높다. 반대로 어떤 경험들은, 예를 들어 방치를 포함하는 자극이 부족한 환경과 같은 낮은 각성 수준(부교감신경 분지)을 만들어 내는 수동적이고 억제성의 방어기전을 가져오게 할 가능성이 높다. 세 번째 경우는 환경이 혼돈스러워서 예측이 불가능한 경우(예: 학대[abuse]와 방치[neglect])로, 이 경우는 정서 조절을 위해 반복적이고 습관화된 전략이 만들어질 수가 없어 행동반응 역시 별나고 예측이 불가능하다.

정서에 대한 상호작용적인 조절(돌보는 사람으로부터 유아/아이에게로 이루어지는)이 너무 자주 불일치를 이루게 되면, 이것은 조절부전을 가져오게 만들고 궁극적으로는 문제가 될 수 있는 방어기전을 만들어낸다. 이와 반대로 "자주 일어나는 충분한[frequent enough]" 동조 경험[synchronous experiences]은 조율을 가져오게 해서 항상성적인(균형을 이룬) 방어기전(즉 맥락에 따라 방어기전을 유연하게 적용하는 것)을 발전시킬 수 있는 무대를 제공해 준다. 항상 염두에 두어야 하는 것은 방어기전이 사용되는 맥락이 그 방어기전이 문제가 있는지 아닌지를 결정한다는 사실이다(Vaillant, 1977; McWilliams, 1999).

신체의 각성체계에 대해 배우는 것이 심리적 치료에 있어 어떤 의미가 있는가? 각성 조절에 임상적으로 관심을 가지는 것은, 예를 들어 특정 감정, 그 감정의 강도, 그리고/혹은 감정의 양극성과 같은 것을 뇌가 전형적으로 조절하는 패턴화된 방식을 알아볼 수 있도록 도와줄 것이다. 이런 패턴을 평가하는 것이 정서 조절에 있어 과거에 있던 환경적인 영향, 아동기 및 성인의 애착 유형 및 경험의존적인 정신과적 진단에 대한 임상적 고찰을 가능하게 해줄 것이고, 문제가 되는 감정 조절 패턴을 임상적으로 가장 잘 다룰 수 있게 해주는 잠정적인 치료 방향을 알 수 있도록 정보를 제공해 줄 것이다. 각 내담자가 감정을 조절하는 특정한 방식에 관심을 가지는 것은 일반적으로 내담자를 감정적으로 방어하는 데 사용이 되어온 방어기전을 발견할 수 있게 해준다. 방어기전을 정의하는데 자율신경계의 각성 기능에 대한 다양한 생물학적 정보를 적용하는 것은 주로 흥분성 감정 조절 방어기전이냐 아니면 주로 억제성 감정 조절 방어기전이냐를 체계적으로 찾아내는 데 도움이 될 것이다. 물론 방어기전 중에는 이런 극단적인 질을 부여하지 않는 방어기전들도 있다. 이외에도 방어기전을 예측적인 방식으로 보여주지 않는 사람들도 있는데 이들의 행동은 별나고 혼돈스럽다.

좀 더 자세하게 살펴보면, 방어기전을 각성 전략에 따라 크게 4가지 유형으로 나눌 수 있다:

1. 항상성적으로 균형을 이룬 방어기전, 이것은 상황에 적절하게 부교감신경 혹은 교감신경 분지를 사용한다.
2. 뇌가 높은 수준의 자극을 쉽게 조절할 수가 없어, 자극 수준을 낮추기 위해서 부교감신경적으로 구동이 된 방어기전이다.
3. 뇌가 낮은 수준의 자극을 쉽게 조절할 수가 없어, 자극 수준을 높이기 위해서 교감신경적으로 구동이 된 방어기전이다.
4. 예측 가능한 전략이 없는 것으로 여겨지는 붕괴된 방어기전 및 행동이다; 말하자면, 이것은 부교감신경 분지 혹은 교감신경 분지가 일반적으로 상황에 적절하지 않은 방식으로 개입이 되는 것을 의미한다(Schore, 2003a, 192-196).

1장에서 이야기한 바 있지만, 가장 중요한 점은 방어기전이 자동적이고 특정 방식으로 사용이 되고 이것이 자율신경계의 더 취약한 분지를 보상하기 위해 이루어진다는 점이다. 이것이 의미하는 바를 좀 더 실제적인 용어로 이야기한다면, 적게 사용되는 분지는 예측 가능한 방식으로 사용되는 것을 피하고, 자동으로 사용되는 방어기전은 무의식적으로 사용된다는 것이다. 예를 들어, 행동화와 퇴행^regression^에 취약한 인격(즉 더 각성되어 있고, 교감신경계적으로 구동이 된 행동)은 슬프고, 절망적이고, 우울하고, 일반적으로 각성이 낮은 범위의 정서는 피한다. 이렇게 되면 시간이 지나면서, 뇌는 대부분의 상황에 대해 더 높은 수준의 각성에서 자동으로 반응하는 것에 익숙하게 되어 버린다. 만약 상황이 정상적으로 낮은 수준의 정서적 표현을 필요로 하는 상황이라면, 이것은 명백히 부적절할 수 있을 것이다. 이 패턴은 "신경세포는 함께 발화되어 함께 연결된다"(Hebb, 1949)는 헵Hebb의 원칙을 따르게 될 것이다. 이것이 반복된다면, 이 신경회로는 높거나 낮은 각성 수준 둘 중에 하나에 의해 활성화되게 될 것이다; 그러면 이에 반대에 있는 각성 분지는 활성화될 수 있는 확률이 떨어지게 될 가능성이 높아진다.

나는 많은 방어기전이 비의식적으로 작동된다고 생각한다. 비의식적이라는 의미는 우측 반구에 위치하고 있는 능동적인 관계적 뇌 구조가 다른 사람의 비의식적 뇌와 의사소통을 한다는 것을 의미한다(Schore, 2003b, pp. xiv-xix). 이런 과정이 수동-공격적, 건강염려증hypochondriasis 혹은 투사적 동일시와 같은 대인관계적인 방어기전의 기저에 존재한다.

〈표 2.1〉, 〈표 2.2〉 및 〈표 2.3〉에서 보인 것처럼, 전통적으로 기술된 방어기전을 방어기전에 의해 제공되는 자극이 증가하는지 아니면 감소하는지 혹은 이 둘 사이에 균형이 이루어지는지에 따라 상당히 논리적으로 정리할 수 있다. 방어기전의 목록은 완벽하지 않지만, 대표적인 것을 포함했다. 그런데 정서 조절의 수준에 의해 방어기전을 확인하려는 노력은 후향적으로 이루어져 왔다. 이 결과 현재 치료자들과 이 용어를 처음 만들었던 치료자들 사이에 의견의 불일치가 있다. 방어기전에 대해 논의하고 있는 대부분의 임상 문헌들에서는 방어기전에 관련해 각성 조절에 대한 체계적인 논의가 거의 없었던 편이다.

종합하자면, 가능한 가장 최선의 발전단계에 대한 시나리오는 아이가 충분하고, 적절한 상호작용적인/한 쌍에 의해 이루어지는 정서 조절을 오랜 시간에 걸쳐 신뢰할 수 있는 다른 사람과 함께 경험해서 이런 효과적인 관리/조절 전략이 신경회로에 각인이 되게 되어, 아이로 하여금 그리고 나중에는 성인이 되어서도 감정 조절이 필요한 순간에 신뢰할 수 있는 사람을 이용할 수가 없을 때, 이런 내적인 자원에 기대어서 자율적으로 대응할 수 있게 되는 것이다. 정서의 효과적인 조절은 항상성적으로 균형을 이룬 자율신경계의 특징인 것이다. 환경은 한 개인에게 문제를 일으킬 수 있지만, 이상적으로 자기-방어 전략/방어는 그 자체가 문제를 일으키지는 않는다. 방어기전은 유연성이 없고, 경직되고 자동적인 방어기전이 선택될 때만 "부적응적maladaptive"(Vaillant, 1977)이라고 간주되거나 혹은 "인격 방호character defenses"(McWilliams, 1994)로 되었다고 여겨지게 된다.

부적응적인 방어기전이 각성을 조절하기 위해 일상적으로, 예측 가능하게 그리고 우선적으로 사용이 되어야만 한다면(동일한 각성 전략이 우선적으로 사용이 되는 것처럼, 무의식적으로 사용이 된다면), 종종 인격 발달과 일반적인 삶에 적응하는 개인의 능력에 대한 상당한 대가를 치러야 한다(Vaillant, 1977). 자율신경계의 두 분지가 모두 동시에 활성화되는 상황이 있고(Schore, 2003a, pp. 160-167), 미주체계의 두 분지가 개입되는 부교감신경이 우세한 행동이 있는 경우가 있다(Schore, 2003a, p. 167; Porges, 2011).

〈표 2.1〉, 〈표 2.2〉 및 〈표 2.3〉 안에 있는 자료는 특정 방어기전의 기능과 함께 각성 수준의 개념을 연결시키려는 시도하에 이루어졌다. 예를 들어:

- 〈표 2.1〉: 각성 수준이 상황에 적절한 경우(항상성적).
- 〈표 2.2〉: 각성 수준의 저하는 회피 혹은 둔감을 만들어 낸다.
- 〈표 2.3〉: 각성 수준의 증가는 능동적 혹은 지나친 행동 혹은 내적 반응으로 표현된다.

〈표 2.2〉와 〈표 2.3〉에서 각성의 수준을 기술하는 단어 혹은 문구는 밑줄이 쳐져 있다.

별표는 본질적으로 대부분의 정신 내적(각 개인의 인격 안에서)인 방어기전과 달리 대인관계적이고 비의식적인 방어기전을 나타낸다. 물론, 정신 내적 방어기전은 다른 사람들이 그들의 징후를 알아차리거나 영향을 받을 수 있다는 점에서 대인관계적 측면을 가질 수 있다. 그러나 이 경우에 대인관계적 상호작용이 원래의 목적은 아니다.

〈표 2.1〉 항상성적으로 균형을 이룬 방어기전

기술(Description)

이 경우 방어기전은 맥락에 따라 교감성(흥분성) 분지 혹은 부교감성(억제성) 분지에 의해 조절이 되거나 혹은 상황에 적절한 각성 수준에 맞게 조절이 된다.

친화(Affiliation)*

감정적 갈등 혹은 스트레스를 다른 사람들을 돕거나 혹은 지지하는 것으로 돌림으로써 다루는 것(American Psychiatric Association, 2000, p. 811).

이타성(Altruism)*

다른 사람들에 대한 간접적인, 그렇지만 건설적인 봉사를 하는 것.

기대(Anticipation)

현실적인 계획하기.

유머(Humor)

좀 더 공격적인 위트와는 대조적으로 개인적인 불편감이 없고 효과적으로 정서를 표현하는 것.

자기주장(Self-assertion)

강압적이거나 조정하려 하지 않는 방식으로 생각이나 느낌을 직접 표현하는 것(American Psychiatric Association, 2000, p. 813).

내재화(Internalization)

내적인 그리고 대인관계적인 상태를 다루는데 유연함을 촉진시킬 수 있도록 기능을 전환시키는 것(Rutan, Stone, & Shay, 2007, pp. 84-85).

자기 관찰(Self-observation)

자신의 생각, 느낌, 동기 및 행동을 반영해서 적절하게 반응하는 것(American Psychiatric Association, 2000, p. 813).

승화(Sublimation)

적절하게 만족할 수 있는 결과를 가져올 수 있도록 잠재적으로 부적응적인 감정 혹은 충동을 누르거나 다른 쪽으로 방향을 돌리지 않고 사회적으로 수용이 가능한 행동으로 경로를 바꾸는 것.

억제(Suppression)

갈등 혹은 상황에 초점을 맞추는 것을 미루는 결정; 불안하게 만드는 문제, 바람, 느낌 혹은 경험에 관한 생각을 의도적으로 피하는 것(American Psychiatric Association, 2000, p. 813).

참조. 별다른 언급이 없는 한 Vaillant(1997, pp. 383-386)에서 인용함.
*사실상 대인관계적이거나 일반적으로 비의식적인 방어기전.

〈표 2.2〉 부교감신경계에 의해 조절이 된다고 생각되는 방어기전

기술(Description)
자극/각성 수준을 저하시키려 시도되는 방어기전. 따라서 자율신경계의 부교감신경 분지에 의해 영향을 받을 가능성이 높다.
금욕주의(Asceticism) 쾌락을 포기함으로써 만족을 얻는 것.
자폐적인 공상(Autistic fantasy) 관계, 행동 혹은 문제 해결의 대체물로 백일몽을 이용하는 것(American Psychiatric Association, 2000, p. 811)
차단하기(Blocking) 생각과 충동을 억제하는 것.
조절하기(Controlling) 감정적으로 내적 경험을 조절하는(회피하는) 대신에 외적 사건을 조절하는 것.
부정(Denial) 인식하지 않음으로써 경험을 최소화시키는 것.
전치(Displacement) 원래의 사람이나 상황이 아닌 다른 사람/상황에 충동을 부가함으로써 갈등을 해결하는 것(회피하기).
해리(Dissociation) 감정적인 고통을 피하기 위해 개인의 정체성에 강력한 변동을 가져오는 것; 해리는 반응의 둔화(Schore, 2003a, pp. 217-219)를 포함한다; 감정적 갈등 혹은 내적 및 외적인 스트레스를 의식, 기억, 자기 및 환경에 대한 지각 그리고/혹은 감각-운동 행동을 붕괴시킴으로써 이를 다루는 것(American Psychiatric Association, 2000, p. 811).

제한(Inhibition)

불안을 피하기 위해 갈등의 다양한 근원으로부터 특정 기능을 포기하는 것.

주지화(Intellectualization)

받아들일 수 없는 충동으로부터 오는 불안을 방어하기 위해 감정을 느끼는 대신에 이에 대해 생각하는 것; 추상적인 생각하기를 과도하게 사용하는 것, 고통스러운 느낌을 조절하거나 최소화시키기 위해 일반화를 사용하는 것(American Psychiatric Association, 2000, p. 812).

내향화(Introjection)

두려운 사람으로부터 오는 불안 혹은 사랑하는 사람과의 분리에 대한 양가감정으로부터 오는 불안을 감소시키는 것; 내용으로부터 정서를 고립화하거나 분리시켜서 결과적으로 생각 혹은 정서 모두를 인식하지 못하게 하는 것.

강박(Obsessiveness)

외적 현실을 왜곡하지 않고 정서를 중화시키거나 최소화시킴으로써 불안을 피하는 것(Conte & Plutchik, 1995, p. 286); 생각, 충동 혹은 이미지를 무시하거나 혹은 억제하려는 시도 혹은 이들을 다른 생각이나 행동으로 중화시키려 하는 시도(Rosen, as cited in Kaslow, 1996, p. 244).

수동-공격성(Passive-aggression)*

소극적인 행동; 다른 사람에 대해 간접적으로 그리고 드러나지 않게 공격성을 표현하는 것(American Psychiatric Association, 2000, p. 812).

억압(Repression)

불안을 피하기 위해 생각 혹은 정서에 대해 의식적인 인식을 하지 않는 것.

조현성 환상(Schizoid fantasy)

갈등을 해결하기 위한 환상과 자폐적 철수.

참조. 별다른 언급이 없는 한 Vaillant(1997, pp. 383-386)에서 인용함. 밑줄은 각성 수준을 가리키는 단어나 문구를 나타낸다.

*사실상 대인관계적이거나 일반적으로 비의식적인 방어기전.

〈표 2.3〉 교감신경계에 의해 조절이 된다고 생각되는 방어기전

기술(Description)

자극/각성의 수준을 능동적으로 증가시키는 방어기전. 따라서 자율신경계의 교감신경계 분지에 의해 영향을 받을 가능성이 높다.

행동화/퇴행(Acting out/regression)

충동의 직접적인 표현으로 이것은 이들과 동반된 바람 혹은 정서에 대한 알아차림이 없다는 것을 보여주는 것이다; 퇴행-기능이 붕괴해서 더 이전의 발달단계로 돌아가는 것(Kernberg, 1979).

망상 및 환각(Delusions & hallucinations)

정신병적 상태의 양성(활동성) 증상(American Psychiatric Association, 2000, pp. 821, 823).

비현실화(Derealization)

외적 세계에 대한 지각 혹은 경험에 변화가 일어나서 그것이 낯설거나 현실적이지 않게 느껴지는 것(American Psychiatric Association, 2000, p. 822).

평가절하(Devaluation)

다른 사람들의 표상을 비하함으로써 유지되는 과장된 자기감(Kernberg, 1976, p. 17).

왜곡(Distortion)

망상적인 우월감이나 특권의 느낌을 지속적으로 동원하는 것.

외향화(Externalization)

외적 세계 안에 있는 자신의 인격 부분을 적극적으로 경험하는 것.

도움을 거절하면서 불평 늘어놓기(Help-rejecting complaining)*

감추어진 적대감이나 비난을 노골적으로 드러나지 않는 방식으로 반복적으로 도움을 요청하며, 그러고 나서 제공되는 도움을 거절함으로써 이런 감정을 표현한다(American Psychiatric Association, 2000, p. 811).

건강염려증(Hypochrondriasis)*

신체적 불평으로 주의를 돌리려는 노력을 통해 다른 사람에 대한 비난을 자기 비난으로 변용시키는 것.

동일시(Identification)

다른 사람의 행동을 자기 행동인 것처럼 하는 것(assuming)(Loewald, 1973); 함입과 내향화는 동일시의 원초적인 형태로 간주되는데 이것은 모방과 유사하다(Blanck & Blanck, 1986, pp. 22–23).

공격자와 동일시(Identification with the aggressor)

공격자 당사자가 아닌 공격성과 동일시하는 것(A. Freud, 1939, p. 112).

이상화(Idealization)

다른 사람에 대해 지나치게 과장된 긍정적인 가치를 부여하는 것(American Psychiatric Association, 2000, p. 812).

조증(Mania)

내적 현실에서 외적 현실로 도망가는 것; 우울의 부정(Winnicott, 1963, p. 132).

전지전능(Omnipotence)

한 사람이 다른 사람에 비해 우월하거나 아니면 특별한 힘이나 능력을 가진 것처럼 느끼거나 행동하는 것(American Psychiatric Association, 2000, p. 812).

투사적 동일시(Projective identification)

대인관계적인 행동 상황하에서 가장 받아들일 수 없는 부분을 다른 사람의 것으로 경험함으로써 갈등 혹은 양가감정을 조절하는 것; 상대방에게 해당 문제를 확인하도록 압력을 가하여 갈등을 가진 자신은 그 문제로부터 무의식적이 된 채 남아 있을 수 있도록 해준다(Schore, 2003a, 2003b).

투사(Projection)*

자기 자신의 문제를 남의 속성으로 돌리는 것(American Psychiatric Association, 2000, p. 812); 이것은 매우 적극적이어서, 예를 들어 아주 편견에 찬 행동, 의심 때문에 가까운 관계를 거부하는 것, 위험에 대한 지나친 경계 및 부당함을 계속 모으는 것 등과 같은 행동을 가져올 수 있다.

정신병적 부정(Psychotic denial)

보이는 것, 들리는 것을 인정하기를 거부하고 부정하는 것.

합리화(Rationalization)

충동과 반대가 되는 것을 표현하는 것.

반동형성(Reaction formation)

자기 자신의 받아들일 수 없는 생각과 느낌과는 반대가 되는 행동, 생각, 느낌으로 대체하는 것(American Psychiatric Association, 2000, p. 812).

억압(Repression)

문제가 되는 소원, 생각 혹은 경험을 의식적인 알아차림에서 제거하는 것; 그러나 느낌은 의식 안에 남아 있을 수 있다(American Psychiatric Association, 2000, p. 813).

성애화(Sexualization)

금지된 충동으로 인한 불안을 느끼지 않기 위해 대상 혹은 기능에 성적인 의미를 부여하는 것.

분리(Splitting)

혼합된 느낌이 동시에 경험될 수 없는 것(American Psychiatric Association, 2000, p. 813); 좋으면서 나쁜 내재화를 만들어낼 수 없다; 자기 자신에 대한 통일된 감각이 없다(Freed, 1980, p. 550).

신체반응(Somatic reactions)

신경회로 안에 각인이 된 경험에 대한 신체적 반응(암묵적 기억체계)(Rothschild, 2000, pp. 7, 43, 82).

취소(Undoing)

받아들일 수 없는 생각, 느낌 혹은 행동에 대해 상징적으로 보상하는 것(American Psychiatric Association, 2000, p. 813).

참조. 별다른 언급이 없는 한 Vaillant(1997, pp. 383-386)에서 인용함. 밑줄은 각성 수준을 가리키는 단어나 문구를 나타낸다.

*사실상 대인관계적이거나 일반적으로 비의식적인 방어기전.

코리 증례, 계속해서

이 부분은 (1) 방어기전을 정의하고 확인하는 데 필요한 정보; (2) 각 방어기전이 조절하려고 하는 감정적 각성의 수준(높은 혹은 낮은?)을 구분하는 연습 방법; 및 (3) 내담자의 방어기능을 호전시키는 데 있어 치료자의 역할에 관한 제안 등에 초점을 맞추고 있다. 여기에 더해 그들이 임상적인 상호작용 안에서 나타날 때 어떤 신경생물학적 현상이 나타나는가에 대해서도 언급을 하고 있다.

이 증례를 위해, 다음 것들을 참고하면 도움이 될 것이다:

- 변연계를 확대해서 보여준 신경계에 대한 도식([그림 1.0] 및 [그림 2.0]).
- 방어기전을 정서 강도에 대해 상향 혹은 하향 조절을 하는 가로 구분한 표(〈표 2.1〉, 〈표 2.2〉 및 〈표 2.3〉).
- 스트레스 회로에 대한 도식(Rothschild, 2000, pp. 10-11; 그림 4.0을 보라).
- 전체 해부학적 뇌 구조와 그들의 기능에 대한 그림(p. 65를 보라).
- 1장에서 보인 코리의 증례.

증례에 대한 자료

참조: 치료자와 내담자 상호작용에 대한 다음의 대화록에서 신경학적으로 고려할 부분은 밑줄을 쳤다.

> 치료자가 코리와 처음 만났을 때, 만남은 긴장감이 가득했다. 어린 코리가 치료실로 들어오자 치료자는 불편했고, 방어적이었으며 평소답지 않게 코리와 쉽게 관계를 맺지 못하고 있는 자신을 발견하였다. 코리는 치료자에게 정확하게 무엇을 이야기해야 하는지에 대해 확신이 없었다.

아마도 코리의 정서가 즉각적으로 치료자에게 전달이 되었을 것이다. 다른 사람의 정서를 받아들이는 데는 300미리 초 이하가 걸리고 이는 받아들이는 사람의 얼굴에 나타난다(Kawasaki et al., 2001; Keysers et al., 2001). 그리고 난 다음 코리는 치료자의 정서를 그녀 자신의 우측 반구에 등록했을 것이고 그것은 그녀의 얼굴에 나타나게 되었을 것이다. 따라서 내담자와 치료자 모두 만나서 약 1초의 시간 안에 괴로움과 불편함을 등록하게 되었을 것이다(Schore, 2003b, p. 224).

코리: 저는 제가 왜 여기에 오게 되었는지 모르겠어요. (*약간 적대적이며 도전적으로*)

이 상호작용은 교감신경적으로 구동된 것으로 보이는데, 이렇게 되면 상향 조절이 되어 각성은 불안·초조증[agitation]의 수준에 이르게 되고 아마도 언어적 행동화나 퇴행이 나타날 수 있다. 코리가 "낙제를 했다"라는 사실은 학업 수행의 수준이 이전에는 적어도 현재 성적보다는 나았거나 적절했었다는 것을 가리킨다고 짐작할 수 있다.

치료자: (*차분하게, 사실을 추구하는 태도를 보이려 노력하며*) 아마도, 너의 선생님들이 너의 갑작스러운 낙제에 대해 걱정이 되어서 보낸 거겠지. 낙제한다는 것은 종종 학생이 무엇인가 걱정거리가 있다는 것을 의미하기도 하니까.

치료자는 차분하게, 사실을 추구하는 태도를 보이려 하는데, 이는 아마도 각성의 수준을 낮추어 주는 효과를 보였던 행동을 신중하게 선택하려는 노력으로 보인다. 이것은 코리를 만나면서 최고조에 오른(교감신경에 의해 구동이 된) 불편한 각성의 수준에 대해 부교감신경 분지가 대응적으로 조절하기 시작했다는 것을 의미하는 것일 수 있다. 이와 동시에 그녀의 말은 조금 고조되어 있고, 걱정에 차 있으며, 코리의 목소리 톤과 비슷하게 높았는데 이는 약간 상향 조절된(교감신경적으로 구동된) 것을 보여 준다.

코리: 요사이 우리 가족이 특별히 크게 걱정하는 것은 없어요.

코리는 가능한 정서조절 전략(예: "… 너무 걱정하지마")중 하나를 언급하고 있는데, 이는 그녀의 가장 가까운 가족들이 현재는 하향 조절을 사용하고 있는 것으로, 부정, 억압, 억제, 정서의 차단 및 정서의 고립 등과 같이 축소를 시키는 방어기제이다.

치료자: 그들이 과거의 문제에 대해 걱정을 하지 않는다는 거니, 아니면 현재의 문제에 대해 그렇지 않다는 거니?

치료자는 조율을 보여주고 정서적으로 동조하려 노력하는데(우측 뇌로부터 우측 뇌로, 좀 더 정확하게는 변연계에서 변연계로의 공명을 의미하며 이것은 비의식적인 조율이다; Schore, 2003b, pp. 279-281), 그녀는 이야기하고 있는 주제에 머무르면서 과거의 기능을 알아내려 하고 있다.

코리: 아니, 별로 그렇지 않아요. 우리는 강해요. 그런데 선생님은 제 이름이 어디서 유래되었는지 아시나요? *(의자에서 약간 자세를 바꾸어 치료자 옆을 향하면서; 사실을 추구하는 태도와 명료한 톤으로 첫마디를 꺼냈고 주제를 바꾸면서는 약한 각성 된 톤을 보이면서)*

코리는 자신의 몸을 돌려 치료자로부터 멀어지게 하고 무시하는 투의 톤을 사용함으로써 특정한 정서를 피하려는 것처럼 보인다. 그녀는 아마도 과도하게 자극이 되는 것을 피하기 위해 하향 조절(부교감신경 분지)이 된 상태에 머무르려 노력해 온 것으로 보인다. 흥분되고 화나는 상태는 허리케인 이후 그녀가 과거(1장의 과거사를 보라)에 중요한 친척들과 함께했던 상호작용적인/한 쌍에 의한 조절의 도움 없이 혼자서 다루어야만 했던 것 중 하나이었을 것이다. 코리는 그런 흥분된 상태를 피하고 자신이 조절할 수 있는 충분한 정서 조절 능력을 가질 수 있는 상태를 찾으려 시도했는데, 그것은 결국 더 하향 조절된(부교감신경적) 감정 상태를 만들었고, 이런 감정 상태는 무시하고 회피하는 행동의 기저에 자리 잡고 있었다. 이런 상태들은 차단하기, 제한, 주지화, 정서의 고립 및/혹은 수동-공격과 같은 방어기전에 의해 이루어질 수 있었다.

치료자: 어디인데?

코리: 코레타 스코트 킹Coretta Scott King이요. (*자신 이름의 유래에 관해 이야기하면서 빠르게 자신의 턱을 들어 올리고, 좀 거만한 듯 보이지만 다시 사실을 추구하는 태도로.*)

주제가 코리 이름의 유래 쪽으로 갑자기 변화했지만, 치료자는 이를 쫓아가려 한다. 코리는 조절이라는 방어기전을 사용하고 있는 것이다. 치료자는 과거에 코리의 가족이 어떤 정서조절 전략을 사용했었는지 명료화하기 위한 시도를 하면서 평온함을 잃고, 불확실함 및 혼돈을 느꼈다. 치료자는 이에 대한 답을 얻지 못했을 뿐만 아니라 코리는 완전히 초점을 바꾸려 하는 것처럼 보인다, 주제의 변화가 만들어낸 갑작스러운 전환 때문에 치료자는 단절의 경험을 느낀다.

앞으로 진행되는 치료회기를 통해서 치료자는 코리로부터 나오는 내용적인 자료와 감정적인 자료를 추적하는 데 우측과 좌측 반구 모두를 사용하려 할 것이다. 코리는 치료자가 최근에 자신을 치료했던 사람들과 유사한 방식으로 자신을 믿을 수 없게 혹은 실망스럽게 만들어서 자신에게 상처를 줄 수 있다는(Kohut, 1971; Jordan, 2000) 생각으로 치료자와 정서적으로 연결이 되는 것에 대해 저항하고 있는 것일 수 있다. 그러나 코리는 자신을 치료자에게 정서적으로 연결을 시켜 강력한 감정을 경험해야만 한다. 교감신경계 분지가 코리의 정서, 목소리의 톤 및 신체를 각성시키고 있다. 이것은 관계의 바깥에 있으려는/단절이 되어 있으려는(Kohut, 1971; Jordan, 2000) 코리의 시도가 실패하고 있다는 것을 보여주는 것이다. 코리는 아마도 자신의 더 나은 판단과는 달리 치료자(뉴올리언스에서 피난 나오기 전에 가족들에게서 코리가 느꼈던 경험처럼 조율의 상태로 들어가고 연결되기 위해 진심으로 노력하고 있는)에게 따듯함을 느끼고 있는지도 모른다.

치료자: 그래, 정말로? (*그 시점에 무엇을 해야 하는지 몰라 약간 불안을 느끼면서*)

각성이 높은 상태인 불안은 자율신경계의 교감신경계 분지에 의해 조절이 된다.

코리: (*계속 서두르면서, 치료자를 제대로 눈치채지 못한 채*) 네, 제 동생 재키Jakki는 k자가 두 개예

요, 아시겠지만 그녀의 이름은 케네디 대통령의 영부인 재클린(J-a-k-q-u-a-l-i-n-e)을 따라 지은 거예요. (*하나하나 문자를 이야기 하면서*)

코리는 점차 감정적으로 각성이 되어 가고(교감신경계 분지) 억제(부교감신경 분지)는 풀리고 있다; 그녀는 언어적 행동화 혹은 이를 넘어서 조증 방어기전을 사용하고 있는 것이다.

치료자: 그래, 정말 예쁜 이름이구나. (*다시, 연결되었다는 느낌을 받지 못하면서*)

치료자의 좌측 반구는 코리의 정서, 말 및 신체적 언어를 "이해하기" 위해 힘들게 일을 하고 있다. 온화한 반응은 가능한 중립적이고자 노력한 결과이고 적어도 말로는 균형을 이룬 자율신경계와 가까워지려는 노력의 결과로 그 순간에 적절한 정서를 표현한 것이다.

코리: 네, 혹시 이것도 아세요? 저희 할머니 개의 이름이 메리인데, 그것은 예수님의 엄마 이름을 따라 지은 거예요. (*급하게 말을 한 후에 몇 초 동안 눈을 피했다.*)

눈을 피한 것은 교감신경계적으로 구동된 각성의 급증에 대한 자동적인 반응이었을 수 있다(Schore, 2003b, p. 263). 눈을 피하는 것이 안정되도록 도와줄 수 있다; 아마도 몇 초간 눈을 피하는 것은 차단하기, 정서의 고립 혹은 순간적인 해리(억제성의 부교감신경 분지)까지도 보여주는 것일 수 있다.

치료자: (*아무 반응 없이 조용히, 그러나 메리가 어떤 종의 개였는지 물어보고 싶은 충동을 느낀다.*)

아마도, 궁극적으로는 코리가 애완견 메리와 어느 정도 감정적이거나 연결되려는 이야기가 나오게 될 수 있을 것이다. 치료자의 좌측 반구는 자신의 마음에 떠오른 것이 무엇이든 그것을 불쑥 말해 버렸던 자기 자신의 이전 반응들을 분석했을 것이고, 그래서 말하지 않기로 마음을 먹었을 수 있다. 치료자는 좀 더 관계 안에 있으면서 조율을 이루기 위해 고 각성 상태와 저 각성 상태 사이에 좀 더 쉽게 균형을 맞출 수 있도록 자신의 자율신경계에 의해 도움을 받고 있는 것이다. 이것은 그녀로 하여금 그냥 말없이 있게 허용해 주고, 억압을 사용해서 말하고 싶은 충동을 가라앉히게 해 주고 있다.

코리: (*어떤 학생이 그린 개와 고양이 그림이 옆에 붙여진 파일 캐비닛을 바라보면서*) 그런데, 저는 메리가 어떻게 생겼었는지 기억이 나지 않아요. (*약간 차분해진 것처럼 보이고 그녀의 목소리는 부드러워지고 약간 곤혹스러워 보인다; 좀 더 진정이 되었다.*)

정서 표현이 적어진 것은 부교감신경에 기인한다; 이것은 다른 경험의 시작일 수 있는데, 치료자가 정서를 받아 준 것이 코리를 진정시키는 효과를 가져온 것이다. 아마도 코리의 우측 뇌는 치료자의 정서 상태를 모방하고 있거나 공명하고 있을 것이다(Paksepp, 1999).

치료자: (*계속해서 조용하게 그리고 이렇게 조용한 것에 대해 좀 더 편안하게 느낀다.*)

치료자는 그 자리에 있어 주며 느끼는 존재felt presence(우측 반구)로 계속 있기로 결정하였고, 코리 안에서 어떤 일이 일어나건 간에 그것에 관여하지 않거나 그들 사이에 조용하게 있기로 마음을 먹었다. 이 시점에서는 둘 사이가 좀 더 항상성적으로 균형이 이루어지고 있는 것이다.

코리: 저는 그 개가 지금도 살아 있는지 잘 모르겠어요. 아마도 누군가가 그 개를 그 이후에 발견했을 거예요… 아마도…. (*갑자기 위축된 표정을 보이고 마치 자고 있는 것처럼 눈을 감았다.*)

이제, 교감신경 분지에 의해 구동된 불안·초조증은 대응적으로 조절이 되고 있어서 부교감신경 분지에 의해 그녀의 각성 수준이 낮추어지고 있다; 따라서 이것은 해리적인 순간은 아닐지? 혹은 코리가 애완견 메리가 결국은 발견되어 죽지 않았다는 어떤 순간적인 희망을 가지게 되면서, 적어도 상향 조절된 순간적인 정서를 차단하는 것은 아닌지?

치료자: (*허리케인 때 잃어버린 메리에 대해 상상하기 시작하면서; 자신을 간절하게 바라보고 있는 자신의 애완견의 눈과 연관을 시키면서 목이 메는 것을 느끼고; 무엇인가 해야 한다고 느끼지만, 무엇을 해야 할지 몰라; 아무 말도 하지 못한다.*)

코리: (*치료자 쪽으로 얼굴을 돌리고 눈을 마주치지 않고 빠르게 이야기를 하며*) 죄송합니다. 제가 속상하게 했나요?

코리는 처음으로 치료자와 감정적으로 연결이 되었다; 정서적 동조가 각각의 내적 경험 안에서 일어났고 이것은 (무의식적으로) 비슷해지고 있었고, 스트레스 회복을 가능하게 해 주었다. 치료자는 필사적으로 좌측 반구에 의해 구동된 행동(예: 언어화, 분석하기, 해석하기)을 중단하려 노력을 하였고, 이런 노력은 치료자로 하여금 자신의 경험을 이제까지 코리가 해 왔던 경험 및 애완견 메리를 잃어버린 것에 대해서 코리가 현재 경험하고 있는 것과 감정적으로 공명을 하게 하는 데(일차적으로 우측 반구 경험) 사용하도록 도와주었다. 코리는 확실히 치료자를 직접 보지 않았지만, 치료자의 좋지 않은 감정을 지각할 수 있는 것처럼 보였다(이때 치료자는 공감의 순간을 경험하고 있었다). 이것은 우측 뇌에서 우측 뇌로의 비의식적인 연결이 둘 사이에 이루진 것을 보여주는 것이고 치료자의 공감이 연결되어 코리에 의해 공감이 돌아온 것을 보여주는 것이다. 코리가 "제가 속상하게 했나요?"라고 물은 것은 자기 관찰, 심지어는 친화를 사용하고 있다는 증거이며, 양쪽의 방어가 자율신경계를 통해 항상성적인 균형을 이루고 있다는 것을 보여주는 것이다.

치료자: 그래, 나는 마음이 좋지 않아. 네 애완견과 같이 그렇게 잃어버린 개를 생각하니까. 나도 개를 키우고 있어. 그래서 그 개를 생각하게 되었어. (*말하기를 멈추고 치료자와 코리는 서로를 몇 초 동안 바라보았다. 치료자는 둘 사이에서 약한 "전류*current*"가 순간적으로 흐르는 것과 같은 느낌을 경험하였는데 이전에는 둘 사이에 일어나지 않았던 것이었다.*)

치료자는 코리와 같이 취약해지는 것을 모델링하고 있다. 아마도 둘 사이에서는 서로서로 우측 뇌에서 우측 뇌로의 공명이 일어나고 있을 것이다(Schore, 2003b, pp. 147, 263; Schore, 1977c). "전류"에 대한 부분적인 설명으로 추측할 수 있는 것은 거울 신경세포가 직접적인 내적 경험을 제공하고 그래서 다른 사람의 행동이나 의도를 이해할 수 있으며 그렇기 때문에 두 뇌 사이에 다리를 만들 수 있었다는 것이다(Siegel, 2007; Gallese, 2010; Fuchs et al., 2010). 잃어버린 개에 대한 좋지 않은 마음을 치료자와 함께 경험하고 있는 것은 코리의 좋지 않은 정서에 대한 한 쌍의/상호작용적인 조절을 가져다줄 수 있을 것이다.

이런 의사교환은 코리에게 좀 더 익숙한 정서적인 상황이 될 수 있었는데, 왜냐하면 그녀는 최근까지 가족으로부터 이런 유형의 정서 조절을 받아와 이에 익숙해져 있었기 때문이다; 아마도 그녀는 자신의 정서를 조절하는 데 최근에 얻게 된 문제가 있는 방식을 앞으로 버릴 수 있게 될 것이다. 이렇게 최근에 그녀 자신이 하향 조절을 하기 위해 노력한 것(자율신경계의 부교감신경 분지에 의해 행동을 억제하는 것)이 그녀의 학업 부진에 부분적으로 원인이 되었었을 수 있다. 정서를 폐쇄하는 방어(예: 정서의 차단)는 학업에 초점을 맞추고 집중하는 데 필요한 그녀의 뇌의 능력을 둔화시켰을 수 있다.

잃어버린 개에 대한 이 자료는 코리를 애착, 상실의 문제에 가까이 가도록 해 주었고 그녀의 초기 상실(예: 그녀의 아버지)이 있었을 때 두드러졌을 것으로 여겨지는 정서 조절에 문제로 한 걸음 다가가게 만들었다. 이 치료적인 한 쌍은 이제 앞으로 따라올 의사교환을 통해 분리/상실의 정서에 더 깊게 들어가게 될 것이다.

코리: (*약간 다른 곳을 쳐다보면서*) 미미는 메리 때문에 많이 울었어요. 엄마는 미미 때문에 화가 많이 났어요. 그렇지만…. (*뒤로 꽁무니를 빼면서 또 다른 곳을 쳐다보면서*)

코리는 자신과 치료자 사이의 감정의 강도를 낮추기 위해 노력하고 있는 것 같다; 코리는 얼마 동안 심하게 감정을 각성시키는 경험을 하지 않으려 시도해 왔을 것이고, 그녀의 뇌는 다른 곳을 쳐다봄으로(시선 회피; Schore, 2003b, p. 7; Stern, 1985)써 그렇게 되는 것을 방어하려 했을 것이다. 그렇게 되면 교감신경 활성화가 차단되거나 감소하게 되는데, 이것은 아마도 정서의 고립화, 정서 차단하기 혹은 해리를 통해서 이루어지게 된다. 만약 이런 노력에 정서의 수준을 낮추려는 의식적인 노력이 더해지게 된다면 코리는 억압의 방어기전을 작동시키기 시작하고 있는 것이다.

치료자: (*치료자는 미미가 코리의 할머니인지를 잘 알고 있기 때문에, 미미가 코리의 할머니인지를 물어보고 싶은 욕구를 느끼면서; 또 그 개를 가족이 얼마나 오랫동안 키웠는지를 물어보고 싶은 욕구를 느끼면서. 메리는 어떤 종류의 개였니? 비록 감정적으로 이렇게 이야기하는 것이 좋은 생각인 것 같지만, 이 순간 코리와 함께 하자고 자신에게 이야기하기 시작한다. 그녀는 코리가 뭔가 기대를 가지고 자신을 다시 쳐다보는 것을 느낀다.*) 너도 메리를 잃어버려서 많이 슬펐니?

치료자는 자신의 증가하는 정서적 강도("내성의 창"을 넘어설 수 있는; Siegel, 2007)를 조절하기 위해 자기 자신의 방어기전을 사용하지 않으려고 싸우고 있다. 그녀는 방향을 바꿀 수 있는(좌측 반구는 사실을 물어보려 한다) 질문을 하고 싶은 욕구와 싸우고 있고 결국에는 아마도 무언가 기대를 가지고 쳐다보는 것 때문일 수 있지만(상호적인 시선 맞춤은 정서적으로 부과된 우측 뇌로부터 우측 뇌로의 공명을 가져오게 한다; Schore, 2003b, pp. 7-12), 치료자는 코리가 메리를 잃어버려서 어땠는지를 물어볼 수 있을 만큼 자신을 조절할 수가 있다. 코리는 자기 자신이 메리를 잃어버려서 느낀 것 대신에 메리에 대해 할머니가 느낀 것을 이야기함으로써 개를 잃어버린 주제에 대해 간접적으로 접근을 하고 있는 것이다; 치료자는 억압과/혹은 자기 관찰이라는 방어기전을 쓰려고 시도하고 있는 것이다.

코리: (*다른 곳을 쳐다보고 자신의 머리에 있는 핀을 고쳐서 낀다; 그리고 귀걸이를 뺐다가 다시 낀다; 그 다음에 사실적으로 이야기를 한다.*) 메리는 잘살았고 많이 늙었어요. 메리는 뒷다리에 관절염을 앓고 있었어요. 바니[Barney](계부)가 메리를 소변을 보게 하려고 내보냈을 때, 메리에게 목초지에서 무슨 일이 일어난 것 같은데요… (*사실적이 아니라 수다를 떨기 시작을 한다.*) 메리는 아마도… 아마… 어쨌든 간에(*갑자기 일어났다가 다시 앉으면서 머리핀을 다시 고쳐 꽂는다.*) 재키와 저는 우리가 어렸을 때 메리와 많이 놀았어요. 허리케인이 몰아치기 전에는

그렇게 많지는 않았지만요. 우리는 선생님께서 아시다시피 그곳을 떠나왔어요.

코리의 사실을 추구하는 태도로 이야기하는 것(억제하는 부교감신경 분지)이 좀 더 흥분된 수다스러움(교감신경 분지)으로 빠르게 바뀌었다. 자율신경계 분지들이 상향과 하향 조절 사이를 왔다 갔다 하고 있거나 혹은 두 분지가 동시적인 활성화 쪽으로 다가서고 있을 수 있다(예: 일어서고/앉고, 머리핀을 만지작거리고, 귀걸이를 귀에 뺐다 끼었다 하는 것; Schore, 2003a, p. 189).

이런 조절부전은 치료자의 공감 제공 및 이에 수반된 감정적인 친밀감에 의해 촉발이 되었는데 이는 코리가 최근에 습득한 거리 두기 행동을 방해함으로 코리가 스트레스를 느끼게 만들었다. 최근에 코리는 자신의 가족 내에서 가족 구성원들과 단절이 되고 그녀가 고조된 정서를 느꼈을 때 분리된 경험을 많이 하였다. 코리는 신체적인 움직임(약간의 행동화/퇴행)을 통해, 자신을 더 둔하게 만들어서 좀 더 사실을 추구하는 방식을 통해서 불안을 조절하려 시도했었고, 이 시도는 자기를 억제하는 데는 실패했다.

치료자: *(코리는 치료자를 바라보면서, 치료자는 선언적으로 그러나 낮은 목소리로 이야기를 하면서)* 코리야, 너는 진짜 메리가 보고 싶구나. *(치료자는 이 순간에 코리와 함께 슬퍼할 수 있는 감정적인 공간을 발견하였고 그녀와의 사이에 "찰칵하고 켜지는 것*[click]*"을 느꼈다.)*

치료자는 부드럽게 코리의 아픈 정서에 감정적으로 다가가고 있다. 이것은 이 순간 우측 뇌에서 우측 뇌로의 과정을 추적하기 위한 시도이고, 코리의 저하된 정서를 "만나고 맞추려는[meet and match]"(Beebe & Lachmann, 1988) 시도이다. 코리의 정서적 강도 수준에 함께 하려는 시도를 위한 치료자의 정서적인 노력은 정서적 공명 혹은 조율의 "찰칵하고 켜지는 것"으로 보상이 이루어지게 되었다.

코리: 네, 아마도요. 그런데 선생님께서 미미에 대해 아시다시피 그녀는 어떨 때는 침례교도였다가 어떨 때는 천주교 신자였다 해요. *(이 말을 차분하게 하였다; 그러나 이 치료회기 초반에서처럼 무덤덤하게 말하는 것은 아니었다.)*

치료자: (*이게 무슨 일인지 전혀 모르겠고, 무능하게 느껴지고, 할 말을 잃어서 당황스러운 어조로 말한다.*) 뭐라고? (*깨지기 쉬운 연결을 다시 한번 잃게 될까 봐 걱정하면서.*)

깨지기 쉬운 조율이 비동조적이 될 수 있는 위험에 빠지고 있다.

코리: 미미는 저희를 성 프란시스 동상으로 데리고 갔었어요. (*치료자에게 약간 도전적인 눈길을 보내면서*) 선생님은 천주교인이세요?

이런 도전적인 행동은 상향 조절된, 교감신경계가 활성화된 것으로, 아마도 방어 전략(행동화?)일 것이다.

치료자: (*이제는 정말로 균형이 깨진 상태로*) 무어라고?

치료자는 지속적으로 증가하는 비동조적인 감정을 경험하고 있다.

코리: 그런데, 선생님께서는 성 프란시스를 잘 모르시는 것 같네요. 선생님께서는 (*거의 빈정거리듯*) 동물들의 수호성인에 대해서는 아시나요?

코리는 빈정거림을 통해 점점 더 상향 조절(교감신경계 분지)되고 있고 언어적 행동화/퇴행으로 들어가고 있다. 이것은 이전에 잠시 경험했던 친밀감을 감소시킬 것이다.

치료자: (*무언가 알게 되어서 행복한 느낌으로; 말을 더듬으면서*) 아, 아, 그래서 알지, 그래… 성 프란시스에 대해서도 알지.

다시, 코리가 주제를 갑자기 바꾼 것은 치료자로 하여금 조절부전을 일으킨 감정적 공간으로 밀어 넣었고, 여기에서 그녀의 자율신경계 분지들은 흥분(말더듬)과 정서를 억제하려는 시도(사실을 알고 있다는 것을 보이려는 시도) 사이를 왔다 갔다 하기 시작하고 있다.

코리: (*턱을 아래로 젖히고 자신의 신발을 바라보면서 그럴 필요가 없는 자신의 치마를 끌어 내리고 곧게 펴고 나서 울기 시작한다.*) 메리는 저와 재키와 함께 잠을 자곤 했어요. 아무도 모르지만 미미는 알아요. 저는 그녀가 달러 스토어Dollar Store(염가 판매점)에서 저를 위해 사준 행운의 작은 개를 제 베개 밑에 놓아두고 있어요. (*갑자기 목소리가 예민해 지면서*) 저는 달러 스토어가 싫어요. 집에 가면, 엄마는 저희를 그곳에 절대로 가지 못하게 해요. (*자신의 엄마 흉내를 내기 시작하면서*) 가난한 사람들만 그곳에 물건을 사러 간단다. 우리는 다른 사람들과 마찬가지로 파인골드Finegold(고급 백화점 혹은 귀금속상점)에 갈 수 있어. (*치료자를 올려 보면서*) 선생님은 달러 스토어에서 물건을 사시나요?

코리의 정서는 상향 조절에서 하향 조절로 거칠게 움직이고 있었고, 이에 따라 그녀는 슬픔, 향수 그리고/혹은 분노(낮은 강도의 정서에 대한 역조절)에 의해 괴롭힘을 당하고 있었고, 마지막에는 자신의 치료에 연결되고 공명을 하려고 시도하고 있었다. 코리는 조절부전에 빠지고, 균형을 잃었으며, 따라서 자동적으로 자신을 재조절할 수 있도록 도와줄 수 있는 사람을 찾고 있었고, 이것은 허리케인 카트리나와 리타의 상처가 오기 전에 자신의 가족들 안에서 그녀가 살아오는 동안 했었던 것이었다.

치료자: (*"균형을 잃은 것"이 코리의 중간 이름이었던 것을 생각하기 시작하면서, 다시 묻는다.*) 뭐라고?

치료자는 코리의 정서적 조절부전을 따라 하고mirrors 있다.

코리: (*이제는 참을성 없이*) 제가 선생님께서 달러 스토어에서 물건을 사시느냐고 물어봤잖아요?

교감신경 분지가 활성화되었으나, 이것이 치료회기 초기에서처럼 공격적이기보다는 더 연결되고 접근하게 도와주고 있고(Porges, 2004, 4장을 보라); 아마도 행동화보다는 자기주장적이게 만들어 주는 것 같다.

치료자: (*자신의 지도감독자가 한 음절로만 개입하는 것에 관해 이야기하였던 것을 연상하면서, 자신의 마음이 작동하도록 노력하면서*) 그래, 음, 실제로 나는 이전에 그곳에서 물건을 산 적이 있단다.

공격적이지 않은 코리가 제시한 방향이 치료자로 하여금 정상적인 반응을 끌어내었다. 이것은 코리의 질문하고 대답하기와 같은 접근에 대해 치료자가 이를 만나고 맞추려는 것(Beebe & Lachmann, 1988)일 수 있다. 다시 말하면, 행동화를 통한 간접적인 양상(부적응적)이 좀 더 직접적이고 자기주장적인 접근(적응적)으로 대체가 된 것이다.

코리: (*예민해져서*) 아니요, 제 이야기는 선생님께서 정기적으로 그곳에서 물건을 사시느냐는 거예요?

비록 예민해졌기는 하지만, 처음으로 자기주장적(자율신경계가 좀 더 항상성적인 균형을 이룬 것을 보여주는 더 높은 수준의 방어기전)이 된 것으로 보이고 의사소통을 하고 정상 궤도에 오르기 위해 열심히 노력하려는 의도를 보여주고 있다(비록 이 순간 치료자는 코리가 이런 질문을 통해서 가고자 노력하는 곳에 관해 이야기할 수는 없지만).

치료자: (*자신이 너무 지나치게 생각하지 않으려 노력하면서 자연스럽게 말할 것을 결심하고*) 아니, 그렇지 않단다. 나는 그곳을 좋아하지 않는단다.

아마도 치료자는 코리와 동일한 반응을 통해 코리의 좀 더 균형을 이룬 자율신경계와 맞추고 있는 것으로 보인다(자기 관찰, 억압, 치료자 입장에서?).

코리: *(자신이 무언가 승리한 것처럼 느끼며)* 그렇지요! 그게 바로 제가 말하고 싶은 거예요! 그게 바로 제가 엄마에게 이야기했던 것인데 엄마는 화를 냈어요; 그리고 저는 엄마가 설거지 하면서 울고 있는 것을 봤어요. 엄마도 그곳에서 물건을 사고 싶지 않았던 거예요. 보통은 집안에서 우는 사람은 미미와 재키거든요. 저는 엄마에게 제가 달러 스토어를 좋아하지 않는다는 사실을 보여주지 않으려 해요. 엄마가 화나는 것을 원치 않거든요. 제가 무슨 이야기를 하는지 아시겠어요?

코리는 자기주장을 통해 달러 스토어에 대한 의견에 대해 치료자가 그녀와 유사하다는 것을 이끌어내었고, 더 확실하게 이야기하면 아마도 거울 신경세포를 통해서 우측 뇌에서 우측 뇌로 감정적인 색조가 일치되게 만들었다.

치료자: *(코리의 말 중 어떤 부분에 반응해야 되는지에 대해 알지 못한 채로)* 코리야, 나는 네가 가끔은 어떻게 해야 할지를 모른 것이 아닌가 하는 생각이 드는구나. (자세히 설명하고 싶은 욕구를 누르고 그들 사이에 이 말을 늘어놓는다.)

치료자는 자신의 좌측 반구를 사용해서 자기 자신의 경험을 말로 표현하고 코리를 인지적으로 쫓아가고 있다. 그러나 치료자는 비의식적으로 자기 자신의 우측 반구가 조절되지 않고 있음을 지각하고 있고 감정적으로 혼란에 빠져 있다. 그녀는 직관적으로 코리가 자기 자신의 뇌를 코리가 경험하고 있는 것과 똑같이 혼란스럽고 조절이 되지 않게 만들었다고 추측을 하고 있다.

코리: *(자신의 어깨가 올랐다 내려갈 정도로 큰 한숨을 내 쉬면서)* 네. *(긴 침묵; 그리고 또 한숨을 쉬면서)* 네. 선생님이 맞아요.

코리는 자기 자신을 치료자에 의해 한 쌍으로/상호작용적으로 조절이 되도록 허용하고 있고, 이것은 코리가 일시적으로 자기 자신을 재조절하는 데 다른 사람의 기능을 "빌리는[borrowed]" 것을 의미하는 것으로, 그녀의 기능을 더 악화시키는 방어기전들에 의지하지 않고는 자기 자신을 재조절할 수 없었다. 다시 말해, 자신의 엄마를 걱정시키지 않으려 하는 코리의 노력과 자신의 여동생이나 할머니와 같이 "우는 사람"이 되는 것은 자신의 정서를 상호작용적으로 조절해 줄 수/조절해 주는 사람으로부터 그녀를 단절시켰다는 것이다. 동조적일 수 있는, 조율을 해 줄 수 있는, 믿을 수 있는 자기대상(Kohut, 1971)이 될 수 있는 혹은 그녀와 관계를 지속적으로 유지할 수 있는 사람이 아무도 없어서, 코리는 자신을 기능적으로 유지시켜 줄 수 있는 정서 조절에 대한 효과적인 내적 작업 모델(Bowlby, 1988)을 동원할 수가 없게 되었다. 그녀가 자신을 더 억세게, 금욕적으로, 비아냥거리게, 도전적으로 그리고 사실적으로 만들어서 스스로 자기감정을 조절하려고 하면 할수록 그녀는 더 외로워지고 조절이 더 어렵게 될 뿐이었다.

치료자: (*이제 생각하려 노력하지 않으면서, 어떻게든 자기 자신을 코리의 상태와 함께하도록 그대로 놔두면서*) 그래, 나도 가끔 그게 어떤 기분인지 알아.

간단하면서, 담담한 그리고 지나치게 생각하지 않은 말이 더 균형을 이룬 자율신경계로부터 발현이 된다.

코리: (*일반적으로 더 어린아이들이 사용하는 미술용품이 놓여있는 탁자 쪽으로 걸어가서; 몇 분 동안 그림을 그리기 시작한다.*)

치료자: (*조용히 앉아서 창밖을 바라본다; 다정한 느낌의 침묵이다.*)

아마도 조율 아래에 일어난 이 두 사람 간의 의사교환은 커피 냄새가 나는 집에서 할머니와 나누었던 코리의 경험과 어떤 수준에서는 유사할 것이다. 이제 방어기전을 경직적으로 사용할 필요가 없어졌는데, 왜냐하면 가족 구성원들이 정상적이었던 초창기에는 가족 구성원들이 적절하게 자신들을 조절하거나 자기 자신이 편안함이나 확신을 제공해 줄 수 없을 때, 그것을 다른 사람으로부터 찾을 수 있었고 그런 되먹이기가 쉽게 올 것이라는 기대가 있었다. 가족은 좀 더 항상성적으로 균형을 이룬 방어들(제휴, 유머, 내재화 등)을 주로 사용하고 있었고, 혹은 필요하다면 상황에 따라 교감신경적 혹은 부교감신경적으로 아니면 모두에 의해 조절이 되는 다른 방어들을 사용하였다.

코리: *(자신의 의자로 돌아가 어리고 부끄러운 태도로 애완견 메리의 그림을 치료자에게 건넨다. 그러나 그녀의 말투는 약간 사무적이다.) (파일 캐비닛의 가장자리에서 자신의 머리로 가리키면서)* 여기 있어요, 선생님께서는 다른 개의 그림을 보시면 알 수 있을 거예요. 만약 우리가 미미의 늙은 개에 관해 이야기하려면 선생님께서는 그 개가 어떻게 생겼는지를 아셔야만 해요.

치료자와의 코리의 공명은 코리가 치료자를 마침내 허리케인 카트리나가 오기 전에 그녀가 할머니와 그랬던 것과 같은 것을 경험하고 있다는 것을 보여주는 것으로; 안정이 되고, 조율이 되고, 또 코리가 느끼는 방식을 이해하는 것을 의미한다. 이렇게 안정이 되게 하는 상호작용은 코리를 재조절하도록(즉 자율신경계의 균형을 이룬 방어와 행동을 가져오도록 하는 것)하고 그녀로 하여금 개를 둘러싼 자신의 감정과 애완견 메리가 상징하는 모든 것에 대해 심사숙고할 수 있게 허용을 해 주었다.

증례 토의

코리와의 치료회기는 다른 내담자들과 하는 치료회기와 크게 다르지 않다. 감정적인 연결과 공명을 위한 공통의 기반을 찾기 위해 코리와 치료자 모두가 기울인 노력이 특별한 것은 아니다. 관심을 가지고 볼만하게 특별한 것은 두 뇌 사이에 존재하는 조율에 대한 방해물과 조율의 가능성 모두를 고려할 수 있는 신경생물학적 기반에 대한 것이다. 조율과 비조율을 따라가는 것은 이들이 미묘한 차이를 보이게 표현됨에도 불구하고, 현재 정서가 조절이 되고 있는 방식에 대해 어느 정도 알고 하는지 추측할 수 있는 기회를 제공해 주고; 여기에 더해 과거가 일시적으로 열릴 수 있는 창문을 제공해 준다. 예를 들어, 달러 스토어에 대한 대화는 이전에 이야기된 어떤 것과도 연결되는 것처럼 보이지 않았다. 치료자가 자신의 진실한 반응(그녀 또한 그 가게를 좋아하지 않았었다)을 이끌어낼 수 있도록 자신의 직관을 허용해 줌으로써(우측 반구; Schore, 2003b, p. 280) 둘 사이의 결합이 더 부드러워지고, 따라서 더 유연하게 의사소통이 가능해지게 되었다. 상호작용이 더 진실하게 될수록 코리의 문제가 많은 방어기전(예: 행동화/퇴행, 정서의 차단 및 고립화, 해리, 조절하기)은 더 이상 필요하지 않게 된다. 긴장을 줄이고 감정적인 편안함을 증가시키는 것은 코리의 가족들이 허리케인 이전에 서로 나누었던 조율되고 연결된 방식과 유사한 방식을 다시 나타낼 수 있게 해준다.

신경생물학적인 관점에서 임상적인 치료회기를 평가하는 것은 깊은 의미를 가지고 있으며 일반적으로는 의식되지 않는 뇌로부터 뇌로의 상호작용에 대한 이해를 제공해 준다. 내담자가 선택한 자기 방어기전의 각성 수준이 이해가 될 때, 치료자의 뇌와 인격이 어떻게 작동을 해야만 하는지 그 역할이 더 명료해진다. 예를 들어, 몇몇 경우에서 코리가 치료회기의 주제를 조절하고 있었다. 치료회기가 끝날 무렵에는 비슷한 행동(애완견 메리를 그리기 시작하기)이 불안에 대응해서 좀 더 적응적인 방어 형태(자기주장)로 바뀌었다. 그사이에 보여주었던 어떤 것들은 보다 균형적이었지만 여전히 자기 방어적인 양상을 띠고 있었다. 코리의 우측 반구가 비록 잠시 동안 치료자가 익숙한 방식으로 접근할 때 궁극적으로 동조를 이루고 공명을 이루었다는 것(예: 거울 신경세포를 통해; Siegel, 2007; Gallese. 2010; Fuchs, et al., 2010)을 염두에 두는 것이 중요하다. 이것은 코리의 뇌가 좀 더 적응적인 방어기전을 동원할 수 있도록 해 주었을 것이다.

내담자가 특징적으로 사용하는 각성 조절 체계를 예측하는 것은 치료자로 하여금(비록 직관적이기는 하지만) 자율신경계의 어떤 분지가 더 약한지, 따라서 치료자의 각성체계와 치료적인 회복의 상호작용을 통해 더 강화될 필요가 있는지를 알 수 있게 해준다. 치료 작업의 많은 부분이 반복적일 수밖에 없고 또 종종 실망을 안겨 주기도 한다. 다른 사람의 뇌와 상호작용을 하는 동안에 각성 조절을 수없이 반복하는 것에 대한 가치가 가지는 진가를 아는 것은 궁극적으로는 내담자의 뇌에 각인이 될 정서를 한 쌍으로서 조절할 수 있도록 만드는 데 필요한 인내심을 북돋아 줄 수 있다. 이렇게 되면 내담자는 자기 자신의 정서를 문제 행동이나 방어기전에 의존할 필요 없이 조절할 수 있게 될 것이다.

이런 유형의 증례 보고는 비록 길지만 이를 통해서 정서의 강도에 기원이 되는 기저에 깔린 심리생물학적인 과정을 점점 더 자동으로 생각할 수 있는 힘을 가지게 도와줄 수 있다. 내담자의 정서가 상향 혹은 하향 조절되었는가를 반사적으로 알아차리는 것은 치료자로 하여금 자신의 뇌 혹은 내담자의 뇌에 대해 추적하거나 공명하는 것(혹은 이와 반대로 하지 못하는 것)을 알 수 있는 기회를 만들어 주는데, 이를 통해 내담자와 치료자 모두에 의해 동원되는 방어기전에 의해 만들어지고 있는 정서를 허용하는 데에 있어 강화요인 및 취약요인에 대해 알 수 있는 기회를 가질 질 수 있다.

임상 실제 자료에 있어 방어기전을 확인하기 위한 작업지에 대한 예

작업지 2.1은 방어기전을 확인하기 위한 것으로 다양한 자료들을 위해 사용이 될 수 있다. 지도감독하에 있는 증례, 특정 이론에 기반을 둔 치료 증례, 임상 문헌 증례, 소설에서 발췌한 것, 전기학, 많은 종류의 텔레비전 쇼, 상업 영화 및 임상 면담에 대한 교육용 영상 등이 여기에 포함이 된다. 빈칸이 있는 작업지의 견본은 부록에서 제공이 될 것이다; 빈칸을 채워 쓴 작업지의 예는 아래에 보일 텐데 이를 통해 어떻게 방어기전이 확인될 수 있는지를 보여줄 것이다.

아래의 자료는 이미 논의되었던 코리의 증례로부터 발췌한 것이다. 행동화의 방어기전은 힘든 정서를 방어하기 위해 코리에 의해 선택이 되었다. 상호작용의 신경생물학적인 기반은 조각조각 깨져 버렸다. 자기 방어적 행동의 목적과 기능을 확인하는 이유 중 하나는 비록 많은 반복이 필요하기는 하지만 치료적 동맹 안에서 뇌로부터 뇌로의 접촉이 어떻게 내담자의 뇌 기능을 호전시키는지를 평가하기 위한 것이다. 힘든 정서에 대한 내성 수준을 증가시키고 경직되고 유독한 방어적 행동에 대한 의존은 감소시키는 것이 아마도 대부분의 치료적 접근에서의 목표일 것이다. 치료적 동맹을 통해서 내담자는 특정적으로 사용이 적은 자율신경계 분지를 잠재적으로 강화시킬 수 있게 될 것이다.

치료자의 자아 기능을 빌려 간다는 오래된 개념(Kaufman, 1963, pp. 196-198)은 예를 들어 대부분의 상황에서 만나게 되는 높은 각성이 다른 사람의 뇌에 의해서 신경생물학적으로 진짜 안정이 되는 자동적인 경향이 발전하는 뇌에 의해 생기는 과정을 포착한 것이다. 각성된 뇌와 안정된 뇌 사이에 만들어진 공명은 일시적인 진정효과뿐만 아니라 장기적인 효과를 가질 수 있다. 상호작용적인/한 쌍에 의한 각성의 전환은, 예를 들어 거의 모든 상황에 대한 반응에서 자율신경계의 같은 분지를 사용하는 편측[lop-sided]적인 자동 반응에 대한 도전으로서 뇌 안에 새겨지게 될 것이다. 이런 경우에 한 쌍에 의한 조절로 인해 만들어진 새로운 신경 구조가 각성된 뇌에 순간적으로 안정이 되는 기회를 제공해 줄 뿐만 아니라, 이렇게 공동으로 만들어진 정서적 내성은 반복되면 영구적인 것이 될 수 있는 기회를 가질 수 있게 될 것이다.

방어기전의 목적과 기능을 파악하는 것은 비록 항상 추측에 의해 이루어지기는 하지만, 내담자에 의해 동원된 정서조절 전략을 확인하는 데 꼭 필요한 부분이다. 이렇게 되면 치료자가 어떤 유형의 치료적 개입이 필요로 한 지에 대해 더 나은 정보를 가지게 되는 것이다. 소급해서 살펴보면서 치료자는 내담자의 조절부전적인 경험을 자율적으로 다시 조절하게 만드는 데 자기 자신의 뇌를 어떻게 사용해야 하는 가에 대한 명료함을 더 얻을 수 있다. 이것이 충분히 반복된다면, 기존에 존재하고 있는 신경회로가 증강되고 강화되거나 새로운 신경회로가 더 나은 방식으로 정서를 조절할 수 있도록 만들어질 수 있다.

예시 작업지 2.1. 방어기전 확인하기

다음의 분석은 코리와 치료자 사이에 첫 치료회기에서 이루어진 면담에 근거를 두고 있다(이 장의 앞에 있는 증례 연구를 보라).

치료적 관심이 집중된 자기 방어적(방어적) 행동의 예:

코리가 처음에 보여준 도전적이고 호전적인 어조의 목소리는 자기 방어적이라고 볼 수 있는데, 그녀가 갑자기 이야기의 주제를 바꾸었을 때 약간 고조된 어조의 목소리로 "알겠어요, 제 이름이 어디서 났는지를 아시나요?"라고 물었던 것처럼 나중에 몇 번 의사교환할 수 있었던 행동에서 보여준 것이 그것이다. 주목할 만한 것: 코리는 자신의 가족이 감정을 조절할 때 사용했던 낮은 정서 조절 유형(예: "제 가족들은 요즘 일에 대해 많이 걱정하지 않아요.")을 논의 속으로 가져왔다. 따라서 첫 몇 번의 의사교환에서, 코리는 자기 자신의 약간 고조된 상태와 자기 가족이 각성을 낮추는 방식을 언급하는 것 사이에서 왔다 갔다 하였다.

방어 및 방어의 정의:

도전적인 목소리 어조와 갑작스러운 주제의 변화는 약한 형태의 행동화로 생각할 수 있다. (행동화는 동반된 소망 혹은 정서에 대한 알아차림 없이 충동을 직접적으로 표현하는 것으로 정의된다.)

방어를 통해 조절하고 싶었던 불안 혹은 경험에 대한 추론:

임상적으로, 말로 행동화하는 방어는 학교 상담자의 방으로 오라고 불렸을 때 코리가 느꼈을 불안으로부터 자신을 방어하기 위해 비의식적으로 사용되었을 것으로 추측할 수 있고 미지의 것을 다루는 방법, 즉 강한 전선을 구축하는 것과 같이 이를 두려워하지 않는 것으로서 추론할 수 있다. 물론, 그녀는 다수의 상실을 통해 최근에 외상을 경험했고 비록 이 치료적 만남에 이들이 어떻게 기여할지는 모르겠지만 이들 상실은 그녀의 대처에 영향을 준 것은 확실하였다.

방어의 대처 유형(Conte & Plutchick, 1995):

회피^{Avoid} — 어떤 것으로부터 철퇴하기.

최소화하기^{minimize}(축소하기^{reduce}) — 행동화가 코리 자신의 불편한 각성 수준

(예: 불안)을 최소화하는 데 도움을 주었을 수 있다.

치환[substitute] — 문제를 해결하기 위해 관계없는 즐거운 활동을 하는 것.

도움 찾기[help-seeking] — 미성숙한 행동으로 후퇴함으로써.

대체[replacement] — 약점을 호전시키기.

지도 제작하기[mapping] — 행동하기 전에 정보를 얻기.

비난하기[blaming] — 다른 사람에게 원인을 돌리기.

역전[reversal] — 느끼는 상태와 반대되는 것을 하기.

방어가 능동적이고 높은 각성의 상태인가, 아니면 수동적이고 낮은 각성의 상태인가?

이 예시에서 말로 행동화하는 것은 약간 각성된 것이다; 이것은 싸우고 싶은 충동이 표현된 것일 수 있고(도전적, 호전적) 혹은 도망가고 싶은 충동이 표현된 것(자기 이름의 기원으로 주제를 바꾸는 것)일 수 있다(싸우기와 도망가기 모두는 편도에 의해 구동된 행동이다; 자세한 것은 3장을 보라).

뇌에서 각성 수준을 설명해 주는 자극 수준을 조절하는 자율신경계 부분: 교감신경계인가 혹은 부교감신경계인가?

말로 행동화하는 행동(도전적, 호전적, 주제의 갑작스러운 변화)의 높은 수준의 각성은 자율신경계의 교감신경계의 활동에 의해 설명이 될 수 있다.

아니면 방어가 교감신경계와 부교감신경계가 함께 짝을 이루고 하나의 팀으로 기능해서 항상성적으로 조절이 되고 있는지?

코리와 나 사이에 이런 의사교환은 해당이 없음.

혹은 부교감신경계와 교감신경계 모두가 동시적으로 활성화되고 있는가?

코리와 나 사이에 이런 의사교환은 해당이 없음.

혹은 부교감신경계가 정서를 조절하기 위해 다른 사람들을 피하는 것을 사용하거나 가라앉고, 얼어붙고, 순종하고, 수동적이며 심지어는 해리적인 태도를 취하는가?

이것은 코리의 가족 중 일부가 사용해 온 것으로 코리가 시도하는 것(예: 정서적 흥분을 가라앉히기 … 강해지지, 격정하지 않기)을 통해 볼 수 있거나 혹은 그들이 사실상 매우 가라앉아 있고 감정 표현이 낮은 것을 통해서 볼 수 있다.

혹은 부교감신경계가 비록 정서가 낮은 각성 범위 안에 있지만,
다른 사람의 조절을 사용(빌려서)함으로써 정서를 조절하고 있는가?

증례 자료에서 가족들이 이전에 친밀함을 경험했던 것과는 반대로 자신의 감정적 삶을 자기 자신이 조절하고 있다는 인상을 받았다; 여기에 더해 카타리나와 리타 전에 그녀의 공동체에 대한 경험은 매우 도움이 되었던 것으로 여겨진다.

방어는 유연한가 혹은 경직적인가? 당신의 답에 대한 이유를 적도록 하라.

만약 가족과 공동체에 의존적일 수 있었던 이전의 경험이 재구조화될 수 있다면, 그것은 그녀로 하여금 거리를 덜 두게 하거나 거칠지 않게 해 줄 수 있을 것이다; 그러나 만약 그녀의 가족이 새로운 환경에 적응하는 데 집중하고 있거나 일이 이렇게 된 모든 이유 때문에 그녀가 자기 자신을 조절하도록 내 버려둔다면, 그녀는 더 하향 조절이 된 정서조절 전략(방어기전)을 발전시키게 될 것이고 허리케인 이전에 보여주었던 것보다 더 자율적인 것처럼 보일 것이다.

방어기전이 문제 해결 지향적인지 아니면 자기기만적 유형인지?
당신의 답에 대한 이유를 적도록 하라.

면담 당시에 이 두 면이 다 보였던 것으로 여겨진다; 그녀는 허리케인 전에는 가족에게 의존적이었는데, 가족에게 의존할 수 없는 문제를 해결하였고, 그녀는 자기 자신이 자신을 돌볼 수 있는 것처럼 자신을 속일 수도 있다.

방어기전이 환경에 적응하기 위해 사람을 필요로 하는지 아니면 방어기전이 외부적인 환경을 변화시키려 하는 것(Hartmann, 1939/1958)인지?
이에 관해 설명하라.

이 경우에 행동화 방어기전은 코리를 내적으로 변화시키는 것처럼 보인다; 아마도 그녀의 관계는 그녀의 "새로운" 힘든 외부 환경에 적응하기 시작했을 것이고 그래서 그녀를 무시하거나 그녀를 혼자 내버려 두거나 등등을 시작했을 것이다. 그러나 이 기간의 방어기전에 대한 일차적 이유는 능동적으로 되고 싶은(싸우거나-도망가거나) 그녀의 욕구였던 것처럼 보인다.

자율신경계의 어떤 부분(교감신경계 혹은 부교감신경계)이 덜 튼튼하고
강화될 필요가 있는 부분인가?

과거사를 통해 카타리나 여파 전까지 코리의 자율신경계 기능은 항상성적으로 균형을 이루고 있었던 것으로 추측할 수 있다. 그러나 지금은 상황이 좀 더 덜 취약한 일련의 대처 전략을 불러오게 만들어서 그녀는 좀 더 군인과 같은 감정적 표현을 사용하고 있다. 행동화 방어기전의 과용은 더 높게 각성된 사회적 가면(교감신경계)을 선호하게 만들 것이고, 저하된 각성체계(부교감신경계)는 덜 사용하게 만들 것이다.

치료자 뇌의 어떤 부분이 위의 자율신경계 부분을 강화시키는 데 도움을 줄 수 있을 것인가? 정서적/감정적 내성을 호전시킬 수 있는(자극시킬 수 있는) 잠재력을 가진 내담자와 치료자 사이의 한 쌍으로서의 경험에 관해서 설명하라.

치료자는 자신의 교감신경계 분지를 순간순간의 추적을 통해 코리와 공명하는 데 사용하도록 허용할 필요가 있다. 그러면 치료회기가 진행이 되면서 코리는 행동화의 각성적인 방어 밑에 깔려 있는 감정에 대한 치료자의 부교감신경 분지의 조율을 통해서 더 낮은 정서(슬픔, 상실, 유감 등)를 경험할 수 있게 될 것이다. 우리가 기대하는 것은 코리가 그녀 자신이 견디기 힘든 감정을 경험할 수 있도록 허용하게 되면서 다른 사람과 공감적으로 연결이 될 수 있는 것이다. (최소한 최근에는) 잘 사용되지 않은 부교감신경계를 사용하는 것이 그녀가 더 낮은 고통스러운 느낌들을 견딜 수 있는 그녀의 능력을 강화시켜 줄 수 있을 것이다. 바라 건데, 결국에는 이 경험이 행동화와 같은 부적응적이 될 수 있는 특정 방어기전에 대한 필요성을 감소시켜 줄 수 있을 것이다.

방어기전이 적응적인가 아니면 부적응적인가? 이에 관해서 설명하라.

많은 방어기전들과 같이 스트레스 상황을 대처하기 위해 사용되는 행동은 이것이 너무 경직적으로 또 너무 자주 혹은 맥락에 대해 고려 없이 반사적으로(비의식적으로) 사용된다면 시간이 지나면서 부적응적이 될 수 있다. 그러나 이 기간 동안에 "더 거칠어지는*tougher*" 것은 코리로 하여금 집, 가족, 사랑하는 애완동물, 학교, 친구 및 자존감을 잃은 상황하에서 일시적으로 좀 더 잘 지낼 수 있게 해줄 수 있을 것이다.

3장

위협 조절과 편도

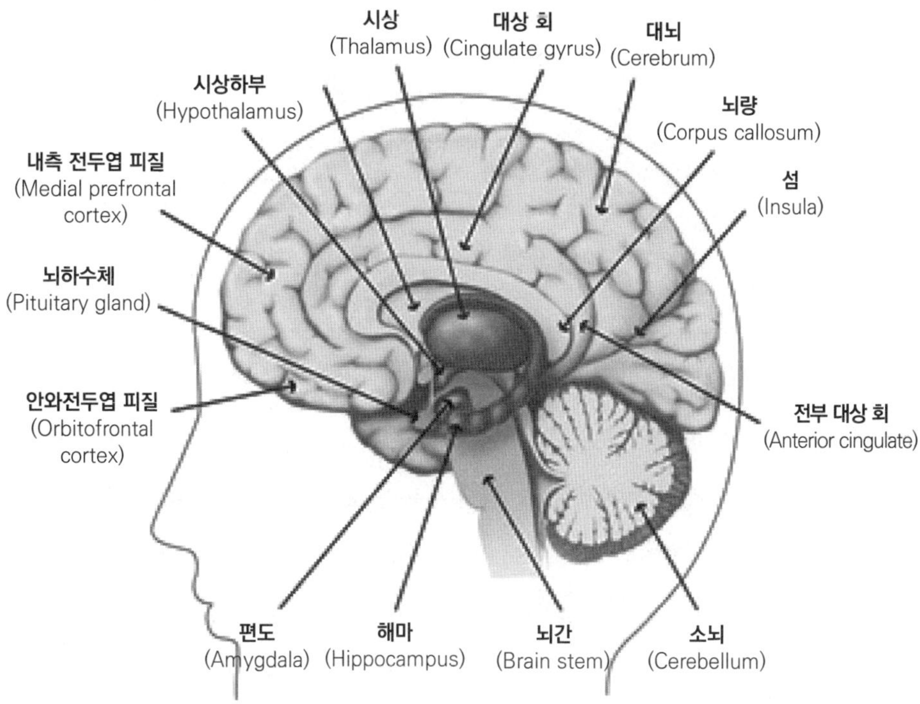

[그림 3.0] 편도와 변연계

이 장에서는 환경으로부터 오는 다양한 수준의 감정적 그리고/혹은 신체적 위협에 대한 명백한 반응 및 미묘한 반응 모두에 관해 이야기하려 한다. 위협에 대한 감지는 각 개인의 생각 혹은 느낌에서 오는 것이므로 순전히 내적인 것이다. 비록 전체 인격이 지각된 위협을 알아차리고 이를 조정하는 데 관여하게 되지만, 여기서 초점을 맞추려 하는 것은 변연계 아랫부분에 위치하고 있는 작지만 중요한 구조인 편도인데, 이것은 위협의 지각과 조절에 아주 커다란 역할을 하기 때문이다. 편도를 위협을 조절하는 데 관여하는 또 다른 뇌 구조들(예: 상부 변연계 및 피질)과 비교해 보면 편도는 다음과 같은 영역의 기능에 관여한다: 의식수준, 사회참여 양식, 신체 및 감정적 상태 그리고 기억체계 등이 그것이다. 발달 초기에 성숙한 구조들은 환경과의 상호작용에 의해 외적 행동과 내적 경험에 서로 다른 효과를 가지게 된다. 이들 같은 구조들은 (1) 위협 반응, 모호함 및 공격성에 대한 정서 관련 의미를 저장하고 처리하는 데 서로 다른 독립적인 경로를 가지고 있고; (2) 다른 정도의 암묵 기억과 자기 상태를 가지고 있으며; (3) 서로 다르게, 다른 애착 형태의 기능에 관여한다.

편도에 대한 개관: 위치와 설명

뇌에서 이 작고 아몬드처럼 생긴 구조인 편도에 대한 놀라운 사실은 이것이 인격 기능에 그렇게 큰 영향을 준다는 사실이다. 이것은 뇌의 양측 측두엽 밑에 있는 변연계 내에 위치하고 있다(Brody, 1992, p. 92). 특정 상황하에서 편도, 특히 우측 편도는 공포 반응, 얼굴인식, 애착 및 각성에 관여하는 신경망의 일차적인 관리자가 되고(Whalen & Phelps, 2009; Schore, 2003a, 2003b) 남성에서는 공격성과 성적 각성에 핵심적인 역할을 한다(Sapolsky, 2005, p. 139). 좌측 편도는 우측 편도와 비교했을 때, 언어화에 대해 더 반응적이고 각성 조절 문제에는 우측처럼 그렇게 관여하지 않는다(Schore, 개인적인 대화, 2011). 그러나 위에 이야기한 기능들에 대한 영구적인 "관리자 manager"로서 편도는 우리가 기대하는 것과 같이 바람직한 발달적인 결과를 가져오지는 않는다. 왜 그럴까? 간단한 답은 출생 시와 초기 아동기에 이점이 되었던 것이 인격 발달에서는 불이익이 되는 것에서 시작이 된다(자세한 것은 우측 및 좌측 편도 기능을 보라, Cozolino, 2006, p. 181; Schore,

2003a, pp. 239, 256-258, 294; Schore, 2003b, pp. 82, 225-227; 그리고 인간을 포함하는 영장류에서 편도의 기능에 대한 자세한 것을 알고 싶으면 Whalen & Phelps, 2009, pp. 2-106을 보라). 편도는 출생 시에 활성화되어 있기 때문에 안전과 위험에 대해 빠르게 반응할 수 있게 해줌으로써 유아에게 방어를 제공해 주어서 생존을 보장해 주는 확실한 이점을 가지고 있다. 그러나 지나치게 민감하고 만성적인 응급 반응 체계가 발달이 되면, 불이익으로 작용하게 될 수 있다. 편도는 지나칠 정도로 신중하다; 이것은 "먼저 행동하고 나중에 생각하라"라는 원칙으로 움직인다. 위험 상황에서 생존력을 높이는 빠른 경로의 반응일 수 있다. 그러나 너무 지나친 스트레스나 외상(축적된 관계적 외상 혹은 다른 유형의 외상)은 다음과 같은 두 가지 관련된 결과를 가져오게 할 수 있다:

1. 위협에 대응하기 위해 너무 지나치게 편도에 의존하게 되는 원인이 될 수 있다.
2. 더 천천히 성숙하는 다른 구조들(변연계와 상위 피질[higher cortical])의 발달저하의 원인이 될 수 있는데, 이들 구조 또한 위협과 스트레스를 조절하도록 고안된 것들인데 편도와는 달리 좀 더 심사숙고하는 방식으로 조절을 한다.

스트레스와 외상의 상태하에서 중요한 상부 우측 뇌 기능은 전혀 발달하지 못하거나 발달 부진에 빠지는데, 여기에는 다음과 같은 것이 포함된다:

1. 위협의 수준에 따라 구분할 수 있는 능력.
2. 상황에 적절하게 미세 조정이 된 반응할 수 있는 능력.

이상적으로는 위협의 지각 및 감정적-행동적 조절은 우측 반구 안의 상부 구조들에 의해 점차적으로 이루어지는 것이 좋다. 발달하고 있는 뇌가 성숙하고 건강한 뇌들에 의해 영향을 받게 되면 상부 우측 반구에 있는 더 복합적이고 정교한 뇌 구조들이 감정 및 행동 조절을 확실하게 해주는 기능을 다 할 수 있게 되고, 그러면서 편도가 중요하지만 비교적 드물게 위험에 대한 즉각적인 행동을 위해 경고 신호를 보내는 일을 하게 놔두게 될 것이다.

스트레스가 많은 환경은 뇌에서 빠르게 반응하는 체계에 대해 압박을 지속하게 되고 그러면 이는 인격 안에 각성체계를 만들게 하거나, 만성적으로 과잉반응 혹은 과소반응 아니면 이들이 이상하게 혼재된 반응을 하게 만들 수 있다. 궁극적으로 인격은 대부분의 상황을 위해 동원이 되는 각성 수준에 의해 패턴화되고 대부분의 작은 위협의 암시에도 반응하는 편도에 의해 계속 지배를 받게 되어, 만성적으로 과잉/과소/이상한 반응을 보이게 된다. 편도는 각성 조절 기능을 가진 여러 구조들과 연결이 되어있고 이들의 영향을 받는다(자세한 것을 위해서는 〈표 3.1〉을 보라).

위협의 상황하에서 편도의 즉각적인 반응성은 상부 우측 뇌 구조들에 의해 조절이 되는 더 느리고 심사숙고하는 반응보다 최우선이 되게 되고, 이 반응은 만약 위협이 진짜라면 생존을 위해 도움을 주게 될 것이다. 그러나 만약 상부 우측 뇌 구조들이 만성적으로 편도의 반응성에 의해 가려지게 되면, 진짜 위협이 없는 경우에도 심각한 임상적 증상들이 나타나게 될 것이다. 반대로 가장 바람직한 시나리오하에서는 뇌가 성숙하게 되면 편도 기능은 상부 우측 뇌와 좌측 뇌가 계획하고 예측하고 전반적으로 조심스럽게 행동반응을 조율하도록 놔두면서도 안전-위험 조기 경고 체계를 도와주게 기능을 하게 될 것이다.

〈표 3.1〉 편도에 영향을 주고 상호작용을 하는 구조들

- 전부 대상 회(감정 및 신체적 경험에 관여한다; Cozolino, 2006, p. 77).
- 전전두엽의 안와전두엽 영역 및 측두엽의 전두엽영역(감정의 성숙한 조절; Cozolino, 2002, pp. 179–180).
- 자율신경계와 직접적인 연결(신체의 각성 수준의 조절; Cozolino, 2002, p. 181).
- 사폴스키는 변연계의 일부로 중격(편도를 억제함)을 포함시켰다; 편도에 의해 유발되는 공격성에 대해 "제동(brake)"을 가한다(2005, p. 110).
- 해마(외현적, 복구할 수 있는 기억, 의식화할 수 있는 기억; Cozolino, 2002)
- 전두엽 피질은 편도를 억제한다(Sapolsky, 2005, p. 104).
- 섬엽은 다른 사람의 신체 및 감정적인 상태에 공명하는 데 관여한다(Damasio, 1999; Craig, Buchanan,

Tranel, & Adolphs, 2009, p. 305에서 인용함; Blakeslee, 2007).
• 시상하부-뇌하수체-부신피질(Hypothalamic-Pituitary-Adrenal: HPA)축(스트레스 반응 체계)(Rothschild, 2000).

관련된 구조들 사이의 관계: 위계적인 기능들 및 분리될 수 있는 기능들

무엇이 위계적인 기능이고 분리될 수 있는 기능이며 왜 이들이 임상적인 치료에 중요한가? *위계적 기능*이라는 용어는 하위의 피질 구조에서부터 고위의 피질 구조까지를 의미하고, 이런 구조의 차이는 신경회로 안에 포함이 되어 있는 경험의 수준 혹은 강도에서 차이를 보인다(예: 하위 구조는 편도에서 일어나는 플래시백에서와 같이 전혀 변형되지 않고 강력할 수 있는 반면에, 잘 기능하는 고위 피질 구조는 계획하에서 의식적으로 재생되는 기억을 담당한다). *분리될 수 있는 기능*은 뇌의 각 층이 확실히 분리되는 각각의 기능을 가지고 있다는 것을 의미한다(예: 편도는 지각된 혹은 실제 위협에 더 빠르게 반응하는 반면, 상부 우측 피질에 있는 구조들은 만약 적절하게 발달을 하였다면 충동을 행동으로 옮기기 전에 이 충동을 억제할 것인지 아니면 표현할 것인지에 대해 숙고하도록 고안이 되어 있다).

만약 외상 기억 및 스트레스 기억이 주로 하위 구조 안에 저장이 되어있다면 하위 구조 안에서의 자동적이고 반사적인 방식이 우세하게 작동하게 될 것이다. 힘들고 외상적인 경험이 뇌의 발달 초기에 일어나게 되거나, 너무 자주 일어나게 되거나 그리고/혹은 너무 외상적이라면 뇌의 고위 피질의 발달을 저해하게 될 것이다. 그렇지만 스트레스 혹은 외상이 일어날 경우라도, 이상적으로는 발달하고 있는 뇌 구조가 스트레스 혹은 외상에 대해 감정적인 반응을 조절하는 데 도움을 줄 수 있는 다른 사람(돌보는 사람)의 성숙한 뇌를 경험하게 될 것이다. 성숙한 뇌에 의해 제공되는 "디딤대 되어 주기[scaffolding]"는 고위 피질 구조에 서서히 성숙할 수 있는 기회를 주게 될 것이다. 상호작용적인 정서 조절에 대해 반복적으로 경험을 하게 되면 발달하고 있는 신경회로를 강화시켜줄 것이고, 이러면 어린 뇌는 궁극적으로는 의식적으로 정서를 조절하는 데 유용한 선택을 할 수 있게 될 것이다. 물론, 유아는 의식적인 선택을 하지는 못할 것이다. 왜냐하면, 의식은 "내려 받기"를 하는 능력, 말하자면 기능적으로 다른 사람을 돌볼 수 있는 능력보다 나중에 발달하기 때문이다.

그러나 고위 피질 구조의 적절한 발달(하위 구조의 경우에서처럼 반사적이지 않고 좀 더 신중하게)을 위해 필요한 시간 동안 한 쌍에 의한 정서 조절이 충분하지 않게 이루어지는 경우, 불이행 구조[default structure]는 편도가 되게 될 것이다. 이러면 편도는 과다 사용으로 인해 크기가 커지기까지 할 것이다(Sapolsky, 2005, p. 109). 이렇게 되면 다른 구조들은 제대로 성장하지 못할 것인데 특히 해마가 그렇다(우측 반구의 우측 변연계 내의 상부에 위치한 기억에 중요한 또 다른 구조). 하위 뇌 구조 내에 미성숙하고 반응적인 행동을 불러일으키는 심상이나 충동은 그 사람의 습관적인 반응을 특징지어 주기 시작할 것이다. 경험을 의식적으로 기억하고 종합할 수 있는 능력은 훼손이 될 것이다(이들 기억은 해마로부터 재생이 된다). 대신에 외상적인 경험이 재생이나 플래시백을 통해 방출되게 될 것이다(이들 기억은 편도에 의해 활성화된다; Cozolino, 2002, p. 97). 이런 경험은 의식적인 마음에 의해 걸러져서 검토나 처리 과정을 거치지 못한다.

우측 반구에 위치한 사회적-감정적 뇌의 "아래로부터 위로[bottom up]"는 순서대로 변연계의 세 가지 수준에 의해 이루어지는데: 쇼어(2003b, p. 234)에 의하면 "편도, 전부 대상 회 및 섬엽-안와전두엽" 수준이 그것으로, 코졸리노(2002, pp. 179-180)는 변연계의 가장 고위의 수준으로서 측두엽의 전두 영역을 여기에 더했다. 만약 뇌가 정상적으로 성숙하게 되면, 신체적(몸) 자기 상태와 정서적(감정적) 자기 상태가 점점 더 복잡성을 가지게 처리가 되면서, 이 구조들은 상호연결이 되고 연관성을 가지게 될 것이다(Barbas, 1995). 이것이 시사해 주는 것은 사회적으로 더 조율되고 환경과 적절한 방식으로 상호작용하는 것이 인격 기능에 있어 예외 없이 최상의 법칙이라는 것이다.

위계적 기능

위계적인 기능에는 의식의 수준levels of consciousness, 사회참여 양식modes of social engagement, 신체와 감정적 자기 상태somatic and emotional self states 및 기억체계memory systems에 대한 검토가 포함될 것이고, 이 모든 것이 이 부분에서 논의가 될 것이다.

의식의 수준

의식의 서로 다른 상태는 아마도 매우 다른 반응을 불러일으킴으로써 내적으로 느낀 경험뿐만 아니라 행동에도 영향을 준다. 이미 논의되었던 요점을 반복하자면, 편도의 무의식적인 빠른-반응 충동(남성에서의 싸우기, 도망가기, 얼어붙기, 굴복하기 및 성적 반응; Sapolsky, 2005)은 특정한 실제적 위험의 경우에 사용이 된다. 이와 달리 더 느리고 더 따지는 과정은 어떻게 반응할까를 선택하는 데 관여하는데, 이것은 비교적 더 의식적인 전부 대상 회 및 안와전두엽 피질에 의해서 조절이 되고 성장하면서 이것이 점차 더 우세해지게 된다. 의식적인 좌측 반구 또한 이런 심사숙고하는 반응의 선택에 관여하게 되지만, 위협의 내적 및 외적 원인에 반응하는 데는 우측 반구보다 더 느리다(Schore, 2003a, 2003b).

만약 더 무의식적인 구조(편도)가 반응을 결정하게 된다면, 이런 처리 과정은 당면한 상황에 대해 더 극단적인 행동적 해결방법을 사용하게 될 것이다(높은/낮은 각성, 능동적/수동적 반응, 위험평가/위험이 전혀 없는 평가). 생존을 위한 좌우명은 "지금 행동하고 나중에 생각하라act now and sort things out later"이다. 편도는 각성체계의 일부이고 "지금 행동하기" 효과를 이끌어 내는데, "해마와 자율신경계 구조들과는 단단하지 않고 느슨하게 인접해"(Schore, 2003b, p. 234) 있다. 전부 대상 회 및 안와전두엽 피질(이 둘은 출생 시에는 충분하게 기능하지 않고, 편도에 비해 서서히 성숙하며 기능을 형성해 나가는 데 환경에 의존적이다)은 위협의 정도를 평가하거나 즉각적인 반응이 필요한가를 고려하는 데 더 복잡한 방식을 사용하게 될 것이다[시상하부와 자율신경계 접점(HPA 축, 혹은 시상하부-뇌하수체-부신피질 축)에서 일어나는 스트레스 조절에 대한 좀 더 자세한 설명은 방어기전에 대한 2장을 보거나; Rothschild, 2000, pp. 3-14를 보라].

사회참여 양식

발달하는 전부 대상 회와 안와전두엽 피질은 출생 시 기능적인 편도와는 달리 출산 후에 성숙하는데 환경과의 상호작용에 매우 민감하다. 스트레스와 외상의 잠재적인 효과는 고위 피질 구조보다는 이미 확실하게 발달을 한 하위 구조(예: 편도)의 처리 경로를 더 선호하는 뇌로 만들 수 있다는 것이다. 편도의 우세는 감정을 조절하는 다른 구조들의 적절한 발달에 그림자를 드리울 수 있다. 시간이 지나면서 더 잘 발달한 뇌의 필수적인 영향이 없으면, 편도-우세 뇌는 지나친 과민함 혹은 저자극성의 원시적인 반응에 의해 자신을 조절하게 된다(Sapolsky, 2005, p. 110).

하지만, 더 잘 발달한 뇌를 가진 사람과의 반복적인 접촉은 신경 기능에 있어 실제적인 변화를 가져오게 하는 고위 피질 구조의 발달을 시작시키거나 재개시킬 수 있다는 많은 증거들이 있다(Schore, 1994, 2003a, 2003b). 이것의 목표는 편도의 반응성 우세를 감소시키는 것이다. 핵심은 부적절한 과대/과소 반응성이 적은 다른 사람들과 상호작용을 증가시켜서, 다른 사람에 의해 어떤 한 사람의 뇌에 대한 조절이 일어날 수 있도록 하는 것이다. 조절이 된 한 쌍의 상호작용이 무수히 반복되면, 궁극적으로는 자율적인 자기 조절을 위한 신경 구조가 만들어질 수 있다. 이렇게 되면 편도에 의해 구동되는 뇌 기능은 줄어들게 되고 더 높은 피질 기능이 자동적으로 앞서게 되거나, 필요하다면 이런 기능을 지지하게 하려고 일시적으로 다른 사람의 뇌를 이용할 수 있게 된다. 이 장에서 보인 증례 연구에서, 라이언 씨는 편도 우세(감정 폭발 후에 바로 오는 우울한 순간)와 순간적으로 자신의 정서를 조절하기 위해 자신의 치료자인 의사를 사용하는 것 사이를 왔다 갔다 하는 좋은 예를 많이 보여주고 있다.

신체 및 감정적 자기 상태

왈린[Wallin](2007, pp. 61-70)에 의해 세워진 이론에 의하면 자기 경험에는 5개의 영역이 있는데 이것은 의식과 반응성의 서열적인 구조에 입각해서 이루어지는 것처럼 보인다. 이 자기 경험의 영역들은 만약 모두가 문제가 없이 잘 진행이 된다면 시간이 지남에 따라 피질하 부분(특히 편도)으로부터 시작해서 상부 우측 반구 및 좌측 반구에 있는 고위의 피질 구조에 분포하는 것으로 여겨진다. 왈린은 이들 5개 영역 각각이 감정과 행동 체계가 점점 더 복잡하게 성숙하면서 신경생물학적으로 보강된다고 기술을 하였다(피질-해마 연결을 위해서는 Benes, 1989를 보라). 이들 자기 상태는 다음과 같은 것들을 포함한다:

1. 신체적 자기[The somatics self] — 유아의 발달하는 생리적 기능은 경험에 대한 신체적 자기의 반응성을 만들어 낸다(p. 62).
2. 감정적 자기[The emotional self] — 신체적 감각이 감정 및 불같은 행동 경향성의 형태를 띠게 된다(p. 63).
3. 표상적 자기[The representational self] — 종종 높게 부가된 양상의 감정적인 경험에 바탕을 두고 있다(p. 65).
4. 내성적 자기[The reflective self] — "마음 안에 우리의 마음[our mind in mind]"을 가지고 있는 다른 사람에 대한 경험은 내적 경험에 대한 인식을 가능하게 해준다(p. 67).
5. 마음챙김적 자기[The mindful self] — 경험에 대한 의식적인 알아차림(pp. 67-68).

왈린에 의해 기술된 것처럼, 무의식적인 신체적(몸) 자기, 감정적 자기 및 표상적 자기는 삶의 초기에 편도와 같은 곳에 저장이 되고 삶이 진행되면서 고위 피질 구조와 같은 곳에 정교화되어 저장된다. 내성적 자기 및 마음챙김적 자기는 유아기와 초기 아동기를 지나 삶이 진행되어 경험이 의식에 의해 접근이 가능해지면서 환경과의 상호작용의 결과로 나타난다(p. 67).

물론 나중에는 감정이 될 수 있는 초기의 신체적 감각이 반복적으로 경험이 되면서, 신경회로는 편도의 기능인 안전함 혹은 위험과 돌보는 사람의 행동을 연합시키기 시작한다. 이들 상태는 때때로 성향traits(Schore, 2003a, p. 198)이 될 수 있는데, 이 성향이라는 것은 피질하 구조가 안전함 혹은 위험의 정도와 연관된 환경적 신호의 미묘한 차이에 의해 습관화되어 버리는 것을 의미한다. 다시 말하자면 초기의 신체적, 감정적 및 표상적 자기가 공포에 지나치게 민감해지게 되면 다른 자기 상태(예: 내성적 자기, 마음챙김적 자기)의 발달은 다양한 방식으로 손상이 되게 되는데, 특히 해리된 경험으로 나타나게 된다.

기억체계

편도와 해마 모두는 기억체계로서 기능을 가지고 있지만 서로 다른 형태의 기억을 처리한다. 해마는 좀 더 의식적인 기억이라고 여겨지는 기억을 저장하는 반면, 편도는 덜 의식적인 기억을 저장한다. 셰리와 슈터Sherry and Schacter(Cozolino, 2002, p. 97에서 인용함)는 해마는 외부 환경에서 오는 자료들에 대해 더 자세하게 구분을 하는 반면에 편도는 같은 자료를 더 일반화하는 경향이 있다고 결론을 내렸다. 편도는 출생 시에 작동하고 있기 때문에(해마는 후기 청소년이 될 때까지 성숙을 하는 반면에; Benes, Cozolino, 2002, p. 95에서 인용함) 초기 삶에 있어 안전함과 위험의 작은 신호에 대한 편도의 반응성은 우리의 생존 능력에 크게 이바지한다. 우울증 환자에서 편도의 용적의 감소(Jacobs & Nadal, Cozolino, 2002, p. 97에서 인용함)와 함께 해마의 용적이 작아져 있다는 보고가 있는데 이는 손상된 발달의 가능한 효과 중 하나를 보여준다(Sheline, Wang, Gado, Csernansky, & Vannier, Cozolino, 2002, p. 98에서 인용함). 이 경우에 아마도 각 기억체계의 사용 저하가 용적의 저하를 가져오게 했을 수 있다. 다른 연구에서 손상된 발달로 인해 해마 용적은 감소한 반면에 편도 용적은 *증가하였다*는 보고도 있다(Sapolsky, 2005).

뇌가 성숙해 감에 따라 해마는 과거 상황을 "기억하고remember" 분류하는 능력을 가지고(Eichenbaum, Cozolino, 2002, p. 95에서 인용함), 바람직하게는 자신과 자율신경계의 직접적인 연결을 통해 진짜의 위험에 반응해서 싸우거나, 도망가거나, 얼어붙거나 혹은 굴복하거나 하는 즉각적인 선택의 과제를 담당하는 편도를 떠나서 자극에 반응하는 조절 기능을 가지게 된다(Cozolino, 2002, p. 181). 만약 아이의 뇌가 과도한 자극을 받거나 지나치게 적은 자극을 받게 되면, 해마에 의해 사건을 더욱 복합적으로 처리하는 능력의 점진적 획득이 손상될 수 있고, 이렇게 되면 뇌는 편도의 자동적인 과소 혹은 과잉 반응성 처분에 맡겨진 상태로 남게 된다.

일부 연구자(van der Kolk & Greenberg, 1987; LeDoux, Romanski, & Xagoraris, 1989)는 편도가 과거의 외상 사건에 대해 그 사건이 마치 지금 현재에 실제로 일어나고 있는 것처럼 즉시적으로 재경험을 하는 "플래시백" 경험의 기원이라고 주장한다. 해마는 플래시백 현상에 관여하는 기억체계는 아닐 것이다. 게다가 과거의 두려움과 공포 또한 편도에 의해 구동된 것이다(Jacobs & Nadal, Cozolino, 2002, p. 97에서 인용함). 불안 혹은 공포에 의해 이루어지는 경험에서의 자극-반응의 쌍은 편도 수준에서 학습이 된다(Cozolino, 2002, P. 242). 더한 것은 편도가 위협적인 자극의 감정적 의미를 광범위하게 결정한다는 사실이다(Morgan & LeDoux, 1995, p. 687).

위계적 기능에 대해 간략하게 검토를 하면, 편도(하위 피질하 구조)는 신체적(몸) 상태와 외상적 상태를 포함하는 초기의 경험을 저장하는 곳으로 가장 의식적이지 않다. 위의 여러 곳에서 언급한 바와 같이 편도는 암묵적 기억을 저장하고 내, 외적인 사건에 가장 반응적이다. 이들 기억은 의식적인 노력으로 접근할 수 없고 비언어적인 행동 영역에서 드러나는 경향이 있다(Wallin, 2007, pp. 259-306). 이것은 해마 및 상부 우측 피질 등과 같은 보다 상위의 피질 구조와 비교가 되는데, 이들 상부 구조는 외현적인 기억이 자리 잡은 곳이다. 이들 구조는 적절하게 발달이 되면 편도보다 덜 반응적이고 행동 선택, 정서 조절 및 자기의 표현이나 다른 경험에 대해 사려 깊은 생각을 할 수 있는 능력을 가지고 있다.

분리 가능한 기능들

위에서 언급한 위계적인 생각과 연관해서 또 다르게 고려해 볼 수 있는 것은 분리 가능한 기능들이다(Schore, 2003b, p. 234). 분리 가능한 기능에서는 위협 반응, 모호함ambiguity 및 공격성aggression에 대한 정서와 연관된 의미를 저장하고 처리하기storing and processing affect-related meanings; 암묵적 기억과 자기 상태의 정도에 차이를 두기differing degrees of implicit memory; 및 다양한 애착 유형이 가진 기능으로서 다르게 결합하기differential engagement as a function of the different attachment styles 등이 포함된다. 분리 가능한 기능하기는 환경이 이들 구조에 대해 어떻게 영향을 주는가에 따라(예: 스트레스의 기간, 스트레스/외상의 양이나 타이밍, 스트레스의 근원이 되는 사람과의 관계) 우측 반구의 각 층이 독특한 유형의 생각, 느낌 및 행동하기를 만들어 낸다는 것을 의미한다. 치료자가 접근이 가능한 분리 가능한 기능에 대한 몇몇 임상적인 적용은 다음과 같다:

- 발달(좀 더 원초적이고, 거칠며 충동적인 반응일수록 하위 피질 구조에 기인할 가능성이 높다).
- 기억 기능의 유연성 혹은 경직성.
- 전반적인 반응 대 현재 상황의 특정한 측면에 대한 반응.
- 의식수준의 차이.
- 자기에 대한 서로 다른 경험(성향, 행동, 생각 방식 및 감정에 대한 대처).

뇌의 몇몇 구조는 서로 다르게 경험을 처리한다. 이들 구조에는(밑에서부터 위로 거론하면) 편도, 전부 대상 회, 섬엽-안와전두엽 및 측두엽의 전두엽영역이 포함된다(Cozolino, 2002, pp. 179-180; Schore, 2003b, p. 234). 어떤 경험들은 그 경험들이 처음 경험이 되었던 상태에 영향을 받아 정서, 인지 및 행동 기능을 포함해서 서로 다르게 처리가 된다. 예를 들어 우측 반구의 가장 아랫부분에 위치한 자기 상태 및 신체적 상태는 처리가 되기 위해 더 상위의 구조로 가야 하는데, 이것은 단절이 될 수 있다; 이렇게 되면 이들 상태는 참을 수 없는 각성 수준(너무 높거나 혹은 너무 낮은 수준 중 하나)이 될 가능성이 높으며 이것은 해리된 채로, 무의식적으로 그리고 알아차림에 의해 접근이 불가능한 상태로 남아 있게 된다.

정서 관련 의미를 처리하는 저장 모델

뇌는 감정 혹은 정서의 기억을 위협의 정도, 다양한 뇌 구조의 발달 수준 및 애착 유형을 통해 뇌에 부여된 회복 탄력성 등에 따라 다양한 장소에 저장을 한다. 반복하면, 애착 유형은 정서를 조절하는데 있어 학습된 정신 생리적 방식을 포함하고 있는데 이는 신경회로에 각인이 되어 있다.

위협 반응 및 모호함

웨일런[Whalen](1998)은 편도 반응이 잠재적인 위협 반응을 명확하게 만드는 데 이바지한다고 이야기한 바 있다(p. 290). 편도는 사회적으로 두드러진 자극을 인지하고 반응하지만, 도대체 어떤 사회적 환경이 "사회적으로 두드러진 자극"으로 만들어져 있는가? 샌더, 그래프만 및 잘라(Sander, Grafman, and Zalla, 2003)는 인간의 편도를 관련성 탐지[relevance detection]를 위해 진화가 이루어진 체계로 기술하였다. "편도가 민감한 것은 *모호함*[amniguity] 혹은 *관련성*[relevance]"으로 알려져 있다(Buchanan et al., Whalen & Phelps, 2009, p. 289에서 인용이 됨; 독창적인 강조). 부카난[Buchanan] 등은 여기에 더해 "언제일지 모르는 위협이 예측되는 자극은 부분적인 강화 계획에서와 같이 지속적으로 위협이 예측되는 경우보다 더 큰 편도-의존적 조건화된 반응을 만들어 낸다"라고 언급을 하였다(2009, pp. 289-290). 사회적 환경과 타협하는 동안에 편도의 활성화는 모호함을 판독하는 데 있어 편도의 역할에 대한 척도로 작용하는데: "사회적 상호작용의 예측할 수 없는 특징이 편도의 기능에 영향을 준다"(Buchanan et al., 2009, p. 290). "모호한 상황에 대한 지각이 이루어질 때 피질하 회로가 의식적인 알아차림을 안내하게 할 가능성을 높여준다"(Cozolino, 2002, p. 94). 슈스로[Suslow] 등은 우측(그러나 좌측은 그렇지 않다) 편도가 "간신히 지각될 수 있는 위협적인 얼굴표정을 알아차리고 이에 대한 기억을 공고화하는 역할을 한다"라는 사실을 발견하였다(2006, p. 243). 맥고흐McGaugh도 "편도는 감정적으로 각성을 증가시키는 경험에 대한 장기 기억의 공고화를 조정하는 역할을 한다"라고 비슷한 소견을 이야기하였다(Knapska et al., 2006, p. 3858에서 인용함). *피질 정보가 편도에 영향을 미치기 전*의 가장 초기 처리 과정 시점에 편도가 시각 피질에서 시각적 주의집중처리를 조정한다는 가설이 있다(Anderson & Phelps, 2001; Vuilleumier, Richardson, Armony, Driver, & Dolan 2004). 다른 연구들도 편도가 피질과 비교할 때 더 빠르게 반응하는 증거를 보여주고 있다(Amaral, Price, Pitkanen, & Carmichael, 1992; Johnson, 2005). 공포에 찬 얼굴을 보는 것(아마도 위협적 상황)은 저위험도 군에 비해 주요우울증에 고위험도인 청소년 대상 군에서 더 큰 편도와 측좌핵nucleus accumbens(이 또한 감정 조절에 관여하고 있는 구조임; Farmer, 2009, p. 33)의 활성화를 보여주었다(Monk et al., 2008).

공격성

편도는 남성에서 성적 각성과 함께 공격성과 두려움을 처리하는 데 핵심적인 역할을 하는 변연계 구조이다(Sapolsky, 2005, p. 139). 이 책의 다른 곳에서 이에 대해 이미 몇 차례에 걸쳐 언급한 바 있고 또 반복할 가치가 있듯이, 편도는 전두엽에 특별히 생각을 잘 하도록 입력 정보를 보내는 것이 아니라 행동을 수행하도록 입력 정보를 보낸다(Sapolsky, 2005, p. 114). 손상된 편도 기능이 공격성의 발현; 정신변질; PTSD의 경험; 경계성 인격 경향성의 표현; 및 신경호르몬인 테스토스테론testosterone, 에스트로겐estrogen과 프로게스테론progesterone의 생산에 어떻게 영향을 주는 가와 연관해서 몇몇 영역이 간략하게 언급이 될 것이다.

정신변질은 만성적인 낮은 정서 및 사회적 신호에 대한 저하된 반응성의 상태(부교감신경 분지에 의해 조절이 되는) 및 자신의 좌절에 대해서 과잉 반응하는 것(교감신경 분지에 의해 극단적으로 각성이 된 결과로 나타나는)에 뿌리를 두고 있는 것으로 여겨진다. 이와 반대로, PTSD의 과잉 각성적인 증상 및/혹은 경계성 인격 경향성의 표현은 부교감신경 분지의 지나친 가지치기의 결과로 여겨지는데 이것은 결과적으로 과잉반응적인 교감신경 분지를 가져오게 만든다. 위에서 언급한 장애들에서는 어떤 장애도 안와전두엽 피질의 기능이 적절하게 기능하고 있는 경우가 없는데, 이 구조의 주요 기능 중 하나가 정서의 조절로 특히 충동의 억제이다. 이것은 "안와전두엽 및 전부대상 회와 편도의 연결이 지나치게 가지치기"를 한 결과로 나타난다(Schore, 2003a, p. 298).

블레이어Blair(2004)와 쇼어(2003a, pp. 291-295)에 의하면, 분노의 표현에는 두 종류가 있는데 바로 냉담한 약탈자적cold predatory 표현 및 뜨거운 반응성hot reactive이다. 정신변질에서 저하된 반응성의 특징은 다른 사람의 감정에 의해 영향을 받지 않는 것으로 보인다. 정신변질에서 편도 용적의 감소와 그들이 감정적인 신호에 노출이 되었을 때 편도의 활성화가 저하되는 소견을 보였다(Blair, Allen, Fonagy, & Bateman, 2008, p. 143에서 인용함). 쇼어는 부교감신경 분지를 통해 저하된 각성의 기간이 길어지면 안와전두엽의 피질하 자율신경계(시상하부를 포함해서)로 가는 연결의 가지치기 결과로 나타난 해리 반응이 결과적으로 정신변질의 자율신경계를 낮은 각성률을 가지도록 고정시키게 되는 원인이라고 이야기하였다(2003a, pp. 300-301). 이렇게 되어 냉담한 분노 반응이 일어나게 되는 것이다.

비록 반응적인 분노 표현(Schore, 2003a, p. 300)이 경계성 인격 경향 혹은 PTSD를 가진 사람들의 공격적인 행동의 특징이 되지만, 이를 담당하는 뇌의 영역은 정신변질에서의 경우와 다르다. 경계성 인격구조는 시상하부와 교감신경 분지 사이의 연결이 이루어진 발달상 결정적 시기 동안에 과도한 세포의 죽음으로 나타나는데, 이 결과 정서적 불안성이 나타나게 된다. 전전두엽 피질과 편도 사이의 연결 부재는 "피질변연계 변연계-시상하부 연결"의 억제 기능의 발달을 멈추게 만든다(Schore, 2003a, p. 300).

정신변질에서 "반응적인" 공격성은 정신변질이 아닌 사람(예: 외상을 받는 사람; Raine, Meloy, et al., 1998)과는 다른 기반을 가지고 있다. 정신변질도 가끔은 반응적인 공격성을 표현하기도 하는데 왜냐하면 그들은 좌절을 가져오게 하는 보상받지 못할 전략을 지속적으로 사용할 가능성이 높기 때문이다. 이것은 정신변질의 전전두엽 피질이 경험으로부터 학습을 못 하기 때문인데; 이런 손상이 이전에 보상받지 못한 행동을 멈출 수 있는 능력을 손상시킨다. 이것은 정신변질의 기능 유형을 주로 특징지어주는 약탈자적인 스토킹 행동과 비교가 되는데, 이 경우에는 감정적인 반응성은 전혀 없거나, 있어도 아주 적다(Schore, 2003a, pp. 298-303).

사폴스키Sapolsky에 의하면, 공격성을 자극하는 데 있어 알코올, 테스토스테론 및 혼잡함crowding의 역할은 지나치게 강조되었다는 것이다. 테스토스테론은 편도의 신경세포를 활성화시키진 않고, 이미 활성화된 신경세포를 더 활성화시킬 뿐이다(Sapolsky, 2005, p. 120). 공격성과 테스토스테론 수치와의 상관관계는 공격성이 테스토스테론의 수치를 올리는 것이지 그 반대는 아니다(Saplosky, 2005, p. 120). 에스트로겐과 프로게스테론 사이의 비율은 여성의 공격성과 관련이 있는데 월경과 임신과 상관해서 변동이 있는 수치는 공격적인 행동이나 필사적인 방어 행동과 연관이 있다고 보고되었다(Sapolsky, 2005, p. 121).

암묵적 기억의 정도와 자기 상태

얼굴표정을 읽는 것은 암묵적 기억과 초기 자기 상태가 저장된 편도의 중요한 기능이다. 공포가 가장 강력한 초기 감정이고 위험으로부터 안전함을 구분하는데 필요한 중요한 감정이라고 가정을 한 코졸리노에 의하면, 돌보는 사람의 얼굴을 명확하게 읽는 것이 핵심적인 생존기능이다(2002, p. 243). 유아의 뇌는 돌보는 사람의 얼굴로부터 오는 생존 정보를 모으는 편도의 발달을 통해 점차적으로 특화되어 가면서, 편도는 이런 정보를 자기의 상태로 기억시키는 신경회로를 조직화시켜 나간다. 좀 더 심사숙고하는 해마의 기억체계의 억제 효과를 유아와 아동기에 이용하지 못한 상태에서 성숙이 되고, 돌보는 사람이 스트레스 자극을 조율해 주지 못하게 되면, 이 결과 무의식적인 수준에서 두려운 상태, 믿음, 두려움, 공포 등등을 "선호하는favoring" 기억이 되어 행동에 영향을 주게 된다(즉 상태가 성향이 되는 것; Perry et al., 1995). 이런 상황에서는 상위 피질 개입이 없고 따라서 의식적(외현적) 기억도 없게 되는 것이다(Cozolino, 2002, p. 245).

만약 편도가 사회적 인지와 연관해 중요한 무언가의 역할을 하는 것에 대해 궁금하다면, 부카난 등이 "초기 발달 시기와 이후의 발달 시기에 사회적 인지를 조절함으로써… 편도는 특히 사회적 인지의 특징인 인지에 대한 모든 것을 조절하는 데 관여하는 유리한 위치에 있게 된다"라고 이야기한 것을 참고로 할 수 있다(2009, p. 312). 부카난 등은 또한 주의력, 지각, 기억, 의사결정 및 감정적 반응이 인지에 관여하고 이것 또한 편도의 기능이라고 언급하였다(2009, p. 312).

보울비(1988)는 애착 원형attachment templates 혹은 도식이 출생 시에 시작되고 일생을 통해 지속이 되는데, 이것이 대인관계 상호작용의 기억에 관여하고, 특히 이것이 충분하게 반복이 된다면 다른 사람들의 행동에 대한 기대를 이끌어내게 되고 다른 사람들이 어떻게 반응을 할 것인지에 대한 예측을 가져오게 만든다고 기술하였다. 편도는 유아와 다른 사람 사이에 일어나는 이런 상호작용을 등록하는(*암묵적 인지*implicit cognitions라고 명명함) 구조 중 하나이고 이런 상호작용은 다른 애착 유형을 만들어 내는데, 이는 이전에 언급이 되었듯이 상호작용의 질에 의해 결정이 된다. 캡스카Knapska 등(2006)은 사람들 사이의 감정적 정보 전달에 대해 연구를 진행하여 편도가 활성화되는 것을 발견하였다. 렘체Lemche 등은 "편도의 핵심적인 역할은 인간의 애착 불안전성과 연관된 자율신경계 활동성을 중재하는 것이다"라고 이야기하였고(2006, p. 623), 이것은 각성체계(ANS)와 애착 전략 사이의 상관관계에 대한 언급이라 볼 수 있다.

애착 유형을 정서 조절 범주로 동등하게 적용하기

애착 유형은 사실상 정서조절 전략이기도 하다. 애착 유형에는 안전한(이상적인) 유형에 더해 3가지 종류의 불안전한 애착 유형이 확인되었는데, 이것은 종종 유아기에 시작이 되어 아동기에 형성이 되는 것으로 알려져 있다. 많은 연구자들에 의하면, 후기 성인기에 가능한 애착 유형으로는 안전한 유형, 획득된 안전한 유형, 그리고 몇몇 아동기의 불안전한 유형의 성인기 변형이 포함된다. 성인기의 불안전한 유형의 각각은 특정한 인격장애 조직화와 아주 많은 연관을 보인다. 시겔Siegel은 아동기 애착 분류(안전한, 회피적, 저항적 혹은 양가적 및 붕괴된)와 대응이 되고 아동 발달 연구자들에 의해 광범위하게 사용되는 4가지 성인기 애착 분류(안전한/자율적secure/autonomous, 무시하는dismissing, 몰입하는preoccupied 및 해결되지 않은/붕괴된unresolved/disorganized)를 표로 분류하였다(1999, p. 74). 그러나 다른 연구자들은 성인기의 분류를 더 세분화시키기도 하였는데, 나는 이들을 5장에서 기저에 있는 자율신경계의 각성 기능 및 예상되는 임상적 진단에 대해 분석하기 위해 사용하려 한다.

암묵적 기억(의식적이고 언어적인 방법에 의해 재생시킬 수 없는)이 자리 잡은 편도는 "감정적으로 각성이 되는 경험에 대한 장기 기억을 공고화시키는 과정을 조정한다"(McGraugh, Knapska 2006, p. 3858에서 인용함). 보울비(1988)와 코졸리노(2002)에 의하면 애착 유형은 일종의 암묵 기억이다. 이에 대한 의문이 떠오르는데: 아동기와 성인기의 안전한 애착의 유연성은 어떻게 설명할 수 있을까? 이는 유연성과 반대되는 특징에 이바지하는 한 가지 주요 요인을 생각해 보는 것이 도움이 될 수 있을 것이다. 편도의 기억은 이것이 외상의 결과로 오든 아니면 초기의 비언어적/유사 언어적[nonverbal/paraverbal] 경험의 결과로 오든 간에 경직되어 있고 유연하지 않다. 이런 경직성이 불안전한 애착 유형에 자리를 잡고 있다. 이런 유형이 정서를 조절하는 방식을 예측 가능하게 하고, 따라서 행동 표현도 예측할 수 있도록 해 준다. 오직 안전한 애착 유형만이 그들의 표현에 있어 유연하다.

안전한 애착도 암묵적 기억으로 시작한다. 안전한 애착을 편도의 암묵적 기억의 한 유형으로 보는 것이 논리적으로 보이는데, 이것이 우측 해마와 상부 피질 기억체계(더 성숙된 기억체계)로 이동해서 공고화되면 유연해지고, 가소성이 생기며, 변화가 가능해지고 계속 변화하는 내적 혹은 외적 경험에 의해 영향을 받는 것에 열려 있게 된다. 이것은 우측 반구의 하위 구조(예: 편도)에 저장된 채 남아 있는 다양한 종류의 외상에 의해 형성이 되는 기억과는 다르다. 외상에 의해 만들어지지 않은 암묵적 기억은 더 고위의 피질 구조에 의해 처리되거나 갱신이 되는데 더 쉽게 이용이 될 수 있다. 확실히, 안전한 애착이 이루어진 사람의 기능적인 정서조절 전략 또한 암묵적 기억체계에 자리를 잡고 있지만, 이것은 문제를 일으키지 않는다.

편도의 기능은 다양한 방식으로 그리고 몇몇 수준에서 영향을 받을 수 있다: 스트레스 호르몬에 의해, 신경전달 물질에 의해 그리고 다른 뇌 구조들에 의해서 그렇다. 특히:

스트레스 호르몬

- 통증
- 공포 반응
- 감각 정도의 불편한 정도/종류(Sapolsky, 2005, p. 109)

신경전달 물질

- 즐거움의 예상은 충동을 억제하는 전두엽의 능력을 증진시키는 도파민dopamine을 통해 이뤄진다(Sapolsky, 2005, p. 114).
- 낮은 세로토닌serotonin 수치, 이것은 충동적인 공격성과 관련이 있다(Sapolsky, 2005, p. 114).

구조

- 중격, 이것은 편도에 의해 일반화되는 공격성에 대해 “제동”을 건다(Sapolsky, 2005, p. 110).

편도가 손상되었을 때 다음과 같은 것들이 일어날 수 있다:

- 얼굴표정에 대한 지각의 손상(Cozolino, 2002, p. 176).
- 사회적 판단을 내리는 데 있어, 특히 다른 사람들의 모습으로부터 얼굴의 “신뢰할 수 없음untrustworthiness”과 연관한 역할의 손상(Buchanan et al., 2009, p. 304).
- 공감의 결여(Baron-Cohen, et al., 2000; Buchanan et al,, 2009, p. 306).
- 전달된 표현에서 눈과 정보에 대한 주의를 기울이지 못함(Buchanan et al., 2009, pp. 308-310).

외상에 대한 우측 편도 기억은 해리된 정서조절 전략에 이바지한다(Schore, 개인적인 이야기,

2008). 일반적으로 불안전한 애착은 하위의 우측 뇌 기능에 의해 영향을 받는데, 예를 들어 과거와 현재를 비교하고 대조하는 능력에 문제가 있거나(그래서 플래시백이 일어난다) 주의 깊게 행동을 선택하는 능력에 문제가 있게 된다(그래서, 자동으로 행동을 하게 된다).

마가렛 말러Margaret Mahler의 작업으로부터 온 대상 항상성object constancy의 개념(Mahler, Pine, & Bergman, 1975)은 납득이 가는 개념이다. *대상 항상성*은 인정과 위안, 격려, 칭찬 그리고/혹은 행동 조절을 제공해 주고, 격려해 주며, 모델이 되어주는 다른 사람의 긍정적이고 도움이 되는 기능에 대한 정신적인 이미지를 유지하는 마음의 능력을 이야기한다(Kramer & Akhtar, 1994, p. 27; Mahler et al., 1975, pp. 109-112; Edward & Sanville, 1996, p. 459). 이렇게 타인에 의한 충분히 반복적인 지지를 얻게 되면 뇌는 이들 기능을 자신의 것으로 만들게 되고 스트레스 상황하에서도 우리는 자기를 인정하고, 자기를 편안하게 만들며 자기를 칭찬하고 혹은 자기를 조절할 수 있게 되거나 혹은 적절한 다른 사람으로부터 이런 것들을 찾으려 할 수 있게 된다.

다른 사람으로부터 이런 내재화된 기능을 사용하는 것이 만약 "약하다면" 이것은 안정적이지 않은 애착 유형이 있는 암묵적 기억과 이들과 동반된 타고난 정서조절 전략이 이런 대상 항상성을 전혀 만들지 못하거나 거의 만들지 못한다는 것을 의미한다. 속성으로서 대상 항상성을 포함하는 유일한 유형은 안전한 애착 혹은 획득된 안전한 애착이다. 혼자 있을 수 있는 능력이 거의 없거나 아예 없는 사람은(이것은 실제적으로 "혼자 있는" 경험을 하면서 그들은 아무도 내적으로 "그들과 함께"한다고 느낄 수가 없다는 것을 의미한다) 자신들의 감정적인 안정을 위해 적절한 외적인 공급의 제공에 의존하는 것으로부터 오는 이점을 가질 수가 없다. 따라서 그들은 다른 사람들로부터 온 내재화된 도움의 기능을 가지지 못한 것이고, 이것은 대상 항상성이 없다는 것을 의미한다.

임상적으로 알려진 바와 같이 외상의 과거력을 가진 사람은 다른 사람에게 의지하는 것에 대해 다양한 방어를 선택하게 된다. 그들의 채워지지 않는 감정 조절 전략은 종종 과거의 불만스러웠던 상호작용의 재현을 만들어 냄으로써 지속이 되게 된다. 이런 재현은 흔히 불안전한 정서조절 전략을 만들어 내었던 원래의 상호작용에 대한 기본 원형을 간직하고 있다. 만약 환경이 충분한 정서 조절(예: 위로하기, 칭찬하기, 격려하기, 달래기, 조언하기, 지지하기, 행동 조절을 제공하기)을 확실하게 제공하지 못하게 되고 뇌가 이들 기능을 제공하지 못하게 되면, 그 사람의 정서적 안정은 외적인 원인이나 자원에 의해 좌우되게 된다. 그러나 다른 사람들은 100% 믿을 수가 없다. 만약 기억체계가 대부분의 시간을 감정적으로 담아 줄 수 없어서 그 사람이 정서 조절을 외적인 원인이나 자원에 의지할 수밖에 없다면 결과적으로 감정 조절의 불안정성이 일어나게 될 것이다.

나는 임상적으로 종종 내가 "역행적 대상 항상성reverse object constancy"이라고 생각하게 만드는 행동을 볼 수 있는 경험을 했다. 이것은 행동화, 투사 그리고/혹은 투사적 동일시와 혼합된 상태로, 어떤 사람이 기억되기 위해 극도로 어려운 감정 상태를 다른 사람들에게 만들어 내는 것으로 여겨진다. 사람은 자신의 과거에 대해 어떤 행동도 하지 않은 채 자신이 완전히 잊히는 것을 두려워한다. 이것은 정신화mentalization의 변형으로 보인다(Allen et al., 2008). 대상 항상성은 문제가 되는 방어적 행동이나 내적 경험이 만들어지는 것을 방지하는 요소로서 작용할 때 가장 기능적으로 작용을 한다. 나의 동료가 이야기했듯이 "좋고 충분한 타인되기(엄마 노릇)(m)othering는 충분한 방어를 만들어 준다"(Rachel Hanss, 개인적인 대화, 2008).

라이언 씨 증례

어떤 유형으로 보여주든 간에 증례 자료(말로 제시한 자료이든 글로 쓰인 자료이든, 영화나 문헌이든)를 가지고 작업하는 것은 신경생물학적인 토대를 고려할 때 그 작업을 더 증진시켜 줄 수 있다. 이런 접근은 특정 치료 이론이나 전략과는 상관이 없다. 라이언 씨 증례에 대한 사례 연구의 무이론적atheoretical인 특징이 바로 그 좋은 예가 된다. 라이언 씨의 심리적 문제에 적절한 아주 많은 치료 이론들이 있을 수 있다. 사람 대 사람 간의 혹은 사람들 사이의 만남에 바탕을 이루는 신경생물학에 대한 지식이 치료 작업에 정보를 제공해 줄 수 있다. 라이언 씨 증례를 생각할 때 〈표 3.2〉에 있는 편도의 기능과 특징에 대해 간추린 목록은 도움이 될 수 있을 것인데, 왜냐하면 각각의 만남에서 이루어진 교환이 (일차적으로) 편도와 연관해서 확인될 수 있기 때문이다. 그러나 여기 및 이전 장에서 언급이 되었던 다른 구조와 그 기능도 또한 도움이 될 수 있을 것이다.

소방관인 라이언 씨와 그의 담당의는 그의 업무로 인해 입은 화상을 회복하는 집중적 치료를 해왔다. 라이언 씨는 9.11 참사가 일어난 날에 그의 아들의 심장 수술을 기다리고 있었는데, 그는 그날 자신이 그 도시에서 도움을 줄 수 없었다는 사실에 대해 강한 감정을 느끼고 있었다. 9.11테러가 지나고 난 뒤 소방신고가 들어왔고 그는 말도 안 되는 잘못된 결정을 내려서 심한 화상을 입게 되었다. 다음의 대화록에서 의사와 환자는 현재 의학적 상황에 대해 자세하게 이야기를 하고 있고, 둘 사이의 대화는 적절한 유머로 시작이 되어 실제적이고 협조적으로 이루어지고 있다.

〈표 3.2〉 편도의 기능과 특징

- 공격성, 공포 및 남성에 있어 성적 각성(sexual arousal)에 핵심적인 역할을 한다(Sapolsky, 2005, p. 139).
- 내적 및 외적으로 일어난 정보를 빠르게 처리한다. 그러나 나중에 성숙되는 피질 변연 영역과 비교할 때 처리가 조악하게 이루어진다(Schore, 2003a, p. 236).
- 잠재적인 위협 반응을 명확하게 밝힌다(Whalen, 1998).
- 편도-의존적 조건화 반응(amygdalar-dependent conditioned reponses)은 지속적인 위협 반응보다 부분적인 강화 스케줄(partial reinforcement schedule)에 의해 더 크게 일어난다(Lloyd & Kling, 1991).
- 외부 환경으로부터 온 자료에 대해 일반화를 시킨다; 그러나 (해마에서와 같이) 세밀하게 분별해서 이루어지는 것은 아니다(Sherry & Schacter, Cozolino, 2002, p. 97에서 인용함).
- 사회적으로 돌출 자극(salient stimuli)을 인식하고 반응한다(Buchanan et al., 2009, p. 289).
- 모호함 혹은 관련성에 예민하다(Buchanan et al., 2009, pp. 289-290).
- 다른 사람의 행동을 예측하고 예상한다(Cozolino, 2002, p. 94).
- 눈에 의해 전달되는 정보에 주의를 기울인다(특히 공포에 관련된)(Buchanan et al., 2009, pp. 308-310; Vuilleumier et al., 2004).
- 피질 정보가 편도에 도달하기 전에 시각 피질에서 시각 주의력이 처리되는 과정을 조정한다(Anderson & Phelps, 2001; Vuilleumier et al., 2004).
- 사회적 판단, 특히 얼굴의 신뢰성(trustworthiness)에 대한 역할을 한다(Buchanan et al., 2009, p. 304).
- 사회적 인지(social cognition)에 필수적인 역할을 할 뿐만 아니라 아마도 모든 인지를 조정하는 데 중요한 역할을 한다(Buchanan et al., 2009, p. 312; Bowlby, 1988).
- 간신히 지각될 수 있는 위협적인 얼굴표정에 대한 탐지와 기억의 공고화(Suslow et al., 2006, p. 1).
- 위협적인 자극의 감정적 중요성을 결정한다(Morgan & LeDoux, 1995, p. 687).

- 감정적으로 각성이 되는 경험에 대한 장기 기억의 공고화를 조정한다(플래시백, 공포증, 과거의 두려움; McGaugh, Knapska et al., 2006, p. 3858에서 인용함; Jacobs & Nadal, Cozolino, 2002, pp. 97, 242에서 인용함; van der Kolk & Greenberg, 1987; LeDoux et al., 1989); 불안 혹은 공포와 연관된 모든 사건에 대한 자극-반응 결합(Cozolino, 2002, p. 242); 사람들 사이에 감정적 정보의 전달(편도에서 편도로; Knapska et al., 2006, pp. 3858-3862).
- 얼굴에 대한 시각적 표상과 어떤 사람의 얼굴과 그에 더해 그 사람의 추정된 감정적 상태에 대한 감정적인 반응으로 일어난 신체적 경험을 결합시키는 데(Adolphs et al., Buchanan et al., 2009, p. 305에서 인용함), 이는 공감을 가져오게 하거나(Buchanan et al., 2009, pp. 305-306) "마음의 이론(theory of mind)"(다른 사람에 대한 내적 정신상태, 의도, 욕망 및 감정에 이바지하는; Baron-Cohen et al., 2000; Fine et al., 2001)으로 이어진다.
- 진짜 위험에 대해 싸우거나, 도망가거나, 얼어붙거나 아니면 즉각적으로 시행될 행동적 선택으로 굴복(예: 즉각적인 접근-회피)하게 함으로써 반응을 한다(Cozolino, 2002, pp. 176, 181; Ogden, Minton, & Pain, 2006. pp. 4-5).
- 경험에 대해 의식적인 처리 과정으로 작용하지 않는다(암묵적)(Bowlby, 1969; Cozolino, 2002, p. 245).
- 애착 행동에서 일정한 역할을 한다; 자율신경 활동을 중재하는데 특히 애착 불안정성과 연관된 자율신경계 활동과 연관해서 그렇다(Knapska et al., 2006, pp. 3858-3862; Lemche et al., 2006, p. 623).

헤이스 박사: 지난주에 어떻게 지내셨는지 저에게 이야기해 주시겠습니까? 새로운 피부의 탄력성은 어떻습니까?

라이언: 이전 피부처럼 그렇게 탄력적이지 않지만 제가 치료를 받지 않을 때 같지는 않습니다. 제가 느낄 수 있습니다.

헤이스 박사: 물리치료를 얼마나 자주 받으러 가시는지요?

라이언: 네, 네, 지난 두 번의 약속을 지키지 않았습니다. 그러나 정말, 치료사가 어떨 때는 저에게 상처를 줍니다.

헤이스 박사: 그 이야기는 나중에 하시지요. 저는 물리치료에 의해 피부가 호전된다는 것을 당신이 잘 알고 계신다고 생각하는데요. 자, 오늘 당신의 혈압 상태가 지난주보다 좋지

않습니다. 그러나 아직 정상에 가까운 수치입니다. 당신의 체중도 좋고요… 당신의 다른 생징후도 괜찮습니다. 잠은 잘 주무시는지요?

라이언: 어떨 때는 잘 자고 어떨 때는 그렇지 않습니다.

이 시점에서의 의사와 환자의 만남은 서로 신뢰를 하는 것처럼 보이고, 잠재적인 위협의 신호는 보이지 않는다. 대화는 구체적이고 구조화되어 있으며 편도를 활성화시킬 수 있게 애매하거나 모호하지 않다. 둘 사이의 감정적 정보의 전달은 의학적 정보에 대한 사실에 기반한 교환으로 보인다; 이 의사-환자 관계의 역사는 라이언 씨가 견딜 수 있는 각성 수준을 예상하거나 기대할 수 있도록 예측이 가능하게 해 준다.

헤이스 박사: 당신의 우울한 기분에 관해서 이야기해 주시겠습니까? 라이언 씨, 어떻게 지내시지요? 저는 이 문제를 해결할 방법에 대해 몇 가지 생각을 해봤습니다.

라이언: 알겠습니다. 선생님, 들을 준비가 되었습니다. 그러나 저는 선생님께서 이 엉터리 같은 정신분석을 사용하려는 생각을 하지 않으시기를 바랍니다. 왜냐하면, 그것은 저에게 효과가 없으니까요. 선생님도 아시지요? (*초조해지고 있고 약간 호전적으로 되어서, 의사의 눈을 바라보면서*)

의사가 라이언 씨의 "우울한 기분moodiness"에 관해 물었을 때, 잠재적인 위협에 대해 경각심을 가지게 되는 것처럼 편도가 사회적으로 돌출적인 자극을 인식하고 등록한 것 같다. 편도는 모호하고/애매한 자료를 일반화시키는 경향이 있고 또한 자동적인 위협 반응을 중재하기 때문에 이것은 싸우거나, 도망가거나, 얼어붙거나, 굴복하거나 성적이거나(특히 남성에게서) 하는 신호를 보낼 수 있다.

환자가 약간 자기주장적이고 아마도 공격적일 수도 있어 보인다; 의사의 눈을 바로 쳐다보고; 의사의 감정 상태나 동기에 대해 추정하고 이에 대해 가정한다(아마도 의사가 자신에게 권위적인 태도를 취할 것이라 가정을 하고 있는 것은 아닌지?).

헤이스 박사: 잠깐만요. 노리스Norris 씨. 제가 당신의 성을 부르는 게 기분 나쁘신지요?

의사는 환자에게 그의 성을 부르면서 접근을 하는데 이것은 방어적인 공격성을 흔들어 보려는 반작용으로 보인다; 공격성은 특히 편도에 등록이 된다.

라이언: 네, 안됩니다. 그러면 저도 선생님을 성으로 부르겠습니다. 그것이 맞지 않습니까, (*빈정대듯이 히죽히죽 웃으며*) 선생님? 하지만 아닙니다. 괜찮습니다. 정말로요. 선생님과 이야기하면서 보내는 시간만큼은 (*잠깐 멈추어서 헤이스 박사DR. HAYSE의 어깨너머를 바라보면서*) 괜찮습니다. (*그러고 나서 그는 잠시 몸을 흔들고 의자에서 이리저리 움직인다.*) 선생님은 저에게 계속해서 정신과의사처럼 행동하실 겁니까? (*환자의 목소리가 점차 커지기 시작하였고 억제되지 않고 있으며 이야기가 끝나자 더 상기되어 있다.*)

환자는 "싸우는fight" 반응(중단시키고 상호교환을 조절하려고 하는 것)과 아마도 "하지만 아닙니다. 괜찮습니다. 정말로요"로 보인 것과 같은 수동-공격적인 수용 사이에서 왔다 갔다 하고 있고, 그러고 난 후에 의사에 대해 좀 더 신뢰하는 자세를 보이도록 자신에게 이야기하려고 노력하고 있다. 그의 신체적인 반응(몸을 흔들고 의자에서 이리저리 움직이는 것)이 보여주듯이 이런 노력은 실패한 것처럼 보이고 그는 자신의 의사에게 다른 도전을 하면서 끝을 내었다. 이것은 비록 낮은 수준이기는 하지만 무언가 위험을 인지하고 있다는 느낌을 보여주는 것이다.

헤이스 박사: 음, 노리스 씨, 저는 진짜로 당신의 기분과 연관된 문제에 대해 당신과 이야기를 해야 할 필요가 있다고 생각하고 있습니다. 당신의 부인이 저에게 또 전화를 주셨습니다; 그녀는 당신에 대해 아직도 걱정하고 있습니다. (*비록 그가 눈길을 돌려도, 고르고 유화적인 어조를 유지하려고 애를 쓰면서*)

의사의 ANS는 더 항상성적으로 균형이 이루어지고 있는 것처럼 보이고 환자보다는 세밀하고, 판별이 가능하고, 빠르게 생각할 수 있으나, 자동적으로 반응하지 않는 해마의 기억체계와 더 결합 되어있는 것처럼 보인다. 이것은 의사가 마치 위험이 있는 것처럼 반응하지 않고 있으며, 실제로 환자의 확실히 드러난 화 앞에서도 차분함을 유지하려 노력하고 있다는 것을 의미한다.

라이언: 와… 네… 여자들은 항상 걱정하고 살지요. 아마 선생님 자신도 잘 아실 겁니다. 그렇지 않습니까? (*눈길을 피하면서*)

편도는 지금 모호한 자료를 다루고 있다: 의사의 유화적인 어조가 눈길을 피하는 것과 합쳐져서 환자는 얼굴 특히, 눈에서 오는 정보를 얻을 수가 없다. 여기서 환자는 높은 수준의 적응을 보여주는 항상성적으로 균형을 이룬 방어기전과 제휴를 맺으려 하고 있다. 아마도 그는 의사가 권고하려 하는 것에 대한 불신으로 야기된 불안·초조를 안정시키려 노력하고 있다.

헤이스 박사: 음, 때로는 그들이 맞기도 합니다. 당신도 알고 있지요? (*단호하지만 친근한 어조를 유지하려 노력하면서, 환자를 돌아보면서, 약간은 권위적인 태도로 그러나 자신의 역할에 적절하게*)

의사의 편도는 환자로부터 온 연관된 정보, 즉 환자가 화가 났다는 사실에 대해 매우 민감해 보인다. 환자는 어떤 순간에는 그와 함께 치료하려고 하고 있고 그러나/혹은 어쩌면 의사는 이전에 그들 사이에 있었던 좋은 의지를 이용하려고 하고 있다.

라이언: 선생님은 또 제가 아닌 다른 누군가의 이야기를 듣고 있으시군요. 저는 제가 아무 문제가 없다고 말씀드렸습니다. (*다시 멈추었다가, 창밖을 바라보고, 자신의 어깨를 으쓱하고, 자신의 신발을 내려 보면서*) 선생님은 저 자신에 대해 제가 알고 있는 것에 대해

항상 반박했던 제 아버님과 똑같이 이야기하고 계십니다.

환자는 과각성된 상태(공격적인 태도의 구두로 행동화하는 것)에서 각성이 저하된 상태(해리된? 감정의 고립화? 감정의 차단? 억압?)로 가고 있으며, 이것은 편도의 ANS(교감신경=흥분성; 부교감신경=억제성)에 대한 깊은 연결에 의해 시작될 수 있다. 라이언 씨는 의사(다른 수준의 권위를 내재하고 있는)를 바로 쳐다보고 있지만, 그의 권위적인 아버지에 대한 편도의 기억이 아마도 너무 자극적이어서 편도가 시각 주의력을 조정해서 눈길을 피하도록 했을 수 있다.

헤이스 박사: 그래요, 그렇지만 당신의 아버님께서 우리에게 당신이 너무 많이 술을 마신다고 이야기했던 것을 기억하시지요; 그것에 대해서는 아버님께서 맞지 않았습니까? 그렇지 않습니까? (*이전에 말할 때와 유사하게 권위적인 어조를 유지하면서*)

라이언: 보세요. 제가 뭐라고 했습니까? 선생님은 제가 아닌 제 부인이나 제 아버님에 관해서 이야기하고 계시잖아요! 아시다시피, 그것이 제가 응급 서비스를 받게 된 이유 중 하나였습니다. 왜냐하면, 아무도 선생님을 의심하지는 않을 테니까요. 선생님은 몇 초안에 결정을 내려야 하고 그 망할 놈의 위원회에 의뢰할 시간조차 없을 테니까요. (*더 불안·초조해 지고 있고; 서성거리기 시작하고, 몇 번씩 같은 이야기를 하고, 섰다가 다시 의자에 쿵 하고 앉는다.*)

다시 이야기하지만, SNS(흥분성)과 PNS(억제성)의 ANS 두 분지 사이에서 동요하고 있다. 라이언 씨는 좀 더 느리고 더 생각하는 의사결정 과정을 가능하게 해주는 해마, 상위의 변연계/피질에 영향을 받는 것("망할 놈의 위원회"에 의뢰할 시간조차 없는 것)보다는 (몇 초 안의 결정과 같은) 반응성을 불러오는 상황을 더 선호하는 경향을 뿌리 깊게 가지고 있는 것 같다(경험의존적인 정서 조절 유형).

헤이스 박사: 노리스 씨, 이에 대해서 저희가 이야기를 해봐야 하지 않겠습니까? 당신은 정말로

술을 적게 마셔야 할 필요가 있습니다. 그리고 당신은 렉사프로Lexapro를 드셔야만 합니다. 저는 당신에게 우울 기분, 예민함 및 수면 문제 때문에 이 약을 처방했습니다. 당신은 저에게 당신이 약을 먹지 않고 있다고 이야기를 했습니다. 맞습니까?

의사는 인내심을 가지고, 그러나 무의식적으로 자기 자신의 좀 더 충동적이고, 반응적인 편도에 의한 반응을 억제하면서 자신의 상위 피질과 변연 영역을 통한 상호적인 정서 조절을 하려고 노력하는 것으로 보인다. 이렇게 함으로써 그들 둘 사이에 변연계에서 변연계의 접촉이 일어나게 되어서 환자가 차분해질 수 있다. 사실상, 아래에서 볼 수 있듯이 놀라울 정도로 차분해 졌다.

라이언: *(자신의 자리에 털썩 앉으며, 의사의 눈길을 피한다. 의사는 걱정스러운 태도로 그의 책상을 돌아서 자신의 환자와 가까운 의자에 앉는다.)*

뇌의 구조들에 의해 중재가 된 의사의 명확한 감정적 반응은 차분해지는 행동을 제공해 줌으로써 환자가 자신의 정서를 조절하는 데 도움을 주었다; 의사는 자신의 환자의 갑작스러운 낮은 수준의 정서(PNS=억제된 행동)에 의해 놀랐을 수 있다.

헤이스 박사: 노리스 씨, 우리는 이에 관해 이야기할 필요가 있습니다. 저를 쳐다봐 주시겠어요? 우리 원래 하던 얘기로 돌아가시죠. 노리스 씨, 당신은 반응을 전혀 하지 않아서 지금 저를 예민하게 만들고 계십니다. 이것은 당신이 화상 센터에 처음 오셨을 때를 생각하게 만듭니다. *(마침내, 의사는 손을 내밀어 라이언 씨의 심하게 상처가 난 팔을 만진다.)* 노리스 씨, 미안합니다. 제가 당신을 너무 밀어붙이고 있다는 것을 알겠습니다. 이제 이야기로 돌아가서 대화를 다시 시도해 보시지 않겠습니까?

의사는 환자에게 자신의 눈을 쳐다보라고 요청을 함으로써 환자의 정서적 수준을 어느 정도 올리려 시도하는 것처럼 보인다. 예를 들어, 눈에는 환자가 이 상황을 잘 이겨나갈 것이라는 그의 자신감과 같은 중요한 정보(사회적으로 돌출적인 자료)가 등록되어 있을 수 있다. 의사는 그들 사이에서 감정적인 정보를 전달하려 시도하고 있는 것 같은데, 특히(아마도) 위험이 아닌 안전함에 대한 정보를 전달하려는 것처럼 보인다. 비의식적인 수준에서, 차분하고 자신감이 있는 자기 자신의 얼굴을 눈으로 보여주고 더 차분한 감정적인 반응에 대한 자신의 신체적 경험을 함께 결합시키려는 의사의 노력은 이와 비슷하게 반응하게 해주는 환자의 신체와 감정 체계를 불러일으키게 된다.

라이언: (*거의 속삭이듯, 머리를 가슴까지 숙이고*) 보세요, 의사 선생님, 저는 망했습니다. 제 인생은 끝났습니다; 제 부인과 아버지는 무조건 제가 엉망이라고 생각합니다. 그들은 절 그냥 내버려 두기만 하면 됩니다. 저는 저 스스로가 돌 볼 수 있습니다.

이 순간에 환자에 의해 보여지는 명백한 위축은 ANS의 부교감신경 분지에 의해 조절이 되고 있다. 그의 편도는 억제적인 얼어붙기 혹은 굴복 반응(일종의 해리 반응으로 파충류 미주체계에 의해 조절이 된다; 자세한 것은 4장에서 찾아볼 수 있다)의 신호를 보내고 있다.

헤이스 박사: 라이언 씨, 저는 당신이 당신 삶에서 해온 것에 대해 존경을 표합니다. 당신은 제가 당신이 그 고층 빌딩에 있었던 다른 사람들처럼 죽지 않은 것에 대해 자기 자신을 벌하고 있다고 생각하고 있다는 것을 잘 아실 것입니다. 당신은 어떻게 보면 다침으로써 그들과 함께 하고 있는 것입니다. 그러나 당신은 당신의 아들과 부인 및 당신을 사랑하는 모든 사람들을 위해 살아야만 합니다. 개인적으로 저는 이 화상만큼 마음이 아픕니다; 그러나 우리는 당신의 이런 심리적인 반응을 더 잘 조절할 수 있습니다. 저는 이 난관을 극복해 나가려 합니다, 당신은 약을 잡수시고, 상담을 받고 우리가 당신을 도울 수 있게 해 주셔야 합니다. 저는 지금 제가 하는 말을 당신이 얼마나 잘 따라줄지 잘 모르겠습니다.

다시, 의사는 자신을 보여주고, 격려와 약간 직설적인 진실로 가득 찬 코치와 같은 격려의 말을 전달함으로써 자신 뇌의 양쪽 반구(좌측/논리적 및 우측/감정적)를 사용하는 감정적인 접촉을 만들려 시도하고 있다. 의사는 의사에게 경각심을 불러일으킨 환자의 PNS 우세의 저하된 정서를 보상하기 위해 과잉 교정을 시도하고 있다. 의사는 라이언 씨의 정서적 상태를 둘이서 함께 조절하려 시도하고 있는데, 이것은 이 순간에는 가능하게 여겨지지 않는다. 만약 라이언 씨의 ANS가 함께 연결되어 있지 않다면 PNS 우세의 행동이 정상적인 것이 되지 않을까 우려가 된다.

라이언: 네, 네, 잘 알겠습니다, 선생님. 무슨 뜻인지 알겠습니다. (*체념한 듯이 그러나 화를 내지는 않고*) 저는 당신이 저를 도우려 한다는 것을 잘 알겠습니다. 그러나 제 생각은 도대체 여기 어디에 있는 건지요?

라이언 씨는 저하된 정서를 보인다; 아마도 그는 무의식적으로, 심하게 철퇴 되어있어 접근에 대해 반응하지 않는 상태와는 다르게 저하된 정서이지만 다른 사람과 참여할 수 있는 포유류의 반응을 하려고 노력하고 있는 것으로 여겨진다. (위협에 대한 파충류 대 포유류 반응을 보려면 4장을 보라.)

헤이스 박사: 음, 저는 제 이야기가 금주 동맹의 구호^AA slogan^와 같이 들리는 것은 싫지만, 술에 취하는 것은 단기적으로는 해결되는 것처럼 보이지만 장기적으로는 문제를 더 악화시킵니다. 그러니 당신을 포함해서 우리가 모두 함께 해결방안을 끌어내 보도록 하지요. 자, 이제 어떻게 해야 할지 알아보도록 하지요. 아시겠죠?

상부 변연계와 우측 피질이 합리적이고 격려를 하도록 노력을 중재하고 있다. 라이언 씨는 이제 감정 조절을 위해 자신의 부인과 아들의 애착 참여 체계를 끌어낼 수 있을 것이다. 그는 자신의 가족에 대해 언급을 한 의사의 인도를 좀 더 자발적으로 따르게 될 것이다. 아마도 성숙한 우측 뇌 기억체계(예: 해마)가 사용되고 있어 라이언 씨는 의사의 합리성에 공명할 수가 있다. 비록 원래의 애착(정서 조절) 전략의 발달에 대해서는 알지 못하지만, 우리는 그들이 흥분성의 불안전한 조절의 일부 효소를 가지고 있다고 추측할 수 있다. 왜냐하면, 라이언 씨가 충동적인 경향을 보이기 때문이다. 아주 적은 자료와 9.11 외상의 결과 및 그 이후 연속적인 외상들로 인해, 원래의 정서조절 전략을 확실하게 확인하는 것은 어렵다.

라이언: (*굴복하고 패배한 것처럼 보이면서*) 네, 다음번에 제 부인과 함께 오면 되겠네요, 됐죠?

라이언 씨는 의사에게 굴복적이고 순종적인 감정적 태도를 보이는 것만큼 합리적인 자세를 보이는 것 같지 않다. 이와 같이 패배적인 방식은 이 반응이 편도의 신호에 의해 이루어졌음을 반영해 주는 것이다. 일부 문헌은 순종 반응이 PNS와 SNS 모두가 동시에 개입이 될 때 일어난다고 기술하고 있다; 즉, 외적인 행동은 저하된 정서를 보이는 반면, 내적인 경험은 행동을 제지하는 행동에 의해 자극을 받는다(Schore, 2003a, 2003b; Ogden et al., 2006).

헤이스 박사: 보세요. 노리스 씨, 저는 당신이 거의 모든 일에 의욕이 없어서 기본적으로 도움을 받아야겠다는 생각조차도 할 수 없다고 이야기할 수 있습니다. 우리는 당신에게 새로운 피부를 만들어 줄 수는 없습니다. 그렇지만 망가진 레코드처럼 소리를 낼 필요도 없습니다. 지금처럼 이럴 필요가 없습니다. 다음 약속은 이번 주 내로 잡겠습니다. 당신은 실천력이 있는 사람이니 이제 노력을 해 보도록 하지요.

의사는 환자의 각성을 서서히 올리는 데 자기 자신의 각성을 사용하려 노력하면서 "보세요"라고 이야기하고, 그는 중요한 자기 진술인"실천력이 있는 사람"을 민감하게 불러내면서 정보에 대해 감정적으로 전달하도록 시도하고 있다. 헤이스 박사는 본능적으로(우측 편도) 환자의 과거 두려움을 알고 있어서 환자의 (자신의 손상에 대한) 이전의 자기주장적인 행동의 마음을 가지고 소방서로 돌아가는 것에 대해 공포 반응이 적극적으로 다루어져야 한다는 것으로 알고 있다. 편도는 사회적 인지, 어쩌면 모든 인지를 조정한다.

라이언: 네, 저는 당신들이 아마도 옳으리라는 것을 알고 있습니다. 아니, 아마도가 아니라, 선생님이 옳습니다. 그래요, 저는 그렇게 모든 것을 엉망진창으로 상대할 필요가 없었습니다. 저는 어떤 일이든 제대로 해결할 수 있었고, 아무 문제도 없이 운이 좋았고, 모든 문제가 잘 해결되곤 했어요.

환자가 일시적으로 해마의 기억체계(편도 기억체계와는 달리 성숙하고, 장기적이며, 반응적이지 않고, 선택을 고려하도록 해주는)에 접근을 하고 있는데, 이는 의사가 환자의 이전 자기를 기억할 수 있는 기능을 지지해 주고 있기 때문이다. 라이언 씨는 끔찍하게 굴기보다 이제 상황을 애도하기 시작하고 있다. 비록 라이언 씨가 판단이 흐려져서 자신에게 손상을 가함으로써 무의식적으로 자신의 동료 소방관들과 결합을 시도하고 있지만, 헤이스 박사는 그를 더 큰 관점에 집중시키려고 노력하고 있다. 이것은 상부 변연계와 피질 기능인데, 이는 덜 성숙되어 있고, 편도에 기인하며, 반응적이고, 자기 비난적이며 현재 상황에 대해 편협적인 설명을 하게 만드는 것과는 대조가 된다.

헤이스 박사: 네, 당신은 이것을 당신의 인생에서 가장 큰 도전으로 보고 있고 저희가 당신을 돕도록 하는 기회를 잡는 것으로 보고 있군요; 아마도 당신은 동시에 가장 큰 위험을 마주할지도 모릅니다. 추가로 당신은 팀 플레이어이기도 합니다. 이 팀은 그냥 다른 종류의 팀일 뿐입니다.

헤이스 박사는 환자에게 항상성적으로 조절을 이룬 시각을 가질 것을 제안한다; 또다시, 의사는 이전의 언급에서 그랬듯이 환자가 외상 전에는 어땠는지를 다시 기억하도록 한다.

라이언: 아, 또 시작이군요. 의사 선생님. 당신은 항상 사람들이 행동하도록 만듭니다. 그렇지 않습니까? 우리 환자 모두는 당신이 절대로 포기하지 않는다는 것을 잘 알고 있습니다. 그래요. 좋습니다. 이번 주에 저의 집사람과 같이 만나겠지만, 제가 이러는

것을 좋아한다고는 생각하지 말아 주십시오. (*면담의 초기보다 더 낙관적으로 되어서*)

면담의 끝 무렵에는 라이언 씨의 변연 영역이 감정적으로 각성이 되는 경험을 더 잘 조절할 수 있게 되었다. 아마도 헤이스 박사의 더 적절하게 떠오른 희망과 자신감에 대한 감정과의 공명에 의해 라이언 씨는 다른 사람으로부터 지지받게 되었고, 게다가 다시 그가 팀 플레이어로 일할 때와 위험으로부터 자신을 돌보던 때로 돌아갈 수 있게 되었다. 이것은 감정적 정보의 편도에서 편도로의 전달 및 상부 우측 뇌로부터 상부 우측 뇌로의 전달 및 좌측 내로부터 좌측 뇌의 접촉으로 이해될 수가 있다(Schore, 2003b, pp. 279-281).

증례 토론

라이언 씨의 증례에서 볼 수 있듯이. 사람들 사이의 이런 식의 교류는 생리적 반응에서부터 심리적 및 감정적 경험으로 가득 차 있을 것이다. 라이언 씨의 상황에서, 그의 안전함-위험의 레이더는 약간의 도전이나, 비판 혹은 직면에 의해 쉽게 자극을 받고 있다. 헤이스 박사가 실제로 라이언 씨에게 그의 음주 및 약물 비순응에 대해 직면하도록 하였을 때, 라이언 씨의 지나치게 예민한 편도는 대인관계적인 상호작용에 있어 사실관계를 압도하기 시작했을 것이다. 면담의 초기 부분에서 상호작용은 예민한 편도에 의해 안전하다고 지각이 되었고, 따라서 이는 예를 들어 말을 주고받으면서 농담하는 것과 같이(좌측 뇌) 상부 변연계와 우측 뇌의 고위 피질 기능이 조정하면서 반응할 수 있도록 허용하였다.

면담이 진행되면서 라이언 씨는 점차 스트레스를 받게 되었고 무의식/비의식적인 기전이 점점 우세해져서, 그 결과 그의 반응이 극단적으로 과도하게 혹은 너무 적게 자극을 받게 되었다. 공격적 혹은 순종적 행동 양쪽 모두를 제어할 수 있는 그의 능력(행동을 중단시킬 수 있는 데 관여하는 중격과 다른 고위 피질 구조)이 손상되었다. 이것은 헤이스 박사가 감정적으로 접근해서 신체적으로 실제 라이언 씨의 상처 난 팔을 만지기 전까지는 지속되었는데, 이런 변화는 라이언 씨로 하여금 그의 감정에 대해 한 쌍에 의한 재조절이 시작되도록 해 주었다. 치료자의 뇌가 라이언 씨의 갑작스러운 억제에 대해 반응을 해서 실제로 비의식적으로 그 자신의 좀 더 안정적인 정서 조절 능력을 환자에게 "빌려주도록" 시도하고 있다. 이런 능력에는 헤이스 박사의 명확하게 생각하기가 포함되어 있고; 그는 라이언 씨가 어려운 문제들에 익숙해져 있는 팀 플레이어였다는 것을 인식하고 있는 것("빌어먹을"이라고 자기 자신에 대해 평가하고 있는 라이언 씨의 자기 평가에 대한 재구조화); 및 절망과 싸우기 위해 희망을 잃지 않기가 포함되어 있다. 이 모든 치료적 개입은 치료자가 자기 자신 뇌의 좌측과 우측 반구의 통합적인 기능을 사용하는 것을 필요로 한다.

라이언 씨의 감정적 불안정성과 변덕스러움이 심한 화상과 이로 인한 신체적, 심리적 스트레스, 끔찍한 9.11 사건 및 그의 아들의 심장 수술과 같은 최근의 외상들로 인해서만 온 것인지 아닌지에 대해서는 우리가 알 수가 없다. 여기에 더해 라이언 씨의 소방관으로서의 재직 경험 또한 그의 뇌 안에서 개인적인 응급 반응을 자극했을 수 있다. 혹은 우리는 지나치게 반응적인 인격 유형을 만들어 내고, 최근의 외상들에 의해 증폭이 된 어린 시절부터 이미 존재했던 기존의 정서조절 전략의 가능성에 대해서 추측을 해 볼 수 있다. 이에 대해서는 만약 라이언 씨가 처방된 약으로부터 도움을 받고, 알코올 남용에서 벗어나며, 정신치료를 받고 의학적으로 지속적인 호전이 있다면, 앞으로 시간이 말해 줄 것이다. 하지만 그의 반응적인 편도 기능을 염두에 둔 정신치료가 그의 심리적 기능에 호전을 가져오는 데 뛰어난 효과를 가져올 것이라는 사실은 분명해 보인다.

4장

치료적 참여에 관한 문제와 미주체계

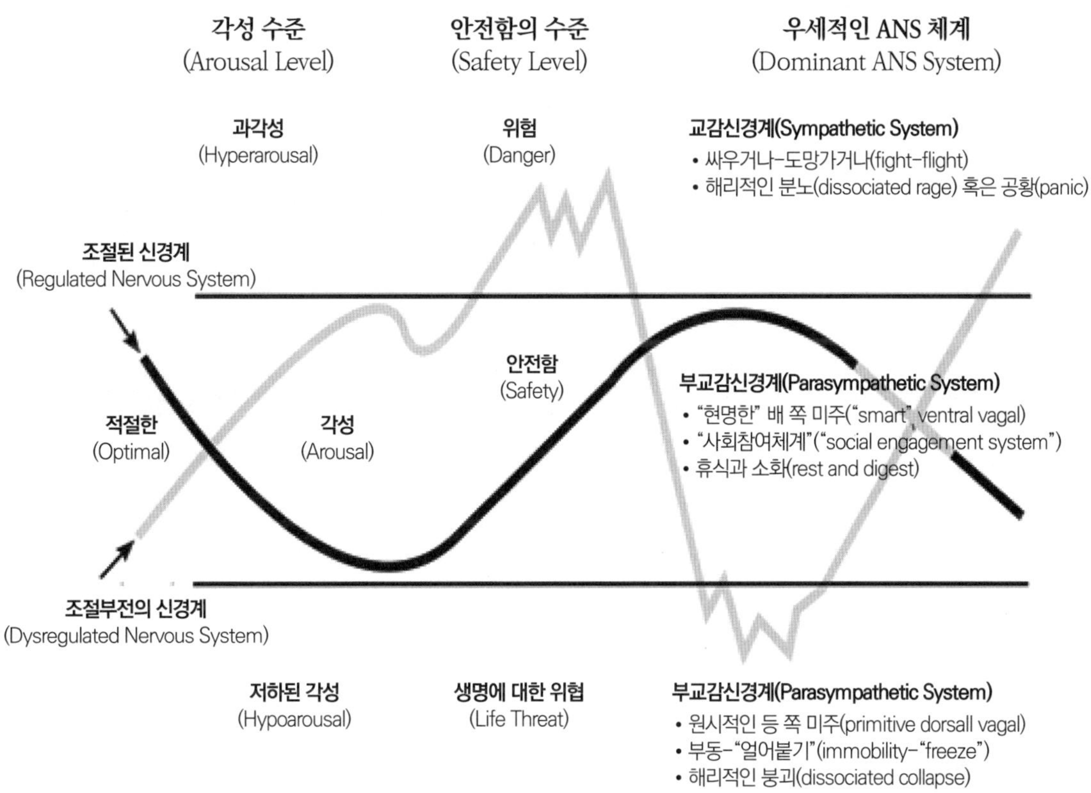

(J. Wheatley-Crosby, based on Porges, 1997, as adapted in Fosha, Siegel, and Solomon, 2000)

[그림 4.0] 조절된 자율신경계 각성 및 조절부전에 빠진 자율신경계 각성의 역동적 패턴

이 장은 스티븐 W. 포지스Stephen W. Porges에 의해 제안된 다미주이론polyvagal theory에 대한 개관을 살펴보려 한다. 미주체계가 위치한 곳이나 미주신경과 가까이에 있는 뇌 구조를 포함해서 살펴보고 미주체계가 손상되었을 때 생길 가능성이 있는 문제들에 대해서도 알아볼 것이다. 포지스가 만들어 낸 *신경지*neuroception라는 용어에 대해 그가 말한 개념도 논의를 할 것이다. 신경조절에 관여하고 영향을 주는 지각의 한 방식인 신경지는 다음과 같은 행동을 포함하는데, 즉 사회참여, 싸우거나-도망가거나의 동원mobilization반응, 놀이와 전희foreplay, 생명의 위협에 대한 부동immobilization반응 및 공포가 동반되지 않은 부동반응이 그것이다(Porges, Fosha et al., 2009, p. 53에서 인용됨).

다미주이론 및 미주체계에 대한 개관

다미주이론(Porges, 2001, 2003, 2004, 2007, 2011)은 2장에서 기술되었던 바와 같이 교감신경계(흥분성)와 부교감신경계(억제성)의 두 주요 분지의 기능 사이의 균형에만 초점이 맞추어져 있던 스트레스 조절 체계로서, 자율신경계에 대한 오래된 기술 및 개념에 대한 도전으로 이루어졌다. 포지스는 비록 대부분의 기관이 이들 교감신경계와 부교감신경계 모두에 의해 영향을 받고 있지만, 자율신경계 기능을 기술할 때 스트레스에 대한 적응 반응으로서 미주회로의 역할을 종종 간과하고 있다는 점을 지적한다(2011, pp. 262-263):

> 인간의 경우 오래된 미주회로는 기능적으로 부동반응 및 대사적인 생산의 저하로 특징지어지는 적응적 반응에 관여하는 반면, 새로운 미주회로는 자발적인 사회참여 행동 및 건강, 성장 및 회복 모두를 촉진시키는 차분한 상태를 조절하는 데 관여를 한다(Porges, Fosha et al., 2009, p. 36에서 인용됨).

다르게 이야기하면 진화적으로 오래된 미주 분지는 생명의 위협에 직면해서 행동을 "폐쇄해 버리고shuts down" 따라서 사회적 상호작용은 불가능하게 된다. 진화적으로 새로운 미주 분지 또한 행동을 억제하지만, 사회적으로 상호작용할 수 있는 능력을 계속 가지게 한다는 것이다. 그러나 "미주 제동vagal brake이 효과적으로 작동하지 않게 되면(이것이 환경 안에서의 다양한 특징에 대한 대응에서, 혹은 특정한 상호작용 중에서 제거가 되지 않으면), '반응성'은 무디어진 것처럼 보일 수 있다"(Porges, 개인적 대화, March 15, 2012).

시간의 경과에 따라 인간을 포함한 동물들은 종종 오래된 것들을 보전하면서, 한쪽으로는 새로운 뇌 기능과 신경기전을 구축해갔다. 상황에 따라서 이들 신경기전 중 어떤 것이든 활성화될 수 있다. 미주체계는 사회참여, 동원반응 및 부동반응을 포함한다. 스트레스가 누적되거나 외상의 경우에 아마도 일부의 신경 구조가 과도하게 사용이 될 수 있을 것이다. 자율신경계는 이런 체계 중 하나인데; 자율신경계가 스트레스와 다른 문제들에 어떻게 반응하는가는 오래된 것에다가 새로운 기능이 어떻게 층을 이루고 있는가에 의해 영향을 받는다. 스트레스와 외상은 스트레스 조절을 위해 (진화적으로) 가장 새로운 층에서 더 오래된 회로로 움직이는 이런 서열적인 과정을 손상시킬 수 있다. 위험에 대해 과도하게 민감해진 뇌 구조(예: 편도)는 다른 뇌 구조들이 그렇지 않을 때, 사건을 위험이 왔다고 지레짐작해서 과잉 해석할 수 있다. 과도하게 민감해진 뇌는 실제로 빠르게 등 쪽 미주체계(오래된 회로인)를 참여시켜서 결과적으로 심하게 억제된(부교감신경계) 무반응을 가져오게 할 수 있다.

스트레스에 직면해서 뇌는 차분한 방식으로 문제에 마주하기 위해(자율신경계의 부교감신경 분지) 우선적으로 오래된 회로보다 우선해서 좀 더 새로운 회로(이 경우에는 수초화된 미주, 또는 *배 쪽 미주*ventral vagal 혹은 *포유류 반응*mammalian response이라고도 불린다)를 사용할 것이다(Porges, 2011, pp. 159-164; Schore, Fosha et al., 2009, pp. 120-121에서 인용함). 포지스는 미주의 기전을 다음과 같이 기술하였다(Porges가 바꾸어 씀, Fosha et al., 2009, pp. 27-54에서 인용함): 수초화된(배 쪽ventral) 미주의 영향이 철회되면 SNS를 활성화 시킬 수 있게 된다. 만약 배 쪽 미주가 스트레스를 조절하지 못하면, 스트레스에 대한 책임을 지고 있는 두 번째로 오래된 회로가 자동으로 관여하게 된다: 바로 SNS가 그것이다. 이런 전략(즉 SNS의 흥분성 기능인 싸우거나 혹은 도망가거나)도 실패하게 되면, 가장 오래되고, 불이행 회로인 비수초화된(등 쪽dorsal) 미주가 자동으로 관여하게 될 것이다. PNS에 의해 조절이 되는 좀 더 오래된 등 쪽 미주는 기본적으로 "얼어붙는" 혹은 부동반응("파충류reptilian"와 같은 방식으로)에 관여하는데 이는 사회적 상호작용을 하지 못하게 만들어서 다른 사람이 스트레스 상황을 조절할 수 있도록 도움을 줄 가능성을 막아 버린다. 포지스에 의하면 부가적인 부동반응의 경험이 추가로 일어날 수 있다. "사람들이 자신이 상처를 입을 확률이 없는 상황에서도 종종 보여주는 폭발과 분노(미주 제동이 완전하게 제거된 상태에서 교감신경계 흥분이 고도로 일어나는 것)(예: 분노 발작)는 반동적으로 '두려움이 동반되지 않은 부동반응immobilization without fear'으로 특징지어지는 반응을 촉발할 수 있다… 이것은 오래된 미주회로가 동원된 차분함일 수 있는데, 바로 이 부적응적인 행동이 차분해지는 기전일 수 있다!"(개인적인 대화, March 15, 2012; 포지스가 강조함).

안전함과 위험 모두를 알아차리고 이에 반응하는 것은 뇌와 중추 신경계와 말초 기간의 연결 사이의 되먹이기 고리에 의해 중재가 된다(Porges, 2009, p. 27). 말초기관은 뇌의 바깥에 존재하는 것으로 몸에서 가장 큰 기관인 피부를 포함한다. 포지스에 의하면:

> 말초기관에 대한 일차적인 부교감신경의 영향은 뇌 안에 존재하고 위 장관, 호흡기관, 심장 및 복부 내장에 신경을 분포하는 뇌신경인 미주를 통해 전달된다. 미주는 뇌간의 서로 다른 영역에서 발원하고 말단을 이루는 몇 개의 감각 섬유 및 운동 섬유를 포함하고 있는 관이나 혹은 통로tube or conduit로 개념화할 수 있다. 예를 들어, 하부의 장관을 조절하는 미주 운동성 경로는 미주의 등 쪽 핵dorsal nucleus of the vagus에서 발원한다; 심장과 폐를 조정하는 미주 경로는 의문 핵nucleus ambiguous에서 발원한다; 그리고 장관으로부터 감각 정보를 보내는 미주 경로는 독립로 핵the nucleus of the solitary tract에서 말단을 이룬다(Fosha et al., 2009, p. 35에서 인용함).

그의 다미주이론에서 포지스(Fosha et al., 2009에서 인용함)는 다음과 같은 세 가지 반응 체계를 확인하였다:

1. 얼굴을 조절하고 차분한 자율신경계와 행동 상태를 중재하는 뇌신경.

2. 대사 생산량을 올리는 교감신경계 부신피질 체계.
3. 대사 생산량을 줄이고 얼어붙기 반응과 배변을 촉진하는 억제성 미주체계.

심장-얼굴-뇌 사이의 의사소통은 상호적으로 영향을 주는 정서 과정의 좋은 예가 된다(Porges, 2009, pp. 28-29). 또한, 안면 근육은 뇌의 상태에 영향을 주고 결국에는 장관에 영향을 준다(Gellhorn, 1964). 포지스는 흥분성 교감신경계 대신 부신계가 스트레스에 반응하여 활성화되는 경우, 오히려 "미주 제동"이 해제되는 경우를 만든다고 하였다(Fosha et al., 2009, pp. 36-38에서 인용함). 추가적으로 고려해 볼 수 있는 점은 다음과 같다: "비수반적[noncontingent]인 상호작용, 학대 및 외상을 경험한 신경계는 어떤 사람의 특징이 위험해 보이기만 해도 지속적인 방어 양식으로 들어가게 되고 결과적으로 이것은 적절하지 않은 상황에서 미주 제동을 제거하는 결과를 가져오게 만들 수 있어 '잘못된 신경지[faulty neuroception]'를 가져오게 할 수 있다(Porges, 개인적 대화, March 15, 2012).

무엇이 미주신경에 영향을 줄 수 있는가?

이에 대한 핵심적인 생각 중 하나는 서로의 눈 맞춤이 미주신경을 통해서 심장에 영향을 줄 수 있다는 것이다. 진화적 용어로 이야기하자면, 자율신경 조절의 발달은 미주 제동의 비활성화를 통해 동시적으로 동원반응을 하는 동안에 다른 사람의 뇌에 안전-위험에 관한 신호 전달을 가능하게 해 주었다. 이렇게 "다중 과제 수행"을 할 수 있는 능력의 증가는 말하자면, 에너지 보존을 가능하게 해 준다(SNS와 HPA 축을 활성화시키지 않음으로써 - 즉 포유류의 스트레스 반응; Tarulla & Gunnar, 2006, p. 1). 이런 심장-얼굴-뇌 기능의 통합에는 서로의 눈 맞춤에 의해 전달 된 자료들이 밀접하게 관여한다.

돌보는 사람과 유아 사이에서의 얼굴로부터 얼굴로의 교환은 앞으로 일어날 안전-위험, 장난스러움 및 수용이 있는지 없는지, 거부, 즐거움, 호기심 및 관심 등과 같은 모든 방식의 정보에 관한 신호 전달의 질을 결정하는 무대를 제공해 준다. 얼굴 대 얼굴 상호작용의 중요성은 스턴Stern(1977, 1985); 비베와 라크만Beebe and Lachmann(1994); 류켄과 레머리Leucken and Lemery(2004); 트로니크Tronick(1989, 2007) 및 트레발덴Trevarthen(1993a) 등의 연구에 의해 더 명확해졌는데, 이들은 모두 돌보는 사람과 유아 사이에 각성이 가지는 의미 및 이것의 미세 조절에 초점을 두고 있다. 포지스(2011)의 연구에서의 사회참여 행동은 정서 조절, 자발적인 사회적 행동, 사회적 인식, 정서 표현성, 운율 및 언어 발달 등과 같은 사회참여 행동과 심장에 대한 미주조절 간에 관계가 있음을 보여주고 있다.

손상된 미주체계가 가지는 한 가지 잠재적인 문제는 SNS 활성화에 더 의존하게 된다는 것이고 이것은 신체적 및 정신적 건강상의 위험을 불러오게 된다는 것이다. 배 쪽 미주가 손상되면 사회참여체계는 심각하게 영향을 받게 된다. 손상된 사회참여체계는 행동 상태 조절에 있어 차이를 가져오게 하고, 얼굴 근육의 조절에 대한 신경조절을 상실하게 만들어 몇몇 임상 장애에서 종종 관찰되는 감정이 없는flat 정서 표현을 중재한다. 심장에 대한 배 쪽 미주의 조절적인 영향을 제거하는 것은 계통 발생적으로 더 오래된 두 개의 신경체계인 SNS와 등 쪽 미주의 영향을 강화시킨다(즉 탈억제). 포지스는 다음과 같이 설명한다:

> 만약 미주 제동이 기능을 하지 않는다면, 우리는 심혈관계에 대한 교감신경계의 활성화에 더 의존하게 될 가능성이 높아진다. 조절을 위해(예: 심박출량) 교감신경계 활성화에 대한 이런 의존은 건강에 대한 위험(예: 고혈압)을 초래할 수 있고 행동 장애를 조정하는 데 있어 어려움을 유발할 수 있다(예: 분노, 공황, 공격성)… 미주 제동은 심박동수에 영향을 주어 심장에 대한 억제성 미주 조절을 증가 혹은 감소시킴으로써 심박출량의 조정에 작용하는데, 이것은 동원반응 혹은 사회참여 행동을 지지해 주기 위한 대사적 자원을 적절하게 맞추어 준다(Fosha et al., 2009, p. 41에서 인용함).

여기에 더해 포지스는 특정 정신장애에 관해 기술하면서, 이들 장애는 "사회참여체계의 신체운동somatomotor(예: 눈 맞춤의 어려움, 얼굴로 감정 표현이 떨어지는 것, 운율의 부족, 저작의 어려움) 및 장관 운동visceromotor(자율신경계 조절에 있어 어려움은 심폐기능 및 소화기능의 문제를 야기한다) 요소 모두에 있어 특정 결핍을 보이는데, 이들은 모두 비슷하고 억제된 사회참여체계를 가지고 있어", 이 결과 "정서 조절에 있어 어려움, 정서 인식의 어려움 및 생리적 상태 조절의 어려움이 나타나게 된다" 라고 기술했다(Fosha et al., 2009, p. 46에서 인용함).

신경지

*양상 검출기*feature detector와 *방어회로*defensive circuits는 비의식적, 비인지적인 위험 평가과정으로, 사회참여체계를 작동시킬 것인가 아닌가를 결정한다. 신경지라는 용어는 포지스에 의해 2003년도에 뇌에서의 이런 비의식적이고 비인지적인 경험을 포착하기 위해 처음 사용되었는데, 이는 "환경으로부터 오는 감각 정보를 처리하고 반대로도 처리하는데, 지속적으로 위험을 평가한다"(Porges, Fosha et al., 2009, p. 45에서 인용함). 신경지는 목소리, 손 움직임 및 얼굴표정에 대한 평가를 담당하는 뇌에서의 "양상 검출기"를 포함한다고 알려져 있는데, 이 양상 검출기는 안전함과 위험 사이에 구분이 되는 자료를 제공해 주어서 결과적으로 변연계의 반응성(특히 편도의)에 영향을 주게 된다.

만약 뇌가 안전한 조건/상황 대 위험스러운 조건/상황을 믿을만하게 평가하지 못하고 안전함을 위험함으로, 혹은 위험함을 안전함으로 잘못 평가를 한다면, 방어회로가 활성화될 가능성이 높아지고 사회참여체계는 활성화되지 않을 가능성이 높아진다. 포지스에 의하면 사회참여체계는 "이런 방어회로가 억제되었을 때만" 활성화된다(Fosha et al., 2009, p. 46에서 인용함). 이렇게 되면 행동이 적응적인가 혹은 맥락에 의해 구동되는가 아니면 부적응적인가를 결정하는 방어체계가 과잉 반응성 혹은 저하된 반응성으로 변하게 된다. 여기에 더해 몸의 생리적 상태 또한 그 개인이 환경 안에서 안전함 대 위험에 대해 어떻게 반응적인지 결정한다. 예를 들어, 만약 우호적인 제의가 몸이 "얼어붙기" 양식에 있는 상황에서 이루어진다면 이런 참여를 끌어내지 못할 것이다. (갑작스러운 상태의 변화에 대한) 또 다른 예는 내가 뒷자리에 생후 3달 된 손녀딸과 내 딸을 태우고 운전하고 있을 때 일어났다. 아기는 자신의 엄마를 만족스러운 눈길로 바라보고 있었다. 그런데 갑자기 아이가 매우 괴로워하며 울기 시작하였다. 딸은 손녀를 안정시키려 최선을 다하고 있었으나 우리가 고속도로에 있었기 때문에 안전상의 이유로 아이를 안아 줄 수 없었다. 몇 마일을 달려간 후에 아이의 엄마가 큰 선글라스를 벗고 아이를 바라보며 눈 맞춤을 하자마자 아이는 울음을 멈추었다. 우리는 아이의 이런 반응이 상호 간에 눈 맞춤을 통해 안전-위험에 대한 정보를 담고 있는 엄마의 얼굴 윗부분이 가려져서 볼 수 없었던 것이 아이의 뇌에서 아직 발달하고 있는 양상 검출기가 위로해 줄 수 있는 자료를 전혀 처리할 수가 없게 되어서, 이것이 위협적인 상황을 만들어 내었던 것이라 유추할 수 있었다. 이런 정보가 없는 상황에서 아이는 자신이 할 수 있는 유일한 방법인 고통에 찬 울기를 통해서 자신의 고통에 대한 신호를 보냈던 것이었다.

뇌수도관 주위 흑질periaqueductal gray(PAG)의 일부 영역은 "도망가거나, 싸우거나 얼어붙기 행동 및 이들 행동을 지지해 주는 자율신경계 상태를 조절한다"(Porges, Fosha et al., 2009, p. 46에서 인용함). 실제로 배 바깥쪽 뇌수도관 주의 흑질ventrolateral periaqueductal gray(vlPAG)의 흥분은 "부동반응의 수동적 반응을 촉발시키고, 혈압을 떨어뜨리며, 심박동수를 느리게 만드는데… 이것은 오피오이드opioid 중재 무통각 상태를 유발하고 적응적인 통증 역치를 올려주며 외상 피해자에게서 흔히 보고되는 해리상태를 촉진시키는데," 이것 또한 얼어붙기 행동이라고 알려져 있다(Porges, Fosha et al., 2009, p. 47에서 인용함). 싸우기 행동은 "바깥쪽과 등 바깥쪽 PAG의 뿌리 모양 부분rostrally within the lateral and dorsolateral PAG"의 자극에 의해 유발이 되고, 도망하기 행동은 "바깥쪽 PAG와 등 바깥쪽 PAG의 꼬리 쪽caudally within the lateral PAG and dorsolateral PAG"의 자극에 의해 유발이 된다(Porges, Fosha et al., 2009, p. 47에서 인용함). 여기에 더해 신체적 상태를 중재하는 섬엽 또한 신경지에 연관을 가지고 있다(Porges, Fosha et al., 2009, p. 48에서 인용함).

공격과 놀이 사이의 다른 점을 지각하는 것은 명백한 이유로 매우 중요하다. 놀이와 성적 전희/활동과 같이 교감신경계 활성화와 미주 비활성화가 동시에 일어나야 하는 상황이 있다. 반대로 공격성에서는 SNS의 싸우기 반응은 활성화되고 PNS는 제한되거나 비활성화되고 아니면 미주 제동이 일어나게 된다. 포지스에 의하면 "만약 적절한 염려와 공감을 통해 대면 참여가 빠르게 일어난다면, 신체적 접촉에 의해 구동된 생리적 상태는 의도성을 평가하고 그렇게 되면 이런 교환에 관여된 두 사람 사이의 사회참여체계의 적절한 신호에 의해 방어는 바로 희석이 되어 버린다"(Porges, Fosha et al., 2009, pp. 51-52에서 인용함).

손상된 신경지에 대한 논의와 예

인격구조[personality organization]는 양상 검출기, 신경지 및 사회참여체계의 기능에 심하게 영향을 주는 생리적 상태에 큰 부분을 차지한다. 우리는 이들 인격구조에 대해 다음 장에서 더 자세하게 논의를 할 것이지만 지금은 개괄적으로 살펴보려 한다. 심한 정도로 본다면 분노의 표현이 특정 진단에 따라 다양하게 변화하는데(Schore, 2003a, pp. 298-303) 나는 이들을 대략 일련 선상에서 집단으로 나눌 수 있다고 믿고 있다.

외상후 스트레스 장애 → 경계성 인격장애 → 반사회성 인격장애 → 자기애성 인격장애 → 정신변질

이들 인격구조는 높은 교감신경계 각성의 극단에서 낮은 부교감신경계 폐쇄반응의 극단 사이를 왔다 갔다 한다. 그러나 분노와 공격성은 이 방향(왼쪽에서 오른쪽으로) 움직인다.

격한, 충동적인, 폭발적인 화/분노 공격성 → 냉정하고, 차갑고, 약탈적이고, 스토킹적이고, 계산적인 공격성으로

혹은, 짧게 줄이면:

SNS(싸우거나, 도망가거나) → PNS/미주적(차분하거나, 얼어붙거나)

밑에 간단하게 나열한 것과 같이 인격장애를 갖거나 혹은 이런 경향성의 인격을 가진 사람들이 의도성을 결정하고, 사회적 신호를 읽고, 안전-위험을 평가하는 능력은 그들의 저하된 반응성/과잉 반응성에 의해 손상이 되게 되고, 이는 그들의 방어 회로에 영향을 준다.

- PTSD[posttraumatic stress disorder](외상후 스트레스 장애): 극단적인 외상 사건(혹은 사건들)의 재경험에 의해 특징지어지는데, 이것은 각성 증가의 증상 및 외상과 연관된 자극의 회피와 동반된다(American Psychiatric Association, 2000, p. 429).
- BPD[Borderline Personality Disorder](경계성 인격장애): 대인관계, 자기 상 및 정서에 있어 불안정한 양상 및 현저한 충동성(American Psychiatric Association, 2000, p. 685); 만성적인 공허한 느낌 및 심한 해리적 증상들(American Psychiatric Association, 2000, p. 710).
- NPD[Narcissistic Personality Disorder](자기애성 인격장애): 과대성, 칭찬에 대한 요구 및 공감 결여의 양상(American Psychiatric Association, 2000, p. 685); 따라서 대인관계에서 착취적일 수 있다(American Psychiatric Association, 2000, p. 717).
- APD[Antisocial Personality Disorder](반사회성 인격장애): 다른 사람의 권리를 무시하고, 유린하는 양상(American Psychiatric Association, 2000, p. 685); 후회가 없고 다른 사람의 고통에 대해 무관심하다(American Psychiatric Association, 2000, p. 706).
- Psychopathy(정신변질): 다른 사람과 결합할 수 있는 관계 능력의 결여와 지나친 공격성의 동반(Meloy, 1988, p. 5); 자율신경계의 저하된 반응성 및 저하된 중추신경계 각성, 이와 동반된 중간중간의 자극 추구(Meloy, 1988, pp. 30. 38).

무엇이 위협이 되는 가는 인격구조에 따라 다양하게 나타난다. 만약 서로 다른 유형의 공격성에 대한 신경 기질[neural substrates]을 추적해 보면, PTSD, BPD에서 시작해 NPD, APD 및 정신변질로 연결되는 일종의 연속선이 존재할 수 있다. 가카노[Gacano](2000)와 멜로이[Meloy](1988)는 생리적인 반응이 다르다는 점을 예로 들면서 정신변질을 APD와 같은 상태로 보면 안 된다고 주장을 하였다. 정신변질은 감소된 놀람 반응을 포함해서 저하된 반응성을 보이는데 이것은 APD의 각각의 진단기준(활성화된 상태 및 매우 공격적인 행동 — 예를 들어, 충동성, 안전과는 상관없는 무모함, 이자극성 및 공격성 등등)(American Psychiatric Association, 2000, p. 706을 보라)에서 보여주고 있듯이 APD를 가진 사람들이 보여주는 반응과는 다른 반응이다. 그러나 만약 정신변질이 자신의 약탈자적인 추구에 대해 굴욕당하거나 좌절한다면, 그 혹은 그녀는 분노와 복수심에 불타는 사람이 될 수 있다. 쇼어(2003b)에 의하면 흥미롭게도 낮은 심박동수는 오직 한 가지 정신장애인 반사회성 인격장애에서 발견이 되는데 이 장애는 전혀 다듬어지지 않은 공격성이 특징인 장애이다. 만약 저하된 정서 상태를 유지하기 위한 방어기전이 실패하거나 정서(예: 분노)가 조절할 수 없다는 조건이 붙지 않는다면, 나는 충동적 행동의 기준에 낮은 심박동수를 포함시키는 것(American Psychiatric Association, 2000, p. 706에 기술된 것과 같이)에 대해서는 문제를 느낀다(각성 조절에 관한 이 고찰에 대해 자세한 것을 보려면 3장을 보라).

정신변질은 아직 미국정신의학회(2013)의 DSM-5에서는 실제 진단으로 분류되어 있지 않다. 따라서 표준적인 명명이 이루어지지 않은 상태를 다른 상태와 비교를 시도하는 것에는 문제가 있다. 그러나 나는 만약 APD 행동에 적어도 두 가지 이상의 유형이 있다면; 하나는 충동적인 폭발성, 분노 및 공격성을 보이고 이는 BPD나 PTSD와 더 유사할 것이고, 다른 하나는 NPD나 정신변질적 인격장애와 더 유사할 것인데 이들은 자신의 공격성을 냉정하고, 스토킹 적이고, 계산적이며 약탈적인 형태로 표현할 것으로 생각한다.

심하게 굳어진 반사회성 인격구조 및 정신변질적 인격구조는 공통적으로 우측 뇌 발달에 손상이 있는 유형일 가능성이 있는데, 이는 만약 그들의 조절이나 강요가 성공하지 못하게 되면(이 인격구조에 이바지하는 특정 기질적 영향 그리고/혹은 신경학적인 외상이 있을 수 있음을 염두에 두어야 한다) 분노의 표현을 포함해서 감정적 반응의 저하를 가져오게 만든다. 자기애적 인격구조는 정신변질적 인격구조와 반사회적 인격구조의 "좀 더 냉정한" 유형으로서 이들은 낮은 정서 반응성과 정서 표현이 좀 더 약한 유형으로 생각할 필요가 있다. 비록 실제 이들 자기애적 인격구조는 격한 분노를 표현할 수도 있지만, 이들 인격구조를 특징지어주는 대부분의 방어기전은 냉정하고,

초연하며, 다른 사람들과 거리를 두고, 일반적으로 다른 사람들이 자신들이 원하는 것을 하지 않을 때 그리고/혹은 자신들이 자존심이 상했을 때만 분노한다(성공적이지 않은 정신변질에서 해마의 비대칭이 가지는 역할에 대해서는 Raine et al., 2004를 보라).

슈테어발트Steuerwald와 코손Kosson은 정신변질에 공감이 없다는 것은 사실이 아니고 사실상 그들은 매우 공감적이라고 지적을 하였다(Gacano, 2000, pp. 111-135에서 인용함). 포지스(Fosha et al., 2009에서 인용함; Porges, 2011)는 "신경지"로서 이 과정을 설명하면서, 정신변질의 경우에 이들은 다른 사람들의 문제를 쉽게 알아차리고 궁극적으로는 자신의 목적을 위해서 이런 정보에서 이득을 취한다고 하였다. 정신변질에게 있어 다른 사람들이 나쁜 대우를 받는 경험이나 기분 나쁜 경험을 한다는 사실은 관심 바깥의 일이다. 이와는 다르게 경계성 인격구조 및 아마도 일부 "좀 더 격한hotter" 그리고 더 분노를 표현하는 반사회성 인격구조를 보이는 사람들은 상실, 유기, 욕구 충족 혹은 단절의 위협에 대해 과도하게 경계를 보이거나 과잉반응을 보인다. 이것은 아마도 부분적으로는 과도하게 반응적인 편도의 결과로 볼 수 있는데, 이는 얼굴의 사회적 판단에 있어 편도의 특별한 역할과 연관이 되어있을 수 있고 과도하게 반응적인 편도는 위협의 정도에 대해 잘못 판단을 하게 만들 수 있다(즉 손상된 신경지).

쇼어(2003a, p. 294)는 공격적인 얼굴이 각인되면 이것이 얼굴 패턴을 풀어내는 기능(변형되지 않은 방추상 회fusiform gyri가 편도와 상호작용을 해서)을 손상시킨다고 이야기하였다. 위협의 과잉 귀인에 의해 발생하는 것은 부분적으로 "우측 편도-피질의 흥분성 과정과 전전두엽의 억제성 영향 모두"가 일어난다(Peper & Karcher, Schore, 2003a, p. 294에서 인용함). 따라서 신경지는 위협에 대한 비의식적, 비인지적, 낮은 역치의 지각으로 명명이 될 수 있다. 다르게 이야기하면, 이는 엔진은 켜져 있고 브레이크는 꺼져 있는 것과 같은 것으로, 실제의 위협에 대해 잘못된 판단으로 인해 외부의 관찰자에게는 일반적으로 상황에 대해 부적절하다고 여겨지는 반응을 자극하게 된다. 예를 들어, 나는 역할극 시연을 한번 관찰한 적이 있는데, 한 집단의 지도자가 집단이 의자 주위를 돌보다가 자리에 앉을 때 참가자 한 사람의 어깨를 살짝 건드린 것을 보았다. 이 건드린 행동은 가벼운 것이었지만 확실히 예측하지 못한 것이었다. 그 참가자가 격하게 몸서리를 쳤는데, 나는 나중에 그 사람이 쉽게 활성화되는 놀람 반응을 가지고 있는 것이 아닐까 하는 생각을 했는데, 그 몸서리침이 상황에 적절하지 않았기 때문이었다.

위협을 결정하는 것은 삶의 초기에 학습이 되는데 다른 사람(엄마)들이 유아의 뇌가 환경에서 위험을 평가하도록 도와주어서 생존에 영향을 주게 한다(Schore, 2003a; Cole, 1987). 다른 예를 들면, 최근에 내가 가르치는 대학에서 한 직원이 어느 날 일을 하기 위해 그녀의 7달 된 아이를 데리고 왔었다. 아이 이름은 재스민[Jasmine]이었는데, 재스민과 아이의 엄마인 다이애나[Diana]가 앉아 있는 카운터를 지나가는데, 둘은 카운터 너머로 보고 있었다(재스민은 유아용 의자에 앉아 있었다). 나는 미소를 지으며 "안녕, 재스민, 잘 지내니?"라고 이야기를 하였다. 재스민은 나를 완전히 멍한 검은 눈으로 쳐다보았다. 다이애나는 재스민을 따듯하게 바라본 뒤 나를 쳐다보며 "알린[Arlene]에게 '안녕하세요'라고 이야기해봐"라고 이야기를 하였다. 아이는 자기 엄마를 골똘히 바라본 후에 나를 쳐다보면서 나에게 얼굴 가득 함박웃음을 지어 보였다. 이것은 엄마와 유아 사이에 평가체계를 통해 일어난 신경지에 대한 학습이 일어나는 현장을 본 것이라 할 수 있었다(상호적인 눈 맞춤이 촉진을 시켜 준).

어떻게 각성체계가 손상을 받는가에 대한 한 가지 가능한 설명은 감정을 조정해 주는 애착 경험에 있어 심한 장애 및 상호작용적인 회복이 거의 없거나 아니면 아주 없는 것이 연관되어 있을 가능성이 있다는 것이다. 이런 뇌는 (다른 사람의 뇌의 도움을 받아서) 자체 균형을 재조정(이것이 의미하는 것은 견딜 수 없을 정도로 높거나 낮은 각성 상태 혹은 높은-낮은 효과의 조합 사이에 빠르게 동요하는 상태로 머물러 있는 것)할 수 있는 방법이 없다. 실제로 뇌가 독성적인 화학적 상태에 반복적으로 들어가게 되면 세포사를 야기할 수 있다(높은 수치의 글루타메이트[glutamate]와 코르티솔은 각성 상태를 담당하는 변연계의 발달에 변화를 가져올 수 있는데, 신경세포 체계의 성장 시기에 특히 유해하다; Schore. 2003a, pp. 116-119). 이와 연관된 소견은 전두엽 손상에 의해 야기된 사회변질적인 행동을 보이는 사람은 사회적 자극에 자동으로 반응을 하지 않는다는 것이다(Damasio, Tranel, & Damasio, 1990). 여기에 더해 쇼어는 공격성이 증가되는 다른 가능성이 있는 원인들에 대해 자세하게 이야기하였는데(2003a, 9장을 보라), 여기에는 우측 뇌 발달의 결정적 시기에 다양한 외상,

임신 중간에 우측 뇌의 파괴, 출생 시 손상과 스트레스와의 상호작용, 이후 스트레스 조절에 있어 손상, 원형적 애착의 의사소통에 영향을 주는 후각기능의 손상impaired olfactory contributions to proto-attachment communication, 흔들린 유아 증후군shaken infant syndrome 및 높은 수준의 엄마의 분노와 아이를 "막 다루는 것harsh touch" 등이 포함된다.

베이비 루스 증례

베이비 루스는 심장 병원에 입원한 33세 남자로 하루 종일 교도소 직원에 의해 보호를 받고 있다. 그는 연방에서 조사하고 있는 문제에 대한 증인이었는데, 이것이 그가 심장 판막 문제로 인해 이렇게 훌륭한 치료를 받고 있는 오직 한 가지 이유였고, 만약 교도소 당국에 맡겨졌다면 이런 치료를 받지 못한 채 그냥 지나가 버렸을 것이다. 그는 그가 가지고 있을 수 있는 주요 정신과적 문제에 대한 치료를 위해 정신과의사에게 자문 의뢰가 되어서 약물을 조절 받을 수 있었고, 이에 따라 그는 훌륭한 증인으로 역할을 할 수 있었다.

바카Baca 박사는 그의 환자가 매우 낮은 혈압을 보이고 비정상적으로 차분하며, 공손하고, 지적인 것처럼 보이며, 모든 말을 하기 전에 심사숙고하는 것을 알아차렸다. 어떤 주제도 그를 불안하게 만들지 않았으며 그의 표현을 크게 바꾸지 않았다. 광범위한 병력 조사를 통해, 바카 박사는 베이비 루스에게 상당히 사실적인 이야기를 들을 수 있었다. 그는 8학년을 끝낼 수 없었다고 말하였는데, 왜냐하면 자신이 너무 파괴적이고 "통학 버스를 탄 아이들에게" 잔인한 "장난pranks"을 쳤기 때문이었으며, 마지막 결정적인 사건은 자신이 새 밴드 홀에 불을 지르고 그것을 "모자라는gimp with a limp" 학생의 탓으로 돌린 사건이었다고 이야기하였다.

베이비 루스의 차분하고, 사실적인 태도는 정신변질에서처럼 부교감신경계 혹은 미주신경에 의해서도 유지되는 낮은 기준선의 자율신경계 활동 결과일 수 있다. 비록 그는 차분하지만, 그의 사회참여체계는 사실상 바카 박사와 같은 정상적인 사회참여체계를 가진 사람에게는 위험의 신호로 받아들여질 수 있는데, 왜냐하면 베이비 루스의 태도는 그가 관계하고 있는 충격적인 내용(정서의 고립화, 해리, 정서의 차단?)과는 전혀 맞지 않았기 때문이었다. 사회참여체계의 목표는 사회적 상호작용을 촉진하는 것과 심리적인 거리를 줄여 주는 것으로, 이 중 어떤 것도 베이비 루스의 태도에서 보인 것과 같은 정서와 내용 사이의 불균형에 의해서는 이루어지지 않는다.

그 학생은 정신적으로 손상되어있어 베이비 루스가 범죄를 저지르지 않았다는 것을 제대로 설명할 수가 없었는데, 한 여자 아이가 마침내 그가 저지른 짓에 관해서 이야기하였고, 그는 그 여자 아이에게 "나쁜 년the bitch"이라고 냉정하게 이야기하였다. 베이비 루스는 나중에 그 소녀와 함께 살고 있는 그녀의 할아버지의 밴에 자물쇠를 채웠고, 만약 이웃이 그를 잡지 않았다면 더 파괴적이었을 것이다.

베이비 루스의 분노와 공격성의 유형은 냉정하고, 차가우며, 약탈적이고 계산적이다.

이 사건은 이후에 일어나는 일련의 사건들의 시작이었고, 그 결과 그는 이곳저곳의 위탁 가정을 돌게 되었다. 베이비 루스는 중학생들에게 술을 팔고, 병원의 장기 주차장에서 차를 훔치고, 그 차를 인근 도시의 "폐차장chop-shops"에 파는 것과 같은 더욱 지능적인 범죄들을 저지르게 되면서 청소년 사법 시설에 수감되었다. 결국 18살 생일이 지나자마자 대량의 히로뽕과 작은 양의 코카인 및 약품처리 장비를 소지한 죄로 체포되었다. 그럼에도 불구하고 이런 것들로 인해 최고형을 선고받지는 않았는데, 왜냐하면 그의 어리고 순진한 모습과 거짓말 탐지기를 통과할 수 있는 그의 능력 때문이었다. 그는 바카 박사에게 거짓말은 자신에게 너무 쉬운 것이며, 뭐가 그렇게 "별일big deal"인지 자신은 전혀 이해할 수가 없다고 이야기를 하였다.

복수심에 가득 찬, 계산된 행동(밴드 홀에 불을 지르고, 정신적으로 문제가 있는 동급생에게 이를 돌리고, 밴을 자물쇠로 채우며, 12살과 13살짜리 학생들에게 술을 팔고 차를 훔치는 행동)은 부교감신경계 및 미주체계에 의해 좀 더 조절이 되는 냉정하고, 약탈적인 공격성으로 보이는데, 이는 아마도 부교감신경계의 "얼어붙기"부분이 아니라 심하게 저하된 감정 반응의 부분으로 보인다. 베이비 루스는 반사회적 인격구조에서 더 많이 발견되는 낮은 심박동수를 보였다. 그는 정신변질도 공감이 가능하다는(Gacano, 2000에 의해 기술된 바와 같이) 좋은 예를 보여주고 있는데, 그는 그 여자 아이의 할아버지가 자신의 밴이 자물쇠로 채워져 있으면 화가 날 것을 알고 있었고, 정신적으로 문제가 있는 학생이 밴드 홀 화재 사건의 논리적인 용의자가 될 수 있다는 것도 알고 있었으며, 그런 상황에서 그 아이가 자신을 화나게 하는 행동을 하지 못할 것도 알고 있었다. 그는 그들이 힘들게 된다는 것을 전혀 상관하지 않았는데; 그가 관심을 가진 것은 자신이 하고자 원하는 것을 한다는 "냉정한[cool]"(약탈자적 복수를 저지르는 것) 사실 뿐이었다. 비록 이들 행동이 공격적이었지만 이들 행동이(SNS에 의해 중재가 되는) "격한[hot]" 양상을 띠지는 않았다.

베이비 루스는 바카 박사에게 자신의 이름이 헐어 빠진 트레일러 공원에서 엄마, 여동생과 함께 살 때, 베이비 루스 캔디 바[Baby Ruth candy bars]와 7-11 핫도그[7-11 hot dogs], 부리토[burritos] 등을 먹고 살았다는 사실에서 유래되었다고 하였다. 이 과정에서 바카 박사가 유일하게 감정을 볼 수 있었던 기회는 간호사가 병원 가운을 입히다가 가운이 떨어졌을 때였는데, 이때 바카 박사는 상처로 울퉁불퉁한 그의 피부 상태에 관해 물어보았다. 이 순간, 베이비 루스는 보호요원이 더 가까이 다가설 정도로 불꽃이 튀기듯 확 타올랐다. 그러고 나서는 아무렇지 않은 듯 베이비 루스는 엄마의 남자 친구가 자신과 여동생의 등을 담뱃불로 지지곤 하였고, 학교에서 그것을 본 사람은 아무도 없었다고 이야기하였다.

그의 담뱃불로 인한 화상 상처가 갑작스럽고 예상치 못하게 보인 것이 베이비 루스를 잠깐 화/분노로 타오르게 하였고, 이는 상처가 노출되면서 느낀 굴욕스러움에 대한 반응으로 보인다. 이것은 아이와 청소년으로서 저질렀던 자기 자신의 범죄 행위를 이야기할 때 보였던 명랑했던 태도, 즉 거의 감정 반응성을 보이지 않았을 때와는 대조가 된다. 그는 수치심/굴욕감의 반응을 보였는데, 아마도 이것은 잠깐 동안 흥분성 체계(교감신경계)가 관여를 하여서 이루어진 것으로 보이고, 이런 후 바로 억제성의 부교감신경계의 반동적인 조절이 뒤따른 것으로 보인다(Schore, 2003b). 또한, 차분한 방식으로 사회적 상호작용과 참여를 촉진시켜 주는 미주 제동의 해제는 없었던 것으로 보인다.

베이비 루스는 "리탈린Ritalin을 복용한 아이"의 옆집에 살았었고 따라서 베이비 루스는 이들 증상에 대해 배우기 시작하였다. 바로 그는 학교 보건 선생님이 자신을 의사에게 의뢰할 거라고 확신하게 되었다. 그의 엄마는 동의하지 않았지만, 그는 자신의 새로운 진단인 ADHDAttention Deficit/Hyperactivity Disorder(주의력결핍/과잉행동장애)에 대한 약물처방이 나올 거라고 엄마에게 확신에 차서 자랑하였다. 비록 베이비 루스가 글을 잘 읽지는 못하였고 이는 학습 장애나 ADHD를 의심할 만한 증상이었지만, 그는 바카 박사에게 자신이 ADHD 증상을 일부러 만들었다고 이야기를 하였다.

그가 학교에 가외로 더 머물러 있었던 단 한 가지 이유는, 수학과 컴퓨터 수업에서 선생님에게 관심을 받고 있었기 때문이었다. 그는 학교 컴퓨터를 해킹하였고, 만약 그의 성적표가 지표가 될 수 있었다면 얼마간은 별처럼 빛나는 학생이었다. 그는 돈을 벌기 위해서, 부모로부터 대학 때문에 좋은 성적을 내라는 압박을 받고 있는 "게으르고 돈 많은 바보들"의 성적을 바꾸었다.

8학년의 마지막에, 그는 홈스쿨링home-schooled을 했던 위탁가정foster home에서 테이프로 책에 대해 배웠다. 그는 자신의 어머니 집과 일반 공립학교 시스템에서 쫓겨나게 되었다. 심각한 비행행동을 보이는 학생들을 위한 대안학교alternative school에 들어가는 대신에 그는 정규적인 공립학교 시스템regular public school system을 신뢰하지 않는 위탁가정으로 의뢰되었다. 그는 청취 테이프에 집착하였고, 그 이후 2년 동안 그의 위탁가정 부모의 테이프를 들었으며 공공도서관의 방대한 소장품까지 전부 들었다. 그는 비록 정규교육을 제대로 받지 못했지만, 교육을 많이 받은 것처럼 보였다.

베이비 루스 훈육의 역사로부터, 그의 교육에 대한 헌신 그리고 계획, 기대, 조직능력의 역사로부터, 그는 충동적이고 통제가 잘 안 되는 유형의 APD가 아니며, 물론 ADHD도 아니라는 것을 알 수가 있다.

베이비 루스는 그의 소년 같은 생김새와 작은 체구에도 불구하고 교도소 내의 사람들과 커다란 문제를 일으키지 않았는데(처음 수감 되었을 때가 21세였는데, 컴퓨터에 접근할 기회를 호시탐탐 노리고 있던 마이크로칩 회사에서의 마약 투약과 사기죄로 몇 년간 복역한 후였다); 전형적으로 작은 죄수들은 싸움에 더 맞닥뜨리게 된다. 그는 교활하고 잔인한 것으로 악명이 높았다. 사건의 특성상 모순적이기는 하지만, 그는 한 수감자의 죽음을 조작한 것으로 소문이 나 있었고, 또 다른 수감자의 "자살"에 관여한 것으로 소문이 나 있었다.

> 베이비 루스의 "정온dead calm"한 태도는 수감 된 범죄자들에게도 공포를 불러일으킨 것으로 보인다. 아마도 이것은 포지스의 신경지에 대한 개념의 예로 보이는데, 베이비 루스를 위협으로 받아들이는 다른 수감자의 비의식적/비인지적인 과정이 그들의 의식 바깥에서 일어나고 있었던 것이다. 감옥 안에서 지속적인 위험에 직면함으로 인해 나타난 동원반응인 "싸우는" 행동은 자신을 방어하기 위해 그의 존재를 다른 사람들(수감자들에게 조차도)에게 위험으로 지각하도록 이끌었을 수 있다. 아마도 생명이 위협받는 상태에서의 대사 생산이 저하되고 폐쇄 행동으로 특징지어지고; 미주회로에 의해 중재가 되고; 잠재적으로(혹은 실제로) 생명을 위협하는 (Porges, 2009, p. 53) 부동반응은 마치 "파충류와 같은" 그리고 다른 사람들에게 이런 유형의 인격은 자비가 전혀 없다는 신호를 보내주는 "정온"한 태도를 만드는 데 이바지했을 수 있다.

베이비 루스는 가석방되었던 사회 복귀 훈련시설halfway house을 떠나게 되었다. 그는 조금 걱정되었는데 왜냐하면 그는 월마트Walmart에서 정신을 잃고 쓰러져서 무의식 상태로 병원에 실려 갔기 때문이었다. 그는 수일간 당뇨병성 혼수상태에 있었다. 그의 지갑에 몇 개의 신분증이 있었기 때문에 경찰이 개입해서 그의 신분을 확인하였고, 그는 체포되었다. 그러나 미연방 수사국Federal Bureau of Investigation(FBI)이 그에게 감형을 제의하였는데, 왜냐하면 마이크로칩 회사의 많은 직원들이 회사의 금융사기에 연루되어 있었고, 당국은 이 문제를 해결하기 위한 정보를 얻는 데 어려움이 있었기 때문이었다.

미연방 수사국의 범죄분석부서Criminal Profile Unit의 심리학자는 정부가 루스 씨로부터 정보를 얻기 위해 실제로 작업을 할 것인가 아니면 그가 "법정 최고형the fullest extent of the law"으로 기소될 것인지에 대한 결정을 돕기 위해 투입되었는데, 그는 자신의 아버지에게 요원 중 한 명의 공식적인 말을 흉내 내면서 윙크하고 조롱하면서 이 이야기를 하였다. 그들은 그의 가족에게 "그놈의 마약수사국 요원federal agents(feds), 개자식들"에게 그들이 알고 있는 만큼 그의 과거에 관해 이야기할 수 있다고 말하였다.

정신건강평가에서의 문제와 베이비 루스와 같은 인격 유형에게 사법제도를 사용하는 데 있어서의 문제는 심하게 왜곡된 그의 사회참여체계에 있다. 정상적이라면 아이와 돌보는 사람 사이의 대면적인 상호작용이 생존(안전함-위험) 및 삶의 질(호기심, 장난기, 위로하기 등등)에 필요한 정보(안전함-위험)에 대해 둘 모두에게 신호를 줄 수 있는 바탕을 마련해 준다. 베이비 루스의 경우, 아주 어린 시절부터 자기 자신의 감정적인 삶을 자신이 알아서 조절하도록 내 버려졌었다. 이것은 다른 사람 안에서 감정적인 편안함을 찾을 수 있는 능력을 손상시켰다. 발달하고 있는 아이의 뇌에서 독성이 가득한 과정(애착 연관 행동에 필요한 신경회로의 가지치기; Schore, 2003a, pp. 118-120)이 일어나게 되었다. 이 가지치기는 베이비 루스의 경우에서와 마찬가지로, 제대로 연결이 되지 않은 채 남아 있게 되어, 자신에게만 개인적인 의미가 있는 상황을 제외하고는 모든 것에 대해 표면적으로는 매력적이고, 조작적이며, 낮은 반응성을 보이는 것으로 표현이 될 것이다. 아마도 베이비 루스가 꽤 오랫동안 만성적인 해리상태로 지냈을 수 있는데, 이것은 자기 자신의 이기적인 목표가 좌절되었을 때 나타나는 분노 발작에 의해서만 잠시 동안 중단되었을 수 있다. 이것은 vIPAG의 활성화로 인한 결과일 수 있는데 이것의 활성화는 부동반응을 중재하고, 혈압을 떨어뜨리며, 심박동수를 느리게 만든다. 그리고 이것은 결국 적응적으로 통증에 대한 역치를 올려주고 해리상태를 촉진시키는 오피오이드 중재 무통각 상태를 활성화시킬 수 있다(Porges, 2011, pp. 195-196).

베베 증례

베베는 기술 업계에서 화학자로 일하고 있는, 그녀의 팀에서는 유일한 여자이다. 그녀는 평생 동안 그녀의 모든 것에 대해 평가절하를 하는 사람들, 특히 남자들과 싸우면서 살아왔다. 많은 사람들이 그녀의 지적 상태에 대해, 중앙아메리카에서 이민을 와서 내국인으로서 일감을 찾아 현금으로 보수를 받은 그녀의 엄마로부터 물려받은 아주 아름다운 외모와 왜소한 체형에 근거를 두고 추측을 하였다. 엄마의 고용주는 남부 텍사스에 있는 가족으로 "불법 이민자"를 고용하는 것에 대한 법률조차 읽어 본 적 없는 사람들이었고, 따라서 그들은 대대로 많은 가족들을 자신들의 큰 목장에서 일하게 하였다.

베베는 고등학교 시절 수학과 과학 성적이 뛰어났지만 "그냥 목장에서 온 멕시코 소녀"라는 점을 감안한다면 당연히 목장의 사업 부분에서 일할 것으로 예측되었다. 그러나 그녀는 그녀가 말 한대로, 사실상 텍사스 대학으로 가는 "모든 권리[a full ride]"를 부여받았고, 이 대학에서 화학 공학 학위를 우등으로 졸업하였다. 그녀는 일류 대학에서 장학금을 받고 박사학위를 받았는데, 여기에서 화학을 전공하였고, 10년이 지난 현재 그녀가 일하는 마이크로 칩 회사에서 협업을 하고 있다. 그녀의 학업과정 중 다양한 시점에서 그녀 엄마의 고용주는 그녀의 학비를 위해 도와주겠다고 제의를 하였으나 베베는 그들의 돈이 필요하지 않다고 감사해하며 단호히 거절하였다. 그녀는 항상 그들에게 어떤 신세도 지지 않겠다고 맹세를 했었다.

베베의 엄마는 그녀의 이런 "배은망덕하고 무례한[ungrateful and disrespectful]" 태도에 상처를 받았고, 이를 전혀 이해하지 못했다. 왜냐하면, 그녀는 그녀가 견디어야만 했던 중앙아메리카에서의 위험한 경험들로부터 자신의 고용주가 구해 주었다고 느끼고 있었기 때문이었다. 그러나 그녀의 엄마는 자신이 미국에 오기 위해 몇 개국을 거쳐서 오는 동안에 어떤 일이 있었는지에 대해 아주 가끔 힌트만을 주었었다. 베베는 첫 면담에 방문했을 때 "자신이 특정 유형의 남자에 대한 수동성에 대해 무엇인가를 해야 한다는" 것을 마음에 목표로 두고 방문하였다.

치료자: "특정 유형의 남자"라는 것이 무엇을 의미하는지요? 빌라리얼[Villareal] 박사님?

베베: 오, 그냥 *베베*라고 불러 주십시오. 저희는 같은 나이이고 마치 저의 엄마가 그러는 것과 같이 너무 형식적으로 들립니다. 제가 당신을 *케이*[Kaye]라고 불러도 될까요?

치료자: 괜찮습니다. 그런데 당신은 왜 여기에 오시게 되었는지요?

비록 목소리의 어조가 어떤지 알아야 하며, 베베는 아마도 좀 신랄하고 빈정대는 등의 말투를 보일 가능성이 있지만, 베베의 사회참여체계(긍정적인 사회적 상호작용을 촉진시키고, 심리적 거리를 줄여주며, 두 사람 사리의 안전한 느낌을 촉진시켜 주는)는 치료회기가 시작되면서 잘 작동하고 있는 것처럼 보인다. 그러나 이에 대해 알 방법이 없지만, 처음에 그녀는 약간의 방어를 하면서 참여하고 있는 것으로 보인다.

베베: (*말을 끊으면서*) 네, 맞습니다. 그렇죠, 문제는 제가 항상 사람들과 문제가 있다는 것인데, 대부분은 남자들이 저를 둘러싸서 압박을 주고, 제가 꼭 자기들 다음 두 번째가 되도록 밀어붙이고, 가두어 버리고, 뭐랄까, 저를 깔아뭉개는 것 등등^etc 말입니다.

치료자: "등등^etcetera"이 무엇이지요?

베베: *등등*이 의미하는 것은 저로 하여금 저 자신을 돌보지 *못하게*^cannot 하는 거지요, 제가 자기주장적이지 못하게, 공격적인 마음은 먹지도 못하게 하여, 저는 특정 상황에서 줏대가 없어지게 되지요. 저의 어머님을 보세요. 멕시코를 코요테^coyotes, 그 나쁜 놈들과 함께 건너오셨지요! (*치료자를 열심히 쳐다보며*) 선생님은 코요테가 무엇인지 아시겠어요?

베베는 치료자를 열심히 쳐다본다: 상호적인 눈 맞춤 및 대면적인 상호작용은 안전함-위험, 장난기, 및 다양한 종류의 감정적인 정보의 신호를 주는 데 그 질을 결정하는 바탕을 마련해 준다. 이와 함께 두 사람 사이에 각성의 수준을 전달해 준다. 심장-얼굴-뇌의 연결은 심장의 미주 조절에 의해 구동이 되는데 이것은 사회참여 행동(예: 정서 조절, 자발적인 사회적 행동, 사회적 인식, 정서 표현력, 운율)에 영향을 준다.

베베는 치료자가 정말로 사실적인 것(인지적 지식)을 알고 있는지와 같은 치료에 대한 것을 점검하고 있는 것은 아닌지? 여기에 더해 안전함-위험을 알아내기 위해 목소리, 손 움직임에 대한 평가를 담당하고 있는 양상 탐지기는 신경지에 커다란 도움을 주는데, 신경지는 위험을 평가하기 위해서 환경과 몸으로부터 오는 감각 정보 모두를 처리하는 것을 말한다. "코요테"에 대한 질문은 베베가 자신 뇌의 비의식적/비인지적 부분을 가지고 위협을 평가하는 것을 도와주는 일종의 시험일 수 있다.

치료자: (*자신이 알고 있다는 것에 대해 감사하고 안도하며; 이것이 일종의 시험이라는 것을 느끼면서*) 네, 그들은 사람들이 국경수비대에게 잡히지 않고 강을 건너서 텍사스나 애리조나^Arizona로 들어오는 것을 돕거나, 아니면 그들을 국경 너머로 다시 돌려보내거나, 그들을 가두어 놓는

것으로 돈을 받습니다. 사람들은 이들 코요테에 의해 시달립니다; 만약 제가 들은 이야기가 사실이라면, 돈을 비롯해 살기 위해 가진 모든 것을 잃게 됩니다. 왜냐하면, 코요테는 오직 돈만이 관심사이기 때문이니까요.

치료자의 감사와 안도감은 교감신경계의 동원반응 기능에 의해 에너지를 받을 수 있는데, 이것이 활성화되고 각성이 되는 것은 아마도 치료자로 하여금 내담자의 요구에 대해 좀 더 기민하게 만들고 경각심을 가지게 만들 수 있다. 치료자는 비록 아마도 더 낮은 정서적(부교감신경계) 경험에 의해 활성화되었겠지만, 자신이 코요테에 대해 알고 있다는 것에 대해 감사하고 안도하고 있다. 감사하고 안도하는 것이 낮은 정서적 경험인지 아니면 높은 정서적 경험인지를 아는 것은 힘이 든다; 이것은 둘 중에 하나일 수 있다.

베베: *(약간 단호한 태도로)* 그 노트 패드에 무엇을 쓰고 계시는 건가요?

치료자: *(잠시 평정을 잃고, 베베가 코요테에 대한 자신의 얄팍한 지식을 보여준 언급에 대해 반응하고 있지는 않은지 생각하면서; 그리고 바로 미국 국경을 넘는 것에 대해 그녀가 별로 아는 것이 없는데 너무 많은 이야기를 한 것은 아닌지 걱정을 하면서)* 오! 아, 우리가 이전에 이야기했던 것처럼, 나중에는 덜 적게 되겠지만 지금은 더 적고 있습니다. 종종, 저는 치료 시작에 그 사람이 자신의 개인사를 이야기할 때 사실, 날짜 등과 같은 것을 적을 필요가 있습니다. 나중에는 이렇게 많이 적지는 않겠지만요.

치료자는 명백히 그녀의 말에 대해 압박을 받고 있고 차분하지가 않다. 그녀는 말이 좀 많아졌고 자신의 행동에 대해 불안해한다(이 모두는 교감신경계에 의해 활성화되었고, 미주 제동이 해제된 것이 아니라, 에너지의 보존이 될 것이다). 신경지가 치료자와 내담자 사이에서 일어났고 각성 수준이 둘 사이에 맞추어지기 시작하였다.

베베: 오, 알겠어요, 저도 그렇다고 생각합니다. *(눈 맞춤이 흩어지고 초점이 약간 흐려지면서.)*

아마도 베베는 약간 해리상태에 빠진 것 같은데, 이는 치료자에게서 그녀 자신(베베의)의 아마도 참을 수 없는 수준의 교감신경계 각성을 만들어 낸 것(이 과정은 코요테 질문으로 시작이 되었다)과 연관이 있는 것으로 보인다. 일단 치료자가 공감적으로 베베의 각성 수준에 공명을 보이게 되고, 또 베베의 정서를 경험하기 시작하며 그녀 자신이 가진 강도만큼을 경험하기 시작하게 되면, 베베는 각성된 자신의 마음을 투사적 동일시와 해리를 통해서 "정화"시킬 수 있게 된다(Schore, 2003b, pp. 58-107).

치료자: (*치료회기에서 무언가 방향을 잃어버린 것 같은 불안을 느끼면서*) 제가 말했던 것처럼, 언제든지 이 기록의 완전한 복사본을 드릴 수 있습니다. 그러나 원본은 제 파일에 영구적으로 보관해야 합니다.

다시, 치료자는 감정적으로 각성되었고(교감신경계), 그래서 그녀는 기록 보관에 대해 계속 이야기를 하고 있다.

베베: (*지루하고 어리둥절해 하는 모습으로*) 아, 알겠습니다.

다시, 베베는 낮은 정서 상태에 있는 것으로 보이는데(부교감신경계 혹은 아마도 미주 제동의 해제); 일종의 약한 부동반응일 수도 있다. 치료자는 두려움이 동반되지 않은 부동반응이었는지 혹은 생명에 대한 위협에 의한 부동반응이었는지 아니면 완전한 부동반응이었는지 혹은 부교감신경계에 의해 구동된 단순한 차분함이었는지를 알 수 없었을 수 있다. 그러나 "지루하고 어리둥절해 하는 모습"을 보아서는 차분한 느낌의 부교감신경계가 활성화된 사회참여 상태는 아닌 것으로 여겨진다.

치료자: (*자기 자신을 멈추게 하고 본질적인 것에 집중하게 하고, 탈선한 것처럼 보이는 것 이전으로 다시 초점을 맞추려고 노력하면서, 그다음 탈선 그 자체에 초점을 맞추기로 결심을 하고, "다른 방법을 모르니 이렇게 해 보는 것도 좋겠다"라고 생각을 하고*) 베베, 저희가 이 논의에서 어떻게 주제를 벗어나게 되었는지를 알아차리셨나요? 다시 생각해 보면, 저는 우리가 특정 상황에서

좀 더 자기주장적으로 되고 싶은 당신의 바람에 관해 이야기했던 것으로 생각하는데, 어쩌다 보니 저희가 이 이야기를 벗어나게 된 것 같아요. 당신은 어떤 경험을 하셨지요? (*자신의 말이 너무 과장하고 있다는 것을 알면서 질문을 제대로 하려고 노력하면서*)

각성에 대한 상호적인 조절 체계가 작동되고 있으며, 치료자는 지나치게 너무 올라간 자신의 각성 수준을 베베의 낮은 정서(지루하고 어리둥절해 하는)에 어느 정도 맞추기 위해 조절하려 노력하고 있다.

베베: (*좀 더 에너지가 넘치고 참여하는 태도로*) 네, 네. 저는 당신 무슨 말씀을 하시는지 알 수 있을 것 같아요. (*공감적으로*) 제가 신께 맹세컨대, 비록 저는 학업과 일을 할 때는 집중을 매우 잘하지만, 종종 일상적인 대화를 할 때 집중을 하지 못하는 경우가 있어요; 저 혹은 다른 사람이 무슨 이야기를 했는지를 모르는 경우도 있어요. 대학원 시절에 한번은 요업 과목 ceramics 시험에서 만점을 받은 적이 있습니다. 이런 성적을 받은 사람이 이전에 아무도 없었습니다. 그 교수님은 학생들을 잡으려고만 노력한 것으로 유명한 사람이었습니다; 소문으로는 그 이후로 아무도 그렇게 점수를 얻은 사람이 없었다고 하지만 저는 그 소문을 확신할 수 없습니다. 당연히 저는 그것이 제가 매일 하는 일이기 때문에 단지 그것을 배우는 것이 좋았던 것입니다.

베베는 좀 더 감정적으로 각성이 되어 간다. 미주 제동이 해제된 것인가? 혹은 이것이 교감신경계 활성화 때문인가?

치료자: (*이 작업에 대해 무엇을 이야기해야 할지에 대한 아무런 생각이 없지만, 다시 주제에서 벗어나는 것에 대한 두려움에 관해서 물어보지 않겠다고 결심을 하면서*) 그래서, 베베, 당신은 일상적인 대화에서 길을 잃어버릴 수 있다는 것에 관하여 이야기를 하고 있었던 것 같은데, 이런 문제가 당신의 일이나 이전의 학업에서 일어나지는 않았나요?

치료자는 명백히 감정적(우측 뇌)으로 그리고 지적(좌측 뇌)으로, 그녀의 자원을 움직이게 만들려 노력하고 있다. 또한, 치료자는 신경지를 사용하고 있는데(의식적이지 않게), 내담자가 이야기하려고 하는 진짜 기저의 문제/감정/경험이 무엇인가를 감지하려 하고 있다. 치료자는 지금까지의 상호교환에 있어 각성이 올라갔다 내려갔다 하는 것 때문에 궤도에서 이탈했었다. 치료자가 자기 자신의 정서를 조절하려고 노력하면서, 그녀는 더 차분한 혹은 사실에 기반한 태도(부교감신경계/차분한/사회적으로 쉽게 더 참여하는)를 보이려 노력하고 있다. 치료자는 정서의 수준을 항상성적으로 균형을 이룬 수준으로 유지하려 노력하고 있는데 궤도 이탈에 대해 논의하려 시도하고, 자신의 좌측 뇌를 사용하여 내담자와의 상호교환을 내용보다는 과정에 초점을 맞추려 마음먹는다.

베베: 오, 선생님은 정말로 주의를 집중하려 노력하시는군요. 그렇지요? 사실, 돌이켜 보면 정확히 그런 일이 일어납니다; 몇몇 동료들이 제가 ADD[Attention Deficit Disorder](*주의력집중장애*)를 가진 적이 없는지 실제로 물어봤었습니다. 상상이 되세요? 맙소사, 이런 모든 일에도 불구하고, 저는 일을 빠르게 수행했고, 말장난하는 게 아니고 사실입니다. (*웃으며*) 하지만, 선생님께서 말씀하신 대로, 저는 대화를 집중해서 "지속하지[track]" 못합니다. 아시겠지만. 저는 진득하게 앉아 있어 본 적이 없고, 그래서 이것[this]에 대해 생각해 본 적이 있습니다.

치료자의 개입이 좀 더 초점을 맞추게 만든 것처럼 보이고, 해리된 상태는 덜하게 만들고(그런 것이 맞는다면), 좀 더 사회참여 반응을 이끌어 낸 것처럼 보이는데, 이것은 좀 장난스럽게 보인다[동원반응의 상태("각성")와 사회적 참여 상태 모두의 특징을 필요로 하는 혼종 상태[hybrid states]].

치료자: "이것"이 정확히 의미하는 것은 무엇인가요?

치료자는 베베가 사용한 "그것"이 무엇을 의미하는지를 물어봄으로써 궤도를 벗어나지 않으려 노력하고 있다. 자기 자신의 감정적/행동적 상태에 대한 그녀의 조율은 그녀의 인지적 과정이 좀 더 효과적으로 작동할 수 있게 해 주었다.

베베: (*수다스럽게, 격의 없이*) 아마도, 선생님께서도 아시는 것처럼 대학원에 다닐 때 저를 상담해 주셨던 선생님이 매우 친절했습니다. 그러나 저희 엄마와 비슷했습니다; 그녀는 저에게 격려를 많이 해 주었는데, 잘 모르겠지만 무언가 형식적인 것처럼 느껴졌습니다. 저는 제가 너무 어렸고 또 그래야만 해야 될 것처럼 느껴져서, 아시겠지만, 그렇게 열심히 하지 말라, 그렇게 경쟁적일 필요가 없다, 저의 건강을 해치지 말라는 등등의 그녀의 조언을 존중해야만 할 것 같았습니다.

치료자는 베베가 이야기한 이전의 이야기와 같은 입장을 유지하고 있었는데, 즉 베베에게 주의 집중을 하고 있었다.

치료자: 또 등등의 표현이 있네요.

치료자는 지속적으로 베베를 차분하게 쫓아가고 있다(정확한 신경지에 의해 이루지는 사회참여).

베베: 네, 저는 제가 무언가를 이야기하고 있다고 생각하기 시작했습니다. 그러나 사실은 그렇지 않습니다.

치료자: 그래요. 잠깐 멈추어서 당신이 바로 전에 이야기한 것에 대해 생각해 보기로 하지요. "이야기하고 있다… 그러나 사실은 그렇지 않다."

이 대화는 양쪽 모두에서 사회참여를 가져오게 하는 정확한 신경지를 가능하게 만들어 주는 것처럼 보인다. 신체적 상태에 대한 섬엽의 처리 과정(Blakeslee, 2007)이 얼굴 패턴과 정보를 적절하게 해독하는 것과 함께 상부 우측 뇌에서 우측 뇌로의 연결을 가능하게 해 주었고, 이는 이 만남을 위협 때문이라고 지나치게 생각하지 않게 만들고 정확하게 안전하다고 생각할 수 있게 해 주었다.

베베: "이야기하고 있다… 그러나 사실은 그렇지 않다." 제 말을 제가 인용하니 우스운 것 같군요. 그렇지만 이 말을 다시 생각해 보면, 제 마음에는 두 가지가 떠오르네요. 하나는 제가 고등학생 때 머리가 좋지만, 저만큼 열심히 하지 않은 멍청이들로부터 로타리클럽Rotary Club 장학금을 빼앗았을 때 일입니다. 저는 로타리클럽 회원들에게 감사해야만 했고, 그 멍청이들의 아버지가 그 해에 그 클럽의 회장이어서 전교생 앞에서 저에게 3,500달러의 장학금을 주어야만 했습니다. 그가 이렇게까지 화난 적이 있었을까(괴로워하며)? 그는 제가 이 장학금을 받는 첫 번째 여자 아이이자 첫 번째 *멕시코계 미국인*Chicano이라는 것을 이야기*해야만 했습니다*Just had. 그는 적어도 *여자 멕시코계 미국인*Chicana이라는 말을 할 수는 있었지만 대체 왜 제 혈통에 대해서는 한마디도 하지 않았을까요? 그런 다음에 그는 제 어머니를 *미스*Miss 빌라리얼이라고 불렀습니다. 마치 제가 아버지가 없거나 사생아 같은 존재인 것처럼 말입니다. (*한참 동안 말을 멈추고 책상 위에 있는 물 주전자를 바라보면서, 주의가 약간 흩어지면서, 휘파람 소리 같은 소리를 내면서 입으로 숨을 쉬었다.*)

이런 상태의 변화는 기억을 가져왔는데, 이는 임박한 위험한 감정에 대한 위협의 신호를 보여주고 있었다. 베베는 짧지만 아마도 치료자와의 좋은 연결고리로 인해 취약해져서, 아마도 그녀는 무해해 보이는 사건(상을 받는 것)을, 사실상, 자신의 현재의 문제(남자에게 수동적이 되는 것)의 본보기와 연결시킬 수 있을 정도로 치료자를 충분히 신뢰했던 것이다. 그리고 난 다음 그녀는 미주 제동이 해제되어서 더 고조된 감정을 경험했거나 실제적으로 교감신경계로 인한 각성(그래서 불편한?) 상태가 된 것 같다. 한참 동안 말을 멈춘 것은 아마도 부동반응 상태가 된 것으로, 그녀는 폐쇄/얼어붙기 행동으로 옮겨간 것으로 보이고, 이것은 너무 고조되거나 예측하지 못한 각성 상태(예: 괴로워하는 것, 등등)에 대한 반응으로서 해리상태가 된 것으로 여겨진다.

치료자: (부드럽게) 베베? 베베? 당신은 시상식에 관한 이야기를 한 후에 당신 생각 속으로 빠진 것

처럼 보이는군요.

치료자는 외상적 사건이 떠오르거나/재경험하면서 공포로 인해 부동반응을 보이는 베베와 연결하려 시도하고 있다. 치료자는 "얼음freeze"을 "녹이려thaw" 시도하고 있는 것이다.

베베: *(의자에 돌아가 앉으며 소파 베개를 잡아서 자신의 배와 가슴에 끌어안고; 한숨을 쉬면서 주위를 돌아보며, 주의에 적응하려는 듯이 방안을 돌아본다.)* 아, 예. 그 이야기의 끝은 제가 수표를 가지러 갔을 때 제 메모를 잊어버렸고, 바보처럼 횡설수설했다는 것인데; 그때 제가 얼마나 멍청해 보였을까요? 제 어머니께서 영어를 잘 알아듣지 못해서 제가 저 자신과 엄마 그리고 돌아가신 아버지에게 얼마나 수치스러웠는지 모르셨던 것에 대해 신께 감사드리지요. *(치료자의 눈을 직접적으로 강렬하게 치켜떠 보면서)* 코요테가 제 아버지를 죽였어요. *(그녀의 왼쪽 눈에서 눈물이 나기 시작한다.)*

치료자: *(자신의 내담자가 이야기하고 있는 내용과 그녀가 왼쪽 눈에만 눈물이 난다는 사실 모두에 대해 충격을 받지 않으려 노력하면서)* 뭐라고요? *(생각으로는 충격을 받거나 놀라지 않겠다고 함에도 불구하고 자신의 입에서 이 말이 충동적으로 튀어나오는 것을 느끼면서.)*

치료자는 베베의 반응에 의해 매우 영향을 받은 것처럼(부동반응?) 보이고 이로 인해 말문이 막힌 것처럼 보인다(그녀가 이야기할 수 있는 전부가 "무어라고요?"였다). 상당히 추측적이기는 해도, 아마 베베의 왼쪽 눈에만 눈물이 난다는 것은 좌측을 조절하는 그녀의 우측 뇌가 매우 높게 활성화되었다는 것을 보여주는 징후라 할 수 있다[비록 포지스(2007)에 의하면 얼굴의 윗부분은 뇌의 양측에 의해 상호적으로 조절이 많이 된다는 주장이 있기는 하지만]. 베베는 치료자를 강렬하게 쳐다보았다(상호적인 눈 맞춤과 얼굴 근육은 뇌의 상태에 영향을 주고 뇌의 상태는 내장과 심장에 영향을 준다).

베베: *(빈정대듯이)* 아, 네. 그것이 바로 멕시코인Mexican이니까 그런 거지요. 선생님은 55달러의

미국 달러$55 American(*문화적으로 멕시코 통화인 페소peso와 구분되는 일반적인 방식*)로 임신한 부인 앞에서 살해될 수 있습니다. 선생님의 빌어먹을 인생 내내 모든 학생들, 말 그대로 선생님을 아는 사람들 앞에서 망신을 당할 수 있습니다. 그들은 저의 엄마처럼 가톨릭을 믿는 여성은 누구인지 모를 사람에게서 저를 낳은, 거리의 창녀로 생각을 합니다. (*거의 구호를 외치기 시작하면서*) "미스 비라리얼, 미스 비라리얼, 미스 비라리얼." (*크게 그리고 화가 많이 난 채로*) 제가 그 강당에 있는 유일한 미스 비라리얼이었습니니다. 제 엄마는 미세스 비라리얼이었고 엄마의 진짜 이름은 제대로 된 히스패닉 방식으로 부른다면 미세스 구아달루프 비라리얼 바르구스Guadalupe Villareal Vargus입니다. 저희는 멕시코 인이 아닙니다. 저희는 코스타리카Costa Rica에서 왔습니다. (*이야기를 하면서 그녀는 점점 더 화가 나고 목소리가 커졌다. 그리고 마지막 말을 한 다음에 그녀는 자신의 가슴과 배에 대고 있던 소파 베개에 자신의 머리를 기대고, 보지도 않고 의자 뒤에 있는 숄에 손을 뻗어서 자신을 대충 감싸고, 10년은 더 늙어 보이는 모습으로 눈을 감고 소파 베개 위에 머리를 대고 있다.*)

베베는 명백히 교감신경계에 의해 점차 더 각성이 되고 있었고 이것은 이후 차분해지는 폐쇄반응으로 연결이 되거나(좀 더 부교감신경계적인 반응) 혹은 더 각성이 되는 반응(폐쇄반응/얼어붙기/부동반응/해리반응)이나 아니면 공포가 동반되지 않은 부동반응으로 연결이 되어 종료되었다.

치료자: (*아무 말도 하지 말아야겠다고 생각하면서; 자고 있는 아이를 바라보고 있는 보초와 같은 상상을 하다가, 결국은 마치 자고 있는 어린아이를 깨우듯이 부드럽게 이야기를 한다.*) 베베, 지금은 어때요?

아마도 치료자는 베베에게 부모 역할을 해주고, 그녀를 마치 작고 겁먹은 아이처럼 조심스럽게 다루려는 투사된 바람을 받아들이고 있는 것 같다; 신경지는 잘 작동하고 있는 것처럼 보이고, 이 상황에서 치료자의 기술의 부족에도 불구하고 방해받지 않는 것 같다.

베베: *(답이 없이, 그러나 좀 더 편안하게 자세를 잡고, 숄로 자신을 좀 더 단단하게 둘러싸고, 눈을 떠서 다시 주위에 적응하려는 듯이 주위를 서서히 돌아보면서)* 선생님은 이런 식의 말도 안 되는 소리를 들어가면서 돈을 벌어야 하는 거지요, 그렇지요? (도전적으로)

베베는 부동반응(파충류의 폐쇄반응)을 녹이고 나와 더 안정된 상태(주위에 적응하려 하는 것)로 움직였다가 이런 낮은 상태(이것은 대사 반응을 심하게 저하시킬 수 있다)를 역조절하기 위한 각성 상태로 변화하고 있다. 그녀의 도전적인 말은 자신을 각성시키려 하고 자신의 치료자를 감정적으로 각성을 시키려 하는 그녀의 노력일 수 있다.

치료자: 아시다시피, 당신이 당신의 가족이 겪은 일에 관해 이야기한 후에 할 수 있는 말이 없습니다. 무슨 말을 해야 할지 모르겠습니다.

치료자는 베베의 경험과 연결이 되어 머무르기 위해(신경지) 더 공감적으로 되려고 노력하고 있다(다른 사람의 경험을 일시적으로 동일시하는 것; Horowitz, 1983).

베베: *(서서히 일어나면서)* 그래요. *(한숨을 쉬면서)* 네, 그래요.

다시, 이것은 공포가 동반되지 않은 부동반응일 수 있고, 이런 상태는 친사회적인 그리고 긍정적인 상태와 연관이 되는 상태인데, 이 경우 대사 자원에 심한 저하 없이 움직임을 저하시키는 데 관여를 한다.

치료자: 아마도 시상식이 "… 이야기하고 있다… 그러나 사실은 그렇지 않다…"인 것 같군요. 저는 당신이 정말로 이야기하고 싶은 것을 이야기할 수 있다면 무슨 이야기를 할지 궁금합니다.

베베: *(웃음을 터트리고)* 좋은 질문이네요. 아마도 다른 치료시간에서도 말할 일은 없을 겁니다.

시계를 보니 집에 가야 할 시간이네요 제가 진짜로 이야기하고 싶은 것은, 아니요, 들을 수 있는 상황이 아닌 것 같네요. 그러나 이 문제를 "계속 지켜보는 것"은 흥미로울 것 같습니다. 이 문제에 대해 생각해 보겠습니다. 그리고 이와 연관해서 제가 제 과거에 대한 두 가지 문제를 이야기했다는 것을 결코 잊지 않고 있습니다. (*말을 멈추고, 기다리는 것처럼 보인다.*)

시간이 다 되었다는 사실이 안전감을 만들어내고 이것이 사회참여행동과 긍정적인 사회적 상호작용을 촉진시켰을 수 있다. 베베는 더 취약해지고 어린 장난기가 많은 아이처럼 된 것 같은데, 이는 동원반응("각성")의 상태와 사회참여의 상태 모두의 특징을 필요로 하는 혼종 상태이다.

치료자: (*시험 삼아*) 당신은 당신이 지금 이야기한 것처럼 당신을 화나게 만드는 이야기에 관해 이야기를 계속하길 원하는지 확신할 수 있습니까? 당신이 지금 말씀하신 것처럼 시계를 보시고, 이에 관해 다음에 이야기하실까요?

치료자는 비의식적으로 신경지를 사용해서 사회참여를 유도하고 있다.

베베: (*엷은 미소를 띤 채*) 아시다시피, 저는 말을 잘 바꾸는 사람입니다. 하지만 저는 이야기를 잘할 것이라 맹세를 하겠습니다. 비록 저는 코트에서 항상, 아니 항상 작았지만, 고등학교에서 농구를 했고 매우 빨랐습니다. 저는 4년 동안 한 게임도 빠지지 않았습니다.

치료자: (정말로 방향을 잃었으나, 연결을 유지하려 애를 쓰면서) 농구요?

다시, 베베는 간접적으로 그래서 더 안전하게 치료자와 약간 장난스러운 교환을 시도하였다.

베베: (*이제는 정말로 미소 지으면서*) 네, 저는 상대 팀이 이기고 있을 때 상대편에서 "시간을 끌

어”라는 말이 무엇인지를 정확하게 알고 있어요. 저는 그것이 바로 제가 사람들에게 하고 있는 것으로 생각합니다: 저는 시간을 끌어서 오늘처럼 무너질 필요가 없게 해야지요. 그리고, 제가 말하고 싶지 않은 다른 것에 대해서도 마찬가지로 말입니다; 이건 단지 제가 11살 때 그들이 목장 사무실 주변을 돌아다니게 한 늙은 할아버지가 저에게 한 행동과 관련이 있다고 말할 수 있지요. 그 이후로 저는 영어와 스페인어 모두로 말할 수 있게 되었어요. 사무실을 청소하는 동안, 저는 시간을 끌고 있었어요… 그 늙은….

치료자와의 신뢰할 수 있는 경험이 시작되면서 함께 온 안전함과 시간을 끄는 것의 안전함으로 베베는 고용주의 친척에 의한 확실하게 외상적인 스토킹적 행동을 서둘러 말하게 되었다. 아마도 적은 양의 신뢰로 인해 일종의 사회참여가 가능해진 상황이 이제 막 시작된 것이 아닐까?

치료자: 네, 우리의 시간이 다 되었군요. 그렇게 많은 감정에도 불구하고 지금은 어떻습니까?

신경지, 공감 및 사회참여가 이런 부드러운 질문을 촉진시켜 주고 있다.

베베: 그 감정들은 감정이 아니라 천으로 된 인형처럼 사라져 버려서 걱정이에요.

베베가 해리 경험을 이야기하면서 사회참여 반응이 일어나고 있다.

치료자: 아마도, 당신이 당신 자신에 대해 현실적으로 된 이후에 “천으로 된 인형”의 시간이 다른 사람으로부터 그렇게 멀리 떨어져 있게 만들지 않기를 바랍니다.

치료자는 사회참여 반응이 가치가 있음을 되풀이해서 이야기하고 생명에 대한 위협과 함께 일어나는 부동반응/얼어붙기/해리/파충류적 경험은 바람직하지 않다는 것을 알려 주고 있다.

베베: 맞습니다. (*일어나서 숄을 접고 소파 베개를 소파 위에 조심스럽게 올려놓으면서*) 자, 마치 제가 여기에 온 적이 없는 것처럼 느껴지는군요. (*자신의 얼굴 왼쪽으로 치우친 미소를 짓는다.*) 다음 주에 뵙겠습니다.

우측 뇌가 다시 좌측 얼굴을 조절하는 것인가? 이것이 어려운 경험이 그녀의 몸을 통해서 표현되는 가장 최선의 방법이 되는 것일까?

끝맺는 말

각성체계에 대한 정보는 정신 내적 및 대인관계적 행동 모두가 치료적 만남 안에서 어떻게 나타나는가를 이해할 수 있는 치료 기술을 크게 증가시켜 준다. 다미주이론은 미주 제동이 해제되는 것이 행동을 취할 수 있도록 허용해 준다는 것과 연관해서 흥미로운 정보를 추가시켜 준다. 이렇게 예비적으로 보관을 해 둘 필요가 있는 교감신경계 분지가 활성화되어서 각성체계(교감신경계)를 사용하게 하는 대신에 미주 제동이 해제되는 것은 에너지를 보존하게 해 준다. 여기에 더해 오래된 "파충류적" 체계와 낮은 에너지의 새로운 "포유류적" 체계와 같은 개념은 기억하기 쉬울 뿐만 아니라 내담자에게서 차분한(부교감신경계) 상태와 "얼어붙기"(미주체계) 상태의 구분을 가능하게 도와준다. 사회참여체계는 차분한 부교감신경계 반응을 필요로 하는데, 이렇게 됨으로써 사람들은 두려움 없이 접근할 수 있게 되는 것이다. 만약 이것이 작동하지 않게 되면, 교감신경계 분지가 활성화될 것이고 그러면 싸우거나 혹은 도망치거나 하는 반응이 일어나게 될 것이다. 그리고 만약 사람이 올가미에 걸리게 되면 부동반응(얼어붙기)이 일어나게 될 것이다. 이들 경험은 치료과정에 반복적으로 일어나게 되는데, 치료자나 내담자가 알아차릴 수 없게 아주 미묘하게 일어날 수 있다.

5장

정서조절 전략으로서 인격장애

이 장은 생리적 각성체계가 인격장애, 애착 범주(이것은 또한 애착 분류 혹은 유형으로 기술되기도 한다) 및 방어기전과 같은 예측이 가능한 행동으로 조직화되었을 때의 효과에 대해 알아보려 한다. *범주*categories, *유형*styles, *성향*traits, *원형*templates, *분류*classifications 및 *패턴*patterns과 같은 모든 용어는 특정 현상이 안정적이고 예측적일 때 이를 기술하는 용어이다. 이 장에서 알아보고자 하는 원형templates은 각성의 극단에 의해 확실하게 영향을 받는 것을 이야기한다. 여기에서의 "극단extremes"이라는 것은 자동적인 반응으로 신경회로에 각인되는 것이나 혹은 자신의 표현을 조절하기 위해 방어기전을 촉발시키는 것, 아니면 이 둘 모두를 의미한다.

핵심은 행동적 극단이라는 것은 생리적 상관물physiological correlates을 가지고 있다고 이해될 수 있다는 것이다. 이런 극단에 해당하는 신경 기질을 확인하는 것은 치료자들이 이런 행동에 대한 자신의 반응을 받아들이는 데 그리고 자신의 치료적 개입의 정도를 결정하거나 혹은 아니면 치료를 하지 않는 것을 결정하는 데 도움을 줄 수 있다. DSM-5에서 *정신장애*mental disorder의 정의를 위해 제안된 특징은 DSM-IV-TR(American Psychiatric Association, 2000)의 그것과 유사한데, 거기에서는 "기저의 심리생물학적 기능부전underlying psychobiological dysfunction을 반영해 주는 개인에게서 일어나는 행동적 혹은 심리적 증후군 혹은 패턴"을 강조하고 있다(American Psychiatric Association, 2010). 여기서 "심리생물학적 기능부전"은 자율신경계에서 일어날 가능성이 높은데, 자율신경계는 내적 경험뿐만 아니라 행동에 경직된, 예측 가능한 그리고 극단적인 영향을 위해 선택되어 진다.

인격장애의 진단은 부분적으로 특정 성향과 행동패턴의 존재에 의해 진단이 되는데, 이는 현재 *진단기준*[criteria]이라고 이름이 붙여져 있다(American Psychiatric Association, 1994, 2000, 2013). 이 진단기준의 많은 것이 각성에 있어 극단을 보여주고 있는 성향(예: 극단적인 주저함과 같은 억제 성향, 혹은 증폭된 감정 반응성과 연극조의 언동과 같은 각성 성향)을 포함하고 있고 이들은 각 인격장애에 특이하게 나타난다. DSM-5에서 인격장애는 부분적으로 극단으로 존재하는 37개의 성향을 정도에 따라 평가할 수 있다. 성향 모델의 경험적 타당성을 확인하고 있는 연구 집단은 현재로서 단지 초안을 가지고 있을 뿐이지만 DSM-IV-TR(2000)에서 그랬던 것처럼, 제안된 성향이 대부분은 크게 각성의 극단(예: 감정적 변동성[emotional lability], 불안[anxiousness], 공격성[aggression], 연극성[histrionism] 및 충동성[impulsivity]과 같은 각성적인 성향; 혹은 순종[submissiveness], 사회적 철퇴[social withdrawal], 사회적 분리[social detachment], 제한된 감정 표현[restricted affectivity], 무감동증[anhedonia], 위험 혐오[risk aversion] 및 해리 경향성[dissociation proneness] 등과 같은 억제성 성향)에 의해 분류가 될 수 있다(American Psychiatric Association, 2010).

애착 범주도 분화가 되었는데, 부분적으로는 행동적으로 나타나는 각성의 강도에 따라 분화가 되었다. 방어기전은 각성의 수준을 조절하기 위해 동원된 것이다. 모든 방어기전은 공통적으로 그리고 그중에서도 각각은 그들이 가지고 있는 흥분성 혹은 억제성 각성 수준과 특징적인 관계에 의해 분류될 수 있는 특징을 지니고 있다. 모든 상황에 대한 반응이 사실상 동일한 각성 수준을 보인다면, 바로 이런 유연성 없는 반응이 문제가 될 수 있다. 예를 들어 어떤 인격 유형은 특징적으로 행동화(흥분성)나 정서의 고립화[isolation of affect](억제성)가 정서를 조절할 수 있는 유일하고도 전형적인 방법이 될 수 있다.

흥분성 각성 대 억제성 각성 양쪽에서 예외는 자기-보호적 행동과 방어를 사용하는 데 있어 유연함을 보여주는 안전한 애착 및 획득된 안전한 애착에서의 적응적인 방어기전이다. 또 다른 예외로는 아동기의 붕괴된/혼란스러운 애착 유형인데 이는 흥분성 및 억제성 전략을 혼란스럽고, 예측이 불가능한 방식으로 괴상하게 동원한다. 성인기에서 이런 괴상한 반응은 경계성 인격구조, 외상 후 스트레스 반응 및 일부 해리적인 상태 등등에서 볼 수 있다(4장을 보라).

다음에서 장애가 있는 행동의 원인과 관련된 가설을 포함해서 오랜 시간에 걸쳐 범주화되어 온 인격장애를 대표적으로 (너무 진이 빠지지 않게) 간단하게 논의하려 한다. 정서조절 전략으로서 애착 범주와 방어기전 또한 논의될 것이다. 각성의 문제와 관련해서 치료자와 사회사업 서비스 종사자 사이에 일어나는 요구가 무엇인지 혹은 어떤 일이 일어나는지도 언급할 것이다. 이 장의 나머지 부분에서 14개 증례의 눈을 통해서 위의 개념들을 확인해 볼 것이다. 각 증례는 아동기 혹은 성인 애착 범주를 보여주고 있고; 성인 범주에서는 이와 밀접하게 연관된 인격장애(들), 또 연관된 방어기전 및 내담자의 뇌, 치료자의 뇌 혹은 사회사업 서비스 종사자 사이에 치료 시 일어나는 각성 조절에 대해서도 언급을 할 것이다.

인격장애

인격장애를 생각할 때, 어디에 중점을 둘 것인가는 다양하다: 예를 들자면, 발달상 원인developmental cause, 자신과 타인에 대한 모델models of self and other 및 장애 행동 안에서 표현이 되는 성향traits expressed in disordered behavior 등이 그것이다. 좀 더 최근에, 연구자들은 뇌의 발달과 기능에 대한 관계 경험이 가진 효과에 관한 지식을 추가했고, 이 중 일부는 장애를 일으키는 인격 기능으로 결과가 나타나게 된다. 상기의 요인들은 명백하게 서로서로 관련이 있다. 그러나 주요 이론가들은 서로 다른 인격장애에 관하여 서로 다른 측면들을 강조하고 있다.

발달상 원인

관계적 남녀동권론자적인 관점relational feminist perspective(Jordan, 2004)에서는 인격장애를 관계에 있어 심각한 단절의 결과로 본다. 관계의 단절이 오면 그 사람은 고립이 되고 이렇게 되면 고통스러워지고 성장이 제한되며 기능하는 데 있어 유연성도 제한을 받게 된다. 조단은 *인격장애*를 개인에서 시작된 인격상 결함으로 보면 안 되고 사회문화적인 기원을 가진 인격 성장의 저해에 기반을 두고 있다고 보았기 때문에 인격장애라는 용어를 반대하였다. 마그나비타Magnavita(2004), 마스터슨과 리버만Masterson and Lieberman(2004) 및 타트킨Tatkin(2007)은 인격에 특별한 영향을 미치는 관계에 초점을 맞추었다. 마그나비타(2004)는 "인격 체계personality systemic"의 단일 모델을 제안하였는데, 이는 인격 발달에 있어 정신 내적-생물학적 체계intrapsychic-biological system, 대인관계적-한 쌍 체계interpersonal dyadic system, 관계적인 세 쌍 체계relational triadic system 그리고 사회문화적-가정 체계sociocultural familial system 사이의 상호보완적인 영향에 중점을 두고 있다. 마스터슨은 일차적인 관심의 대상이 되는 엄마의 돌봄이 가지는 영향을 포함해서 발달하고 있는 아이의 자기감에 외상이 미치는 효과와 연관해서 인격장애에 대한 이론과 치료를 조직화하였다(Masterson & Lieberman, 2004). 타트킨(2007)은 인격 성향의 표현을 1인 대 2인의 심리적 조직화one-person versus two-person psychological organization의 관점에서 탐색하였다. 1인 심리적 구조는 관계를 맺는 능력의 정도가 2인 구조보다 좀 더 제한적이다. 이 개념 안에 함축되어 있는 원인은 이전 관계의 과거사이다.

자기와 타인에 대한 모델

리돈과 쉐리Lyddon and Sherry(2001)는 원천적으로 아동기 애착 유형에 의해 형성되는 자기-타인의 내재화된 관계self-other internalized relationships의 작동 모델에 관한 생각을 제시하였다. 컨버그(1980, p. 92; 1984, pp. 228-230)는 인격의 내적인 구조적 특징에 대해 언급을 하였는데; 자기의 내재화된 표상과 타인의 내재화된 표상 및 이를 결합하는 정서 간의 관계에 대해 언급을 하였다. 코후트(1984)는 인격이 타인의 내재화된 기능을 갖게 되는 특징적인 방식을 기술하였는데, 이런 경험을 포착하기 위해 *자기대상*이라는 용어를 새로 만들어 내었다. 블라이버그Bleiberg(2001)는 효과적이지 않고 형편없게 반응하는 양육은 유능한 자기와 타인 사이에 관계를 맺을 수 있는 기회에 반응할 수 없는 대처 전략을 만들어 낸다고 기술하였다. 그와 다른 사람(즉 Fonagy et al., 2004)은 인격장애가 발전하는 데 있어, 방어 요인으로서 자신의 상태를 반영해 주면서도 다른 사람의 관점을 받아들일 수 있는 자기 감을 발현시킬 수 있는 능력(정신화라고 명명이 되었다)에 대해 강조를 하였다.

성향

밀론[Millon]은 인격장애에 대한 초기의 기술에서 인격장애를 외적인 사회 체계와 대인관계적인 역동에 의해 영향을 받아 이루어지는 활동 패턴 대 굴종 패턴을 중심으로 조직화하여 설명하였다. 르네한[Linehan](1993)은 인지 행동적 관점에서 뿌리 깊게 자리 잡은 인격 성향에 대해 언급을 한 바 있다.

DSM-IV-TR(American Psychiatric Association, 2000, p. 685)에서는 인격장애를 "그 사람이 속하는 문화의 기대로부터 심하게 왜곡되어 있는 내적 경험과 행동의 영속적인 패턴으로, 이것은 전반적이고 경직되어 있으며 청소년기 혹은 초기 성인기에 발병하여 시간이 지남에 따라 안정적으로 유지가 되고 고통 혹은 장애를 가져온다"라고 기술하고 있다. DSM-IV-TR의 각 진단 범주의 목록에는 인격 성향과 행동이 포함되어 있으나 인격장애의 원인과 관련된 분석은 전반적으로 이루어지고 있지 않다. 원인이 제시된 진단(예: 급성 스트레스 장애[acute stress disorder], PTSD, 반응성 애착 장애[reactive attachment disorder])은 몇 개 되지 않는다. 원인 분석이나 주요 이론가들의 관심과는 상관없이 성향은 DSM-IV와 DSM-IV-TR(1994, 2000)의 인격장애의 모든 진단 범주 안에서 발견할 수 있는데, 이 성향이라는 것은 행동을 정의하는 데 있어 각성의 외현적인 수준이 아니라면, 적어도 암묵적 수준을 포함하고 있다. 예를 들어, 반사회적 인격구조는 충동성, 이자극성[irritability] 및 공격성을 포함하고 있는데, 이 모든 것은 흥분성이다. 또한, 회피성 인격구조는 대인관계 상황에서 억제를 보이는 경향과 개인적인 위험을 감당하는 데 있어 일상적이지 않은 주저함 혹은 모든 새로운 활동에 참여하는 것에 대한 일상적이지 않은 주저함 등을 포함하고 있는데, 이 모든 것은 억제성 행동 특징인 것이다.

인격장애에 대해 DSM-5에서는 일반적으로 "그 개인이 속하는 문화의 표준과 기대의 맥락에서 적응적이라고 간주되는 대인관계적인 기능을 할 수 있는 능력 및 주체성의 발달에 실패했음을 보여주는" 것으로 정의되고 있다(American Psychiatric Association, 2010, 2013). 여기에서는 대인 관계적인 기능이 위에서 논의한 것과 같이 성향의 한 측면으로 제안되었다. 되풀이해서 이야기하지만, 제안된 성향의 대부분은 각성의 수준이 높거나 아니면 낮다(〈표 5.1〉을 보라).

〈표 5.1〉 자율신경계의 각성 분지와 DSM 진단 범주 사이의 제안된 관계

DSM-IV-TR(2000)	DSM-5(2013)
SNS 우세 인격장애 (SNS-Dominated Personality Disorders)	
편집성 인격장애 (Paranoid Personality Disorder)	
반사회성/정신변질성 유형 (Antisocial/Psychopathic Type)[a]	
반사회성 인격장애 (Antisocial Personality Disorder)	
의존성 인격장애 (Dependent Personality Disorder)	
연극성 인격장애 (Histrionic Personality Disorder)	
PNS 우세 인격장애 (PNS-Dominated Personality Disorders)	
조현성 인격장애 (Schizoid Personality Disorder)	회피성 유형 (Avoidant Type)
조현형 인격장애 (Schizotypal Personality Disorder)	조현형 유형 (Schizotypal Type)
자기애성 인격장애 (Narcissistic Personality Disorder)	
회피성 인격장애 (Avoidant Personality Disorder)	

강박성 인격장애 (Obsessive-Compulsive Personality Disorder)	강박성 유형 (Obsessive-Compulsive Type)
우울성 인격장애 (Depressive Personality Disorder)[b]	
수동-공격성 인격장애 (Passive-Aggressive Personality Disorder)[b]	
SNS-PNS가 분리된 진동을 보이는 경우 (Uncoupled Oscillating SNS-PNS)	
경계성 인격장애 (Borderline Personality Disorder)	경계성 유형 (Borderline Type)

참고. DSM-IV-TR(American Psychiatric Association, 2000)의 진단 범주와 앞으로 올 DSM-5(American Psychiatric Association, 2010)의 진단 범주에 근거를 둠.

PNS=parasympathetic branch; SNS=sympathetic branch

위에 언급된 장애에 대한 완전한 DSM 진단 범주를 보려면 부록 B를 보라.

[a] 이것은 2013년 DSM-5에 포함되지 않았으나, 만약 포함이 되었다면, 아마도 매우 억제된 반응과 매우 흥분된 반응이 포함되었을 것이다(반사회성/정신변질성 기능에 관한 분석에 대해서는 3장 및 4장을 보라).

[b] DSM-IV-TR(2000)에서 다음 판을 위해 제안되었다.

뇌의 발달에 영향을 주는 관계상의 경험

시겔은 관계상의 경험이 뇌의 신경생물학에 어떻게 영향을 주는지에 대해 기술을 하였는데, 여기에는 정서 및 신체적 상태의 조절, 지각 및 의미부여, 기억 그리고 의사소통 능력 등이 포함이 된다(1999, p. 21). 이와 유사하게 코졸리노(2002)와 쇼어(1994, 2003a, 2003b) 또한, 문제가 있을 경우 그것의 대부분이 인격 기능의 손상을 가져올 수 있는 초기의 관계적 경험이 어떻게 뇌의 발달에 영향을 주는지를 통합시키려는 현재의 노력을 보여주고 있다.

애착 범주

아래의 증례에서 특정한 애착 범주에 대한 기술을 통해 볼 수 있듯이 각 범주의 정의는 일반적으로 신경회로에 기억이 되어 있는 자기-타인 상호작용 및 이에 대한 기대를 포함한다. 이 장에서는 여기에다 암묵적으로 저장이 되고 신경회로에 각인되는 각성을 애착 전략에 추가하고 있다.

뇌의 우측 반구는 자기 조절 기능에 우세하다(Schore, 2003a, p. xvii). 이런 자기 조절은 어떻게 일어나는가? 좌측 뇌 반구는 의식적 반응에 관여하는데 우측 뇌 반구는 무의식적인 마음에 관여한다(Mlot, 1998, p. 1006). 쇼어는 자신의 개념화에 우측 반구 현상인 *비의식적*이라는 용어를 추가하기 시작했다(1994, 2003a, 2003b). 2장에서 논의한 바와 같이, 쇼어(2003b)에 의하면 비의식적이라는 것은 다른 사람의 뇌의 비의식적 구조와 의사소통을 하는 능동적인 정신 구조를 포함하고 있는데, 이렇게 됨으로써 결과적으로는 관계적인 효과를 나타내게 된다. 이것은 *무의식적*이라는 용어와 비교가 되는데, 무의식적이라는 용어는 의식적인 알아차림을 방지하기 위해 방어를 사용해서 잠잠해진 기억과 감정을 포함한다. 대부분의 방어기전은 무의식적인 반면, 애착 유형 및 패턴화된 인격구조는 비의식적이다. 또한, 패턴화라는 것은 각성의 수준으로, 일부는 무의식적이고 일부는 비의식적이다.

인생의 가장 초기 순간부터 유아의 뇌는 중요한 양육자와 비의식적인 동조적 공명을 확립하려고 시도한다. 스로프[Sroufe](1996)는 이런 경험을 감정의 상호작용적인 조절이라고 기술하였다. 이 한 쌍의 경험은 붕괴될 수밖에 없고 "비동조"는 일어날 수밖에 없는데, 이것을 제대로 돌려놓지 않으면(즉 상호작용적인 회복이 없으면) 정서 조절에 있어 어려움을 가져오게 되는 상황이 발생한다. 예를 들어, 약이나 알코올의 흥분성-억제성 효과 안에 내재되어 있는 정서 조절 효과는 각성 조절의 외적 자원을 사용하는 확실한 예가 된다. 탐닉의 과정은 매우 복잡하지만, 뇌가 기분조절을 위해 혹은 내재적이든 만들어진 것이든 원하는 각성 수준을 위해 물질이 가진 억제성 혹은 흥분성인 방법을 사용할 정도가 되면, 치료자는 논리적으로 이런 각성 수준에 대한 반대가 되는 수준을 견딜 수 있는 능력이 강화될 필요가 있다고 생각할 수 있다. 예를 들어, 만약 알코올(억제성, 억제적 효과)이 선택된 약물이라면 아마도 뇌는 강력하고 흥분성 감정을 조절하는 데 어려움을 겪게 될 것이다. 이들 각성효과는 자율신경계의 교감신경 분지에 의해 조절이 된다. 내담자가 알코올 의존이 되면, 화가 나거나 각성되는 혹은 억제되는 효과를 견디는 방법을 배우기 위해 적절하게 작동하는 치료자의 자율신경계를 내담자의 뇌에 "빌려주게" 되는 것이다. 이런 감정에 대한 충분한 상호작용적인 조절을 통해 내담자의 뇌는 바라건대 지속적으로 물질이나 다른 사람을 사용하지 않고도 흥분성 혹은 억제성 효과를 조절할 수 있는 새로운 신경회로를 만들어 내게 될 것이다.

왜 "이것을 제대로 돌려놓아야"할 필요가 있는가? 감정에 대한 외상을 회복시키는 것은 스트레스로부터 회복되는 것을 가능하게 해 준다. 의존적인 뇌가 스스로 회복하는 것은 힘든 것이다. 물론 그렇게 할 수는 있지만 이에 대한 대가를 치러야 하는데, 특히 의존적인 뇌가 너무 많이 스스로 회복해야 할 때 더 그렇다. 이런 경우에 나중에 아동기 애착 유형으로 나타나는 정서조절 전략으로 연결이 되는데, 아동기 애착 유형은 조정되지 않은unmodulated 각성이 너무 많은 경우(양가적/저항적), 조정되지 않은 각성이 너무 적은 경우(회피적) 혹은 변덕스러운 각성의 경우(붕괴된/혼란스러운)가 내적 혹은/그리고 외적으로 표현된다. 양가적/저항적 전략은 결합의 경험을 제공받기 위해 타인을 기다린다. 회피적 전략은 어떤 면에서는 포기한 것이다. 붕괴된/혼란스러운 전략은 일관적인 전략을 가지지 못해서 그 불예측성으로 인해 종종 다른 사람을 놀라게 한다.

나중에 만약 이런 자동적이고 경직된 상태로 표현된 정서조절 전략이 변하지 않는다면, 특히 어떤 각성 상태를 선호하는가에 관해, 이들은 각성의 문제를 조절하기 위해 예측이 가능한 방어 전략을 사용하게 되어 여러 인격장애와 매우 유사한 성인 애착 전략으로 나타나게 될 수 있다. 물론, 적절한 상황에서는 이 지리멸렬한 뇌에서 신경가소성이 신경회로를 새롭게 재배선을 시켜 "획득된 안전한 애착"을 만들어 낼 수 있다(Pearson, Cohn, Cowan, & Cowan, 1994). 이들 적절한 상황(주로는 우측 변연계에 영향을 주는)에는 지지적인 가족, 안정적인 배우자 그리고/혹은 관계적 문제에 대한 임상적인 치료 등과 같은 교정적 관계 경험이 포함된다.

우측 변연계는 특히 쇼어가 명명한 "정서의 전달"(Schore, 1994, 2003a, 2003b)에 반응적인

데, 이것은 다른 사람의 얼굴에서 특정한 표정이 나타났을 때 그것을 닮은 신체 및 감각적 표상을 뇌가 어떻게 만들어 내는가를 기술한 것으로, 이것은 우측 반구 기능이고; 바로 공감인 것이다(Voeller, Schore, 2003b, p. 19에서 인용함). 욘센과 허그달[Johnsen and Hugdahl](1991)의 작업 중 특히 흥미를 끄는 것은 얼굴에 표현이 된 단서 같은 경우 300밀리초 안에 주로 비의식적으로 이루어지는 우측 뇌의 전체적인 정보 처리에 의해 처리가 된다는 보고이다.

방어기전

감정적/신체적 항상성에 붕괴가 일어날 때 안전하게 애착이 형성된 사람은 이 상황이 제대로 안정이 될 것이라고 기대를 한다(Pipp & Harmon, 1987, p. 650). 이런 기대가 방어기전에 어떻게 적용이 될까? 이것은 안전하게 애착이 형성된 사람(혹은 획득된 안전한 애착을 가진 사람; Schore, 2003a, 2003b)은 자동적으로 감정적인/신체적인 방어기전을 동원할 필요가 없다는 것을 의미하는 것으로 이들은 자신감을 보여주는데, 이는 균형을 이룬 자율신경계를 반영해 주는 것이고 상황에 적절한 감정 상태의 *조절*이 앞으로 일어나게 될 거라는 것을 보여주는 것이다. 이런 조절은 그 사람 자신의 자원에 의해 혹은 일시적으로 다른 사람에 의한 조절에 의해 아니면 이 둘의 조합에 의해 정서가 조절되는 것을 포함한다.

그러나 안전적으로 애착이 형성되지 않은 사람에서는 자율신경계가 "분리되어 있을" 가능성이 높다(Schore, 2003a, 2003b, pp. 27-30). 분리된 자율신경계는 뇌와 신경계에서 자동적이고, 비의식적인 경향이 있으며, 흥분성(교감신경계)으로나 아니면 억제성(부교감신경계)으로 과도하게 사용될 수 있다는 것을 의미한다. 세 번째 선택은 삶 자체가 위협적인 경우에 일어날 수 있는데, 부교감신경계에 의해 중재가 되는 다미주 체계는 해리가 일어날 수 있을 정도의 저하된 수준의 폐쇄반응을 일으킬 수 있고, 종종 폐쇄반응이 완벽하게 일어나게 되면 극단적인 경우에는 실제 죽음에 이르게 만들 수도 있다(Porges, 2011).

반복하자면, 이상적으로는 스트레스에 직면했을 때 적절한 정서 조절은 두 뇌 사이의 상호 작용을 통해서나 아니면 스스로의 뇌를 통해서 이루어지게 된다. 여기에 더해 다른 뇌의 기능에서 오는 이점을 일시적으로 적절하게 자신의 뇌의 기능으로 부드럽게 전환시킬 수 있는 능력이나 혹은 문제가 되는 방어기전을 동원하지 않고도 자동적으로 조절할 수 있는 능력이 매우 적응적인 것이다. 문제를 일으키는 것은 상황과 상관없이 같은 종류의 방어기전을 경직되게 사용하는 것으로, 예를 들자면, 억제, 왜곡, 부인, 행동화 혹은 현실 차단 등과 같은 방어기전을 자동적으로 적용하는 것을 이야기한다(American Psychiatric Association, 2000, pp. 808-809). 바일란트[Vaillant](1977)는 반복해서 어떤 방어기전이건 그것을 사용하는 사람은 맥락에 맞게 사용할 수 있어야만 한다는 것을 반복해서 강조하였다. 좀 더 안전적으로 애착을 형성한 사람과 좀 더 유연한 뇌와 신경계를 가진 사람이 상황적으로 더 적절한 방어기전을 사용한다.

원초적인 방어기전은 돌보는 사람과 발달하는 아동 사이에 이루어지는 초기 경험의 결과로 만들어진다. 이것이 충분히 반복되면, 아이의 뇌가 감정 경험을 조절하는 것을 배우는 길이 만들어지게 되고, 보울비(1988)의 말에 의하면 "내적 작업 모델"이 만들어지게 된다. 페리 등은 원초적인 감정적 자기 조절이 뿌리를 내리는 것을 "상태가 성향이 된다"라고 기술을 하였다(1995, p. 278). 그래서 항상성이 붕괴가 되는 시점에는 이것이 내적인 문제에 기인하든 혹은 환경의 문제에 기인하든 간에 충분히 반복된다면 "상태"(예: 비난을 받은 후 혼자 내버려 두는 것 혹은 신체적인 고통으로 버리진 채 혼자 견디어야 하는 것)는 "성향"(습관적으로 낮은 정서 혹은 높은 정서의 상태로 가게 되는 것 혹은 일부의 경우에 흥분성 생리적 상태와 억제성 생리적 상태 사이를 빠르게 왔다 갔다 하는 것)이 될 수 있다. 종국에는 붕괴가 된 특정 상태가 되게 되고, 이것의 반복 경험에 의해 형성된 성향(예: 극단적인 자기의존)이 어떤 상황에서는 가장 최선의 가능한 시나리오가 될 수 있다. 특정 방식(흥분성 혹은 억제성)으로 정서를 조절하는 것은 아이의 뇌가 할 수 있는 최선의 방법일 수 있는데, 특히 학대 혹은 방치 그리고 감정적으로 불안정한 환경 등의 경우에 그렇다. 불행하게도 정서를 조절하는 데 있어 특징이나 패턴은 신경회로 안에 새겨지게 되고 이것은 일반적으로 비의식적이거나 무의식적인 것이 되는데, 이에 대한 가능한 예외는 고도로 적응적인 방어들(예: 친화, 자기 관찰[self-observation], 이타성)인데 이들은 방어기전 자체가 의식적인 측면을 가지고 있기 때문이다.

인격장애, 애착 범주 및 방어기전이 어떻게 공통의 생리기전을 공유하는가를 단순하게 인지하는 것만으로는 충분하지 않다. 이에 대해서는 "그래서 뭐?"라는 질문이 따를 수밖에 없다. 만약 치료자가 내담자의 정서 조절을 호전시키기 위해 필요한 일련의 교정적 감정 경험을 확인할 수 있다면, 이에 따라 내담자가 대인관계적으로 문제를 일으키는 방어나 행동을 사용하려는 경향을 점차적으로 줄여나갈 수 있게 하는 것과 같은 적절한 치료적 개입을 시행할 수 있게 될 것이다. "교정"이라는 말은 뇌(주로 우측 뇌)의 각성에 관한 이야기로, 치료자가 내담자 뇌의 각성 수준에 대해 균형을 잡고 움직이는 것을 이야기한다. 대부분의 치료 상황에서 치료자의 뇌는 필요한 각성 수준에 대한 교정을 포함해서 자동적으로 내담자의 암묵적 경험에 대해 공명을 한다. 예를 들어 치료자는 내담자의 정서 상태(이것이 흥분성이든 억제성이든 간에)에 반대가 되는 정서 상태로 있게 되는 경우가 흔한데, 종종 이것은 미묘하게 그리고 알아차리지 못하게 일어나게 된다. 만약 내담자가 높게 각성되어 있다면 치료자는 좀 더 억제적인 상태가 되어 자동적으로 이런 지나치게 고조된 정서에 대해 평형을 제공하게 된다. 아니면 이와 반대도 가능하다. 매우 낮은 정서는 치료자의 좀 더 각성된 정서에 의해 보상될 수 있는데, 이는 내담자가 치료자의 이런 정서에 맞추거나 혹은 이 고통스러운 낮은 정서 상태를 좀 더 줄일 수 있기를 바라면서(일반적으로는 비의식적으로) 이루어진다. 우선, 치료자의 뇌는 종종 고통스러운 각성 상태에 공감적으로 맞춰 주고(물론 일시적으로), 그리고 난 뒤에 현재의 정서 상태에 대한 대체적인 정서 상태를 제공하기 위해 노력을 하게 되거나(종종) 적어도 이에 대한 약간의 호전이라도 가져올 수 있도록 노력을 한다.

이런 변화가 어떻게 일어나게 될까? 쇼어(2003a, 2003b), 로젠츠바이크[Rosenzweig](1996) 및 다른 사람들에 의하면, 뇌와 신경계의 기능을 변하게 할 수 있는 능력은 일생을 통해 유지가 된다. 이 신경가소성은 다른 사람의 뇌와의 경험에 반응적이어서; 치료자에게 필요한 것은 뇌에서 각성을 조절할 수 있는 상태가 임상적인 만남에서 나타난다는 사실(어떤 방향으로 나타나건 간에)에 대해 진심으로 감사하는 마음을 가지는 것이다. 이렇게 내담자-치료자 한 쌍 안에서 감정 조절을 반복하는 것은 정서를 더 적절하게 조절하는 쪽으로 내담자의 신경회로를 변화시킬 수 있는 가능성을 만들어 주고, 이렇게 됨으로써 행동도 변화시킬 수 있게 된다. 이런 변화가 일어나는 뇌 구조 중 두드러진 것은 안와전두엽 피질과 변연회로이다(Schore, 2003a, p. 31). 환경적인 경험에 반응해서 이런 신경회로를 만드는 것에 대해 자세한 것은 코졸리노(2002), 시겔(1999) 및 쇼어(1994, 2003a, 2003b)를 보라.

증례

다음 증례들은 아동기와 성인기에서의 애착 범주를 통해 각성 조절이 어떻게 이루어지는가를 보여준다; 특정 애착 범주와 특정한 인격장애 사이에는 유사한 점이 있고; 각성을 조절(억제성 혹은 흥분성)하는 방어기전은 전형적으로 애착 범주 및 인격장애 모두와 연관이 되어있으며; 치료자가 보여주는 가능한 반응과도 연관이 되어있다. 이 장의 전반부에서 기술되었던 다양한 개념들이 증례 자료들을 보여주면서 언급될 것이다. 이 역동적인 현상들이 서로 연결되어 있는 방식은 바로 각성이 뇌에 의해 조절되는 방식 및 행동 안에서 나타나는 방식을 보여주고 있다(〈표 5.1〉을 보라).

각 증례는 다음과 같은 관점에서 같은 방식으로 보이게 된다:

- 아동 혹은 성인기 애착 범주.
- 각성의 조절: 자율신경계의 분지들(부교감신경계, 교감신경계)이 함께 작동하는지(협동적) 아니면 함께 작동되지 않는지(분리적).
- 성향, 행동 및 기저에 있는 자기-타인에 대한 경험과 함께 이루어지는 애착 범주에 대한 기술.
- 증례 자료: 이들 자료와 연관이 있는 이 장의 전반부에서 기술된 개념; 다른 장에서 논의된 개념들도 참고가 될 것이다.
- 각 증례의 말미에 있는 간단한 증례 토의; 성인 증례의 경우 가능한 인격구조 및 보여진 애착 범주와 유사한 다른 임상 상태에 대한 논의.

아동기 범주: 아이에서 부모로

이 부분은 아동기 애착 범주를 보여주는 4가지 증례를 이 증례에 대한 논의와 함께 보여준다.

아동기 안전한 애착에 대한 증례

아동기 범주: 안전한 애착 범주

각성의 조절: 교감신경계와 부교감신경계 간에 항상성적으로 균형이 이루어짐

애착 범주에 대한 기술: 안전한 애착

안전한 애착을 가진 아이는 부모가, 특히 힘든 상황에서 반응적이고, 언제든지 이용이 가능하고, 위로해 주며, 보호해 줄 것이라는 확신이 있다. 이런 확신은 에인스워스Ainsworth 등(Florsheim, Henry, & Benjamin, 1996, p. 84에서 인용함)의 연구에서 기술한 것과 같이 그 아이로 하여금 환경을 탐색할 수 있도록 해 주고 자신의 발달하는 능력을 시험할 수 있게 해 준다.

부모 중 한 명이나 부모 모두를 잃은 아이들을 위한 여름 캠프인 "전진하기 캠프!(Camp Go Forward!)"의 관리자들이 매일 열리는 회의에서 8호 캐빈cabin의 캠프 참가자들에 대해 논의하고 있다.

주관 상담자: 엘리아스Elias가 가장 안정적인 아이이고, 아마도 이번 기수의 전체 캠프에서 그런 것 같아요.

정신건강 상담자(MH 상담자 #1): 그 아이에 대해 우리가 관찰한 것에 대해 돌아가면서 이야기를 하는 것은 어떨까요?

MH 상담자 #2: 저는 여기서 지난 4년간 일을 했습니다. 그때가 바로 그의 아버지가 죽은 직후지요. 그는 "안정된 에디Eddy"일 수도 있고, 아니면 "안정된 엘리Eli일 수도 있지요.

(관리자들이 웃는다.)

MH 상담자 #1: 그것이 그 아이에게 의미하는 것이 무엇인지요?

MH 상담자 #2: 저는 감히 당신께 이야기 드릴 수 있는데, 그는 지난 두 번의 여름 캠프를 매우 좋아했는데, 그는 항상 이성적인 것처럼 보였습니다. 그리고 그는 아이들 사이에 생기는 문제를 해결하는 데 탁월한 능력을 가졌습니다. 그 아이가 항상 명랑해지려고 일부러 애쓰는 아이 같아 보이지는 않았습니다. 만약 무언가가 그 아이를 괴롭히고 있다면, 그 아이는 아마도 망설이지 않고 그것을 이야기할 누군가를 찾을 것입니다. 아니면 때로는 그 아이는 당신이 뭔가 하는 동안 그냥 당신 옆에 앉아 있기를 원할 수도 있지만, 아마도 당신에게 매달리지는 않을 것입니다. 제 말뜻을 아시지요?

관리자들에 의하면 현재까지 엘리는 능력 있고 자신 있는 남자아이로 기술되고 있다. 그 아이는 스스로 자신의 감정을 성공적으로 조절할 수 있거나 혹은 편안해지기 위해 쉽게 남의 도움을 찾는다(자기주장의 적응적인 방어기전). 이타성(다른 사람들에 대해 대리의 그러나 건설적인 서비스를 하는 것)과 동일시(이상화된 다른 사람의 행동을 따라 하는 것)는 "아이들 사이에 생기는 문제를 해결하려는" 시도를 하게 만들어 주는 적응적인 방어기전으로 보인다. 이들 방어기전들은 일반적으로 비의식적이지만 이 상황에서는 매우 적응적으로 작용하고 있고 일부분은 의식적인 부분도 있는 것으로 보인다(Vaillant, 1977).

엘리의 개인 치료자: 이 모임에 저를 다시 초대해 주셔서 감사드립니다. 엘리는 일 년 내내 캠프에 관해 이야기를 합니다. 그 아이는 제가 여기에 참가하는 것을 좋아합니다. 질문이 있는데, 그 아이가 마치 친구나 관리자가 필요 없을 정도라는 인상을 줄 정도로 너무 자신감이 넘치거나 너무 "강하게" 보인다고 생각되지는 않으신지요?

MH 상담자 #1: 아닙니다. 그렇지 않습니다. 의사 선생님. 이 모임에 다시 오셔서 감사드립니다. 재미있는 이야기를 하겠습니다. 아이들이 선생님께서 여기에 함께 하시는 것을 좋아합니다. 특히 관리자들과 아이들 사이의 복수 축구 게임revenge soccer game에 대해서 더 그렇습니다. 그들은 이에 대해 오랫동안 이야기를 했고 특히 선생님께서 넣으신 자책골에 대해서 그랬습니다. (*관리자들이 신음 소리를 내었는데 "자책골*own goal*"이 사고로 상대 팀을 위해 골을 넣은 것에 대한 축구 은어이기 때문에 그랬다.*)

엘리의 치료자: 저는 진짜로 항상 그들 편에서 일을 하고 있습니다. 그래서 그 골도 넣은 것입니다. (*웃는다.*)

이러한 성인들은 반응적이고 언제든지 이용이 가능하고, 위로해 주며, 보호적인 사람들로 보이는데 이는 아이들이 궁극적으로 안전한 애착이 발전하는데 필요한 조율과 결합을 경험할 수 있게 해주는 환경을 제공해 줄 수가 있다. 우리는 엘리의 가족생활이 적어도 적절했다고 추측할 수 있는데, 그 아이가 돌보는 사람에게 걱정이 될 만한 행동을 하지 않고, 혼자서 아니면 다른 사람의 도움을 받아 자신의 감정을 조절할 수 있는 것을 보면 알 수가 있다. 이 모임에 참가한 성인들은 유머와 이타성과 같은 적응적인 방어기전을 사용하고 있다.

MH 상담자 #3: 어쨌든, 선생님의 질문에 답을 드리겠습니다. 그 아이는 저에게 『곰 세 마리』 이야기를 생각하게 해 줍니다. "아주 적당한just right" 죽porridge 이야기 말입니다. 그렇지만 그 아이가 완벽하거나 혹은 완벽주의자는 아닙니다. 그 아이는 화를 낼 줄도 압니다. 특히 축구장에서 그렇지요. 그렇지만 경기가 끝나면 그 화를 경기장에 놓고 오지요. 그는 모든 일에 그렇듯이 흠잡을 데가 없는 좋은 운동선수입니다.

이 상담자는 항상성적으로 균형을 이룬 자율신경계에 대해 기술하고 있다; 엘리는 자신의 감정의 강도를 조절하고 있고 이 결과 행동은 정상적인 기대의 범위를 넘어서지 않아서 너무 지나치게 고양되거나 너무 지나치게 차분하지 않으며, 너무 낮거나 부적절한 행동을 동원하지 않으면서도 자신의 기분을 고양시키기는 것은 어렵지 않다. 엘리는 "그 화를 경기장에 놓고 오는 것"에서 보여주듯 승화(충동을 긍정적인 활동으로 변화시키는 것)와 억제(갈등에 집중하는 것을 의식적으로 뒤로 미루기) 같은 적응적인 방어기전을 사용하고 있는 것으로 보인다. 이것은 협동적인 자율신경계의 좋은 예로 보이는데, 협동적이라는 것은 억제성과 흥분성이 조화롭게 작동하는 것을 의미하는 것으로 이렇게 되면 상황과 무관하게 둘 중 하나가 자동적으로 과도하게 사용되는 일이 없게 된다.

MH 상담자 #1: 좋습니다. 여러분 중 몇 분은 뭔가 추가하고 싶어 하시는 것 같아 보이는데요. 얘기해야 할 참가자들이 아직도 몇 명 더 있으니까 엘리에 대해 집중하는 것이 좋겠습니다.

MH 상담자 #2: 저는 이번 여름에 여기에 처음 왔습니다. 엘리의 아버지에게는 무슨 일이 있었나요?

개인 치료자: 네, 간단하게 배경을 이야기하겠습니다. 엘리가 생후 얼마 되지 않았을 때, 아버지는 사고로 머리가 손상되었고 엘리가 8살 되었을 때쯤 사망하였습니다. 그는 일하거나 운전을 할 수가 없었지만 몇 년간을 집에 머무르면서 아버지 역할을 할 수 있었습니다. 그는 침대에 누워있는 상황이 오기 전까지 엘리에게 축구와 컴퓨터 게임을 가르쳐주고 숙제도 도와주었습니다. 그들은 모든 월드컵 축구 경기를 녹화해서 몇 년 동안 이것을 함께 다시 보았습니다. 엄마가 일을 했기 때문에 비록 그 돈이 수입의 전부였지만, 그 돈으로 아버지는 보험 혜택을 받을 수가 있었습니다. 그는 미국 시민이 아니었습니다. 그래서 장애 수당은 선택사항이 아니었습니다.

이 과거사는 엘리의 어린 시절에 아버지가 비록 신체적, 정신적으로 문제를 가지고 있었지만, 부모로서 사려 깊고, 사랑을 주었다는 것을 추측할 수 있게 해 준다. 엘리는 다른 사람이 자신의 요구에 마주했을 때 비슷하게 행동할 것이라 예상할 수가 있다. 엘리는 "다른 사람의 기능function of the other"을 내재화하였는데(Goldberg, 1996; Kohut, 1984) 이는 현재 엘리가 자기 자신을 돌보는 것과 자신을 조절하는 것이 어려울 때 자신을 돌봐줄 수 있는 믿을만한 다른 사람을 찾는 것 사이에서 자연스럽게 전환to shift할 수 있도록 해주는 신경회로가 발달했다는 것을 의미한다. 엘리는 친화(감정을 조절하는 방법으로 다른 사람과 결합하는 것)라는 적응적인 방어기전을 사용하고 있을 가능성이 있다.

MH 상담자 #3: 네, 제 차례이군요. 저는 엘리의 어머님을 만났었습니다; 저는 어머님이 그 아이와 말을 많이 나누었다는 것을 알 수 있었습니다. 그녀는 말을 아주 잘 들어주는 사람이고 아주 작지만, 저는 그녀가 엘리에 대해서는 치열한 엄마라는 인상을 받았습니다. 그녀는 그 아이가 자신의 캐빈에서 장chaptain으로 다시 뽑힌 것에 대해 걱정을 하고 있었습니다. 그녀는 엘리가 너무 신중해지지 않을까, 그래서 충분히 놀지 못하는 것은 아닐까 걱정하고 있었습니다.

MH 상담자 #1: 다른 분들께서 말씀하신 것에 더 많은 이야기를 보태지는 않겠습니다. 저는 어머님이 그렇게 많이 걱정하고 있다고는 생각하지 않습니다. 그 아이는 아주 활동적인 아이입니다. 그는 자신이 싫어하는 종목을 포함해서 모든 스포츠를 좋아하고, 모든 공예 작업에도 자발적으로 참여를 합니다. 그는 그냥 자기 자신을 즐깁니다. 그러면서도 그는 아버지의 죽음을 이야기하거나 아버지에 대해 언급하는 것에 대해 수치스럽게 여기지 않습니다.

예술치료자: 알고 보니 그의 아버지가 기술자였었습니다. 저희가 아이들에게 돌아가신 부모님을 위한 생일이나 명절 선물을 포장하게 할 때, 그 아이와 한 소녀가 캠프에서 천국으로 연결되는 다리를 고안해서 만들었습니다. 확언하건대 엘리는 기술자의 유전자를 가졌음이 틀림없습니다.

MH 상담자 #1: 이제 목록에 있는 다음 참가자에 관해 이야기하는 것이 좋을 것 같습니다.

엘리의 어머님에 대한 상담자의 언급은 그녀가 엘리의 아버지가 그랬듯이, 엘리가 너무 진지하고 어른 같으며 그 아이가 당연히 그래야 할 어린아이 같지 않으면 어떻게 하나 하는 걱정을 하는, 민감하고, 사려 깊은 부모라는 인상을 준다. 그녀는 엘리의 관점에서 바라볼 수 있는데, 아마도 이것이 엘리가 다른 아이들 사이에 일어나는 문제를 중재할 때 다른 캠프 참가자들에게 보여주는 공감을 보고 배울 수 있게 해 주었을 수 있다. 엘리는 관계를 맺기 위해 자기 자신과 타인의 원형을 내재화한 것(많은 반복이 필요하다)으로 여겨진다. 이 경우에 이것은 세심한 관점 가지기, 내성적인 자기인식 및 정신화로 나타나고 있다.

이 정보로부터 엘리가 정신장애를 앓고 있다고 믿을만한 근거는 전혀 없다[참고: 정신장애는 "임상적으로 의미 있는 행동 혹은 심리적 증후군이나 양상이 한 개인에게서 나타나는 것으로, 이것은 현재의 고통 혹은 장애 아니면 죽음, 통증, 장애 혹은 자유에 있어 중요한 상실로 고통을 받을 수 있는 위험성이 상당히 증가하는 것과 연관이 될 수 있다. 이 증후군과 양상은 특정 사건에 대해 단순하게 예측 가능하거나 문화적으로 허용이 되는 반응이 아니어야 하고, 이 개인이 현재에 행동적, 심리적 혹은 생물학적으로 기능장애의 징후를 보인다고 간주되어야 한다(American Psychiatric Association, 2000, p. xxxi)"]. 그는 친화, 자기주장, 이타성, 동일시 및 억제와 같은 적응적인 방어기전을 사용하고 있는데, 이 모든 것은 균형이 이루어진 그리고 협동적인 자율신경계를 사용하고 있다. 엘리는 안전한 애착이 형성된 아이처럼 행동하고 있으며, 이 애착 범주와 정서조절 전략은 대부분의 경우 그와 다른 사람과의 관계에 있어 사실 관계에 기반을 두고 있다. 그는 환경을 치료적인 방식으로 이용할 수 있다(Redl & Wineman, 1951, 1952; Trieschmann, Whittaker, & Brendtro, 1969). 엘리의 우측 반구, 특히 우측 변연계는 그가 정서를 조절할 수 없을 때, 그가 전체적으로 그의 나이나 발달단계에 적절하게 자기 자신의 정서를 조절할 수 있다는 것에 대해 자신에 대한 존중감을 유지하면서 다른 사람이 자신에게 관심을 가질 수 있도록 신호를 보내줄 수 있게(비의식적으로 그리고 빠르게) 정서 정보를 전달해 준다(Karen, 1990). *정서 전달*은 우측 반구의 기능으로, 뇌가 다른 사람의 얼굴에서 특정한 얼굴 표현이 나타났을 때 다른 사람이 어떻게 느끼고 있는가를 같이 느낄 수 있게 해주는 신체적, 감각적 표상을 만들어 내는 것을 의미한다(Perry et al., 2001; Voeller, 1986).

아동기 불안-양가적 애착에 대한 증례

아동기 범주: 불안-양가적(어떤 경우는 저항적이라 명명이 된다)

각성의 조절: 교감신경계 우세 행동

애착 범주에 대한 기술: 불안-양가적 애착

불안-양가적 애착을 가진 아이는 자신들이 필요로 할 때 부모가 반응적이고, 이용이 가능하며, 보호해주는지에 대해 확신을 가지지 못한다. 불안-저항적인 아이는 매달리거나, 분리에 대해 심하게 고통스러워하며 종종 자신의 환경에 대해 두려움을 갖는다. 이런 양상은 에인스워스 등의 작업(Florsheim et al., 1996, p. 84에서 인용함)에서 기술된 바 있는 것처럼 부모를 이용할 수 있는 것에 대한 일관성이 없는 것 및 유기에 대한 위협과 연관이 되어 있다.

2학년 담임 선생님은 스스로 놀랐다. 그녀는 통상적으로는 아이들이 독립적이 되고 자존감을 가지도록 격려를 한다. 그러나 그녀가 새로운 아이인 아바[Ava]를 자신의 무릎에 가끔 앉을 수 있도록 해주고 아바가 가까이에서 자신의 일을 "돕도록" 해주었다. 그녀는 교무실에 있는 친한 동료에게 이 문제에 관해 이야기하였는데, 그 친구는 아바가 다른 아이들이 바깥에 나가서 놀 때인 점심시간 후에 항상 양호실에 간다고 이야기하였다.

통상적으로는 듣기, 보기 혹은 행동상 문제가 있는 아이들과 같이 문제를 가진 아이들을 위해 교실 앞자리를 비워놓는데, 아바는 재빨리 선생님의 책상과 가까운 자리로 옮겨 앉았다. 선생님은 자신이 학생들을 돕기 위해 교실 뒷자리로 갈 때마다 아바의 얼굴에 고통이 드러나는 것을 볼 수 있었다. 아바는 자신의 머리를 돌려서 선생님의 모든 움직임을 추적하고 있었다. 크게 차이가 나는 것은 아니지만 보조 선생님이 앞에 있을 때는 좀 더 나아 보였다. 아바는 점차 더 신경질적이 되어갔고 책상 주위를 맴돌았으며 종종 선생님이 다시 돌아와도 차분해지지 않게 되었다.

아바는 곧 희생양이 되었다. 다른 아이들은 그녀가 거의 모든 것을 두려워한다는 것을 깨닫게 되었고 그래서 그들은 돌아가면서 그녀 뒤에서 "부!"하고 소리를 쳐서 아바가 깜짝 놀라면 웃곤 하였다. 아이들이 아바를 괴롭히는 방법이 교묘해져 감에 따라, 이런 괴롭히는 행동은 선생님으로 하여금 아바의 안녕에 대해 더욱 경각심을 가지게 만들었다. 종종 아바가 마치 백일몽을 꾸듯 넋을 놓고 있을 때가 있고, 접근을 하면 소스라치게 놀라는 것은 선생님을 당황하게 만들었다.

아바의 방어기전에는 외재화(자기 자신의 인격 일부로 외부 세계를 적극적으로 경험하는 것)와 퇴행(충동을 그에 동반된 소망이나 정서를 알지 못한 채로 직접적으로 표현하는 것)이 포함되어 있다. 이들 방어기전은 각성적이고 자율신경계의 교감신경 분지에 의해 지배되고 있다. 이 간략한 예에서 아바는 차분하게 만들어주고 초초한 사회적 상호작용을 덜 촉진시키는 부교감신경 분지와 미주신경계(4장을 보라)에 의해 지배되는 적응적인 행동을 보이지 않는 것처럼 보인다. 아바는 어른들이 자신에게 확실히 주의를 기울이지 않으면 안 되는 것처럼 행동한다(비록 때때로 그들이 그럴 수도 있지만, 꼭 아이의 요구에 모두 다 반응해야 하는 것은 아니고; 부모에 대한 부모 자신의 요구에 좀 더 반응해서 그럴 수 있다). 선생님이 주의 깊게 지켜보고 있음에도 불구하고 다른 아이들은 아바를 못살게 굴고 있다. 아바는 아마도 이미 자신 및 다른 사람에 대한 작업 모델을 가지고 있을 수 있는데, 여기서 그녀 자신은 매우 약하고 취약하며 다른 사람들은 자신의 고통에 주의를 기울이지 않고 있고, 오히려 그것 때문에 자신을 공격할 수 있다고 가정하고 있을 수 있다.

많은 집단 상황에서 특이 아이들의 경우에 이 애착 유형은 전염력을 가져서 집단 불안을 야기시켜 취약한 아이에 대해 공격적인 행동을 보이게 만들 수 있다. 이런 집단 현상은 아바의 행동에 의해서만 영향을 받는 것이 아니라, 아바와 친밀한 아이들의 우측 뇌로부터 우측 뇌로의 경험(특히 비의식적인)에 의해서도 영향을 받는다. 그녀의 두려움(편도에 의해 구동된)은 아이들에게 영향을 줄 수가 있고, 이렇게 되면 그들은 이것을 없애야 하기 때문에 그들의 공격성은 아바를 향하게 되는 것이다. 아바의 부교감신경계는 미주체계에 의한 폐쇄반응을 촉진시키고 있는 것으로 여겨지는데, 이 결과 극단적인 둔마와 무반응상태(해리)가 일어날 수 있고, 이것은 견디기 힘든 수준의 불안과 각성에 대한 반응으로 일어났을 가능성이 높다. 비록 불안-양가적인 애착 유형이 통상적으로는 매우 활동적이고 각성이 되어있다고 보고되지만, 뇌는 해리를 통해서 고통스러운 수준의 각성으로부터 자신을 구하려 한다.

이 증례에서 과거사는 제시되지 않았다. 그러나 만약 아바가 모든 상황에서 이와 비슷하게 행동을 한다면, 많은 이론가들은 이 배경에 대해 비효율적이고 반응적이지 못했던 부모의 돌봄(체질적 원인이나 의학적 원인을 제외한다면)을 추측하게 될 것이다. 선생님의 반응은 임상 상황에서 일어날 수 있는 반응과 유사한데, 임상 상황에서 치료자의 부교감신경계는 안정된 상태를 유지해야 할 필요가 있고 바람직하게는 이를 통해 동조적 공명을 전달해 주고 정서뿐만 아니라 정서의 강도까지 전달해 주는 것이 필요하다. 아비는 안전한 다른 사람과의 반응적인 경험을 많이 해야 할 필요가 있는데, 이런 경험을 통해서 궁극적으로는 안정시키기 위해 다른 사람의 뇌를 "빌려 오는 것"에 주로 매달리는 것이 아니라, 그녀의 자율신경계의 부교감신경 분지가 그녀 자신을 안정시킬 수 있게 되어야 한다.

아동기 불안-회피적 애착에 대한 증례

아동기 범주: 불안-회피적 애착 범주

각성의 조절: 부교감신경계 우세 행동

애착 범주에 대한 기술: 불안-회피적 애착

불안 회피의 애착 유형을 보이는 아이는 부모가 반응적이고, 돌봐주거나 보호해 줄 것에 대한 확신이 없고 자신이 무시되거나 거절당하게 될 것이라 예상을 한다. 이런 아이들은 다른 사람의 사랑이나 지지가 없이 인생을 살아가려고 시도하게 된다. 에인스워스 등(1978)과 보울비(1988)(Florsheim et al., 1996, p. 84에서 인용함) 등이 기술한 바와 같이 의존적 욕구와 연관된 갈등은 숨어 버리게 된다.

치료자: 안녕, 내 이름은 줄리[Julie]야, 너희 엄마나 아빠는 어디 계시니?

제니: 부모님께서 저희를 여기에 데려다주고 5시에 돌아오신다고 하셨어요. 여기 제 오빠 페리[Perry]에요.

치료자: 안녕, 페리와 제니야. 우리가 만나기 전에 너희 부모님에게 서명을 받아야 할 서류가 몇 개 있는데. 혹시 부모님 전화번호를 알고 있니?

페리: 네, ###-####이에요. 이것은 지역 번호이고요.

치료자: 그래, 너희 둘은 다이어트 음료를 마시고 있지 않을래? 나는 다른 방에 가서 부모님께 전화를 걸고 올게, 알겠지?

(치료자는 부모에게 전화를 걸었는데 그들이 몇 블록 떨어진 곳에서 운전 중이어서 그들에게 치료실로 돌아와달라고 요청하였다. 그녀는 아이들과 함께 대기실에서 몇 분간 기다렸다. 부모들은 거칠게 문을 열고 들어왔고 치료실로 안내되었다. 치료자는 아이들에게 모두 곧 돌아올 것이라 이야기를 하였다. 아이들은 그녀를 그냥 멍하니 바라보기만 할 뿐이었다.)

멍하니 바라보는 것은 차단(생각이나 충동을 억제하는 것), 정서의 고립화(정서를 내용과 분리해서 생각이나 정서를 의식적으로 인식하지 않게 하는 것) 혹은 해리적인 순간(둔마)을 보여주는 것일 수 있는데, 이들 모두에는 자율신경계의 부교감신경 분지(억제성)가 관여하고 있다; 만약 해리가 맞는다면 미주체계가 관여하고 있을 수 있다.

어머니: 맙소사, 귀찮아 죽겠네, 도대체 뭐가 문제인가요?

치료자: *(전문가적이고 분리적인 태도로)* 두 분 부모님, 저는 두 분이 제가 치료하는 것을 인정하는 서명이 있는 제대로 된 서류가 있지 않으면 아이들을 볼 수가 없습니다.

아버지: *(예민해져서)* 아, 저는 전화로 치료에 대해 승인을 하였는데요. 그것으로 충분하지 않나요?

치료자: *(사무적인 태도로)* 실제로 이런 종류의 치료는 부모의 동의에 대해 법으로 정해져 있습니다. 또한, 저는 부모님을 만나기를 원했고, 모두가 아이들을 저와 치료하게 할 것인지에 대해 결심을 하기 전에 잠시 동안 저를 만나야만 합니다.

아버지: *(도전적으로)* 당신 말씀은, 당신이 아이들을 보는 것을 확신할 수 없다는 이야기입니까?

치료자: *(사무적인 태도를 지속하면서)* 부모님을 만나는 것은 이를 통해 두 분이 결정할 수 있도록 하기 때문에 항상 필요합니다. 저 또한 아이들을 볼지 아닐지를 결정할 필요가 있으니까요.

어머니: (치료자로부터 서류를 빼앗으면서) 치료를 할 수 있게 그 서류를 주세요.

치료자는 부모의 불안·초조해하고 행동화하는 정서적인 상태에 대응하지 않으려 노력을 하고 있다. 치료자의 교감신경계 분지는 부모 뇌의 교감신경계 분지의 각성 수준에 대응하지 않으려 노력하는 중이다. 치료자는 부모의 행동으로 인해 불쾌하거나 예민해진 감정을 표현하지 않고 안정된 상태로 남아 있으려 필사적으로 노력하면서 억제(적응적이고, 의식적인 방어기전)를 사용하고 있다.

치료자: 저는 당신들이 아이들에게 무엇을 바라는지 정확히 알지 못하겠습니다.

아버지: 우리는 그 아이들이 치료가 필요하다고 이야기를 하였습니다. 우리는 보험이 되고 당신이 가능하다고 해서 아이들을 여기에 데려왔습니다.

치료자: 네, 그러나 저는 당신이 아이들에 대해 무엇을 걱정하고 있는지를 알고 싶습니다.

어머니: 저는 그 아이들에 대해 걱정하는 것이 없습니다. 그들은 얌전하고 학교도 잘 다니고 있습니다. 그들은 시키는 대로 잘합니다.

아버지: 페리는 실제로 저의 형제의 아이들처럼 "남자다운 아이[all boy]"는 아닙니다. 그 아이들은 항상 야구를 하고 BB탄 총으로 사냥을 하는데….

어머니: 제발, 당신 형제는 시골에 살고 있잖아요! 페리가 만약 당신 형제의 시골뜨기들처럼 총을 가지고 휘둘러대면 법을 어기게 되는 거예요.

부모는 쉽게 주제를 벗어나는 것처럼 보인다. 아마도 조절이 잘되지 않은 감정의 종류와 수준으로 인해 이렇게 쉽게 벗어나는 것으로 보인다; 그들은 자신의 아이들이 무엇인가 잘못되었다는 힌트에 아주 민감하게 반응하는 것처럼 보인다. 아마도 그들이 수치심을 경험하고 있기 때문이 아닌가? 어머니는 치료실로 다시 불려온 것을 굴욕적으로 느끼고 있는 것으로 보인다. 신경생물학적으로 굴욕/수치심/당황은 각성(교감신경계)의 급증을 가져오게 만들어 고통스러운 수준에 이르게 하고, 때로는 저하된 정서(부교감신경계)에 의해 대응조절이 되기도 한다(Schore, 2003b, pp. 151-186).

치료자: 치료가 아이들에게 무엇을 도와줄 수 있다고 생각하시는지요? 예를 들어, 아이들이 어떤

증상을 보이나요?

아버지: 아니요, 전혀요. 그 아이들은 증상이 없습니다. (*동의를 구하면서*) 그렇지, 여보?

치료자: 그러면 아이들이 왜 여기에 오게 되었나요? (*둘 다 조용히 있다.*)

어머니: 제 남편이 작은 사고가 있었는데, 판사가 우리보고 아이들에게 상담을 받게 하라고 했습니다.

치료자: 그 사건이 상담과 어떻게 연결이 되는 거지요? 제가 이해가 되지 않아서요.

아버지: 제가 사고로 브레이크 대신에 액셀을 밟아서 차가 차고를 뚫고 부엌으로 돌진을 했습니다.

치료자: 그런데 그것이 왜 아이들이 치료를 받아야 하는 이유가 되는 것입니까?

어머니: 참견하기 좋아하는 이웃이 경찰에 신고했습니다. 그래서 복지기관(아동보호서비스)에서 사람이 나와서 아이들을 데리고 갔습니다. 그래서 저희는 아이들을 어떤 치료든 받게 하겠다고 약속해야만 했습니다. 완전히 굴욕적인 일이지요.

치료자: 왜 그들이 아이들을 데리고 갔나요?

아버지: 이 원리 원칙적인 이웃들이 우리가 술 냄새가 난다고 경찰에게 이야기했습니다. 바로 그것입니다. 그래서 그들이 아이들을 데리고 갔습니다!

치료자: 제가 아이들을 만나기 전에, 경찰 보고서와 판사의 명령서를 봐야 되겠습니다. 제가 사실을 모른다면 아이들을 어떻게 보아야 할지를 알 수 없으니까요.

아버지: 저희가 거짓말을 하고 있다는 이야기입니까?

치료자: 아니요, 그렇지만 전체 이야기를 [알아야지] 제가 해야 할 일을 알 수 있으니까요.

어머니: (*아버지에게*) 봐요, 제가 당신에게 이야기했잖아요. 그들 모두가 우리에게 서명하게 하고, 보고서를 또 볼 것이라고. (*치료자를 향해*) 다른 치료자도 똑같은 이야기를 했어요.

이 회기는 위와 같이 지속적으로 정서적인 상호교환이 이루어지고 있는데 부모는 도발적인 행동을 보이고, 치료자는 안정적으로 있으면서 전문가적으로 사실에 기반한 정보를 얻고 이와 연결을 시키려 노력하고 있다. 부모의 각성된 행동은 이들의 습관적인 감정 반응 양식으로 보인다. 그래서 그들의 인격 특징과 방어기전은 왕따시키기, 행동화(기관에 아이들을 놔두고 떠나기), 상황에 관해 이야기를 빠트려서 거짓말하기, 퇴행(미성숙한 행동) 및 합리화(정당화하기) 등을 통해 공격적으로 혹은 피동 공격적으로 자신들의 길을 가려고 하는 것을 포함하고 있다. 이 모든 방어기전은 자율신경계의 교감신경계 분지에 의해 활성화된다.

치료자는 경찰과 법원의 서류를 받았다. 아버지와 어머니는 법정 수준을 넘는 알코올 중독 상태에서 운전하였다. 학교 수업이 있는 날 오후 3시 30분에 아버지는 차고를 부수는 사고를 내었다. 아이들은 임시 보호 가정에서 밤을 보내야 했고, 그 후 며칠은 친척 집에서 보내야 했다. 아이들이 집으로 돌아왔을 때 부모들은 약물이나 알코올에 대한 의학적 평가가 필요한 상태였고, 만약 특정 진단이 내려진다면 이에 대한 적절한 치료가 필요한 상태였으며, 아이들 또한 판사가 아이들이 집에 있는 것이 안전하다고 판단할 때까지 아동치료자에게 치료를 받아야 할 상황이었다. 부모는 아이들과 함께 보기를 원하였고 그래서 치료자는 최소 몇 회기는 부모놀이치료filial therapy를 시행하기로 하였고, 치료가 진행되면서 아이들에게 무엇이 가장 도움이 되는지를 결정하는 것은 아직 보류해 두기로 마음을 먹었다.

치료자: 안녕, 페리와 제니, 내 이름은 줄리이고….
페리와 제니: (*함께*) 이미 알고 있어요.

아이들이 좀 거칠고, 비꼬는 태도이고 공격적인 것처럼 보인다(*교감신경계*).

치료자: 그래, 그러면 여기에 왜 치료를 받으러 왔는지 이야기를 해줄래?
페리와 제니: (*서로 바라보지만 모두 조용히 답이 없다.*)
치료자: 너희들이 여기에 온 이유를 내가 이야기해 주길 바라는 것처럼 보이는데, 그렇니?
페리와 제니: (*도전적으로*) 그래요.

아이들의 행동은 수동-공격적인 방식으로 철퇴하는 양상을 보여주는데(부교감신경계) 이는 부모들이 첫 번째 만남에서 보여주었던 것과 같은(공격자와의 동일시?) 행동화와 함께 결합이 되어있다. 아이들은 둘이어서 좀 안전하다는 느낌으로 물러서 있는 것으로 보인다(아마도 친화라는 적응적인 방어기전은 결합을 통해 감정을 조절하는 아이들의 방식일 수 있다)(교감신경계).

치료자: 판사가 너희 부모님에게 너희들을 치료자에게 보내서 부모님과 함께 사는 것이 어떤지와 부모님들이 집에서 술을 마시는 것에 관해 이야기하라고 명령을 했단다. 이에 대해서 알고 있니?

페리: 잘 몰라요.

제니: (*자신의 오빠를 향해 고개를 끄떡이며*) 오빠가 말한 대로예요.

치료자: (*친절함을 유지하려 하면서*) 알겠다. 하지만 우선, 나는 너희들에 대해 알아야 하겠는데, 너희가 몇 살이고, 몇 학년인지 등과 같은 것 말이야.

연속해서 의사교환이 일어나면서 아이들은 치료자의 친절함에 반응해서 편안해졌고, 그들은 질문에 대답하기 시작을 한다. 그러나 아직 방어적이다(부교감신경계; 포지스의 사회참여에 대한 다미주이론에 의하면 좀 더 관계적인 기회에 개방이 되면서).

페리: 저는 11살이고 제니는 10살이에요. 그러나 저희는 같은 학년이에요.

치료자: 왜 같은 학년이 되었니?

제니: 제가 학교에 일찍 들어갔어요. 그러나 저희 부모님은 저희에게 너희들이 같은 학년이어서 너무 기쁘다고 항상 이야기하셨어요. 왜냐하면, 저희가 대학에 들어가기 위해 동시에 떠나게 된다면서요. 그러면 그들은 여행을 갈 것이고 자신들이 원하는 것을 하고 싶다고 했어요.

치료자: 부모님이 원하는 것이 무엇인데?

제니: 텔레비전 보면서 술 마시는 것이요.

치료자: 그러면 여행하는 것은?

페리: (*낙담하면서*) 부모님이 여행하는 유일한 곳은 술집이에요.

아이들은 아마도 부모님과 자신들 사이에 거리를 두고 있어 "부모님에 관해 이야기하는 것"에 대해 갈등을 느끼지 않는 것처럼 보인다. 방치/유기와 함께 이와 결합된 분노와 같은 정서로 인해 부모나 부모감[sense of parents](다른 사람)이 필요하지 않았기 때문에, 이렇게 반응적이지 못한 부모 역할이 (아이들의) 자기감을 만들어 주었다(Kernberg, 1980).

치료자: 너희 둘은 집에서 무엇을 하고 보내니?

제니: 저는 친구와 전화나 컴퓨터로 이야기하는 것을 좋아해요. (*빨리 더 보태서 이야기한다.*) 그렇지만, 숙제를 끝내고 나서만 그래요.

아이들은 관심을 끌 수 있는 것, 그래서 비난받을 수 있거나 자신들을 더 힘들게 만들 수 있는 문제에 대해 경각심을 가지고 있는 것처럼 보인다(편도에 등록된 안전-위험).

치료자: 네가 전화를 할 때 부모님과 오빠는 무엇을 하니?

제니: (*어깨를 으쓱한다.*)

페리: 우리가 하는 것은요, 대부분 부모님이 저희가 학교에서 돌아올 때 집에 계시지 않아서 저희가 먹을 음식을 스스로 준비하고, 방에 가서 숙제를 합니다. 저희는 아버지가 차고로 차를 몰았을 때, 그 시간에 왜 집에 있었는지를 모르겠어요. 부모님들은 한 번도 어두워지기 전까지 집에 들어오지를 않았는데 말이지요.

치료자: 내 생각에 부모님이 늦게까지 일하시나 보구나? 아니니?

제니: (*페리를 쳐다보고, 자신의 어깨를 다시 으쓱한다.*)

페리: 엄마는 일을 하지 않아요. 일찍 나가서 카페에 가세요. 두 분은 아빠가 일을 끝내면 만나서 먹고 마시고 해요. 아시겠지만, 아빠는 스트레스가 많은 일을 하세요.

치료자: 무슨 일을 하시는데?

제니: (*페리를 쳐다보며*) 보험 일을 하고 계세요. 아빠는 사무실에 있지 않고 집으로 손님들을 만

나러 다녀요. 페리 그걸 뭐라고 하지? 오랜 요양?

페리: 아니, 장기요양이야, 제니.

치료자: 너희 둘은 친하니?

페리: 아니요. 걔는 여자 아이잖아요. 저는 남자 친구들이 있어요.

치료자: 학교 끝나고 나서 누가 음식을 준비하기 위해 장을 보러 가니?

제니: 때로는 저희가 버스에서 내려서 집에 오는 길에 시장에 들러요. 오빠가 후불 카드를 가지고 있어요. 때로는 엄마가 저희를 위해서 음식을 준비해 놓아요. 그러나 저희가 좋아하는 것은 해주지 않아요. 엄마는 저희가 물건을 사고 음식을 준비할 정도로 충분히 컸다고 생각하는 것 같아요.

치료자: 불로 요리를 준비하기도 하니?

페리: 아니요! 그것은 하지 못하게 되어있어요.

치료자: 그러면 어떻게 음식을 요리하니?

제니: 전자레인지요. 그렇지만 그것도 많이는 못 써요.

치료자: 너희 둘 모두가 집 열쇠를 가지고 있니?

페리: 네, 저희는 열쇠 하나를 마당의 토끼 인형 밑에 숨겨 놓았어요. 한번은 저희 둘 모두가 열쇠를 잃어버려서 카페까지 걸어갔었던 적이 있어요. 힘들었어요. 저희는 그런 일이 다시 일어나지 않게 했어요. 그렇지?

제니: (*페리를 바라보며*) 그럼. 저희 친구들은 저희를 부러워해요. 그들은 자신의 부모들이 집에 없었으면 해요. 그러나 그들은 저희가 알아서 숙제한다는 사실이 믿기지 않을 거예요. 저희는 결코 말썽을 일으키지 않아요.

아이들은 서로 쳐다보면서 얼굴로 표현되는 수 미리 초의 신호 안에서 비의식적으로 인정해주면서 전체적으로 정보를 처리하는 데 자신들의 우측 뇌를 사용하고 있다(Johnsen & Hugdahl, 1991). 치료자가 먹는 것, 쇼핑하는 것, 음식 만드는 것 등등에 대해 확실하게 정보를 물으면서, 아이들은 방치당한 것에 대한 경험과 자신들 스스로 살아가야 하는 경험에 대해 냉정하고 자세히 이야기하는 것(부교감신경계 분지, 억제적인 정서수준을 만든다)이 빠르게 나타났다. 이 시점에서 이런 독립적인 아이들에게는 그들의 감정을 드러나게 하려고 시도하는 것은 조급한 것이며, 그렇게 하면 커다란 벽에 부딪힐 수 있다. 아니면 아이들이 자신의 내적 세계에 대해 관심을 갖는 누군가를 거의 경험해 본 적이 없기 때문에, 아주 경직된 방식이 아니고서는 자신들의 경험을 기술할 수가 없을지도 모른다. 아이들이 자신들의 부모상을 보호하려는 노력이 거의 보이지 않는다.

치료자: 그게 무슨 말이니?

페리: 저와 제니는 소음을 어떻게 조용하게 만들지를 알고 있어서, 시끄러워도 우리가 할 일을 계속할 수 있어요.

치료자: 그게 무슨 말이니? 무슨 종류의 소음?

제니: 저희는 저희가 듣고 싶은 것만 들을 수 있도록 스스로 배웠어요. 그래서 저희는 시끄러워도 공부도 할 수 있고 잠도 잘 수 있어요.

치료자: 부모님 방에서 들리는 큰 텔레비전 소리를 이야기하는 거니?

제니: 아니요. 부모님께서 카페에서 돌아오시면 집안이 시끄러워져요. 우리-저는 부모님들이 집에 돌아오시기 전까지 숙제를 끝내도록 정한 규칙을 지키려 노력을 하지요. 때로는 재수가 좋아서 부모님께서 집에 돌아오시기 전에 잠을 자는 경우도 있어요.

치료자: 부모님은 대체로 몇 시에 집에 돌아오시니?

페리: 재수가 없으면 어두울 무렵에 오시는데, 저희는 차라리 부모님이 카페에서 술을 마시고, 집에선 마시지 않는 게 좋아요.

치료자: 왜?

제니: 만약 부모님이 집에서 술을 마시게 되면 집안이 시끄러워지니까요. 저는 술을 마시면 귀가 먹는 것이 아닌가 하는 생각을 하곤 했어요. 그러나 이제는 부모님들이 그냥 열 받아서 바보처럼 싸운다는 것을 알아요. 바-보, 죄송해요. 그냥 아무것도 아닌 일로 그렇다는 것이에요.

치료자: 그래서 겁이 난 적이 있니?

제니: 우리가 어렸을 때, 우리가 아기였을 때, 집에서 조금만 소리가 나도 겁에 질렸었어요. 그러나 이제 우리는 5학년이고 우리는 똑똑해요. 페리는 자기 침대 밑에 야구 방망이를 놓고 자고, 저는 엄마 핸드백에서 호신용 캔을 하나 얻어서 가지고 있어요. 저는 우리가 총을 가졌으면 하지만 그럴 수 없어요.

페리와 제니는 불안-회피적 애착 유형으로 잘 기술되고 있다. 이 형제는 자신의 부모로부터 반응적이고, 돌봐주며 보호해 주는 반응을 기대하고 있지 않으며, 자신들을 차분하고 독립적으로 만들고 냉정한 감정적 표상을 만들어 냄으로써(부교감신경계) 의존적인 욕구를 감추고 있다. 아이들은 사고와 느낌의 차단, 정서의 고립화, 억압 그리고/혹은 해리(이 모든 것은 부교감신경계 활성화에 의한 방어기전)와 같은 방어기전을 발전시켜 온 것으로 보인다. 아이들이 거칠고 독립적으로 보이지만 이는 높은 수준의 각성이 어려워서 이를 억제하기 위해 발전시킨 것으로 보이고, 이것은 실제적으로는 유연하지가 않아 깨지기 쉬운 전략이다. 회복 탄력성은 이렇게 독으로 작용할 수 있는 방어기전을 동원하지 않고도 어려운 정서가 힘든 수준으로 증가하는 것을 견디어 낼 수 있게 하는 능력이다(Schore, 2003a, 2003b). 아이들은 이미 자신들에게 해리시키는 법, 인지로부터 정서를 고립화시키는 법, 정서를 차단하는 법을 가르쳤고 이것은 밤에 부모의 시끄럽고 술 취한 행동을 조절한다는 그들의 기술에서 유추해 볼 수 있다.

이 아이들은 다른 사람의 감정적인 자원을 안전하게 사용하여, 이전에 견딜 수 없는 수준의 정서를 견딜 수 있는 방법을 배울 수 있는 관계로부터 도움을 받을 수 있을 것이다. 페리와 제니 모두는 흥분적인 정서를 견디는 데 있어 도움을 받을 필요가 있을 것인데, 왜냐하면 그들은 자신의 부모들이 술에 취하지 않았을 때와 술에 취했을 때 행동하는 것 모두를 보면서 자신들을 너무 차분하게 만들도록 훈련을 해 왔고 자신들이 조절을 못 하게 되는 것에 대해 극단적으로 저항을 하도록 훈련을 해 왔기 때문이다.

부모들은 중추신경계 억제제인 술을 자신들의 고도로 각성된 견딜 수 없는 감정을 조절하는

데 사용해왔다. 이것은 부모의 자율신경계의 부교감신경 분지가 손상되었고, 따라서 그들의 부교감신경 분지의 기능을 대체할 수 있는 무엇인가(이 경우에는 술) 사용했다는 것을 보여주는 것이다. 술에 취하지 않았을 때 그들은 차분하게 있지 못하고 서로를 쉽게 자극하고 다른 사람을 불안하게 만들고 있다.

아동기 붕괴된/혼란스러운 애착에 대한 증례

아동기 범주: 붕괴된/혼란스러운("D 유형") 애착 범주

각성의 조절: 교감신경계와 부교감신경계 사이에 균형이 맞지 않는(분리된) 조절

애착 범주에 대한 기술: 붕괴된/혼란스러운 애착

붕괴된/혼란스러운 애착을 가진 아이들은 기괴하게 행동을 하고 일관적이지 않으며 종종 동시에 상반되는 메시지를 보낸다. 이러한 아이들은 혼란스러워 보이는데 왜냐하면 그들은 "불완전한 혹은 방향이 없는 움직임이나 표현"에 빠져 있기 때문이다. 그들은 종종 학대 혹은 방치의 피해자로 발견이 되기도 하고, 이들의 부모들은 심하게 자기 자신의 문제에 사로잡혀 있다(Main & Solomon, Florsheim et al., 1996, p. 84에서 인용함).

상황: 정신과 병원에서 오후 2시 45분 간호사 보고

간호사 #1: 어린 메리에 관해 이야기를 시작하지요. 오, 너무 힘든 하루였어요. 그 아이는 어제저녁 6시쯤에 입원을 했고 너무나도 조절되지 않아서 닥터 야네즈Yanez가 진정제를 처방했었습니다. 그녀는 이제 8살이지만 만만치 않습니다.

간호사 #2: 상황을 자세히 말하자면 비록 그 아이가 8살이지만, 그 아이가 5살이 될 때까지 영양 상태가 너무 좋지 않아서 제대로 성장하지 못하였는데, 실제로 그 이후로도 나이에 맞게 성장하지 못했을 것입니다. 그 아이는 아마도 4살인가 5살 때 너무 자주 묶여야만

했기 때문에 입양가정에서 쫓겨나게 되었습니다. 입양 부모는 포기하였는데, 다른 아이들도 키우고 있었습니다. 그 아이는 여기에 구급차로 실려 왔습니다.

간호사 #1: 오늘 같다면, 그 아이는 전혀 예측이 불가능합니다. 주간 휴게실day room에서 저와 함께 퍼즐 맞추기를 하고 있을 때, 그 아이는 온전하게 저와 함께하고, 관계를 맺고, 연결된 것처럼 보였습니다. 그리고 난 뒤, 메리라는 같은 이름을 가진 다른 환자가 그 방안으로 걸어 들어왔고 저는 돌아서 안녕하고 인사를 하였는데, 퍼즐이 공중으로 수백 개의 조각이 되어 날아갔습니다! 하루 종일 이랬습니다. 당신은 그 아이가 같은 순서로 수십 개의 욕설을 마치 같은 줄을 튕기듯 외치며 소리칠지, 아니면 잽싸게 말을 끊고 잠시 동안 정상으로 유지할지에 대해 결코 알 수 없을 것입니다. 확언하건대, 제가 보기에 그 아이는 경련성 장애를 가지고 있는 것처럼 보이지만, 그렇지 않습니다. 적어도 저는 그렇지 않은 것 같습니다.

수간호사: *(차트를 보고 고개를 끄덕이며)* 경련성 장애로 진단받지는 않았군요.

간호사 #3: 만약 그 아이가 어른이라면, 저는 PTSD의 가능성을 고려했을 것 같습니다. 그 아이는 어떤 것에 몰두했다가도 또 멍하니 있곤 하는데, 실제로 환청을 듣는 것 같지는 않습니다. 그렇지만 확실하지는 않습니다.

간호사 #2: 정확한 진단이 무엇인지요?

수간호사: 그 아이가 여기에 있는 동안에 심리 검사를 받도록 닥터 야네즈가 처방했네요. 현재로는 "반응성 애착 장애 및 어디에도 분류할 수 없는 파괴적 행동 장애Disruptive Behavior disorder, not otherwise specified"라고 잠재적으로 진단했습니다. 그 아이는 건강하지만 CPSChild Protective Service(아동보호서비스) 관계자에 따르면 그녀의 집에서 아주 많이 학대를 받았다고 이야기하였고, 그것이 그 아이가 집에서 나오게 된 이유라고 합니다. 부모들은 아직도 감옥에 있고 그래서 그 아이에게 아무도 면회를 오지 않을 것입니다.

간호사 #3: 그 아이가 검사가 가능할지 모르겠습니다. 그녀가 바보인 것처럼 보일 때는 제대로 말이 되지 않지만, 어떤 때는 자신을 음흉하게 쳐다보기도 하는데 그럴 때 당신은 그 아이가 충분히 똑똑하다는 것을 알 수 있을 것입니다.

파괴적 행동은 붕괴된/혼란스러운("D 유형") 애착 범주(관리자는 변덕스러운 행동이라고 기술한 것으로, 억제성으로부터 흥분성으로 그리고 또다시 억제성으로 행동의 갑작스러운 전환을 포함한다)를 보여주는 것이다. 이 애착 유형(즉 정서 조절유형)은 지속해서 관계 안으로 혼돈을 가져오는데, 이것으로 인해 상호작용적(한 쌍으로서)인 정서 조절이 심하게 어려워진다. 회피적(반사적이고 무의식적으로 감정과 행동을 억제하는 경향이 있는) 혹은 양가적(반사적이고 무의식적으로 감정과 행동을 흥분시키는 경향이 있는)인 애착과는 달리, 붕괴된/혼란스러운 애착 범주는 자율신경계의 우세 분지를 통해서 정서를 조절하는 데 있어 뚜렷한 패턴을 가지고 있지 않다. 이 아이의 방어기전에는 억제성(부교감신경계; 예: 해리)과 흥분성(교감신경계; 예: 행동화, 퇴행) 행동 모두의 양극단을 보이는 자기 보호 수단이 포함되어 있다.

성인 범주: 성인에서 성인으로

성인 애착 범주 혹은 유형은 바소로메우와 호로비츠[Bartholomew and Horowitz](1991)에 의해 기술이 되었듯이, 안전한, 몰입된, 무시하는 및 공포에 찬[fearful]으로 나뉜다. 그들은 애착의 내적 작업 모델을 두 차원에 따라 조직화하였는데: 자기와 타인 사이의 구분 및 자기와 타인에 대한 긍정적 대 부정적인 시각이 그것이다(Lyddon & Sherry, 2001, p. 407). 애착 및 임상 연구 문헌에 기여한 많은 사람들이 이 네 가지 모델을 이용하게 되면서 다른 연구자들이 애착 범주에 대해 좀 더 세분화된 분류를 하게 되었고, 이들 범주는 플로스하임[Florsheim] 등(1996, pp. 81-101)이 쓴 장에 자세히 기술이 되어있다. 이 장의 나머지에서 플로스하임 등(1996)의 어른에서 어른으로[adult-to-adult]의 애착 분류에 대한 간략한 기술을 특정한 성인 애착 분류, 인격장애 및 자율신경계에 의한 각성 조절 사이의 관계를 탐색하는 근거로 사용을 하려 한다.

아동기 회피적 애착에서 시작이 된 성인 범주 안에서 자동적이고 선호되는 방어기전은 통상적으로 낮은 정서(부교감신경계) 방식인데, 왜냐하면 이 경우에는 높은 정서(교감신경계)의 조절이 손상되었기 때문이다. 높은 정서가 촉발되면 종종 감정을 느끼지 않게 만드는 자동적이고 강력한 일련의 방어기전이 작동된다. 이와 반대로 아동기의 안전하지 않고 — 양가적인(저항적)인 애착에 근원을 두고 있는 성인 애착 범주에서 자동적이고 선호되는 방어기전은 통상적으로 높은 정서(교감신경계) 방식으로서, 이 경우에는 낮은 정서를 조절하는 것이 손상되어 있다. 낮은 정서가 일어나게 되면 종종 높은 각성을 만들어 내는 자동적이고 강력한 일련의 방어기전이 작동하게 된다. 이들은 적응적인 것과는 거리가 있는 것이지만 이들로 인해 그 사람은 견딜 수 없는 정서로부터 자동으로 그리고 빠르게 도망갈 수 있게 된다. 이런 사람들의 뇌를 위해 극단적인 정서 상태(해리/둔마 혹은 심하게 각성된 정서)가 종종 평범하고 일상적인 각성에 비해 더 선호되는 방식이 된다.

그러나 우선, 이전 증례에서 안전한 애착을 가진 아이였던 그리고 지금은 성인이 된 엘리의 방문으로 시작을 해 보도록 하자.

성인의 안전한 애착에 대한 증례

성인 범주: 안전한 애착 범주

각성의 조절: 교감신경계와 부교감신경계 사이에 항상성적으로 균형이 이루어짐

애착 범주에 대한 기술: 안전한 애착

안전한 애착을 가진 사람은 자신과 다른 사람에 대해 긍정적인 시각을 가지고, 중등도에서 높은 수준의 친밀도와 자율성을 가지며, 중등도에서 낮은 수준의 의존성을 가진다(Bartholomew & Horowitz의 연구에서 기술된 것처럼, Florsheim et al., 1996, p. 84에서 인용함).

엘리에 대한 다음의 삽화는 안전한 애착을 나타내주는(이 장에서 엘리는 어린아이 증례로 보였었다) 항상성적으로 균형이 이루어진 감정 경험을 보여주고 있다. 자율신경계의 두 분지, 즉 부교감신경

분지(각성을 억제함)와 교감신경 분지(흥분함)가 함께 부드럽게 작용하고 있어 이들 분지 중 어떤 것도 반사적으로 감정적 경험을 조절하고 있지 않다.

엘리: (*친근하게, 밝게 웃으면서*) 야-이-이. 제가 돌아왔습니다!

치료자: (*기쁘게*) 만나서 반가워! 이제 몇 살이지? 아마 25살이 되지 않았나?

엘리: 맞습니다.

치료자: 내 생각으로는 네가 15살인가 16살 이후로 보지 못한 것 같은데?

엘리: 맞습니다. 제가 좀 더 나은 축구 훈련을 받기 위해 휴스턴으로 이사를 했습니다.

치료자: 맞다, 그때 축구 올림픽 훈련 프로그램Olympic Development Program(OPD)에 들어갔었지, 그렇지?

엘리: 네. 어머님은 반신반의하셨지만, 저희는 기회를 잡았고 그래서 여기를 떠나기로 했었지요.

내담자와 치료자는 유머, 관심 및 호의를 가지고 과거를 회상하고 있다. 각성체계의 수준은 이 상황에 적절해 보이며 엘리가 8살에서 16살까지 유지되었던 치료자-내담자 관계를 고려할 때 너무 흥분되어 있지도 억제되어 있지도 않아 보인다. 두 사람의 변연계는 아마도 큰 노력 없이 그리고 비의식적으로 즉각적으로 동조적으로 된 것이라 여겨진다.

치료자: 그 후로 어떻게 지냈어?

엘리: 축구만 본다면, 좋았어요. 저는 남가주 대학University of Southern California(USC)에서 학업과 운동 모두에서 장학금을 받았어요. 그리고 대학을 졸업하고 저는 잠깐 포틀랜드에서 뛰었어요. 그러나 저는 이 정도로 충분하다고 생각했어요.

치료자: 무슨 일이 있었었니?

엘리: 선생님께서는 인생이라는 것이 만만치 않다는 것을 잘 아시잖아요. 거기는 메이저 리그 축구(MLS)가 아니었지요. 경기장은 관중석도 작은 고등학교 경기장이고; 모두들 돈을 벌기 위해 힘들게 일을 했어요. 모든 선수들이 이 "수수한modest"(*손으로 따옴표를 허공에 그리며*) 장소에서 자신들이 경기하는 것을 스카우터들scouts이 보고, 자신들이 MLS와 계약 맺

기를 바라지요. 저도 그런 희망으로 자신을 조금씩 깎아 먹고 있었어요. 그러다가 결국에 저는 제가 현실을 무시하고 있다는 생각을 하게 되었습니다. 제가 슈퍼스타는 아니니까요.

엘리는 자신의 성취에 대해 과장하지도 그렇다고 깎아내리지도 않는다. 그는 단지 10년 동안 자신을 보지 못했지만, 자신의 과거에 대해 알고 있어서 그 사이를 연결할 수 있는 사람에게 자신의 상황에 대해 보고하듯 말하고 있다(우측 반구는 공감과 직관의 장소이다; Voeller, Schore, 2003a, p. 35에서 인용함). 엘리는 비록 몇 마디 말을 하지 않았지만 여기서 자기 자신에 대해 균형이 잡힌 시각을 가지고 있다는 것을 알 수 있다.

치료자: 그래서 여기로 돌아왔구나, 지금은 무엇을 하고 있니?

엘리: 대학원에서 수학을 전공하고 있어요. 제가 앞으로 무엇을 할지는 아직 확신이 없어요. 그것이 제가 선생님을 뵈러 온 이유 중 하나이기도 하고요. 저는 선생님을 최근에 축구장에서 뵌 적이 있었어요. 저도 남자 리그에서 뛰고 있었는데, 선생님을 먼발치로 뵙고 나서 어머니 말고도 누군가와 이런 문제에 관해 이야기할 필요가 있다는 생각을 하게 되었어요.

엘리는 친화, 자기 관찰 및 자기주장(이것들 모두는 엘리가 아이였을 때도 보였던 것들이다)과 같은 적응적인 방어기전을 보여주고 있다. 그는 항상성적으로 균형을 이룬 자율신경계를 가지고 있다.

치료자: "이런 문제"가 무엇인데?

엘리: (*살짝 소리 내어 웃으면서*) 사랑이나 일 문제이지요! 프로이트도 이 두 문제가 사람들이 걱정하는 문제 중 제일 큰 문제라고 이야기하지 않았나요?

치료자: 아마도. 네가 나보다 더 최근에 정신과 강의를 들은 것처럼 보이는데? (*웃는다.*)

엘리: 제가 선생님께 드리고 싶은 이야기를 하자면, 저는 아버지께서 그랬던 것처럼 기술자가 되어야 한다는 생각을 가지고 있어요. 실제로 저는 종종 캠퍼스에서 기술공학단지에 들어가서 돌아다니는데, 아버님도 같은 복도에 계셨다는 생각을 하게 됩니다. 이에 대해서

선생님은 어떻게 생각하세요?

치료자: 내 생각에는 네가 그렇게 하는 것이 무엇을 의미하는지에 대해 몇 가지 질문을 할 필요가 있는 것처럼 여겨지는구나.

이 한 쌍은 서로가 연결이 된 수년간의 관계에서 생긴 동조적인 "홈groove"이 있어 이리로 쉽게 빠져들었을지도 모른다. 엘리는 몇 분간의 사교적 즐거움을 가진 후에 핵심을 찔렀다. 그는 치료자가 반응적일 것이라는데 확신을 가지고 있는 것 같았고 이것은 안전한 애착의 특징이다. 그 자신과 다른 사람에 대한 시각이 이때는 자연스럽게 긍정적인 것처럼 보인다.

엘리: 예, 좋습니다. 그러나 우선, 제가 선생님께 사랑에 대해 이야기를 했으면 좋겠습니다. 괜찮으시겠습니까? 이 문제들이 다 연결이 되어있습니다. 다시 본론으로 돌아가자면, 저는 학교에 가는 데 유리해서 이곳으로 다시 돌아오기로 결정을 했고 어머님도 여기에 계십니다. 어머님께서는 제가 대학에 다닐 때, 파트 타임part time으로 일하시면서 저와 학교에 다니시면, 경제적으로 가난해서 저희 둘이 많은 학자금 대출을 받을 자격이 있다는 것을 아셨습니다. 그래서 어머님은 학위를 따시고 경영대학원 석사도 따셨습니다. 이렇게 해서 돈에 쪼들리는 시간이 지나가고 이제는 어머님께서 많지는 않지만 조금의 돈을 가지시게 되었습니다. 어머님께서 저를 약간씩 도와주고 계신 데 저는 어머님 집 뒤에 있는 조그만 간이 아파트에서 살고 있습니다. 어머님께서는 여행을 많이 하시기 때문에 제가 어머님의 재산에 신경을 쓰고 있지만, 어머님이 다른 것에 그렇듯이 잘 관리하고 계십니다.

엘리의 어머님에 대한 이전의 삽화(캠프 관리자 회의)에서 보았듯이 단단하고 자신감 있는 어른의 모습을 그려볼 수가 있다. 과거사로부터 아버지에 대한 인상도 긍정적이고 사랑을 주는 모습이었다. 다시 말하자면, 엘리는 자신의 어머니와 관련해서 긍정적인 시각을 가지고 있다(자신과 타인). 자신과 타인에 대한 형태는 우측 반구에 위치하고 있고 비의식적이다(Schore, 2003a, p. 280).

치료자: 여자 문제는?

엘리: 그 이야기를 해야지요! 선생님께서는 제가 이 문제를 바로 이야기하지 않고 질질 끌고 있다는 것을 알고 계시는군요. 그렇지요? (*미소를 지으면서*)

치료자: 그렇지.

엘리는 일종의 자기 비하적인 유머를 보여주고, 놀리는 행동 및 자기 관찰을 보여주고 있는데, 이들 모두는 적응적이고 항상성적으로 균형을 이룬 방어기전으로, 이 이야기는 이들이 반사적으로 높거나 혹은 낮은 각성 상태가 아니라는 것을 의미한다.

엘리: 그렇습니다. 정말이지, 어머님과 마이다[Maida]는 서로 사랑합니다; 제 생각에는 때때로 그들은 마치 커플 같습니다! 농담입니다. 그냥 농담입니다. 자, 제가 그녀를 어디서 만났느냐고요? 물론 축구 경기장이지요.

치료자: 너도 알겠지만 여기는 좁은 곳이라 나도 그녀가 누구인지를 알겠는데, 그녀의 다른 이름은 내 머릿속 뇌리에 박혀있지. 만약 그녀가 내가 생각하고 있는 사람이 맞다면, 나는 그녀를 남녀 혼성 축구 경기에서 본 적이 있는데, 그녀는 대단했었지.

치료자: 아니, 그녀와 같은 팀이거나 상대 팀이 되어서 경기를 해 본 적은 없어. 나는 그 수준이 되기에는 너무 나이가 들었어. 나는 최근에 남녀 혼성 축구 토너먼트 경기를 본 적이 있는데, 거기서 그녀의 경기를 보았지. 나와 모든 사람들이 서서 경기를 관람하고 있었지. 그뿐이야.

엘리: 선생님께서 설사 그녀를 알고 있더라도 제가 선생님을 볼 수 있지요?

치료자: 그럼, 윤리적으로 아무런 문제가 되지 않지. 그녀와는 어떤 상황이지?

엘리는 자기 자신과 어머니 그리고 여자 친구에 대해 복잡한 생각을 가지고 있는 것으로 보이고 혹시 윤리적으로도 문제가 없는지 의문을 가지고 있다. 그는 다양한 관점에서 상황의 여러 측면을 처리할 수 있는 것처럼 보이는데, 이는 정신화, 공감, 다른 관점 취하기perspective taking(Fonagy et al., 2004) 및 도덕성morality(Siegel, 1999) 등을 보여주는 것이고, 이 모든 것은 안전한 애착 전략의 구성요소이고 안와전두엽 피질과 변연계가 잘 기능하고 있다는 것을 보여주는 것이다.

엘리: 네, 말씀드리겠습니다. 그녀는 IBMInternational Business Machines Corporation에서 일하는 기술자들로 이루어진 축구 팀원 중 한 명입니다. 그녀는 브라질에서 왔고, 저의 이상형이 중남미 여자입니다. 선생님께서는 제 아버지께서 멕시코시티Mexico city에서 오셨다는 것을 알고 계시지요?

치료자: 알고 있지.

엘리: 그녀는 영어, 스페인어 그리고 포르투갈어를 합니다. 어머니는 제가 스페인어를 잘할 수 있게 도와주셔서 아버지의 친척들을 방문할 수 있도록 만들었습니다. 제가 횡설수설하고 있네요. 주제에서 벗어났지만 어쨌든 제 문제는 이것입니다. 그녀는 저에게 완벽한 여자예요. 꿈에 그리던 여자이지요. 그녀는 제가 저를 믿을 수 없게 만든 최초의 여자입니다. 그러나 저는 "아버지와 연관된" 어떤 것이 저를 휘둘리게 해서 제가 눈이 멀게 된 것은 아닌지 걱정됩니다.

엘리는 자신을 인식하려고 애를 쓰고 있다; 그는 자신의 아버지가 공부했던 같은 캠퍼스에 있어서 영향을 받고 있고, 또 자신의 여자 친구가 아버지와 같은 라틴 문화에서 와서 자신이 영향을 받는 것은 아닌지에 대해 인식할 수 있는 능력이 있다. 그는 이러한 요소들이 자신으로 하여금 판단을 흐리게 하지는 않았는지에 대해 걱정을 하고 있다. 그는 자신에 대해서 잘 알고 있고 믿을 수 있는 다른 사람의 뇌를 찾고 있다. 아마도 이런 스트레스가 있는 상황에서, 그는 치료자가 믿을 수 있는 사람이라고 생각하고 있다. 엘리는 과거에 의지할 수 있었던 사람에 대해 적절한 수준으로 기꺼이 의지하려 한다. 그러나 그는 사랑과 일의 문제에 대해서는 자신의 어머니를 모욕하지는 않으면서 이야기를 할 수 있는 남자를 찾고 있다. 이 모든 것의 질은 적절하게 성숙한 우측 반구를 가지고 있다는 것을 보여준다.

치료자: 그 문제를 이야기하기 전에, 일과 사랑이 연결되어 있다고 했는데, 어떻게 연결되어 있는지 이야기해 줄 수 있겠니?

엘리: 네, 그녀는 제가 듣고 있는 수학 프로그램을 듣기 위해 대학원에 들어오려고 해요. 이 모든 것은 저희가 만나기 전에 결정된 일이지요. 한 편으로 보자면, 대단한 일이지요. 그러나 다른 한편으로 보자면 남들이 "저 둘은 왜 저렇게 붙어 다니지?"하지 않을까요? 저희가 남녀 혼성 축구 경기를 할 때 저는 마치 마술처럼 느껴집니다. 저희 둘은 패스를 주고받는 데 바로 필요한 그 자리에 있고 골을 도와줍니다. 소름이 끼칠 정도지요. 저희 팀은 항상 경기를 위해 저희 둘이 함께하기를 원합니다. 왜냐하면, 저희가 하듯이 아무도 그렇게 할 수가 없으니까요. 무슨 말씀을 드리는지 아시겠지요?

치료자: 네가 하는 이야기가 무슨 이야기인지 알지. 너는 그녀가 그렇게 완벽하게 느껴져도, 충동적인 결정이 아니라 조심스럽게 결정하기를 원하고 있는 것 같아 보이네. 그녀도 그렇게 생각하나?

엘리: 네, 저희는 너무 서두르지 않고 지각 있게 행동하는 것에 관해 이야기하고 있어요. 그러나 너무 매력적이에요. 하지만 저희는 경솔하게 일을 벌일 위험성은 없어요.

치료자: 그렇지, 하지만 모든 사람이 자신의 이야기를 할 사람이 필요하지 않겠니.

이 이야기는 엘리가 심사숙고하려고 하고 그의 좌측 뇌를 이용해서 의식적으로 분석을 하고 자신의 상황에 대해 다양한 측면을 이해하려고 하는 예를 더 잘 보여주고 있다. 이렇게 조심스럽고 일들을 심사숙고하는 "성향"은 자신의 부모나 다른 책임감 있는 어른 및 친구들의 일시적인 "상태"를 모델화해서, 그리고 이런 예를 충분히 반복해서 이루어진 것으로 보이는데 결국 상태가 이제는 성향이 된 것이다.

엘리: 네, 괜찮으시다면 시간을 내주실 수 있으시겠어요? 저에게 선생님께 드릴 수 있는 과외비가 좀 있는데. 물론 어머님께서도 충분히 주시겠다고 하셨기는 하지만.

엘리는 안전한 성인 애착 유형의 징표인 적절한 의존성을 보여주고 있다. 대학을 졸업한 학생으로서 그는 자신의 어머니가 자신을 도울 수 있도록 허용을 하고 있지만, 그는 그녀의 재산을 관리할 수 있도록 돕고 있다. 그는 자신의 치료를 위해 어머니가 치료비를 내주겠다는 제의를 받아들이지 않는 대신에 자신을 위해 치료비를 자신이 지불하기를 원하고 있고, 이는 성인의 삶에 필요한 독립적이고 자율적인 경향을 보여주는 것이다.

치료자: 너의 대학원 프로그램으로 돌아가서 이야기해 보자. 진행하면서 계속 생각해 보는 게 어떨까? 아이일 때 아버지를 잃는 것과 같은 경험에 대해 사람들이 서로 다른 생각을 가지는 것은 일반적인 것이라 생각해. 그리고 우리 삶의 다른 단계에서 과거는 다른 의미를 가지게 되지. 우리가 공학 대 수학 사이의 딜레마에 대해 생각을 해 볼 수는 있겠지. 하지만 내 생각에 지금은 마이다가 더 급박한 문제일 것 같은데?

엘리: 맞습니다.

이 치료회기로부터, 엘리가 정신장애를 가지고 있다고 믿을만한 이유는 전혀 없어 보인다. 치료자와 엘리는 너무 높지도 너무 낮지도 않은 중등도 범위의 정서적 각성 상태에 머물러 있는 것으로 보인다. 비록 확실히 많은 코치들이 있었지만, 현재의 치료자가 중요한 아버지상으로 역할을 해주고 있어서 이전 치료자를 찾은 엘리의 선택은 합리적인 것으로 보인다. 방어기전들은 적응적인 것으로 친화, 자기 관찰, 유머, 자기주장, 예상(학교와 자신의 여자 친구와의 관계에서 가능한 문제에 대해 계획을 세우는 것) 등이 그것이고 이들은 균형이 이루어지고 또 결합이 된 자율신경계에 의해 관장되고 있다. 위의 이야기를 보면 그는 자연스럽게 그리고 안전하게 애착을 형성한 성인이다. 엘리는 어렸을 때처럼 현실적이고, 신중하지만 때때로 유머스럽고; 정상적인 재미있는 상호작용을 하고 있다. 엘리는 상호작용이 어려운 인격은 아닌 것으로 여겨진다.

치료 목적으로 엘리의 각성 수준을 한 쌍으로(상호작용적으로) 조절하여 교정적인 감정적 경험을 만들어 내기 위해 치료적 동맹을 만들 필요까지는 없어 보인다. 엘리의 자율신경계는 그 자신의 각성 수준을 충분히 잘 조절하고 있다. 안전하게 형성된 애착을 가진 사람과의 치료 과제는 문제가 되는 삶의 경험에 대해 지지를 해주는 것으로; 엘리와 같은 사람은 그가 성인으로서의 결정이 필요할 때 엘리에게 득이 되는 결정을 할 수 있도록 좌측과 우측 반구 모두를 우아하게 사용할 수 있는 능력을 가진 성숙한 어른이 필요할 수 있다. 비록 어른(이 경우에는 치료자)이 공감, 정보 및 조언을 해주고 있고 엘리와 같은 사람이 자신의 감정적 경험을 이야기하는 것을 들어 주고 있지만, 이 경우에 뇌의 정서조절 전략을 재배선화하는 것이 통상적으로 치료의 목표는 아니다.

다음의 3증례(잭Jack, 앵거스Angus 및 크루즈Cruz)는 불안전한-양가적(저항적) 애착 범주의 성인 형태를 보여주는데 이들 모두는 교감신경계적으로 구동이 된 것이다. 그다음의 6증례(크레이Crae, 지타Zita, 매니 로프Mannie Lope, 윌Will, 앤디Andi 및 커플)는 불안전한-회피적인 아동기 애착 범주의 성인 형태를 보여주고 있고 이 모두는 부교감신경계적으로 구동이 된 것이다. 마지막 증례(남편과 부인)는 어린 마리의 증례에서 그랬던 것보다는 좀 더 가벼운 유형의 붕괴된/혼란스러운 애착(교감신경계적으로 구동된)을 보여준다. 반복하자면. 이들 정서조절 전략들(혹은 아동기의 애착 범주 안에 내장된 이들 전략들의 흔적들)은 성인 애착 범주에 대한 증거가 될 가능성이 높다.

강박적 돌봄 추구 증례

성인기 애착 범주: 강박적 돌봄 추구

각성의 조절: 교감신경계 우세 행동

애착 범주에 대한 기술: 강박적 돌봄 추구. 기존의 아동기 애착 범주와 연관된 고찰: 불안전한-양가적인, 때로는 *저항적*이라고 불리는(Florsheim et al., 1996, p. 85)

강박적으로 돌봄을 추구하는 사람은 애착 대상이 이용 가능한지 그리고 반응을 하는지를 확인하기 위한 끊임없는 필요성을 경험한다. 이들은 상실에 대해 취약한 느낌이 항진되어 있고 자신들의 애착을 돌봄을 받는 것으로 정의하려는 경향이 있으며, 자기 자신이 자신에 대한 책임이 있다는 것에 대해 준비가 되어있지 않다(West와 Sheldon의 연구에서 기술한 것처럼, Florsheim et al.,

1996, p. 85에서 인용함).

잭: 저는 애초에 군대에 가고 싶지 않았습니다. 그렇지만 가야했습니다.

치료자: 왜 그랬지요?

잭: (*약간 불안·초조해하며*) 제 부모님, 아니 확실히 말하자면, 제 아버지께서 그렇게 하는 것이 저를 위해서 좋다고 생각하셨습니다. 도대체 무슨 뜻으로 그렇게 말씀하신 것인지 모르겠지만, 아버지는 항상 제가 제 어머님 치맛자락에 매달려 있다고 말씀하셨습니다.

치료자: 치료에는 왜 오시게 되었지요?

잭: (*더 불안·초조해하며*) 제가 여기 있는 것을 아버지가 알면 질겁하실 거예요. 저는 제가 여기에 온 것을 아무도 몰랐으면 해요. 제 집사람이 저에게 누군가를 만나지 않으면 저를 떠날 것이고, 아이를 자신의 부모님께 맡기겠다고 이야기했습니다.

치료자: 누군가를 왜 만나야 하는 거지요?

잭: (*화나 나서 짜증을 내며*) 네, 빌어먹을, 저는 가끔은 그녀가 아니라 개와 함께 자곤 합니다.

치료자: 왜지요?

잭: (*위축되어서*) 이야기가 길어요. 아마도 저는 정신과의사에게 가봐야 할 것 같아요. 정말 미치겠어요.

> 여기까지 보면, 잭은 확실하게 좀 더 교감신경계적으로 각성이 되어있는 것으로 보이는데, 그가 자신이 치료자에게 온 이유를 말하는 데 있어 약간 혼란스러워하는 것을 보면 그렇다. 그는 수치스러워하는 것 같다(수치심의 상태는 교감신경계가 급증하는 것으로 이것은 정서적인 부하를 낮추기 위해 바로 부교감신경계에 의해 역조절이 될 수 있다; Schore, 2003a, pp. 151–185).

치료자: (*사실에 기반을 둔 태도로*) 저는 정신과의사는 아닙니다. 그러나 만약 원하신다면 의뢰를 드릴 수는 있습니다.

잭: 그렇지는 않습니다.

치료자: (*차분하게*) 당신이 무슨 문제로 오셨든 간에 우리가 함께 작업할 수 있게 면담을 지속해도 되겠습니까?

잭: (*불안·초조가 줄면서 자신이 처한 상황에 대해 사실을 이야기하기 시작한다.*) 네, 제 집사람이 옳아요. 저는 스스로 이렇게 하지 못할 겁니다.

잭의 우측 반구는 잭이 불안·초조함에도 차분하지만 지속적으로 관심을 보이는 치료자와 정서적인 동조를 이루기 시작하고 있는 것 같다. 다른 측면을 보자면, 치료자의 좌측 반구의 사실에 기반한 요구적인 태도와 잭이 치료를 찾게 된 이유에 대해 잭이 계속 집중을 할 수 있게 하려는 시도가 잭에게는 공감을 받지 못하는 것으로 경험이 될 수 있고, 잭에게는 치료자가 자신의 확실한 고통에 대해서보다는 "사실"을 얻고자 하는 요구를 더 크게 생각하고 있다고 경험될 수 있음도 고려되어야 할 것이다. 여기에 더해 치료자는 비의식적으로 경직된 상태로 있음으로써 노련한 전문가적인 감정 상태가 되는 것(일차적으로 우측 반구의 경험)으로부터 자신을 방어하고 있을 수 있다.

치료자: 지금 가장 걱정하고 있는 문제는 무엇인가요?

잭: (*순순히 자인하면서*) 저는 잠자리에서 개가 없이는 잠을 잘 수 없어요. 침실 안에 개가 있는 것에 습관이 들었었는데 이제, 아이가 생긴 후에는 침실 안이 아니라 잠자리에 개가 없으면 안 되게 되었어요. 제 집사람이 저를 역겨워합니다.

위에서 언급한 것처럼 수치심에 대해 좀 더 조절할 수 있게 되었다.

치료자: (*사실에 기반한 목소리로*) 자신이 왜 개가 잠자리에 함께 있지 않으면 잠을 잘 수 없는지에 대해 그 이유를 생각하신 게 있다면 이야기를 해주실 수 있겠습니까?

잭: (*큰소리로*) 오, 맙소사. 좋습니다. 저는 전쟁에서 개들이 폭발물을 찾을 수 있도록 가르치고, 장애물 코스를 넘어갈 수 있도록 훈련시키는 훈련사 중 한 명이었습니다. 저는 조련

사는 아니었습니다. 그러나 저는 그 빌어먹을 개가 저희를 구해준 몇 번의 임무에 참가하였습니다. 그 개는 건물 문간에서 폭발물뿐만 아니라 사람을 발견한 적도 있었습니다. 저희 중 많은 사람이 전투용 개 중 한 마리와 함께 나가기를 바랐었습니다. 저희는 가능하면 개와 가까이 있기를 바랐었습니다. 누구도 그 사실을 인정하고 싶지 않았겠지만, 그 누구도 개만큼 저희를 안전하게 지켜줄 수 없었습니다.

치료자: 그 개의 이름이 무엇이었지요?

잭: 스카우트Scout요.

치료자는 개에 관해 이야기하면서 약간 벗어나고 있다. 그는 동조를 놓쳐버렸고 적절하지 않은 좌측 반구의 경직된 질문(개의 이름?)을 하고 있는데, 이는 아마도 자기 자신의 정서를 조절하기 위해서인 것으로 보인다. 특히나 놀랐을 때, 임상적으로 정서를 조절하기 위한 흔한 반응은, 내담자가 치료자의 우측 반구에 촉발하려고 하는 각성 상태를 비껴 나가기 위해 이 불편한 감정과 함께 머무르기보다는 지적으로 되거나 정보에 대해 질문하는 것이다(Schore, 2003b, pp. 58–107).

치료자: *(다시 원래로 돌아와서)* 당신이 개와 있었을 때처럼 안전하다고 느낀 적이 따로 또 있었나요?

잭: 굉장히 고통스러운 질문이군요. *(시선을 잃고 완전히 조용해져서)*

이 질문의 어떤 것이 어려운 정서(교감신경계)를 유발한 것으로 보이는데, 이는 즉각적으로 정서의 고립화 혹은 차단(부교감신경계) 아니면 해리(다미주 체계)에 의해 역으로 조절이 되고 있다.

치료자: *(고개를 끄덕이며)*

잭: *(약간 더 기운이 나서)* 사실상 저희가 어렸을 때, 저희 어머니는 아주 크고 강한 독일인 농부의 부인이었습니다. 어머니께서는 모든 것을 할 수 있었습니다. 아마도 거의 모든 것을. *(조용해진다.)*

치료자: (*고개를 끄덕이며*) 거의 모든 것이요?

잭: 저희 아버지는 곤드레만드레 취해있었지요; 아버지는 정신이 나가면 자기 주위에 있는 모든 것을 던졌어요. 저희는 헛간에서 집으로 달려오곤 했습니다. 어머니는 아버지와 우리 사이에 서서 자신이 할 수 있는 최선을 다하려고 했고 그래서 아버지로 인한 대부분의 최악의 화를 막을 수 있었습니다. 그리고 나면 어머니는 자려고 우리 방에 들어오곤 하셨습니다.

치료자: 당신의 방에서 주무시려고?

잭: 아, 실제로는 아니고요. 어머니는 저와 제 동생이 잠이 들 때까지 저희 곁에 누워 계셨습니다. 어머니께서 저희 방에서 내내 주무시지는 않았습니다.

치료자: (*조용하게*) 아, 그래서 당신은 개와도 비슷한 경험을 하고 계시는군요?

잭: 아마도요.

고개의 끄덕임, 부드럽게 이야기하는 것 및 잭과 변연계에서 변연계로 함께 머무르는 것 등이 잭으로 하여금 어떤 면에서는 현재의 문제와 유사해 보이는 어려웠던 어린 시절의 경험에 집중할 수 있도록 도와주고 있다. 그는 내재화된 자기와 이와는 다른 부모에 대한 다른 표상을 가지고 있는 것 같다. 자기 자신의 상에 대해서는 보호와 위로가 필요한 것으로, 그의 어머님은 그것을 바로 제공해 주는 상을 가지고 있는 것으로 보인다. 그는 이런 이미지를 실제적으로 생존에 필요한(아마도 어머니가 그랬듯이) 개에게 투사했을 수 있다. 그는 아버지에 대한 자기 자신의 내재화된 표상을 두려움에 가득 찬 모습으로 가지고 있고 그의 아버지(타인)에 대해서는 위험한 존재로서 내재화된 표상을 가지고 있으며 여기에 결합된 정서는 공보 혹은 두려움에 가득 찬 정서이다.

치료자: 당신은 당신의 아버지께서 조절을 상실했을 때와 비슷한 두려움을 느껴 본 적이 있나요?

잭: 최근 제 꿈에서 그렇습니다. 저는 잠을 자지 않으려 합니다; 저는 꿈을 꾸고 싶지 않아요.

치료자: 무슨 꿈을 꾸는데요?

잭: 같은 내용입니다.

치료자: (*기다린다.*)

잭: 그 개가 저희들을 구합니다. 야자나무 숲은 위험했습니다: 거기에는 사람, 부비트랩booby traps, 무기 저장소weapons caches 등등 무엇이든 있을 수 있습니다. 그 개는 저희와 확실한 죽음 사이에 있었습니다. 저는 개를 잃어버리는 꿈을 꿉니다. 그러면 어떻게 되겠습니까?

치료자: 이제 당신이 당신의 가족을 돌봐야 하는 것은 어떻습니까?

잭: 이라크에 있었을 때와 거의 비슷하게 두렵습니다. 저는 제가 할 수 있을 것 같지가 않습니다. 저의 아버지가 맞을지도 몰라요. 저는 마치 엄마의 치맛자락에 매달려 있는 마마보이mama's boy이고 강아지와 똑같습니다.

이 짧은 이야기의 범위를 넘어서는 것이기는 하지만 명확하게 이 퇴역 군인은 PTSD의 많은 증상을 가지고 있는 것 같다(van der Kolk, 2006; van der Kolk & Greenberg, 1987; van der Kolk, McFarlane, & Weisaeth, 1998; van der Kolk & van der Hart, 1987; Young & Breslau, 2004). 그러나 일련의 연구자들은 성인기에 고통을 받는 심한 외상이, 뒤이어 오게 되는 비참한 증상들과 함께 아동기의 학대와 조절부전의 결과로 만들어진 기존의 불안전한 애착 유형을 더 악화시킬 수 있다는 것을 밝힌 바 있다(Charmandari, Kino, Souvatzoglou, & Chrousos, 2003; Jacobs, van Praag, & Gage, 2000; Gunnar & Quevedo, 2007; Harvard Mental Health Letter, 2005a; Schore, 2003a, pp. 234-265; Toth & Cicchetti, 1998; Tull, Jakupcak, McFadden, & Roemer, 2007; van der Kolk & Fishler, 1995; Wolfsdorf & Zlotnick, 2001). 그는 결혼이라는 공포에 직면하고 있고, 전쟁에서 경험했던 외상적 세계의 재활성화로 고통을 받고 있으며 그리고 아이가 성장함에 따라, 그가 현재의 자신을 두렵게 만드는 부인으로부터 그의 마음에 깊게 뿌리박힌 자신의 삶을 구해 주는 안전한 느낌을 주는 믿음직한 개로 되돌아가는 것은 그렇게 놀랄 일은 아닐 것이다. 우리는 또한 그가 개와 함께 자는 것이 그에게 술 취한 아버지로부터 자신을 보호해 주려 했던 엄마에게 매달렸던 아주 어린 시절의 경험과 연결해서 안전한 느낌을 더 크게 느끼게 해줄 수 있다고 추측할 수 있다(압도되었을 때, 더 이전의 대처 형태로 돌아가려는 경향에 대해서는 Nijenhuis, van der Linden, & Spinhoven, 1998, p, 253을 보라).

잭에게, 새롭게 아버지와 남편이 된다는 것을 예상하는 것은 중요한 사람의 도움 없이는 자기 자신을 안정시킬 수 없었고, 조절할 수 없었던 그의 아주 초기의 내적 작업 모델을 재활성화시킬 수 있을지도 모른다. 만약에 그렇다면, 잭의 자율신경계는 분리되어 있어 교감신경 분지가 우세하고(불안·초조로 행동화하고 큰 목소리로 이야기하는 것), 이 결과 퇴행(예: 자신의 부인이 자신을 돌볼 수 없다고 생각해서 자신의 부인으로부터 개에게 더 호의적으로 돌아서는 것), 투사 및 외재화(자기 자신의 인격의 일부분으로 외적 세계를 적극적으로 경험하는 것) 등이 일어난다. 각성 수준이 지나치게 견딜 수 없게 되면 그의 뇌는 해리, 차단 그리고/혹은 정서의 고립과 같은 방어를 동원하게 된다. 확실히 치료자의 뇌는 잭의 각성을 역으로 조절하려 하고 있는데 한 가지 예외가 있었다: 그것은 치료자가 잭이 이야기한 것 때문에 놀랐을 때로, 아마도 개와 함께 잔다는 것 혹은 전쟁에 대한 구체적인 이야기 혹은 이 둘이 복합적으로 작용했을 때였다. 잭은 다른 대상(개/어머니/치료자)의 정서 조절 기능을 필요로 하고 이를 찾고 있다. 그가 두려움에 차 있을 때나 그가 자신의 정서 표현(우측 반구)을 담아둘 수 없을 때 그의 상태는 초기 성인기 PTSD뿐만 아니라 성인기의 강박적 돌봄 추구 애착 범주에 의해 아주 잘 설명이 된다. 이 둘을 구분하기 위해서는 더 주의 깊은 임상적인 정밀 조사가 이루어져야 할 것이다.

만약 조사를 통해 잭이 강박적으로 돌봄을 추구하는 애착(여기에 더해 그가 나중에 얻은 PTSD까지)을 가진 것으로 밝혀진다면, 그의 아동기에 만들어진 그의 애착/정서조절 전략은 의존성 인격장애(American Psychiatric Association, 2000, p. 725; 〈표 5.2〉를 보라)의 경향이나 행동과 매우 유사하다는 것을 알 수 있을 것이다. 그러나 결론을 이끌어 내기 전에 잭의 형제와 친구들과의 아동기 경험 및 그 이후에 중요한 사람들과의 관계 특히 그의 부인이나 동료 군인들과의 관계 등과 같은 영역에 있어 정보를 좀 더 모으는 것이 중요하다. 치료가 진행되면서 치료자는 아동기에 생긴 취약성과 전쟁의 경험에 뿌리를 두고 있는 취약성 사이를 구분함으로써 이 내담자의 현재의 고통에 대해 더 많은 주의를 기울일 필요가 있다.

〈표 5.2〉 강박적 돌봄 추구 애착 범주와 DMS의 의존성 인격장애의 비교

강박적 돌봄 추구[a]	의존성 인격장애[b]
애착 대상의 이용 가능성과 반응성을 확인하려는 지속적인 요구를 경험함.	지지나 인정을 잃을 것이 두려워 다른 사람과 의견이 다르다는 것을 표현하는 데 어려움이 있음.
상실에 대해 높아진 취약한 느낌.	가까운 관계가 끝이 났을 때 돌봄과 지지의 출처로 다른 관계를 급박하게 찾는 것.
자신의 애착을 돌봄을 받는 관점에서 정의하려는 경향.	다른 사람의 돌봄이나 지지를 얻기 위해 지나치게 먼 곳도 가는 것으로, 이것은 불쾌한 일을 자발적으로 할 정도까지이다.
자기 자신에 대한 책임을 지는 것에 대해 준비가 안 된 느낌.	자기 자신을 돌보는 것에 대한 두려움에 비현실적으로 몰두해 있는 것; 자신의 삶의 중요한 영역에 대해 다른 사람이 책임을 져주는 것이 필요함; 다른 사람으로부터 지나칠 정도의 조언이나 안심이 없이는 일상의 모든 결정을 내는 것이 어려운 것; 자기 스스로 일을 시작하거나 어떤 일을 하는 것이 힘든 것(왜냐하면 동기나 에너지의 부족 때문이 아니라 능력이나 판단을 하는 데 자신감이 없기 때문이다).

[a] West & Sheldon에 기초함. Kaslow, 1996, P. 85에서 인용함.

[b] 『정신장애에 대한 진단 및 통계 편람, 4편, 수정본』에서, 위에 인용된 장애에 대한 완전한 DSM 진단기준을 보려면 부록 B를 보라.

강박적 돌봄 애착에 대한 증례

성인기 애착 범주: 강박적 돌봄

각성의 조절: 교감신경계 우세 애착 행동

애착 범주에 대한 기술: 강박적 돌봄. 기존의 아동기 애착 범주와 연관된 고찰: 불안전한-양가적인, 때로는 *저항적*이라고 불리는(Florsheim et al., 1996, p. 85)

강박적 돌봄 애착을 가진 사람들은 모든 관계에서 돌보는 사람의 역할을 가지려 하고, 반대로 결코 다른 사람들이 역할을 하도록 허용하지 않는다. 이들은 자기 자신의 요구를 다른 사람들을 돌보는 데 맞추고, 따라서 그들은 도움을 청하거나 청하지 않음에 상관없이 도움을 제공하려 한다. 애착은 자기희생[self-sacrifice]과 자기방치[self-neglect]의 느낌과 연관이 되어있다(Bowlby, 1977의 연구와 West & Sheldon의 연구; Florsheim et al., 1996, p. 85에서 인용함에서 기술되었듯이).

앵거스: (*공감적으로*) 자, 사람들이 이야기하듯이 신이 버린 흙만 날리는 내 고향 텍사스에 저를 불태워버리기 위해 돌아왔습니다.

치료자: (*앵거스의 평소 모습이 달라져서 속상해하는 치료자는 이 시점에서 이유도 모른 채 앵거스의 정서 수준에 공명하게 되어 같이 흥분한 채*) 앵거스, 제가 당신을 알게 된 이후에 당신이 자란 곳을 이런 식으로 마치 다른 곳을 이야기하듯 한 것을 들은 적이 없습니다. 당신은 그렇게 비뚤어진 방식으로 당신의 어린 시절에 관해 이야기하는 것을 거부했던 것을 아마도 기억하실 겁니다.

앵거스는 감정적으로 약간 각성이 되어 있는데(자율신경계의 교감신경 분지), 간접적이고 무례한 방식으로 좋지 않은 소식을 보여주고 있고 잠깐 자신의 과거를 꺼내어서 치료자를 놀라게 하고 있다. 치료자 또한 앵거스의 일상적이지 않은 감정 표현에 반응해서 정서적 각성이 증가하고 있다.

앵거스: (*확실히 흥분해서, 의자 주위를 돌면서*) 좋지 않은 소식이 있습니다. 저는 개종했습니다. 종교적인 것이 아니지만요.

치료자: 뭐라고요? 더 이야기해 보세요.

이제 두 명 모두가 확실하게 감정적으로 각성이 되어있다. 치료자가 내담자의 정서의 강도에 맞추어 주고 이에 공명하는 것이 내담자에게 도움이 될 수 있다; 이것이 앵거스로 하여금 연결되어 있다고 느끼게 할 수 있고

AIDS를 진단받았다는 이 무서운 소식에서 혼자라는 느낌을 덜 느끼게 만들어 줄 수 있다. 이것이 상태 공유state sharing에 대한 한 예가 될 수 있는데, 이렇게 각성이 되어있는 것은 아마도 그가 통상적으로 가지는 일상적인 경향을 벗어나는 것일 수 있다(비뚤어진 방식).

앵거스: 저는 선생님과 제 친구들이 제가 친구들에게 신경을 쓰는 만큼 저에게도 신경을 써 주라고 이야기해 오고 있는 것에 대해 잘 알고 있습니다. 남의 속도 모르면서 말입니다.

치료자: 저희 모두는 당신이 당신 주치의와 더 잘 치료를 하도록 설득하기 위해 노력해왔습니다.

앵거스: 적어도 제가 저의 모든 친구들을 도우려 한다는 것은 잘 알고 있어요.

치료자: 그러면 이제 좀 줄여야겠다고 생각하고 계시나요?

앵거스: 지금은 괜찮다고 느껴져서 당분간은 이 호스피스에서 제가 계속해서 돕지 않을 이유가 없을 것 같습니다.

치료자: 제가 알기론, 당신은 당신이 조금만 더 가져도 그것에 너무 지나치게 감사하고 있지요. 그러나 당신이 돕고 있는 사람들이 만약 당신의 건강 상태를 알게 된다면 많은 갈등을 느끼게 될 것입니다.

앵거스: 그래서 저는 그들에게 제 이야기를 하는 것을 원치 않습니다.

치료자: 그렇게 하는 게 잠깐은 효과가 있겠지요. 그러나 당신이 생활하는 사회는 정말로 좁아서 늦든 아니든 시간문제이지 모든 사람이 모든 것을 알게 될 겁니다. 이곳의 사회는 큰 가족이나 아니면 작은 마을과 같습니다. 그렇게 생각하시지 않나요?

치료자와 말로 다투는 것은 일종의 행동화이고 퇴행을 의미할 수도 있는데, 이는 자율신경계의 교감신경 분지에 의해 중재가 된다. 앵거스의 부정적인 태도는 그들 사이에서 바로 각성 되는 정서를 만들어 낸다(교감신경계); 그는 화와 자기에 대한 걱정을 다른 사람들에게 투사하고 있을 수 있는데 이렇게 함으로써 정신 내적인 갈등을 대인관계로 전가시키고 있다.

이것은 투사적 동일시(교감신경계-부교감신경계)의 좋은 예이다. 앵거스는 자기에 대한 걱정을 남들에게 투사하고 있고(교감신경계), 그들은 그에 대해서 걱정을 하게 되는 것으로 동일시하고 있다(그들은 진짜로 그에 대해서 걱정을 하고 있다). 그러면 앵거스는 그들의 걱정으로부터 거리를 두게 되고 이러면 더 무관심해지게 된다(부교감신경계). 앵거스가 자신의 심각한 상태에 대해 더 무관심해지고 자신의 건강에 대해 더 무관심을 보일수록 다른 사람들은 더 불안·초조해지게 되고, 이러면 원래 앵거스 안에서 만들어졌던 투사된 갈등은 다른 사람의 마음 안에 지속되게 될 것이다. 앵거스는 자기 자신의 요구로부터 자신을 멀어지게 하는 인격 유형을 가진 것으로 보인다. 그는 자신의 건강에 대한 염려에 관한 내용만 투사했을 뿐만이 아니라 정서의 강도도 또한 투사하고 있다. 다른 사람이 이런 화난 감정을 동일시하게 되면(교감신경계) 앵거스의 뇌는 자유롭게 낮아진 정서의 수준을 가질 수 있게 된다(부교감신경계; Schore, 2003b, pp. 58-107).

앵거스: (*조용히, 아래를 내려다보며*) 저와 맞는 유일한 사람은 할머니였습니다. 그녀는 오래된 시계 광고에서 나오는 활력소가 되는 토끼 같은 존재였습니다: "핥고 계속 째깍거리고." 그녀는 텔레비전에 나오는 광고를 보고 웃으면서 "저게 나야. 저게 진짜 나야"라고 이야기를 하곤 했습니다.

치료자: 당신의 건강 상태가 당신 마음에 당신의 어린 시절을 떠오르게 하였나요? 당신은 항상 당신의 가족에 관해 이야기하는 것을 꺼려했었는데요.

치료자가 마을/가족을 언급한 것이 앵거스가 평상시 과거에 관해 이야기하는 것을 꺼리던 것을 관통했을 수 있다; 여기에 그의 건강 상태가 좋지 않은 것 때문에 오는 효과가 더해져서 그는 할머니를 동일시해왔고 그래서 그의 내재화된 자기와 다른 사람과의 관계(Lyddon & Sherry, 2001)는 다음과 같이 이루어졌을 수 있다: 앵거스의 자기 표상은 거칠고 쓸모없는 반면 다른 사람의 표상은 약하고, 도움이 필요하고, 취약하다. 페미니스트 관점에서(Jordan, 2004) 보면, 그의 관계에서의 단절은 자기-의존적인 인격self-dependent character을 형성하게 되었고 이에 따라 그는 수동적(부교감신경계)인 인격이 아닌 훨씬 더 활동적(교감신경계)인 인격을 가지게 되었을 수 있다(Millon, 1981).

앵거스: (*조용히 그리고 심각하게*) 제가 만약에 저를 돌보게 되면 오랫동안 괜찮게 지낼 수 있을 거라는 것을 저도 압니다. 이제 이 병은 그냥 만성 질환이지 제가 매일 제 친구들에게 이야기하듯 그냥 죽게 되는 병은 아니라는 것을 잘 압니다. 그런 사실이 지금 저에게 얼마나 작은 위안이 되는지 놀랍습니다. 하하, 그냥 하는 말입니다. 어쨌든, 저는 지난밤 꿈을 꾸었습니다. 참, 선생님께 선물이 있습니다. 선생님은 항상 꿈을 좋아하셨잖아요. 그동안 저는 꿈을 말씀드린 적이 없는데 이제 이야기하려 합니다.

치료자: (*약간 웃으면서*) 좋아요.

앵거스: 저는 저 자신이 호스피스에 있는 것을 보았고, 완전히 바보 같은 잘 차려입은 멋쟁이 게이가 저의 부모를 불렀습니다. 부모님들이 거기에 있었는데 저는 아주 오랫동안 그들을 만나지 못했습니다. 저의 아버지는 항상 그렇듯 경건한 표정으로 바라보고 있었고 어머니는 무언가에 서명하고 있었습니다. 저는 어머님이 무엇에 서명하는지를 보려 했습니다. 그랬더니 바비Bobby(그의 파트너)가 문으로 들어오려 했습니다. 그러나 경찰이 그를 들여보내지 않고 있었는데, 저희 부모님이 "가족만 있게" 아무도 들여보내지 말라고 했기 때문이었습니다. 저는 소리를 질렀습니다. "무슨 짓이야? 바비가 내 유일한 가족이야, 당신들은 수년 전에 나를 쫓아냈잖아!"라고 말입니다.

치료자: 당신은 그 꿈에 대해서 어떻게 생각하세요?

앵거스: 저는 저와 바비가 저희를 위해 법적인 무언가를 했어야만 했다고 생각을 합니다; 저희는 제 꿈에서처럼 무언가 일어나는 것을 막기 위해, 저희 중 한 명이 아이를 입양하는 것에 관해 이야기했었습니다… 아니면 적어도 무언가를 했어야만 했습니다.

앵거스는 그의 상황에 대해 좀 더 연결되고 현실적으로 되어 가고 있는 것처럼 보인다. 그는 유머(꿈이 치료자에게 "선물"이 되는 것), 예상(미래에 대해 계획하기) 및 아마도 자기주장(입양 등)과 같은 적응적 방어기전을 사용하고 있다. 이들 방어기전은 모두 균형을 이룬 자율신경계에 의해 조율이 되고 있다. 치료자가 사실에 기반한 태도로 상황의 심각성을 앵거스에 맞추고 이 문제를 직면하게 한 것이 앵거스로 하여금 좀 더 신중하고 사실에 기반한 그 자신을 데려오도록 만들었을 수 있다.

치료자: 저는 만약 당신이 자신을 돌보게 된다면, 당신은 아마도 당신 자신에 대해 감정적으로 자학하게 될 거라고 생각합니다. 저는 저희가 이에 관해서 이야기를 계속할 수 있기를 바랍니다. 그렇게 해서 당신이 어떤 결정을 하든지 그것을 따를 수 있었으면 합니다. 만약 당신이 당신 자신을 알아차리는 것을 중단하게 되면, 당신은 다시 할머니로 빠져들게 될 것입니다. "계속 째깍거리는…" 무슨 일이 있어도 말입니다.

앵거스: (*한숨을 쉬며*) 저는 두려워요.

여기서 우리는 두 사람 사이에 정서 상태가 동조적으로 우측 뇌에서 우측 뇌로 맞아 들어가는 것을 볼 수 있고, 정서의 강도[intensity of affect]가 전달되는 것을 볼 수 있다(치료자의 조율된 정서가 앵거스의 뇌로, 어떤 의미로는 "퍼져 들어가고 있다[spread]").

치료자: 당신은 흔히 두려워질 때 활동적으로 됩니다. 무언가를 굽고, 누군가와 운전을 해서 어디론가 가고, 당신 자신의 요구를 보지 않을 수 있는 건 무엇이든 합니다. 때때로 저는 당신이 이렇게 오랫동안 치료에 계속 오고 있다는 사실에 놀랍니다.

앵거스: (*조금 웃으면서*) 뭐, 제가 여기에 오는 단 한 가지 이유는 그래야 바비가 행복해하기 때문입니다. 선생님도 그가 저에게는 존재만으로도 얼마나 큰 치료가 되는지를 잘 아실 것입니다.

치료자: 저는 당신의 독자적인 치료법이 당신의 요구에 대한 두려움에 대해 예방접종을 할 수 있게 해주기를 바랍니다.

앵거스: 그렇게 되기를 빕니다. (*부드럽게 웃는다.*)

앵거스는 요구 없이 돌보는 사람이라는 자신의 표상으로 약간 돌아갔다. 그러나 그 강도는 줄어 보인다.

앵거스의 인격 유형은 강박적 돌봄의 기술에 맞는다. 그는 인격장애의 일반적인 진단기준을 충족시키는 것으로 보인다(〈표 5.3〉을 보라). 돌봄 인격장애(Barbanell, 2006)는 맹목적으로 다른 사람을 위해 희생하고 자신은 돌보지 않는 앵거스와 같은 사람을 이야기한다. 앵거스의 활동 수준과 방어(특히 조증 방어는 낮은 정서적 느낌을 피하기 위해, 내적 현실로부터 외적 현실로 뛰어넘는 것을 허용해 주는 것으로 정의된다; Winnicott, 1975, pp. 129-134)는 많은 시간 자율신경계의 교감신경 분지의 활성화를 필요로 한다. 그러나 그의 건강에 대한 최근 소식으로 인해 앵거스의 스트레스는 그의 일상적인 높은 각성 상태(교감신경계)에 구멍을 내었고, 그로 하여금 일시적으로 낮은 정서 상태를 가지도록 해서 그가 치료자와 신중하게 이야기하도록 만들어주었다(부교감신경계 낮은 정서). 그와 치료자가 낮은(조증이 아닌) 정서로 공명을 하면서 치료자와 동조적으로 되는 것이 충분히 반복된다면, 이것이 그에게 회복 탄력성(즉 문제가 되는 방어를 동원하지 않고도 어려운 각성 상태를 견딜 수 있는 능력; Schore, 2003b, p. 280)을 발전시킬 수 있는 새로운 기회를 만들어 줄 것이다. 이 회복 탄력성은 낮은 정서적 수준을 견딜 수 있는 신경회로를 만들어 낼 수 있을 것이고, 앵거스의 감정 범위를 확장시켜 줄 수 있을 것이다. 〈표 5.3〉은 돌봄 인격장애의 진단기준과 강박적 돌봄 애착 범주를 비교한 것이다.

〈표 5.3〉 강박적 돌봄 애착 범주와 돌봄 인격장애의 비교

강박적 돌봄[a]	돌봄 인격장애[b]
모든 관계에서 자신이 돌보는 역할을 해야 한다고 주장하고, 다른 사람들이 반대로 역할을 하는 것을 허용하지 않음.	자급자족하는 것처럼 보임.
자신의 요구를 다른 사람을 돌보는 것에 맞춤.	의존적이기보다는 자급자족하고, 반의존적이며 자기충족적인 것처럼 보인다.

도움을 청하지 않아도 도움을 제공해야 한다고 주장한다; 애착은 자기희생 및 자기 무시의 느낌과 연관이 된다.	자기의 욕구 충족은 피하는 대신에 애착은 다른 사람들에게 줌으로써 형성이 된다; 자신이 도움을 주어야 한다는 지속적이고 강박적인 요구; 지나치게 과잉된 책임감; 다른 사람에 초점을 맞춤으로써 과거의 상처나 현재의 위기를 숨김; 다른 사람과의 관계를 지속하기 위해 갈등, 분노 및 불쾌감의 표현을 피함.

[a] Bowlby, 1977에 기초함; West & Sheldon에 기초함. Kaslow, 1996, P. 85에서 인용함.
[b] Barbanell, 2006, pp. 66-67에 기초함.

성인기 몰입 애착의 증례

성인기 애착 범주: 몰입 애착

각성의 조절: 교감신경계 우세 행동

애착 범주에 대한 기술: 몰입 애착. 기존의 아동기 애착 범주와 연관된 고찰: 불안전한-양가적인, 때로는 *저항적*이라고 불리는(Florsheim et al., 1996, p. 84)

대인관계에 몰입하는 사람은 "의미 있는 사람들에 의해 인정을 받음"으로써 자기 수용을 하려 노력을 한다(Bartholomew and Horowitz 연구에서 기술이 되었듯이, Floesheim et al., 1996, p. 84에서 인용함). 이들의 경험은 다른 사람들의 긍정적인 시각에 반해, 이와 병치되는[juxtaposed] 자신에 대한 무가치감에 의해 특징이 지어진다.

크루즈: (*예민해져서*) 다시 말하지만, 술집 순례하기로 한 이메일 연락에서 저만 빠져 있었습니다.

치료자: (*차분하게*) 제 기억에 당신이 그런 특이한 모임을 좋아하지 않는다고 이야기한 것 같은데요.

크루즈: 그런 적이 없어요. 제가 알기로는 적어도 제 달리기 모임 사람들은 제가 싫더라도 그걸

노골적으로 보이지 않아요.

치료자: 당신은 당신이 명단에서 제외되었다는 것을 어떻게 알았나요?

크루즈: 제 달리기 모임의 친구 중 하나가 그 축구 명단에도 끼어 있었기 때문에 알았어요.

치료자: 달리기 모임에 있는 사람 중 얼마나 많은 사람이 축구 명단에도 끼어 있나요?

크루즈: 아주 많이요.

치료자: 그러면 소외된 사람들은 축구를 하나요?

크루즈: 아마도 아닐 것입니다. 저는 선생님께서 무슨 이야기를 하시려고 하는 줄 압니다. 선생님은 아마도 "보세요. 크루즈 씨, 이것은 당신만 그런 것이 아닙니다. 등등"의 이야기를 하려 하시는 것이지요. 그렇지요?

치료자: 맞습니다. 저는 그 문제가 개인적인 것인지, 정말 당신에게만 그런 것인지를 알려고 합니다. 제 생각에 당신이 알고 있는 것이 맞을 수도 있다고 생각합니다. 그러나 현재 당신의 반응은 당신을 의도적으로 빼버렸다고 믿고 있는 것으로부터 나왔다는 것을 이해하는 것이 중요하다고 생각합니다.

치료자는 크루즈의 각성 된(교감신경계) 정서 상태에 대해 공명하려 하지 않는다; 대신에 그녀는 안정된 태도로(부교감신경계) 상황에 대해 사실이 무엇인지 그에게 질문하려 하고 있다. 치료자는 도전적인(각성된/교감신경계) 태도로 논쟁하려 하지 않는다. 크루즈는 자신이 다른 사람들에 의해 거부당할 것이라는 자기 상을 가지고 있는 것으로 보인다. 이전 치료회기에서 효과적이지 않고 반응적이지 않았던 부모의 돌봄에 대한 자료가 기술이 되어있는데, 이것이 유능한 자기와 다른 반응으로 관계적인 기회에 반응하지 않는 대처 전략을 만들어 내었다고 유추할 수 있다.

크루즈: 제 반응이라고요? 왜, 화가 났는지 말입니까? 누구라도, 선생님이라도 그렇지 않을까요?

치료자: 왜 화가 나셨지요?

크루즈: 말씀드렸잖아요. 명단에서 빠졌다고요.

치료자: 그래요. 이미 그렇게 말씀하셨지요. 당신에게 연락이 오지 않았을 때, 당신의 감정은 어땠나요?

크루즈: 말씀드렸잖아요. 화가 났다고요.

치료자: 당신은 다른 사람들이 당신을 어떻게 보는 가에 대해 민감하시니까, 저희가 당신이 포함되어 있지 않은 것에 대해 과도한 경각심을 보이는 것에 대해 좀 더 깊이 들어가 보는 것은 어떨까요?

크루즈: 선생님은 제가 이런 식의 "자기 평가"에 대해 편안하게 생각하지 않는다는 것을 잘 알고 계신다고 생각하는데, 그렇지 않나요?

치료자: 네, 그렇지만 저는 또한 당신이 실험실에서 숙련된 문제 해결자라는 것도 잘 알고 있습니다. 그래서 저는 그 기술을 당신 자신에게 적용해서 당신의 깊은 마음에서 오는 당신의 경험을 이해하는 데 도움이 될 수 있기를 바랍니다.

크루즈: 일리가 있으신 말씀이십니다. 그러나 우리가 실험실에서 실제 자료를 가지고 하는 일과는 달라서 여기에는 자료가 없잖습니까. 저는 기억을 많이 하지는 못합니다. 그러니 저희가 어떻게 해야 하지요?

치료자: 저도 당신이 사람들과의 경험에 대한 기억이 좋지 않다는 것은 알고 있습니다. 그러니 술집 순례 명단에서 빠졌다는 것에 대해 단계적으로 질문을 하고 이에 대해 대답을 해 보는 것은 어떨까요? 그러면 우리가 어떤 일이 일어나는지를 볼 수 있게 되지 않겠습니까? 어떻습니까?

크루즈: 네, 좋습니다.

관계상의 경험은 선택된 사회적 경험에 대한 크루즈의 기억에 부정적으로 영향을 주었을 수 있다(Siegel, 1999, p. 21). 치료자는 크루즈를 위해 자기대상(Kohut, 1984)으로서 기능을 해주고 있는데, 이는 현실 판단력을 제공해 주고 크루즈가 자기 자신에게 잘 공급을 해주지 못하는 사회적-감정적 경험에 대해 자료 분석 기능을 제공해 주고 있다. 크루즈는 각성이 되어있고(교감신경계) 도움을 거부하는 방어기전을 사용하고 있다(때로 의존에 대한 갈구에 대한 방어일 수 있다).

치료자: 좋습니다. 술집 순례에 대해서는 어떻게 알게 되었습니까?

크루즈: 직장에 있는 체육관에서 트레이드 밀[treadmill]을 타고 있는데, 두 명의 축구팀 팀원이 이야기하는 것을 들었습니다.

치료자: 그래서요?

크루즈: (*천천히*) "그래서요?"라뇨? 그래서 저는 잠시 동안 숨이 막히는 것 같았습니다. 실제로 저는 기절해서 쓰러질 것 같았습니다.

치료자: 얼마나 지속이 되었는데요?

크루즈: 음… 아마도 수초에서 일 분 정도이었을 것 같습니다. 잘 모르겠습니다.

치료자: 네, 그 이야기는 거기까지 하지요. 이전에도 숨이 막히는 것 같은 느낌을 받은 적이 있나요?

크루즈: 선생님께서는 제가 옛날이야기 하는 것을 얼마나 싫어하는지 아실 거예요. 어쨌든, 저는 그런 경험에 대해 제대로 기억할 수가 없습니다.

치료자: 기억하려 노력해 보세요. 과거에 그렇게 숨이 막힌 느낌을 받은 적이 있는지요?

크루즈: 아, 네. 제가 아이일 때 매일 그랬어요.

치료자: 마음에 떠오르는 특별한 사건이나 일이 있습니까?

크루즈: 한번은 아버지께서 멕시코 여행에서 돌아오셨을 때, 다른 모든 아이들을 위해서는 선물을 사 오셨는데 저만 잊은 것 같았어요. 아버지는 "오, 너는 여동생과 함께 인형을 가지고 놀아라"라고 이야기했어요. 그런데 저는 남자였거든요!

치료자: 그래서 그 당시에 숨이 막히는 느낌이 있었나요?

크루즈: 그랬던 것 같아요.

치료자: 이런 숨이 막히는 느낌 전에, 당신이 그렇게 느끼는 것에 대해 어떤 생각이었나요?

크루즈: 저는 아버지가 저를 위해 가져오신 것을 보려고 흥분해 있었어요. 그런데 천장이 제 몸을

향해 무너져 내려서 제가 바닥에 내동댕이쳐지는 느낌을 받았고; 그리고 아무것도 없었어요.

치료자: 그게 한 번 일어난 일이었나요?

크루즈: 그렇다고 이야기하고 싶은데 그렇지가 않습니다.

크루즈는 아동기를 통해서 많은 실망과 거부를 경험한 것으로 보이는데 이에 대해 그는 고통스러운 각성(교감신경계 분지)으로 반응하였고, 바로 저하된 정서 상태(정서의 고립, 해리)가 뒤따라 왔는데 이는 부교감신경계가 중재한다. "숨이 막히는[swimming underwater](마치 해리적인 순간과 같은) 경험은 과거와 현재의 사회적 경험들을 기억하지 못하는 이유가 될 수 있다.

치료자: 다른 비슷한 상황에 관한 이야기는 나중에 하시고, 당신은 그런 경험으로 인해 당신 자신에 대한 무엇인가를 믿기 시작했다고 생각하시나요?

크루즈: 무슨 말씀이신지요?

치료자: 선물에 대한 아버님의 행동에 대해 당신 스스로에게 설명을 한다면 뭐라고 이야기하실 것 같습니까?

크루즈: 아, 음 (*침묵*) 애매한데요.

치료자: 음.

크루즈: 아버지는 확실히 저를 다른 아이들처럼 선물을 받기에 충분히 착하다고 생각을 하지 않으셨던 것 같아요.

치료자: 이제 어른의 관점에서, 아버지가 당신의 여동생과 인형을 함께 가지고 놀라고 한 것에 대해 어떻게 생각하시나요?

크루즈: 저는 아버지가 시시한 사람이라고 생각해요.

치료자: 그때도 아버지가 시시한 사람이라고 생각했나요?

크루즈: 저를 포함해서 아무도 그렇게 하지 않았어요. 온 동네 사람이 아버지를 신으로 생각했어요.

치료자는 믿음, 생각, 다른 사람들의 생각 등을 물어봄으로써 좌측 반구적인 개입을 시도하고 있는데, 이는 냉정하고 이성적인 반응을 촉진하는 부교감신경이 조율하는 효과를 가지고 있다 — "냉정한" 인지적 접근 (Linehan, 1993). 이런 접근은 크루즈로 하여금 "숨이 막히는" 방어를 동원해야만 하는 높은 각성이 없이 이들 기억을 상기할 수 있게 해준다.

치료자: 왜 그랬는데요?

크루즈: 왜냐하면 아버지가 다치시기 전까지 아버지를 제외하고는 전미 세미프로 야구에서 선수로 뛴 마타 모라스[Matamoras]에서 온 멕시코 소년이 아무도 없었기 때문이었습니다. 남부 텍사스에서 *야구*[beisbol]는 *미식축구*[futbol]를 제외하고는 모든 것이니까요.

치료자: 뒤로 돌아가서, 아버지가 왜 당신을 무시했는지 설명할 수 있는 이유에 대해 생각해 볼 수 있을까요?

크루즈: 제가 생각할 수 있는 유일한 이유는, 아버지는 제 경기를 한 번도 보러 오신 적이 없었다는 것입니다. 저는 유능한 2루수였고 잘 치고 빨랐습니다. 저는 아버지가 제 경기에 오시기를 바랐습니다. 제가 고학년이 된 후에도 저는 아버지가 경기에 올 것이라 생각을 했었습니다. 그러나 오시지 않았습니다. 제 추측에 저는 아버지에게 부족한 아들이었습니다.

치료자: 왜 그것이 인형에 대한 아버지의 행동에 관한 설명이 되지요?

크루즈: 이 모든 이야기가 저를 피곤하게 만듭니다. 제 생각에 선생님은 제가 무슨 말이라도 하기를 바라시는 것 같은데, 제가 생각할 수 있는 모든 것은 자러 가고 싶다는 생각뿐입니다.

치료자: 만약 원하신다면 이 문제를 다음 치료시간에 다시 이야기하도록 하죠.

크루즈: 선생님께서 그렇게 말씀하신다면 그러시지요.

치료자는 확실히 크루즈로 하여금 크루즈 자신 때문에 그렇다고 믿고 있는 그의 아버지의 행동에 대해 좀 더 현실적으로 될 수 있도록 도우려 하고 있다. 크루즈는 그의 과거에 대한 기억을 회생하는 데 어느 정도 성공을 하고 있다. 그러나 빨리 피곤해진다. 정서의 수준이 견딜 수 없는 수준이 된 것 같다. 치료자가 다음 치료시간으

> 로 미룬 것은 특히 동조적인 한 쌍의 상태 안에서 정서가 부담될 수 있다는 메시지를 준 것으로, 해리와 같은 방어[확실히 변연계에서 변연계로의 경험(비의식적이고 비언어적인) 그러나 크루즈를 위해 잠재적으로 교정적인 감정이 될 수 있는]를 동원하지 않고 치료시간을 종료할 수 있게 해줄 수 있다.

크루즈의 증상은 몰입 애착 범주를 가진 사람들과 매우 유사하고 『DSM-IV-TR』(American Psychiatric Association, 2000, p. 789)의 우울성 인격장애의 진단기준과도 유사하다. 이것을 감안한다면 크루즈가 자율신경계의 활동적이고 흥분적인 분지를 사용하고 있고, 그가 DSM-V에서 제안하고 있는 우울증의 진단기준에 맞는다는 것은 상반이 되는 소견으로 보인다. 그러나 자료를 종합해 보면 몰입 애착이 우울한 경험을 차단하기 위해 "의미 있는 사람들에 의해 인정을 받음"으로써 자기 수용을 하려 노력에 적극적일 수 있음을 생각해 볼 수 있다(아마도 아이로서 그의 자존감에 상처를 준 과거사에 대한 보상으로서).

여기에 더해 크루즈의 해리적("숨이 막히는") 방어는 높은 감정을 견디는 힘이 손상된 것을 보여주는 것으로 치료자가 크루즈의 부정적인 자기 상과 아버지와의 과거 경험을 연결시키려 할 때 그가 "피로해지는" 것에서도 볼 수 있다. 이 둘의 경험은 모두 낮은 정서인데, 왜냐하면 그는 이에 대해 편안하게 견딜 수 있는 신경회로를 가지고 있지 못하기 때문이다. 치료자는 크루즈가 그것에 대한 상호작용적인 조절을 경험할 수 있도록 낮고 우울한 영향을 견딜 수 있는 치료자의 강한 능력을 계속해서 "빌려" 줄 필요가 있다. 현재까지 그는 자신의 슬픈 감정과 기꺼이 "함께 해주는" 다른 사람과의 많은 경험을 가지고 있지 못해서 그는 자신에게 화난 감정을 유지함으로써 그들을 피하고 있다(각성적인 경험). 〈표 5.4〉는 몰입 애착 범주와 우울성 인격장애 진단기준을 비교한 것이다.

〈표 5.4〉 몰입 애착 범주와 DSM에서 제안된 우울성 인격장애의 비교

몰입 애착[a]	우울성 인격장애[b]
의미 있는 사람들에 의해 인정을 받음으러써 자기 수용을 하려 노력을 한다.	자기 개념이 자신은 부적절하고, 가치 없으며, 자존감이 낮다는 믿음에 초점이 맞추어져 있다; 자기 자신에 대해 비판적이고, 비난하며, 경멸적이다.
이들의 경험은 다른 사람들에 대한 긍정적인 시각에 반해 이와 병치되는 자신에 대한 무가치감에 의해 특징지어진다.	염세적이고 쉽게 죄책감을 느끼고 후회하는 경향이 있다.
	일상적인 기분이 침울하고, 즐거움이 없으며, 재미도 없고, 불행한 기분에 의해 지배된다; 곰곰이 생각하고 걱정한다(몰입 애착의 기술과 명확한 상관이 없으나, 함축적인).

[a] Bartholomew and Horowitz에 기초함, Kaslow, 1996, P. 85에서 인용함.
[b] 『정신장애에 대한 진단 및 통계 편람, 4편, 수정본』에서, 위에 인용된 장애에 대한 완전한 DSM 진단기준을 보려면 부록 B를 보라.

성인기의 대인관계 민감성 결여에 대한 증례

성인기 애착 범주: 대인관계 민감성 결여

각성의 조절: 부교감신경계 우세 행동

애착 범주에 대한 기술: 대인관계 민감성 결여. 기존의 아동기 애착 범주와 연관된 고찰: 불안전한-회피적인, 때로는 *불안-회피적*이라고 불리는(Florsheim et al., 1996, p. 84)

대인관계 민감성 결여를 보이는 성인은 외부적인 되먹이기에 의한 영향을 받지 않는다. 이는 자

신의 행동이 다른 사람에게 미치는 영향을 알아차리지 못하는데, 이들은 죄책감이나 후회함이 없이 반사회적 행동을 보이는 경향이 있고 외부적 요구에 의해 저지되는 것에 대해 분개한다 (Pilkonis의 연구에서 기술된 것처럼, Florsheim et al, 1996, p. 85에서 인용함).

크레이: (*예민해져서*) 제가 지난주에 이야기했던 것처럼, 저는 제가 한번이 아닌 그렇게 많은 메시지를 남기는 것이 싫습니다. 제 이야기는 단 한 번만이라도 답신 전화를 달라는 이야기입니다. 그는 적어도 제게 자신이 죽지는 않았다는 문자 정도는 보냈어야 했습니다. 저는 그리고 나서도 그에게 모든 호의를 베풀어 주었습니다.

치료자: 그를 위해 호의를 베풀었다니요?

크레이: 뭐, 저희는 마트에 갔는데 그는 아주 비싼 물건만 샀고 저는 그를 위해 음식까지 마련했어요. 그다음에 일어난 일에 대해서는 말할 필요도 없습니다. 무슨 이야기인지 잘 아시지요?

치료자: 섹스를 이야기하시는 건가요?

크레이: 뭐, 자연스럽게 그렇지요.

치료자: 당신은 그에게 섹스를 호의로 베풀고 있다고 말씀하고 계시는 건가요?

크레이는 마치 음식을 마련하는 것과 섹스를 하는 것을 당연히 특별히 배려해서 해주는 것처럼 행동하고 있고, 이 대화에서 다른 사람에 대한 고려는 거의 보이지 않는다. 그녀의 태도는 1인 심리학적 구조의 대표적인 예가 될 수 있는데(Taktin, 2007), 이 경우 좀 더 상호적인 2인 심리학적 구조보다 타인을 배려할 수 있는 능력이 감소되어 있다. 2인 심리학적 구조는 더 적응적인 우측 반구, 상부 변연계 및 안와전두엽 피질 구조의 기능이다. 1인 구조는 유아의 뇌가 다른 사람에 대해 비의식적으로, 오직 등록만을 할 때의 초기 삶의 경험을 상기시킨다.

크레이: 맙소사, 제가 그렇게 말한 게 되는군요. 어쨌든, 그는 저보다 나이가 훨씬 많습니다. 제 남편도 그보다는 잘할 수 있습니다. 그는 전혀 관심이 없습니다. 저는 이야기 주제를 바꾸는 것을 싫어하는데, 하지만 선생님께서는 그 우스꽝스러운 법원 문제로 제 변호사를

만나 보셨나요?

치료자: 아니요….

크레이: (*말에 끼어들면서*) 응, 왜 안 그러셨지요? 저희가 지난 2주 동안 그 문제를 가지고 이야기 했었고, 법원에 가야 할 날짜가 얼마 남지 않았는데요.

이 대화는 1인 인격구조의 또 다른 예가 될 수 있다: 크레이는 참을성 없이, 마치 자신이 치료자에게 그렇게 기대할 수 있는 권리를 가진 것처럼 대하고("그 우스꽝스러운 법원 문제"), 치료자가 그대로 서비스를 하거나 움직여야 하는 것 같이 취급을 하고 있다. 그녀는 정신화(다른 사람의 상태에 대해 자기 자신의 상태를 그 사람과 같이 시연해서 반영할 수 있는 것)에 대한 능력을 많이 보여주지 못하고 있고(Fonagy et al., 2004), 대신에 치료자를 "자기대상 기능"(Kohut, 1984)으로 취급하고 있다. 이 경우에 그 기능은 크레이의 경우에서 보여준 것처럼, 크레이 자신이 다른 사람에게 미치는 영향과 상관없이 누군가가 그녀의 소원을 들어주기를 기다리기만 하는 반면에, 치료자가 크레이의 법적인 문제를 적극적으로 도와주는 것이 될 수 있다.

치료자: 저는 일부 질문에 답변할 수 있을 만큼의 충분한 정보를 가지고 있다고 말할 수 없습니다.

크레이: (*요구적인 태도로*) 무슨 질문 같은 거요?

치료자: 예를 들자면, 당신은 가게에서 물건을 훔친 것에 관해 이야기하는 것을 피하고 있습니다. 저는 당신이 코트를 훔친 것에 대해 이해할 수 있게, 그 배경에 대해 몇 가지를 물어본 적이 있었는데요. 그리고….

크레이: (*또 말에 끼어들면서*) 보세요. 적어도 제가 아는 모든 사람들은 모피 재킷을 가지고 있어요. 이 동물의 권리를 이야기하는 사람들은 괴짜이고, 제 주변에서는 아무도 그들에게 관심을 기울이지 않아요. 저는 친구들과 얘기하다가 우연히 코트를 가지고 가게 문을 나오게 된 것뿐이에요. 저는 미안하다고 말하고 그것에 대해 돈을 지불 하려 했는데 그 천한 것들이 그냥 경찰을 불렀어요. (*못 믿겠다는 듯이 자신의 머리를 천천히 흔든다.*)

치료자: 제가 변호사에게 듣기로는 당신이 그 코트를 우비 속에 숨겨 나왔다고 하던데, 그게 어떻

게 우연한 것이지요?

크레이: 아, 좋아요. 저희는 점심에 술을 마셔 조금 취했고, 그래서 제 생각이 빗나갔었습니다. 됐습니까? 됐어요?

크레이가 자신의 문제에 관해 설명하는 것을 보면 완전히 자기도취적이고 자기중심적인데(자신의 비사회적인 행동을 설명하는 데 있어 과대적인 것), 이는 아마도 1인 심리학적 구조의 좋은 예가 될 것이다. 크레이의 방어기전에는 자신의 행동을 정당화시키기 위한 합리화rationalization(비난을 피하기 위한 시도), 수동-공격성(치료자의 질문을 피하는 것), 투사(자신이 들고나온 모피 재킷에 대한 자신의 이유에 대한 불합리성을 내성하는 대신에, 그것을 피하려고 불합리성을 동물 권리 주장자들이 "괴짜"인 탓으로 돌리는 것) 및 조절하기(법원평가에 관련된 치료자의 행동을 조절하려 하는 것과 음식 마련과 섹스를 이용해서 자신이 사랑하는 사람의 행동을 조절하려 하는 것) 등이 포함이 된다. 비록 이들 방어기전이 효과가 없을 때 그녀의 긴장이 빠르게 올라갈 때도 있지만(흥분성 교감신경계), 이 모든 방어기전은 낮은 각성 상태(억제성 부교감신경계)를 유지하려는 시도이다.

크레이는 치료자로부터 무엇을 원하고 있는가? 그녀의 방어기전은 흥분성 각성(교감신경계)을 조절하려 하고 있다. 그녀는 공감하기 어려운 사람으로, 대인관계적으로 어려운 인격 유형을 가지고 있어 많은 치료자들이 효과적으로 공명을 하고 공감하는 데 문제를 가지게 될 것이다. 크레이는 대부분의 다른 사람들과 너무 많은 감정적인 접촉을 피하려 한다. 그녀의 방어기전은 치료자에게 지루함, 예민함, 실망, 심한 비난 등을 유발할 수 있다. 대부분의 치료자들은 공감할 수 없게 만드는 경우라도 내담자에게 이런 감정을 느꼈을 때 자기 비난에 빠지는 경향이 있다.

"대인관계 민감성 결여"의 성인기 애착 범주와 자기애성 인격구조 사이에 유사점을 비교한 〈표 5.5〉에서 볼 수 있는 것처럼, 대부분의 특성과 행동은 그 사람을 다른 사람들과 친한 감정적인 접촉에서 멀어지도록 작용을 한다(예: 감정적 영향이 없고, 잘 잊어버리고, 죄책감이나 후회가 없고, 공감이 없고). 〈표 5.5〉에 있는 대부분의 행동과 특성이 크레이의 치료회기에서 보인 것과 같이 자율신경계의 부교감신경 분지에 의해 조절이 된다. 크레이의 경우에 뇌의 목표는 다른 사람을 조정하고 수치스러워지는 것을 피하는 데 있다. 수치심을 느끼거나 굴욕적일 때, 자율신경계의 교감신경 분지가 고통스럽게 각성이 되고, 때로는 다른 사람들을 조절할 수 없는 것의 결과로 화나 분노가 나타나게 된다. 종종 일어나는 분노의 빠른 폭발은 흥분성의 정서를 견디는 경험을 해 본 적이 없기 때문에 그 결과로 일어난다. 따라서 감정적으로 "냉정하게 있으려는[stay cool]" 노력은 거만하고, 과대하며, 비공감적인 태도로 나타난다.

〈표 5.5〉 대인관계 민감성 결여 애착 범주와 DSM 자기애성 인격장애의 비교

대인관계 민감성 결여[a]	자기애성 인격장애[b]
외부의 되먹이기에 의해 영향을 받지 않음.	다른 사람의 느낌이나 요구를 인식하거나 알려고 하지를 않음.
자신의 행동이 다른 사람에게 미치는 영향에 무관심함.	공감의 결여: 거만하고, 오만한 행동이나 태도; 특권의식을 가지고 있고; 자신이 "특별"하고 독특하다고 믿고 있어 다른 특별한 사람 혹은 상류층 사람과만 관계를 가져야 한다고 믿음.
죄책감이나 후회 없이 반사회적 행동에 개입하는 경향이 있음.	대인관계에서 착취적임, 예를 들어, 자신이 원하는 것을 얻기 위해 남들의 이득을 취함.
외부적 요구에 의해 제지를 받을 때 분노함.	오만하고, 거만한 행동 혹은 태도를 보임; 과대하게 자기가 중요하다는 느낌을 가짐.

[a] Pilkonis에 기초함, Kaslow, 1996, P. 85에서 인용함.

[b] 『정신장애에 대한 진단 및 통계 편람, 4편, 수정본』에서, 위에 인용된 장애에 대한 완전한 DSM 진단기준을 보려면 부록 B를 보라.

성인기 강박 인격의 증례

성인기 애착 범주: 강박 인격

각성의 조절: 부교감신경 우세 행동

애착 범주에 대한 기술: 강박 인격; 기존의 아동기 애착 범주와 연관된 고찰: 불안전한-회피적인, 때로는 *불안-회피적*이라고 불리는(Florsheim et al., 1996, p. 84)

강박 인격 유형을 가진 사람은 지나치게 구분하려 하는 것과 일들이 어떻게 되어야만 한다는 생각에 경직적으로 매달려 있는 것에 의해 특징지어진다. 이런 사람들은 관계를 일이나 생산성에 비해 이차적인 것으로 간주하고, 다른 사람과 문제나 느낌에 대해 논의하는 것을 좋아하지 않는다(Pilkonis의 연구에서 기술된 것처럼, Florsheim et al., 1996, p. 85에서 인용함).

지타: 저는 오늘 치료에서 다룰 주제를 가지고 왔습니다. 지난주에 저는 주제를 프린트해 오지 않아서 매우 화가 났었습니다. 그래서 이번 주에는 주제를 핸드폰에 적어 놓고 거기에 오늘 날짜를 적어 놓았습니다. (*핸드폰을 들고 작은 원 모양으로 돌리면서 흔든다.*) 시계를 보세요, 저는 각 주제 당 약 12분을 할당했습니다. 그러니 시작을 하시지요….

지타는 치료시간에 주제를 잊어버리는 것 때문에 화가 나는 것(교감신경계)을 막기 위해 예비적인 계획을 가지고 있다. 그녀는 자신의 휴대폰을 사용함으로써 행동을 조절하는 방어와 강박 행동(자율신경계의 부교감신경 분지의 억제성 기능)의 방어기전을 사용하고 있다.

치료자: 말씀하신 일정을 뒤엎을 위험을 무릅쓰고서라도, 저는 수면제가 효과가 있었는지를 물어볼 수밖에 없는데, 어땠습니까?

치료자는 내담자와 비동조적인 위험을 시도하고 있는데, 이것은 그녀의 억제적 방어에 대해 도전적이기 때문에 지타에게는 스트레스가 될 것이다. 치료자는 지타가 각 주제에 대해 시간을 할당하는 조절 방식을 쫓아가지 않으려 한다; 지타는 행동을 조절하는 방어를 사용하고 있고 이는 자율신경계의 부교감신경 분지(억제성)에 의해 조절이 되고 있다.

지타: (*공손하고 참을성 있게*) 뭐, 그러셔도 괜찮습니다. 그 약은 이른 아침에 졸리게 만들어서 피트니스 센터에서 운동하는 것이 마치 진흙을 헤쳐 나오는 것 같이 느껴지게 만듭니다.

치료자: 그렇지만 그 약이 당신이 자고 나서 이른 아침에 깨는 것을 도와주지는 않나요?

지타: 그렇게 느껴지지만, 그러나 저는 생각을 할 수 있는 것이 좋습니다. 우리 회사가 감원했기 때문에 저는 그 리스트에 오르는 것이 두렵습니다.

치료자: 당신의 관리자와 그 상황은 어떻습니까?

지타: 그녀는 너무 무능합니다; 그래서 아무도 그녀를 존경하지 않습니다. 특히 그녀가 우리 모두에게 일하도록 일부 장부를 준 이후 더 그렇습니다. 제가 그녀로부터 받은 것은 오류가 너무 많았고, 고등학교 부기 공부를 하는 학생도 그렇게 형편없이 해 놓지는 않을 정도입니다. 선생님은 모르시겠지만 지금 저는 세금 신고서 더미도 처리해야 하고, 그녀가 엉망진창 해 놓은 것도 고쳐야 합니다. (*점점 화가 나고 불안·초조해진다.*) 그건 일을 하는 게 아닙니다. 하지만 저는 회사의 다른 사람들처럼 기준을 낮추는 것을 거부합니다. 그래서 저는 늦게까지 남아 있어야 합니다.

치료자: 지타, 추가 근무에 대한 수당은 지급받나요?

지타: 물론 아니지요.

치료자: 다른 사람들도 늦게까지 추가 근무를 하나요?

지타: 아니요. 저만 그렇습니다.

치료자의 의식적 또는 비의식적으로 지각을 하는 뇌 구조는 지타와 연결이 되는 데 어려움을 겪고 있는 것처럼 보인다. 치료자는 치료회기의 시작에서 지타의 경직적인 조절을 차단시킴으로써 상호작용적으로 회복을 하려(즉 공조를 이루기 위한 노력) 시도하고 있는 것으로 보인다. 치료자는 지타가 직장에서 겪고 있는 특정한 곤란에 대해 염려를 하고 있고 이를 기억하고 있다. 지타는 치료자와 협조를 해서, 약에 대한 정보를 주고 있고, 그러고 나서 그녀의 공손하고 인내심을 보이는 태도(부교감신경계)에서 전환이 되어 점점 화가 나고 있다(아마도 자신이 관리자에 의해 잘못 취급되고 있는 것을 기억하면서; 교감신경계).

치료자: 그것은 모든 사람들에게 스트레스로 느껴질 거예요. 당신을 위해 그런 높은 기준을 가지는 것이 어떤 감정적인 결과를 가져오나요?

치료자는 공감하려고 노력하고 있다(우측 반구 기능).

지타: 보세요, 폴란드[Poland]에서 온 우리 가족은 모두 완벽합니다. 우리 가족은 접시와 그릇에 수백 개의 작은 점을 손으로 일일이 그리는 폴란드 도시에서 왔습니다. 마야 족[Mayras] 중 한 명이 저희 이모입니다; 선생님도 아시겠지만, 그들은 그 그릇의 바닥에 서명을 합니다. 혹시 이 예술가들에 대해 들어보신 적이 있나요?

치료자: 그 이야기를 들은 적이 있는 것 같아요; 저는 요리 카탈로그[a cooking catalogue]에서 그들에 대한 찬사를 본 적이 있습니다. 그러나 그렇게 일을 하면 당신의 스트레스 수준은 어떻습니까?

지타: 선생님도 그것을 말로 표현하기가 힘들 정도라는 것을 아실 거예요… 좌절되고… 미칠 것 같고… 다른 사람들이 한 것을 보면 역겹고, 그래서 제가 추가로 일할 수밖에 없게 만들어요.

치료자: 그것이 당신의 수면에 영향을 미친다고 생각하시지는 않으시나요?

지타: 그런 것 같아요.

치료자: 당신이 늦게까지 일할 때 어떤 기분을 느끼는지 이야기해주시겠어요?

지타: 보세요, 저는 제가 가져온 주제를 이야기했으면 해요. 하지만 좋습니다. 저는 가끔 아무런 느낌이 없이 무감각하게 거기에 앉아 있곤 합니다.

지타는 폴란드에서 온 자신의 가족에 대한 정보를 주고 자신이 가져온 주제로 돌아가기를 원하는데 이렇게 하는 것이 자신을 추스르기 위한 일종의 감정적 공간을 만들어주는(부교감신경계) 역할을 해줄 수 있다. 반면에 치료자는 비교적 지속적으로 감정적인 영역으로 움직이려 하는데, 이것이 지타에게는 지나치게 각성하게 만들 수 있다(교감신경계).

치료자: 당신이 아무 느낌이 없이 무감각해지기 전에, 그때 어떤 느낌을 느꼈었는지 되돌아볼 수 있나요?

지타: 제 기억이 그렇게 좋지 못해서요.

치료자: 한번 시도해 보세요. 당신이 아무 느낌이 없이 무감각해지기 전에 무엇을 하고 있었는지 생각해 보세요.

지타: (*잠시 조용한 후에*) 저는 진짜로 제 몸 전체가 전부 아픈 것처럼 느껴졌어요. 마치 메슥거리고 온몸이 천근만근이고… 이거면 충분한가요? 저는 진짜 모든 감정을 이야기하는 것을 좋아하지 않습니다.

지타는 둔마 혹은 해리를 통해서(부교감신경계가 다미주 체계를 활성화시켜 억제성 "얼어붙기"양식으로 들어가게 만드는 것) 아픈 느낌(너무 지나친 흥분성 교감신경계의 각성)에 대해 역조절을 하는 것처럼 보인다.

치료자: 잘 알고 있습니다. 그렇지만 당신이 자신에게 할당한 잡일들과 다른 사람들이 끝내지 않은 일들에 대한 불안감이 당신을 괴롭히는 것처럼 보입니다. 그것은 정말로 당신의 인생에서 자신과 다른 사람들을 위해 쓸 시간을 남겨주지 않는 것처럼 보입니다.

지타: 저는 어차피 나가고 싶지 않아요. 저는 너무 피곤하고 일을 하기 위해 물건들을 준비해야 합니다. 관리자가 저희에게 일을 다 떠넘겼기 때문에, 이제 저는 정말로 나갈 시간이 없어요. 이 모든 초과 근무 때문에 저는 체중이 줄었고 맞는 옷이 없습니다. 저는 옷을 사러 가야 하지만, 퇴근 시간을 넘겨서 일하는 경우가 많기 때문에 온라인에서 사야 할 것 같습니다.

아마도 치료자는 "일(치료)을 하기" 위해 너무 노력하는 것으로 보인다. 지타는 치료를 천천히 진행시키기 위해(쇼핑이나 체중에 관해 이야기하는 것) 신호(자기만의 방식으로)를 보내고 있다.

치료자: 아마도 당신의 몸이 당신에게 무언가를 이야기해주고 있는 것 같은데요.

지타: (*호기심을 가지고*) 어떤 거요?

치료자는 부당함을 줄줄이 늘어놓는 것(부당함을 수집하는 방어기전; 부교감신경계)을 피하려 노력하고 있고, 자기 성찰(자기 관찰은 자율신경계가 항상성적으로 균형을 이룬 것으로 적응적인 방어기전이다)을 촉진시키기 위해 경험을 지타의 감정적 경험이나 신체적 경험으로 연결시키려 하고 있다.

치료자: 저는 당신이 완벽하게 일하려 노력하는 것이 비현실적이라 생각합니다. 그래서 당신의 몸은 구역질과 같은 신체적인 반응을 하게 되고 그러면 이런 힘든 신체적 경험을 보상하기 위해서 멍해지는 것이라 생각합니다. 저희가 당신이 완벽하게 일을 하지 않고도 제시간에 퇴근하는 것을 견딜 수 있는 방법을 함께 만들어 낼 수 있을까요?

지타: 그 이야기는 이론적으로는 그럴듯하게 들리지만, 이전에 선생님이 제안하셨던 것처럼 "기준을 낮추는" 것은 제 기분을 더 나쁘게 만들었었습니다.

지타가 치료자가 한 추측을 받아들였을 수도 있지만, 이것들이 너무 각성적인 것일 수도 있다(지타가 회피하려 하는 것에서 보이듯). 그래서 지타는 평가절하(이론적으로는 그럴듯하게 들리지만)의 억제성 방어기전으로 되돌아갔다. 이 치료적 면담 내내 치료자를 조절부전에 빠트린 정서의 전달이 지속이 되고 있는데, 예를 들어 치료자가 자기 자신의 치료 주제를 주장하기 시작을 한 것이 그것의 증거일 수 있다. 치료자는 지타가 내놓은 자료를 쫓아가지 않고 있는데, 이는 아마도 지타가 강박적으로 세부적이고 확실한 사실에만 매달리는 과거의 경험에 기인하고 있을 수 있다. 치료자는 불평 거리 등이 적힌 지루한 목록에 의해 유발된 낮은 정서에 의해 영향을 받는 것으로 보인다. 치료자가 이런 낮은 정서를 좀 더 견딜 수 있는 수준으로 각성시키려 하는 시도는 드문 일은 아니지만, 이 경우에 이런 시도가 너무 많이, 너무 빨리 그리고 공감적이지 않게 이루어졌다. 치료적 개입(해석, 정신교육, 직면)이 지타보다는 치료자의 편안함 수준에 더 맞추어져 있다.

지타는 강박 인격장애(II축)와 성인기 강박성 인격 애착 분류 두 가지 모두의 진단기준에 맞는다(〈표 5.6〉을 보라). 그러나 이 치료회기에 근거를 두자면 강박장애(I축)의 진단기준에는 맞지 않는다. 직접적인 질문을 통해서 그녀가 사실상 강박장애의 진단기준에 맞는지에 대해 알아볼 필요가 있다. 어디에 해당하든 간에 지타는 높은 수준의 각성을 잘 조절할 수가 없다. 이 치료자는 비의식적으로, 지타가 낮은 각성 상태로 도망가려 하는 것을 너무 지나치게 교정하려고 시도하려는 경향이 있다. 그러나 그의 이런 치료적 개입과 내담자의 반응은 *치료자로 하여금* 우측 반구에 의해 구동된 행동에 대해 비의식적으로 역조절하려 하는 대신에, 생각하기 위해 좌측 반구를 사용할 필요성이 있다는 것을 보여주고 있다. 이상적으로 본다면, 지타는 치료자가 자신이 가진 관심사에 더 가까이 있도록 만들 필요가 있었고 치료자 자신의 치료 주제를 끼워 넣는 것에 대해 덜 갑작스럽게 느낄 필요가 있었다. 이런 식으로 치료회기를 조절하는 것 또한 지타가 자기 자신의 정서를 조절하는 전략 바로 그것일 것이다. 치료적 쌍은 특정한 유형의 동조를 이루어야 하는데, 치료자는 지타가 치료회기를 조절함으로써 행동화하는 식으로 정서를 조절하는 방식에 대해 "탈동일시disidentify"하려 하지 말고, 오히려 지타와 과잉동일시overidentifying하는 방식을 통해 이런 동조를 만들어야 한다.

〈표 5.6〉 강박성 인격 애착 범주와 DSM 강박성 인격장애의 비교

강박성 인격[a]	강박성 인격장애[b]
지나치게 구분하려 하는 것에 의해 특징 지어짐.	지나치게 양심적이고, 고집불통이며, 도덕, 윤리 혹은 가치와 같은 문제에 대해 유연성이 없다(문화적이거나 종교적인 차이를 고려하지 않음).
일들이 어떻게 되어야만 한다는 생각에 경직적으로 매달려 있는 것.	세부사항, 규칙, 목록, 차례, 구조 혹은 일정 등에 몰입되어 있어 그 활동이 가지고 있는 주요 목적을 상실할 정도인 것; 과제 완수를 방해할 정도로 완벽성을 보임.
관계는 일이나 생산성에 이차적인 것으로 간주함.	휴식 활동과 친구 관계가 완전히 배제될 정도로 일과 생산성에 지나치게 헌신하는 것(명백한 경제적 필요성에 기인하는 것이 아님).
다른 사람과 문제나 느낌에 대해 논의하는 것을 좋아하지 않음.	경직성과 완고함을 보인다.

[a] Pilkonis에 기초함, Kaslow, 1996, P. 85에서 인용함.

[b] 『정신장애에 대한 진단 및 통계 편람, 4편, 수정본』에서, 위에 인용된 장애에 대한 완전한 DSM 진단기준을 보려면 부록 B를 보라.

성인기 강박적 자립 애착 증례

성인기 애착 범주: 강박적 자기 자립

각성의 조절: 부교감신경계 우세 행동

애착 범주에 대한 기술: 강박적 자립; 기존의 아동기 애착 범주와 연관된 고찰: 불안전한-회피적인, 때로는 *불안-회피적*이라고 불리는(Florsheim et al., 1996, p. 84)

강박적 자립을 보이는 사람은 편안함, 애착, 지지 및 정서를 위해 남에게 맞추는 것을 피하고 자

기 충족에 높은 가치를 부여한다. 그러나 이런 유형의 회피는 다른 사람에게 노골적인 경멸보다는 자기 충족에 필요한 반의존적인 요구에 의해 동기가 부여된다(Bowlby, 1977의 연구에서 기술하였던 것처럼 및 West & Sheldon에 의해 기술되었던 것처럼, Florsheim et al., 1996, p. 84에서 인용함).

접수원: 유나이티드 웨이 가족 서비스United Way Family Services입니다. 무엇을 도와드릴까요?

전화고객: 음, 음, 사실 확실하지 않은데요, (한참 쉬었다가) 사실은 누가 전화를 해 보라고 해서요. 제가 당신의 시간을 공연히 빼앗는 것은 아닌지….

접수원: 혹시 저희 접수 담당 사회복지사와 통화하시고 싶으신가요? 그들이 저희가 제공해 드릴 수 있는 서비스에 관해 이야기를 해 드릴 수 있습니다.

전화고객: 아, 네, 오, 좋습니다. 그게 좋겠네요.

접수원: 잠깐 기다리시면 연결을 해 드리겠습니다.

접수 담당 사회복지사: 무엇을 도와드릴까요?

전화고객: 황당한 기분이에요. 사실은 누가 저보고 여기에 전화를 해 보라고 했는데, 지금은 제가 전화한 이유를 확신할 수 없어요. 제 말뜻을 아시겠어요?

접수 담당 사회복지사: 네, 저는 저희 서비스를 소개할 수 있게 되어 기쁩니다. 당신에게 도움이 될 수 있기를 바랍니다.

전화고객: 음, 알겠습니다. 그런데 당신들이 하는 일이 무엇입니까?

접수 담당 사회복지사: 저희는 개인 상담, 결혼 상담 및 가족 상담 등과 같은 여러 유형의 상담을 제공하고 있습니다.

전화고객: 우와, 지금 그렇게 여러 종류의 정신분석 같은 것들이 이루어지고 있다는 것입니까? 우디 앨런의 영화에서처럼? 저는 미치지 않았어요.

접수 담당 사회복지사: 물론, 아니시지요. 저희는 정신분석을 하고 있지는 않습니다. 그러나 저희는 부모 역할 문제, 결혼 문제, 스트레스 관리와 같은 개인적인 문제를 가진 사람들을 돕고 있습니다….

전화고객: (*다시 끼어들며, 약간 초조해하면서*) 알겠어요, 알겠어요, 알겠습니다. 거기에 그렇게 많은 정신과의사가 있다는 이야기입니까? 저는 약이 필요하지도 않고 또 사람들이 일하기 위해서 혹은 그냥 바빠지기 위해서 약을 먹는다는 것을 믿지도 않습니다.

접수 담당 사회복지사: 저희와 일하는 정신과의사나 의사는 여기에 없습니다. 저희 직원은 사회복지사이거나 면허를 가진 전문적인 상담사 혹은 결혼 및 가족 치료사 그리고 심리사 등…입니다.

전화고객: 알겠어요, 저는 그 사람들이 진짜 미친 사람crazy people을 본다고 생각하지 않습니다. (*갑자기 목소리 톤을 바꾸면서; 이제는 좀 더 회유적인 목소리로*) 그중에 한 명을 만나려면 제가 어떻게 해야 합니까?

이 대화는 어색함, 주저함, 불확실함 및 의심 등과 같이 전화고객이 모종의 도움을 찾는 것에 대해 혼재된 감정을 보여주고 있다. 강박적 자립 애착 분류로서 위에 기술이 된 것 같이, 이것은 자기 충족적이 되기 위한 반의존적 요구에 의해 동기화된 회피의 일종이다. 자신이 의사에 의해 "미친 사람"으로 취급된다는 것에 대한 예민함을 통해, 그는 자신이 누군가에게 의지하고 싶어 하는 자신의 소망에 대해 자신이 방어하는 만큼의 경멸을 하지 않게 되는 것이다. 직원이 더 개입되게 되면 그는 더 불안해지게 되고 그러면 저하된 정서의 상태에서 그가 조절할 수 있는 능력을 잃게 되는 상태로 변화하게 된다. 따라서 그는 저하된 각성(부교감신경계)을 통해서 거리를 둠으로써 좀 더 조절할 수 있는 힘을 가지게 되는 것이다.

접수 담당 사회복지사: 당신의 상황에 대해 정보를 조금 주실 수 있다면, 당신을 대기자 명단에 올릴 수 있을 것 같습니다. 아, 죄송하지만 약 3주가 걸릴 것 같습니다.

전화고객: (*안심하는 목소리로*) 아, 그래요, (*크게 숨을 내쉬면서*) 좋습니다. 그래요, 3주면 좋습니다. 어떤 것을 알고 싶으신 건가요?

그는 다른 사람으로부터 도움을 받기 위해 즉각적으로 관계 안으로 들어가지 않아도 된다는 사실에 안도하는 것처럼 보인다(도움을 요청하는 것이 너무 속상하게 만드는 일처럼 여겨진다; 교감신경계). 그가 확실하게 서비스를 즉각적으로 받을 수가 없게 되면서 그는 각성(교감신경계)을 경험할 필요가 없게 되었고, 정서 조절에 부교감신경 분지가 다시 동원되어 그에게 다미주 체계를 통해서 좀 더 편안하게 사회참여를 할 수 있도록 해주고 있는 것으로 보인다.

접수 담당 사회복지사: 제가 몇 가지 질문을 드리기 전에, 혹시 궁금하신 것이 있으신지요?

전화고객: 네, 비용은 어떻게 되나요?

접수 담당 사회복지사: 유나이티드 웨이 회원이 되시면 저희가 수입과 부양자에 따라 차등요금 등급을 제공해 드릴 수 있습니다. 그래서 몇 가지 재정상황에 대한 질문을 드리려 하는데요, 괜찮으시겠습니까?

전화고객: 좋습니다. 해 보시지요.

접수 담당 사회복지사: 일반적으로 저는 재정적인 질문으로 시작하지 않는데요. 어떤 서비스를 원하고 계시는지 이야기를 해주실 수 있나요?

전화고객: 보세요, 그냥 돈에 대해서만 질문을 하세요; 만약에 제가 그것을 지불할 수가 없다면, 제 개인적인 정보에 대해 당신에게 많은 이야기를 할 필요가 없을 테니까요.

아마도 전화고객은 자기 자신의 "내성의 창"(Siegel, 2007)의 범위를 넘어 원치 않는 각성을 불러일으킬 수 있는 개인 정보로부터 자기 자신을 거리를 두게 만드는 다른 방법을 동원하고 있는 것일 수 있다. 재정적인 문제에 대한 논의는 그에게 이런 문제로부터 빠져나올 수 있도록 해줄 수 있다.

접수 담당 사회복지사: 알겠습니다. 성함과 주소 그리고 전화번호를 알려 주시겠습니까?

전화고객: 매니 로프고요, 주소는 ***, 전화번호는 ***, 그리고 로프의 철자는 L-O-P-E-S입니다. 제 이름에는 Z가 없습니다. (*공감적으로*)

접수 담당 사회복지사: 한 달 수입은 얼마나 되시고 부양해야 할 사람은 몇 명이신지요?

전화고객: 저는 해고된 이후 줄곧 아내가 데이케어 센터를 운영하는 것을 돕고 있습니다. 저는 그곳 유지관리를 완벽하게 했습니다.

접수 담당 사회복지사: 한 달 수입은 얼마이신지요?

전화고객: 저희는 한 달에 약 1,800달러를 벌고 있습니다.

접수 담당 사회복지사: 부양하시는 분이 몇 분이신지요?

전화고객: 당신 질문이 웃기는군요. 지금은 제가 부인에게 부양을 받고 있습니다.

접수 담당 사회복지사: *(이 복잡한 언급을 무시한 채)* 알겠습니다. 그러면 당신과 당신 부인이 부양해야 하는 사람이 몇 분인지요? 예를 들어 아이라든지 아니면 연세 드신 부모님이라든지요?

전화고객: 아, 네, 저의 장모님이신 아부에리타Abuelita께서 장인어른이 돌아가신 이후로 저희와 함께 지금 살고 있고요… *(울기 시작하면서 천천히 이야기를 계속한다.)* 그리고 그녀는 아이들을 도우려 약간의 노력을 하였습니다. 그러나 주로는 약간의 청소를 돕고 있습니다; 그녀는 골격계 문제로 많이 아픕니다.

접수 담당 사회복지사: 장인어른 일에 대해서는 애도를 표합니다. 장인어른께서 최근에 돌아가셨나요?

전화고객: 네, 지난 가을입니다. 사실 그것이 집사람이 제가 여기에 전화를 걸어야 한다고 한 이유입니다. 저는 그분의 죽음을 극복할 수가 없습니다. 제 아버님도 아닌데 말이지요.

접수 담당 사회복지사: 저희에게 사랑하는 분을 잃었을 때 어떻게 도움을 드려야 할지를 아는 직원이 있습니다.

전화고객: 그건 그렇게 간단한 일이 아닙니다. 저는, 아, 어쨌든, 좋습니다. 비록 제가 지쳐있을 때 아무것도 느끼지 못하게 해주어 좋긴 하지만, 하루 종일 일을 해도 이 문제를 극복할 수가 없다는 제 집사람 말이 맞을 수도 있습니다.

독립적이 될 것인가 아니면 다른 사람에게 의지할 것인가에 대한 로프씨의 갈등이 뚜렷하게 보인다. 사회복지사는 의존에 대한 질문에 로프씨가 그렇게 강한 반응을 보이는 것에 대해 아무런 생각이 없기 때문에 사회복지사는 "지금은 제가 부인에게 부양을 받고 있습니다."라는 언급에 대해 탐색하지 않았다. 하지만 아마도 이 단어의 중요성에 대한 사회복지사의 비의식적인 자동평가는 등록이 되고 있었을 것이다. 사회복지사는 접수 전화가 그런 "예민한 문제[hot cognition]"(Schore, 2003b, p. 280), 즉 화를 내게 만들거나 도발적인 생각을 다루기에는 적절치 않다고 마음먹었을 수 있다.

접수 담당 사회복지사: 네, 제가 몇 가지 질문을 더 하고 난 뒤에 대기자 명단에 당신을 올릴 수 있을 것 같습니다. 괜찮으시겠습니까? 예를 들어, 장모님을 제외하고 다른 부양자가 있으십니까?

전화고객: 네, CF를 앓고 있는 4살짜리 딸이 있습니다. CF가 뭔지는 아시지요?

접수 담당 사회복지사: 낭포성 섬유증[cystic fibrosis]을 말씀하시나요?

전화고객: 네, 맞습니다.

접수 담당 사회복지사: 의료비지출도 서비스 비용을 결정하는 데 한 부분입니다. 대략 한 달에 지출이 얼마나 되시는지요?

전화고객: 확실하지 않습니다. 저희는 지금 코브라 보험에 들어 있습니다. 하지만 몇 달 후면 계약이 종료될 것입니다. 그러면, 딸 아이 이름이 *카멜리타*[Carmelita]인데요, 그 아이 비용을 저희가 다 부담해야 할 것입니다.

접수 담당 사회복지사: 당신의 상황을 재검토해 봐야 할 것 같습니다. 당신이 직접 오셔서 당신의 지출 등에 대해 저에게 말씀해주실 수 있는지 궁금합니다. 저희는 카멜리타의 의료비가 지난 수년간 얼마나 지출이 되었는지를 알 필요가 있습니다. 그래야 저희가 비용을 줄여 드리는 도움을 드릴 수 있을 것입니다. 아. 혹시 지난해 연간 수입에 대한 세금계산서 사본을 가져오실 수 있겠습니까?

전화고객: 제가 언제까지 가야 하나요? 3주 이내에?

접수 담당 사회복지사: 아니요, 그것보다 빠르게 약속을 잡아 드릴 것입니다. 서류작업은 당신 방식대로 하시면 됩니다.

전화고객: 혹시 오늘은 가능한가요?

접수 담당 사회복지사: 내일은 어떠시겠습니까? 오후 2시 정도는 어떠십니까?

전화고객: 좋습니다. 제가 세금계산서나 다른 자료들을 찾을 수 있으면 좋겠네요.

접수 담당 사회복지사: 만약 당신이 저희 약속 때까지 그런 자료를 찾으실 수 없으면 저에게 전화를 주시면 다시 약속을 잡겠습니다. 괜찮으시겠습니까?

전화고객: 네, 좋습니다. (*약간 체념한 듯이*) 찾아보겠습니다.

접수 담당 사회복지사: 제 이름은 조쉬 사무엘Josh Samuel입니다. 내일 저를 찾으시면 됩니다. 저희 주소는 코말가Comal Street 2234번입니다. 어딘지 아시겠습니까?

전화고객: (*놀라서*) 아, 네, 우리 집에서 가까운 곳이군요. (*활기를 띈다.*) 내일 뵙겠습니다.

로프씨는 예약이 수 주 후라는 사실로 인한 안심과 그날 바로 보고 싶다는 사실 사이에서 왔다 갔다 하고 있는데, 이것은 강박적 자립 애착 분류에서 기술된 것과 같이 그의 의존에 대한 양가적 감정을 상징적으로 보여주는 것이다. 그는 의존적으로 되기를 원하면서(그래서 기관에 전화했다), 동시에 의존적으로 되는 것을 원하지 않는다(담당자의 다양한 제시에 저항을 보이는 것).

그는 기관에 전화했을 무렵에 많은 스트레스 상황에 놓여 있어서 자신의 의존적 소망과 요구에 대한 취약성을 조절할 수 없을 정도였고, 이는 그의 말 중 일부에서 그 흔적을 볼 수 있다(예: "오늘은 어떤가요?", 기관이 집에서 가까이 있다는 사실에 기뻐하는 것). 그가 데이케어 센터를 "완벽하게" 유지관리를 했다는 것이 일을 잘한다는 것을 보여주는 것으로; 그의 경우에, 전반적으로 이것이 그가 자립적이라는 것을 극단적으로 보여주는 것일 수 있다. 최근의 실직과 가족에 대한 가중된 책임감이 그가 일상적으로 써 왔던 강박(행동을 조절함으로써 불안을 피하는 것), 조절하기(불안을 최소화시키고 갈등을 피하기 위해 외부적 사건을 조절하는 것), 부정(애도에 대해 그에게 도움이 필요하다고 부인이 주장해야만 하는 것) 및 억제(다양한 갈등의 원인으로부터 불안을 피하기 위해 특정 기능을 포기해 버리는 것) 등의 방어기전을 압도해 버렸다. 이 모든 방어기전은 자율신경계의 부교감신경 분지에 의해 조절되는 것이다.

바바넬Barbanell(2006)은 돌보는 사람 인격장애라는 새로운 진단기준을 제안한 바 있다. 로프씨는 이 진단기준의 대부분을 만족시킨다. 〈표 5.7〉은 강박적 자립 애착 범주와 바바넬이 제안한 돌보는 사람 인격장애의 진단기준을 비교한 것이다. 이들 진단기준은 일차적으로 자율신경계의 부교감신경 분지에 의해 조절이 되는 행동을 기술한 것이다. 돌보는 사람 인격장애에 대한 부가적인 진단기준은 즐거움, 기쁨 및 친근감의 억압; 죄책감, 감정적인 공허함, 외로움 및 신체적 소진 및 낮은 자존감 등이 포함이 되는데(Barbanell, 2006, pp. 66-67) 이들 모두는(아마도 죄책감을 제외하고는) 낮은 정서 상태로, 부교감신경에 의해 조절이 된다. 로프씨는 위의 정서들을 경험하고 있겠지만 이것을 기관에 한 전화만으로 확인할 수는 없다. 흥미롭게도 바바넬은 그가 제안한 돌보는 사람 인격장애와 다른 인격장애를 비교할 때 가장 비슷한 것은 강박성 인격장애이지만, 자기애성 인격장애와도 많이 비슷하다고 이야기한 바 있다(2006).

〈표 5.7〉 강박적 자립 애착 범주와 돌보는 사람 인격장애의 비교

강박적 자립[a]	돌보는 사람 인격장애[b]
편안함, 애착, 지지 혹은 정서를 위해 남에게 맞추는 것을 피한다.	자신의 요구 만족은 피하면서 남에게 베풂으로써 애착을 형성한다; 다른 사람은 자신을 필요로 한다는 것에 대한 지속적이고 강박적인 요구; 가혹한 과잉책임; 다른 사람에 초점을 맞춤으로써 과거의 외상이나 현재의 위기를 감추는 것; 다른 사람과의 관계를 유지하기 위해 갈등, 분노 및 불쾌한 감정에 대한 직접적인 표현을 피한다.
자기 충족에 높은 가치를 부여한다.	자립을 주장함.
다른 사람에게 노골적인 경멸보다는 자기 충족에 필요한 반의존적인 요구에 의해 동기가 부여된다.	반의존적; 자립을 주장함.

[a] Bowlby, 1977에 기초함, West & Sheldon, Kaslow, 1996, P. 85에서 인용함
[b] Barbanell에 기초함, 2006, pp. 66-67.

두려움에 찬 회피 애착 증례

성인기 애착 범주: 두려움 찬에 찬 회피

각성의 조절: 부교감신경 우세 행동

애착 범주에 대한 기술: 두려움에 찬 회피. 기존의 아동기 애착 범주와 연관된 고찰: 불안전한-회피적인, 때로는 *불안-회피적*이라고 불리는(Florsheim et al., 1996, p. 84)

두려움에 찬 회피 애착을 가진 사람은 자기나 타인에 대해 부정적이고 애착적인 시각을 가지고 있고 배척당하고, 거부당할 것이며 비난받을 것이라 예상을 한다. 이런 사람은 자기 자신을 이런 거부나 공격으로부터 보호하기 위해 다른 사람과 개입이 되는 것을 피한다. 두려움에 찬 회피 성인기 애착 범주는 바소로메우 및 호로비츠의 연구에 의해 기술되었다(Florsheim et al., 1996, p. 84에서 인용함).

윌: 아시겠지만, 저는 사람들이 일 때문에 저에게 계속해서 전화하는 이유를 이해할 수 없습니다. 그들은 제가 은퇴하기 전에 했던 것처럼 계속해서 나오라고 요구를 합니다. 우리가 휴게실에서 생일을 위해 점심을 먹는 것, 즐거운 시간을 가지는 것 및 케이크를 먹는 것 등 이 모든 것에 참가하는 것이 너무 힘들었습니다. 그리고 볼링, 세상에, 제가 만약 볼링장을 보지 못하게 된다면 그때야 그곳에 가지 않을 수 있겠지요. 물론 이제 곧 그런 시간이 오겠지만요. 지금 *여전히,* 저는 가지 않아야 할 핑계를 만들어 내야만 합니다.

치료자: 아시겠지만, 윌, 저는 당신이 은퇴한 이후에 당신 자신을 고립시키는 것에 대해 한동안 걱정을 했었습니다. 사람은 하려고만 한다면 혼자서 많은 시간을 보낼 수가 있습니다. 저는 당신이 혼자 있는 것을 진심으로 원하고 있지 않다는 것을 알고 있습니다. 그리고 저는 이리저리 잔소리하는 것을 싫어합니다. 그렇지만 만약 너무 많은 시간을 집에서 혼자 지내는 것은 문제를 만들어 낼 수 있습니다.

윌: 무슨 문제요? 저는 집에서 혼자 지내는 시간을 좋아합니다.

치료자: 오, 제발, 윌. 당신은 잠을 너무 많이 자고 있습니다; 당신은 허리 문제로 매일 운동이 필요하고, 침대에 오래 누워있으면 안 된다는 것을 알고 있지 않습니까? 당신의 이웃과 YMCA[Young Men's Christian Association]에 가는 것에 무슨 문제가 생겼습니까?

윌: 진실을 이야기하자면, 그들은 제게 너무 많이 어울리도록 기대합니다. 체육관에서 운동하고 난 다음에도 유기농 음식점에서 브런치[brunch]를 먹으러 가기를 원합니다. 아니면 자신들이 가는 곳에 가서 커피를 마시기를… (*이야기 방향을 잃고*) 그리고, 어쨌든, 제가 은퇴한 이후에 저는 제 돈을 관리해야 합니다; 저는 제가 나가고 싶을 때마다 나갈 수는 없습니다. 그리고 당신은 그 유기농 음식의 가격이 얼마나 되는지 아십니까? 작은 홍당무 하나에 1달러입니다. 저는 그런 비용을 지불하고 싶지 않습니다!

윌은 감정에 대한 상호작용적인 조절을 원하지 않고 있다. 사실상 그는 사회적인 상호작용을 피하고 있다. 그는 그냥 내성적일 수 있지만(부교감신경계가 활성화된 기질 성향), 그는 만족을 얻기 위해 다른 사람과 상호작용하는 것 자체를 포기했을 수도 있다.

치료자: 제가 알기로는 당신은 그 이웃을 좋아하시는 것으로 알고 있는데요.

윌: 네, 그들이 좋아요. 그리고 그들은 공평해요. 그들은 제가 아들의 일을 돕기 위해 와코[Waco]에 가야 할 때 저를 도와줍니다. 제 개를 데려갈 수 없을 때 개를 돌봐줍니다.

치료자: 이 도시에 있는 [다른] 아들은 어떻습니까? 어린 남자 손주들이 할아버지와 함께 놀면서 할아버지의 집 짓는 기술과 관심사를 함께 나눌 수 있을 텐데요.

윌: 아, 저는 그 아이들에게 가르쳐 줄 수 있는 걸 그다지 많이 가지고 있지 못합니다. 그리고 그 아이들은 가끔 거칠어질 때가 있어 그럴 때 저는 어떻게 해야 할지를 모르겠습니다. 제 부인은 아이들이 어렸을 때 하나님의 곁으로 가 편히 쉬게 되었습니다. 저는 아이들이 같이 앉아서 저에게 질문하면 어떻게 해야 할지 모르겠습니다. 저는 며느리가 집에 돌

아왔을 때, 집안이 난장판이 되어있으면 화를 낼까 봐 걱정됩니다. 그래서 저는 손주들과 어울리고 싶지 않습니다.

그는 위에서 기술한 두려움에 찬 회피 인격에서와 같이 자신에 대해 부정적인 시각을 보여주고 있고 또 비난을 예상하고 있다. 그는 "제대로 된[set right]"(Pipp & Harmon, 1987, p. 650) 것이 아닌 스트레스를 줄 수 있는 상호작용을 경험하지 않으려 한다. 그는 자기 자신을 감정적으로 조절할 수 있는 자원을 던져 버렸는데, 이는 불편한 각성을 피하고 낮은 각성을 찾기 위해(부교감신경계) 다른 사람으로부터 멀리 떨어져 있는 것(부교감신경계)을 선호하도록 만든다.

치료자: 당신이 오후에 아들을 도와서 그의 가족이 뒤뜰에 무엇인가를 만들 수 있게 하는 시간을 가지면 어떻겠습니까? 저는 그 어린 손주들이 무슨 문제를 일으켰다는 이야기를 들은 적이 없는 것 같은데요. 당신이 일전에 말씀하시길 그들은 마치 예쁜 강아지처럼 당신 주위를 맴돌았고, 그 둘은 도구를 잘 다루는 솜씨가 있는 것 같다고 하셨지요. 그 아이들은 당신이 이야기하는 안전한 규칙을 귀담아들었었고, 아이들의 부모들은 그들이 만든 개집에 대해 칭찬이 자자하지 않았었습니까?

윌: 아시겠지만, 저는 오직 나빴던 시간만을 기억합니다. 예를 들어 그들이 만화를 보면서 거실에서 울고, 가구를 넘어 다니고, 그래서 저는 나쁜 할아버지가 되어 비난을 받게 되는 그런 시간만을 기억합니다.

치료자: 그들이 대놓고 비난을 합니까?

윌: 때로는요, 그러나 대부분은 그들의 화나 있는 얼굴을 볼 수 있고, 그것 때문에 며칠씩 기분이 좋지 않습니다.

치료자: 윌, 당신의 부인이 아이들을 키우는 모든 일을 했었기 때문에 당신은 그 일들이 많이 익숙하지 않을 수 있습니다. 그러나 저는 어린 손주들이 당신과 함께 지은 개집과 놀이터를 잊지 않을 것이라 확실하게 이야기할 수 있습니다. 저와 함께 만화나 폭력적인 TV 프로

그램을 포함하지 않고 할 수 있는 것이 무엇이 있는지 머리를 짜내 생각해 보도록 하시지요. 만화나 폭력적인 TV 프로그램은 아이들을 예민하게 만드는 경향이 있으니까요. 당신은 손주들에게 커다란 추억을 만들어 줄 수 있는 집을 만드는 기술과 수선 기술을 가지고 있습니다. 그리고 당신은 당신 자신에게 아이들은 매우 피곤하고, 품행이 바르며 이런 날에는 저녁을 먹고 난 뒤에 바로 가서 잠을 잘 것이라고 이야기해주십시오. 요즘 아이들은 할아버지와 놀 기회가 많지 않습니다.

치료자의 우측 반구가 긍정적이고 좀 더 교감신경계적으로 각성적인 정서, 흥미 및 고양된 기분을 자극하기 위해 약간의 격려를 통해 윌의 낮은 정서와 부정적인 자기 평가에 반응하고 있다. 치료자의 비의식적인 우측 반구는 윌의 정서 수준이 견디기 힘든 수준임을 알아차려서 반사적으로 치료자는 윌의 각성 수준이 적절해질 수 있기를 바라는 마음으로 각성 수준을 올리려 하고 있다.

윌: 알겠습니다. 당신은 제가 여기에 올 때마다 그 이야기를 계속해 주시네요. 특히 저희 할아버지는 제가 어렸을 때 저를 비롯한 아이들과 아무것도 하지 않으셨습니다. 우리들은 가능한 한 할아버지와 멀리 있으려 했습니다. 저는 제 아버지가 후드 아래에 있는 무엇을 고치는 데 할아버지 말씀에 동의하지 않았다고 해서, 할아버지가 아버지 입안에 양말을 집어넣는 것을 본 적도 있습니다. 그리고 난 다음 할아버지는 자신이 잡을 수 있는 모든 도구들을 저와 제 사촌을 향해 던지기 시작하였습니다. 저는 확실하게 이야기할 수 있는데, 저희 모두는 할아버지와 멀리 있으려 했고 제 아버지조차도 그에게 대적할 수 없었습니다. 아버지께서는 어떻게 그 늙은이를 우리에게서 멀리 떨어뜨리게 할 수 있었을까요? 제가 선생님께 물어봅니다.

두려움에 찬 회피 애착 범주는 조현성 및 회피성 인격구조와 유사하다(〈표 5.8〉을 보라). 그러나 윌은 조현성 인격장애의 진단기준 중 6번째 진단기준인 "다른 사람들이 칭찬하거나 비난하는 것에 대해 무관심하다"에서 보인 것과 같은 조현성 인격장애에서의 특징과는 달리 다른 사람이 자신을 어떻게 생각하고 있는가에 대해 의식을 하는 것처럼 보인다. 당연히 조현성/회피성 인격장애의 각 진단기준과 행동은 부교감신경계 분지가 억제에 관여해서 일어나는 것이다. 윌이 어린 시절에 경험했던 것처럼 보이는 위험과 아마도 정서적 방임에 대한 언급으로부터 그는 다른 사람들과 관계를 맺는 것에 대해 조심스러워해 왔지만, 아마도 완전하게 이를 포기한 것으로 보이지는 않는다는 것을 알 수 있다. 그는 결혼도 했고, 은퇴할 만큼 직업을 길게 가졌고, 자신의 아이나 손주들과도 어느 정도의 관계를 가지고 있는 것이 그 증거가 된다.

치료적 쌍 안에서 그가 필요로 하는 것은 치료자가 제안한 것과 같이 다른 사람들(즉, 손주)과 놀이나 즐거움과 같은 각성을 안전하게 경험을 하는 것이다. 이것은 조현성(감정의 분리와 위축) 및 회피성(부적절감, 억제된 행동 및 다른 사람의 부정적 견해에 대한 민감성) 성향이 가지는 경험에 부드럽게 그리고 안전하게 적용이 되어야 한다(각각 DSM-IV-TR, 2000, pp. 697 & 721).

〈표 5.8〉 두려움에 찬 성인기 애착 범주와 DSM 회피성 인격장애 및 조현성 인격장애의 비교

두려움에 찬 회피[a]	회피성 인격장애[b] 조현성 인격장애[c]
자기와 타인에 대한 부정적인 애착적 시각.	회피성 인격장애: 자신을 좋아한다는 확신이 없으면 다른 사람들과 개입하는 것을 피하는 것; 수치심을 느끼거나 우스꽝스러워질 것이 두려워 친근한 관계에서 자제하는 모습을 보임; 사회적 상황에서 비난받거나 거부된 것에 지나치게 집착함; 부적절감 때문에 새로운 대인관계 상황을 제한함; 자신을 사회적으로 부적절하고, 개인적으로 매력적이지 않으며 남들보다 열등하다고 본다.

배척당하고, 거부당할 것이며 비난받을 것이라 예상한다.	회피성 인격장애: 자신이 당황하고 있다는 것이 드러날 거라고 생각해서, 비정상적으로 어떤 새로운 활동에 개입해서 올 수 있는 개인적인 위험을 감수하려 하지 않는다. 조현성 인격장애: 다른 사람의 칭찬이나 비난에 무관심을 보임.
이런 사람은 자기 자신을 이런 거부나 공격에서 보호하기 위해 다른 사람과 개입이 되는 것을 피한다.	회피성 인격장애: 비난, 반대 혹은 거부에 대한 두려움 때문에 의미 있는 대인관계적 접촉이 포함되는 직업적 활동을 피한다. 조현성 인격장애: 가족의 일원이 되는 것을 포함해서 가까운 관계를 원하거나 즐겁게 생각하지 않는다; 거의 모든 경우에 혼자 하는 활동을 선택한다; 일차 친족을 제외하고는 가까운 친구나 측근이 없다; 다른 사람과 성적 경험을 가지는 것에 대해 관심이 없거나 있더라도 아주 작은 관심을 갖는다.

[a] Bartholomew & Horowitz에 기초함, Kaslow, 1996, P. 85에서 인용함.
[b] 『정신장애에 대한 진단 및 통계 편람, 수정본』에서(American Psychiatric Association, 2000, p. 721). 허락하에 복사함.
[c] 『정신장애에 대한 진단 및 통계 편람, 4편, 수정본』에서, 위에 인용된 장애에 대한 완전한 DSM 진단기준을 보려면 부록 B를 보라.

무시 애착의 증례

성인기 애착 범주: 무시 애착

각성의 조절: 부교감계 우세 행동

애착 범주에 대한 기술: 무시 애착. 기존의 아동기 애착 범주와 연관된 고찰: 불안전한-회피적인, 때로는 *불안-회피적*이라고 불리는(Florsheim et al., 1996, p. 84)

무시 애착을 가진 사람은 자신에 대해서는 긍정적인 시각을, 타인에 대해서는 부정적인 시각을 가지고 있어 "가까운 관계를 피하고 독립감과 불가침성을 유지함"으로써 실망으로부터 자신을 보호한다(Bartholomew & Horowitz의 연구에 의해 기술이 된 바와 같이, Florsheim et al., 1996, p. 84에서 인용함).

앤디: 제가 다시 왔습니다. 하지만 왜 왔는지는 정말 모르겠습니다. 지난번에 저희 가족에 관해 이야기를 했었는데, 쓸데없이 시간만 낭비했습니다. 제가 무례하게 굴려고 하는 것은 아니지만, 저는 그들이 누구인지 그리고 그들이 저에게 어떤 영향을 끼쳤는지 완전히 확실하게 알고 있습니다.

앤디는 치료자에 대한 실망으로 시작을 했다. 그녀는 치료자가 문제를 제자리로 돌려놓기를 요구하고 있는데, 이는 상호관계적인 관계 복구(아마도 사과?)를 위한 기회를 제공하는 것을 의미한다. 문제를 제자리에 돌려놓은 것은 스트레스 회복을 가져오게 할 수 있다. 그러나 만약 상호작용적인/한 쌍을 통한 스트레스 회복/복구가 일어나지 않는다면, 앤디는 자기 스스로 자신의 실망을 조절해야만 할 것이다. 만약 그녀의 정서조절 전략이 너무 극단적이라면(너무 회피적이거나 혹은 너무 매달리거나) 이것은 문제를 가져올 수 있다.

치료자: 네, 맞습니다. 그럴지 모릅니다. 앤디, 하지만 저는 당신이 당신 가족 안에서 겪은 경험에 대해 알아야 할 필요가 있습니다. 그리고 때로는 다른 사람의 시각이나 질문이 어린 시절의 경험에 일종의 빛을 가져다줄 수도 있습니다. 그렇게 되면 당신이 여기에 오게 된 관계상의 문제 중 몇몇에 대해서 좀 더 이해할 수 있게 될 수 있을 것입니다.

치료자는 연결이 되고 참여한 상태를 유지하려고 노력하고 있다. 그러나 치료자가 그녀의 과거에 대해 알려 했던 이전의 시도에 대한 앤디의 거부는 그녀가 그 문제를 알고 있고, 그것이 문제가 아니며 혹은 오히려 반대라고 생각하고 있음을 보여주는 것이다. 이것은 앤디의 편도가 그녀로 하여금 각성을 불어 일으키는(잠재적으로) 정보로부터 멀리 떨어지라고 경고를 주고 있는 것으로, 이것은 길게 보면 그녀가 궁극적으로는 그녀에게 도움이 되지 않는 방어나 행동을 동원하지 않고는 조절을 할 만큼 충분히 강하지 못하다는 것을 보여주는 것이다.

앤디: 그게 무엇이든 간에요. 저는 머리로는 알고 있습니다. 정말 끝이 없는 것처럼 보입니다. 제가 정말로 필요한 것은 일종의 조언이고, 아마도 이 남자들을 더 효과적으로 다룰 수 있는 일종의 계획입니다. 저는 항상 더 많은 것을 원하는 너무 의존적인 이 남자들이 계속 더 늘어나고 있습니다.

앤디는 치료자의 노력(앤디가 보자면 치료자의 제안은 원치 않는 각성에 너무 많이 초대한 것일 수 있다)을 무시하고 있다. 앤디는 자신의 치료에 있어 자신만의 계획과 목표가 있다. 비록 치료자가 윤리적으로 내담자의 자기 결정권을 존중해 주어야 한다고 하여도, 임상적으로 앤디는 치료자에게 의존적이기를 원하지 않고, 자기 자신에게 의지하고 싶어 한다는 사실을 고려해야만 할 것이다. 앤디의 다른 사람에게 의존적인 것에 대한 저항은 그녀의 관계상 문제에 내재하는 원인이 될 수 있다.

치료자: 그들이 의존적으로 행동할 때, 그에 대한 당신의 반응은 무엇입니까?

앤디: (*코에 주름을 잡으면서*) 역겨…움…이지요. 저는 암벽 등반, 카약 타기, 자동차 여행을 좋아합니다. 아시겠지만 이 모든 것은 남자들의 전유물이지요. 그리고 저는 이 스포츠를 잘합니다. 웬만한 남자보다 낫지요. 하지만 이 마지막 남자 친구는 정말로 저를 화나게 만들었습니다.

치료자: 역겹다고 말씀하셨는데, 그 감정으로 돌아갈 수 있을까요? 당신이 그런 감정을 느끼실 때 어떻습니까?

앤디: 무슨 말씀이신지요?

치료자: 대부분의 감정은 그 감정에 대한 신체적인 현상이 함께 하기 마련이지요.

앤디: 예를 들어 어떤 거요?

치료자: 두통이라든지 어깨의 긴장감이라든지요.

앤디: 아, 다시 생각해 보지요. 네, 그들이 흔히 신경질적으로[goosy] 굴 때, 제가 그들에게 역겨움을 느끼지요.

치료자: 그들이 "신경질적으로" 행동할 때 당신은 어떤 신체적인 느낌을 느끼게 되는지요?

앤디: 그 질문에 대한 답을 했다고 생각하는데요.

치료자: 당신은 바로 전에 그가 "신경질적으로" 행동할 때라고 이야기를 했지, 그 친구가 그렇게 행동할 때 당신 몸에서 어떤 느낌이 드는지는 이야기하지 않았습니다.

앤디: 아, 아마도 저는 아무런 신체적인 느낌을 느끼지 않는 것 같습니다.

앤디는 치료자의 노력에 대해 저항을 하는 것으로 보이는데, 이것은 감정들이 교감신경계적으로 활성화되면서 그녀에게 감정적으로 불편하게 만들기 때문에 그런 것으로 보인다.

치료자: 그렇지 않을 것입니다. 당신의 가족 중에서 누군가가 신경질적으로 행동을 할 때, 당신이 비슷하게 느꼈던 반응을 기억해 보는 것은 어떻겠습니까?

앤디: (*공감적으로*) 좋은 생각입니다. 항상 신경질적으로 굴었던 유일한 사람은 바로 이웃집에 살던 아프리카 여자로, 진짜 아프리카에서 온 여자였습니다. 그녀는 저와 제 여동생을 돌보았습니다. 그들은 전쟁 피난민이었고 그녀의 아들은 저희 부모님과 같은 교수였습니다. 그들의 영어는 엉망이었고, 그녀는 항상 아주 슬픈 아프리카 노래를 불렀습니다. 그러나 그녀는 우리를 그녀의 커다란 넓적다리에 앉혀 놓고…. (*멈추어서 멀리에 있는 것 같이 보인다.*)

치료자: (한참 동안 멈추어서; 치료자는 그냥 기다린다.)

앤디: 무슨 말씀을 하셨지요? 무슨 이야기를 했는지 까먹었어요.

앤디의 감정적/신체적 반응에 관해 물어봄으로써, 치료자는 앤디가 전형적으로 보이거나 경험하는 것과는 조금 다른 수준의 정서적 강도를 가져오려고 시도하고 있다. 치료자의 우측 변연계는 비의식적으로 앤디가 보이는 각성에 대한 회피를 알아차려서 앤디가 견딜 수 있는 수준으로 이것을 보상하거나 교정하려고 시도하고 있는 것이다. 치료자는 비의식적으로 "정서의 전달"(Schore, 2003a, pp. 11-13)을 기대하고 있고, 치료자에게서 앤디로 정서적 강도가 전달되기를 바라고 있다. 그러나 치료자는 아마도 앤디가 각성을 견딜 수 있는 능력에 비해 너무 빠르게 움직이고 있는 것 같다. 만약 그렇다면, 앤디가 "멀리에 있는 것(far away)" 같았을 때 약간의 해리상태(비록 잠깐이기는 하지만 부교감신경계가 다미주신경계를 조절해서 감정적으로 "얼어붙기" 반응을 만들어 냈을 수 있다)가 되었을 수 있다.

치료자: 사실 당신은 아프리카 여성에 대해 생각을 하고, 그녀의 노래 그리고 그녀의 커다란 넓적다리를 생각하고 있다가 말을 멈추었습니다.

앤디: 젠장! 최근 몇 년 동안 그녀에 대해 생각하지 않았군요. (*더 활기차지고 약간의 언어 압박을 보이면서*) 제 생각을 알 수가 없네요. 어쨌든, 부모님은 그녀가 우리 자매를 돌보는 일을 그만두게 하였는데, 우리가 너무 커서 그렇게 했다고 했어요. 그러나 저희는 각각 5살, 6살밖에 되지 않았어요. 그래서 저는 우리가 그녀의 넓적다리에 앉아 있어서 화가 났다고 생각했었습니다.

치료자: 왜 그렇게 생각했었는데요?

앤디: 모르겠어요. 아마도 부모님은 저희를 학대와 비슷한 것에서 보호하려고 그랬던 것 같아요. 하지만 돌아보면 우리가 그녀와 함께 그렇게 가깝게 지내는 것을 바라지 않았던 것 같아요, 제 여동생과 저는 저희 부모님을 눈송이[snowflakes]라고 불렀거든요. (*알맹이 없는 웃음*)

치료자: 눈송이요?

앤디: 네, 저희가 부모님들이 냉정하고 믿을 수 없게 되었다는 말을 적은 크리스마스 카드를 만들어 드린 후에 붙인 말입니다. 저희는 이 망할 놈의 교회에서 유일한 아시아인 아이들이었고, 그 교회는 생일이나 크리스마스에 축하를 해주지 않았고, 아이들이 버릇이 없을 수 있다는 사실을 믿지 않았습니다.

치료자: 버릇이 없는 아이들? 어떻게요?

앤디: 만약 당신이 아이들의 응석을 너무 많이 받아 주면, 그들은 자립할 수 없게 되고 자신들을 돌보지 못하게 될 것입니다. 저희끼리 집에 있을 때, 저는 허드렛일을 해야만 했고, 저희는 자신을 어떻게 돌봐야 하는지를 배우기 위해 목록을 완벽하게 만들어야 했습니다.

앤디는 어린 시절의 경험에 관한 이야기를 하면서 올라간 각성의 수준(교감신경계)에 의해 스트레스를 받는 것으로 보인다. 앤디와 그의 여자 형제는 (학교를 마치고 온 후에 자기 스스로 자신을 돌봐야 하는) "맞벌이 부부의 아이들latchkey children"이었는데, 자립해야만 하고 의존하는 것은 허용이 되지 않는 메시지를 받았던 것 같다. 할머니 상과 같은 따듯함 속에서 아늑한 경험이 없는 아이들은 어떻게 되었을까? 그들의 부모에 대해 "냉정하고 믿을 수 없는cold and flakey"이라고 이야기를 한 것을 보면, 이것이 이 여자 아이들이 자신의 부모들과 만든 관계의 질을 엿볼 수 있게 해준다.

치료자: 마지막 남자 친구가 당신을 화나게 했던 것으로 돌아가 보면, 왜 그러신 거지요?

앤디: 지금 물어보시니 이야기하는 거지만, 그는 제가 좋아하는 스포츠를 아주 잘합니다. 저보다 낫지요. 그는 정말로 강해요. 그러나 밤에 캠프파이어를 할 때 그는 노래를 부르고 또 개인적인 이야기를 하기를 원했어요… 너무 많이요… 너무 많은 저에 관한 이야기를 말입니다. 그는 저에 대한 개인적인 것을 알고 싶어 했어요.

치료자: 그래서 그것이 당신을 역겹게 만들었다는 이야기인가요?

앤디: 그것이 저를 술 마시고 마리화나까지 해서 기분이 올라가고 싶게 만들었습니다. 이것은 이상한 경험이었는데, 왜냐하면 저는 이것들을 전부 하지 않기 때문이었습니다. 그러나 저는 야영장에서 그를 떠날 수 없었기 때문에 약을 하고 싶은 충동을 느꼈었던 겁니다.

치료자: 그때 당신이 어떤 느낌을 받았고 그래서 그것을 해결하려 했는지가 궁금합니다.

앤디: 알다시피, 선생님이 계속 묻고 그렇게도 알고 싶어 하시니 하는 이야기인데, 그건 정말 공황sheer panic이었어요.

치료자: 공황은 아마도 신체적인 느낌이었겠지요, 맞습니까?

앤디: 아마도 그런 것 같습니다.

치료자: 당신의 몸 어디에서 공황을 느꼈었습니까?

앤디: 뭐요? 제 생각에 제가 산산조각이 나서 우주로 날아가는 느낌이었습니다. 몹시 흥분되어서 말입니다.

치료자: 마치 극단적인 불안처럼 말입니까?

다시, 치료자는 패턴을 파악하려 하고 있다: 각성이 되었을 때("정말 공황"), 앤디는 중추신경 억제제를 사용해서 자신을 둔하게 만들기를 원한다("기분이 올라가는"이란 표현은 잘못 표현된 것으로, 실제 마리화나를 피우는 이유는 낮은 정서 상태를 얻기 위한 것이었다). 이것은 이 치료회기 초기에 할머니와 같은 분위기의 이웃집 여성이 노래하는 등의 이야기를 했을 때, 그녀의 부교감신경 분지가 폐쇄반응을 일으켜 "얼어붙기"로 들어갔을 때와 유사한 상태일 수 있다.

앤디: 이 논의의 진짜 목적이 무엇인지 이야기해주시겠어요? 저는 이러한 남자들을 다룰 수 있는 계획을 원합니다.

치료자: 저는 당신이 만약 당신 자신의 반응을 우선적으로 다룰 수 있게 되면, 이러한 남자들을 다루는 것도 더 쉬워질 거라고 생각하고 있습니다.

앤디: 저에게는 기계적으로 대답하시는 것처럼 들리네요.

치료자: 제 생각에 기본적인 원칙은 약간은 기계적으로 들릴 수 있다고 생각합니다. 하지만 당신은 "건방지게"에 왜 그렇게 강한 반응을 보이는지에 대한 의문을 해결하기 위한 계획보다는 "건방지게" 구는 남자들과 엮이지 않기 위한 계획을 원하고 있는 것처럼 보입니다.

앤디: 완벽한 답은 아마도 제가 이 보편적인 진리에 동의하는 것이겠지요. 그러나 저는 지금도 여전히 혼란스럽습니다.

앤디는 기능을 최소화 해주고 회피하게 해주는 부교감신경계적으로 활성화된(낮은 정서) 방어기전을 사용하고 있다: 주지화("저는 계획을 원하고 있습니다"); 정서의 억제/차단/고립/해리; 부정(알아차리지 않음으로써 경험을 최소화하는 것); 및 조절하기[controlling]("계획하기[plan]" 대 "자신을 이해하기"를 가지고 치료자와 싸우는 것)가 그것이다. 그녀가 만족시키고 있는 조현성 인격장애의 진단기준은 무시 애착 유형과 매우 비슷하다: 이 둘 모두는 분리된 낮은 각성 상태를 촉진하고 높은 각성 상태는 피하게 해주는 낮은 각성을 사용하는 방어기전을 동원한다.

치료자는 앤디가 보여주고 있는 낮은 정서로 인해 스트레스를 받는 것으로 보인다; 고통스러운 높은 각성과 마찬가지로 낮은 정서 또한 고통스러울 수 있고 이는 역전이 반응을 유발할 수 있다. 예를 들어, 치료자는 각성을 올리기 위해 너무 빨리 움직이려 하고 있고, 앤디의 감정적 반응에 대한 신체적인 요인들에 대한 자료를 얻기 위해 압박을 하는 것이 이에 해당할 수 있다. 물론 이런 치료적 개입이 도움이 되었을 수 있고 또 도움이 될 수도 있을 것이다. 그러나 개입하는 시점이 공감적이지 않으며, 특정 순간에 이루어지는 이 치료적 개입이 앤디의 요구가 아니라 치료자의 요구에 맞추어져 있다. 아마도 너무 이르게 앤디의 방어기전이 도전을 받는 것이 아닌가 생각이 된다.

현재 치료 현실에 따르면 앤디는 조현성 인격장애로 진단을 받을 수 있을 것이다. 그러나 이런 진단의 유용성을 결정하기 위해서는 시간을 두고 그녀를 평가하는 과정이 필요할 것이다. 그녀를 무시 애착 범주로 보고 치료를 계획하는 것이 임상적으로 도움이 될 것으로 보이는데, 그 이유는 이것이 인격장애의 원인에 대해서는 고려하고 있지 않은 『DSM-IV-TR』의 접근과는 다르게 그녀의 과거 관계의 과거사를 고려하고 있기 때문이다(Howes, 1999). 앤디는 일반적인 의미에서 보자면 인격장애를 경험하고 있다: 이것은, 그녀가 인지적인 측면(자신은 긍정적으로 지각하는 반면에 남들은 부정적으로 지각하는), 정서적인 측면[(비의식적으로) 전형적으로 낮은 정서를 선호하는], 대인관계적인 측면[("계획하기")와 같이 예측적인 구조에 대해 더 편안함을 느끼고, 감정이 유발될 수 있는 "놀랄 수 있는[surprises]" 일은 최소화하는] 및 충동 조절 측면(과잉조절된[overcontrolled])과 연관해서 변화하지 않는 패턴화된 방식을 만들어 가지고 있는 것처럼 보인다는 것을 의미해 주는 것이다(American Psychiatric Association, 2000, pp. 685-690). 〈표 5.9〉는 무시 애착 진단기준과 조현성 인격장애의 진단기준을 비교한 것이다.

〈표 5.9〉 무시 애착 범주와 DSM 조현성 인격장애의 비교

무시 애착[a]	조현성 인격장애[b]
자신에 대해서는 긍정적인 시각을 타인에 대해서는 부정적인 시각을 가지고 있다.	다른 사람의 칭찬이나 비난에 무관심을 보임.
"가까운 관계를 피하고 독립감과 불가침성을 유지함"으로써 실망으로부터 자신을 보호한다.	비난, 반대 혹은 거부에 대한 두려움 때문에 의미 있는 대인관계적 접촉이 포함되는 직업적 활동을 피한다.
	거의 항상 혼자 하는 활동을 선택한다; 감정적인 냉정함, 분리 혹은 둔화된 감정을 보인다; 일차 친족을 제외하고는 가까운 친구나 측근이 없다.

a Bartholomew & Horowitz에 기초함, Kaslow, 1996, P. 85에서 인용함.
b 『정신장애에 대한 진단 및 통계 편람, 4편, 수정본』에서, 위에 인용된 장애에 대한 완전한 DSM 진단기준을 보려면 부록 B를 보라.

성인기 분노-철퇴 애착의 예

성인기 애착 범주: 분노-철퇴 애착

각성의 조절: 교감신경계(흥분성)와 부교감신경계(억제성)가 분리되고 동요함

성인기 애착 범주: 분노-철퇴 애착. 기존의 아동기 애착 범주와 연관된 고찰: 불안전한-양가적, 때로는 *저항적*이라고 불리는(Florsheim et al., 1996, p. 85)

분노-철퇴 애착을 가진 사람은 반응성과 이용할 수 없음에 대해 분노와 방어적인 태도를 가지고

반응할 가능성이 높다(West & Sheldon의 연구에 의해 기술이 된 바와 같이, Florsheim et al., 1996, p. 85에서 인용함).

남편: (*흥분해서*) 아실지 모르겠는데, 저는 당신이 "과거사"라고 부르는 이 모든 것에 대해 의문을 가지고 있습니다. 저는 저희가 왜 이곳을 우선적으로 오게 되었는지 이유를 찾을 수가 없습니다.

이 말에서 자율신경계(교감신경 분지)가 활성화되어 있음을 알 수 있다.

치료자: (*자신의 목소리를 낮추면서*) 당신이 무엇을 원하시는지 목표를 다시 말씀해주시겠습니까?

좀 더 예의 바른 사회적 상호작용을 촉진시키기 위해 자율신경계(부교감신경 분지)가 활성화되어 있다 (Porges, 2007). 치료자는 자신의 부교감신경 분지(억제성)를 가지고 역조절을 하는 것이다.

남편: (*재빨리 끼어들면서*) 그것은 결국, (자신의 머리로 빠르게 부인 쪽을 가리키면서) 집사람의 생각이었습니다.

치료자: 네, 맞습니다. 그러나 분명히 (*이전 치료회기에 적은 것을 넘겨보면서*) 당신도 원하는 것이 있었습니다. 네, 여기에 있네요. 우리가 처음 만났을 때 당신은 아이들과 교회를 위해서만이 아니라, 함께 더 잘 지내기를 원한다고 말씀하셨습니다. 지금도 이것이 목표라고 생각하시는지요?

치료자는 낮은 정서를 유지하려 노력하고 있고 내담자가 원래 자신의 목표에 대해 실제로 이야기했던(좌측 반구) 것과 같이 실제적인 "사실facts"을 찾는 것과 같은 좀 더 지적인 언급(부교감신경계)을 시도하고 있다.

남편: (*비난조로*) 저희가 항상 당신이 적은 것의 사본을 가지고 있어야 한다는 말을 하는 겁니까? 맞습니까?

치료자: (*회유적인 목소리로*) 맞습니다. 만약 당신이 원하시고 시간을 조금만 주신다면 사본을 드릴 테니, 대화의 주제에서 벗어나지 마세요. 당신은 두 분의 이전 관계를 살펴보는 과정에 대한 질문으로 치료회기를 시작하셨습니다. 저는 과거의 관계 경험과 현재의 관계상 문제를 연결할 것입니다. 저는 개인적으로, 특히 커플 관계에서 과거가 완전히 의미가 없었던 상황을 본 적이 없습니다.

치료자는 다시 구체적인 사실로 남편의 "상태"에 맞추고 있고 "가르칠[teach]" 수 있는 기회를 가지려 하고 있다. 이것은 어떤 식으로는 남편에게 조금 덜 안절부절못하게 만들고 있는데, 이는 치료자의 우측 반구, 아마도 안전과 위험을 평가하는 편도에까지 비의식적으로 공명함으로써 이루어진다. 치료자는 남편의 요구적인 행동에 대해 매우 조심스럽게 반응하고 있는데, 이는 그녀가 논리적으로 되기 위해 자신의 좌측 반구를 사용하고 있다는 것을 보여주는 것이다.

남편: 교회는 우리의 의무에 대해 언제나 완벽하게 확실히 알고 있습니다. 결혼생활을 유지해야 한다. 아이들을 돌봐야 한다. 교회 일에 헌신해야 한다. 이상입니다. 이것이 이야기의 끝입니다.

치료자가 좀 더 부교감신경계 우세한 좌측 반구적인 치료적 개입을 동원함으로써 정서의 강도를 낮추려 하는지 혹은 치료자가 자신이 좀 더 "전문가적"이 됨으로써 남편의 공격성으로부터 자신을 보호하려 하는지, 아니면 남편이 치료자의 좀 더 지적인 태도에 맞추려 하는 것인지에 대해 이야기를 하기가 어렵다.

치료자: (*부인 쪽으로 몸을 돌리면서, 염려하는 태도로 이야기하면서*) 부인은 오늘 조용하네요. 오늘 저와 남편의 대화에 대해 당신은 어떻게 생각하세요?

치료자는 공감적인 태도(우측 반구)로 부인을 개입시키려 시도를 한다.

남편: (*부인에 관해 이야기하면서*) 바로 그것이 문제입니다. (*약간 불안·초조해하면서*) 당신도 보셨겠지만, 마치 통나무의 혹처럼 집사람은 그냥 있어요. 저와 당신이 모든 것을 다하지요. 집에서도 똑같습니다. (*비웃듯이*) 아주 독실한 교회 신자이지요!

남편의 단단하고, 냉정하며, 자기 조절적인 태도가 조금 무너지고 있고, 그는 조절부전에 빠지고 있는데, 그는 말을 끊고 자신의 부인을 공격적으로 비난을 하고 있다(교감신경계 분지의 활성화).

치료자: (*부인 쪽으로 바로 돌면서*) 저는 이제 당신이 이야기할 시간이라 생각합니다. 그렇다고 생각하지 않습니까? 오늘 이 이야기를 듣고 어떠셨나요?

아마도 치료자는 공격으로부터 부인을 구하고 동시에 남편의 폭발을 무시하고 있다. 치료자는 "정서의 전달"*(Schore, 1994, 2003a, 2003b)*과 매우 불편할 수 있는 정서적 강도의 전달*도 피하고 있는 남편의 상태에 맞추고 싶어 하지 않는 것 같다.*

부인: 저는 결코 그를 이해할 수 없습니다. 만약 제가 그를 혼자 놔두면 그는 화가 나서 저를 비난합니다. 만약 제가 그에게 이야기하려고 하고, 그가 원한다고 생각하는 것을 해 주려 하는 경우에도 그는 저를 비난합니다. 때로는 아무 이유 없이 그냥 화를 냅니다. 나와 아이들은 그의 주위에서 불안에 떨고 있습니다. 그가 산호세[San Jose]에 일주일간 비행기를 타고 여행을 갔었을 때는 집 분위기가 완전히 달랐습니다.

부인은 치료자가 공감적인 태도로 자신의 관점을 가져준 것에 의해 대담해 졌다(Fosha, 2000, 2010). 물론 이것은 우측 반구의 경험이다.

남편: (*냉정하게 화가 나서*) 당신은 심판이 필요한 거야? 그럼 이제 내가 이에 관해 이야기해볼까?

치료자: 끼어들어서 죄송합니다. 하지만 저는 당신이 이에 관해 이야기하시기 전에 그녀의 경험에 관한 이야기를 더 듣고 싶습니다. (*그를 향해 바로 돌아보면서*) 그렇게 해도 괜찮겠습니까?

남편: 솔직히 말하자면 싫습니다. 저는 기록을 제대로 하도록 만들 필요가 있습니다. 하지만 좋습니다. 자, 당신 차례야.

치료자: (*남편에게 직접적으로*) 어떤 일이 일어난 것과 말로 이루어진 것 사이에는 차이가 있을 수 있고, 또 각각의 사람들에게 일어난 일에 대한 경험에도 차이가 있을 수 있습니다. 어떤 사람이 이야기하기 전까지는 다른 사람이 그 상황을 어떻게 경험하였는지에 대해 아무도 진짜로 알 수 없습니다. 어떤 일들은 축소시킬 수도 없고 정말로 바꾸려 해도 바꿀 수 없는 경우도 있습니다. 그래서 저는 당신과 제가 두 분 사이의 이야기에 대한 당신 부인의 경험을 알기 위해 그 순간으로 되돌아가기를 원합니다. (*부인을 바라본다.*)

다시, 치료자는 남편과 상태를 맞추려 노력하고 있다; 남편은 다른 사람들이 자신이 원하는 방식대로 할 것이라는 자신의 가정을 밀어붙이는 방식으로 시도하고 있다. 치료자는 다른 좌측 반구의 의식적인 개입에 의해 "가르치는" 것을 통해 그(남편의)의 정서를 조절하려 시도하고 있다. 치료자는 남을 괴롭히는 행동에 대해서는 제한을 하고 있으나 남편은 매우 깨지기 쉬운 것처럼(실제로 그는 그럴 수 있다) 아주 부드럽게 시도하고 있다.

부인: 저는 많이 떨립니다. 저는 그를 화나게 하고 싶지 않습니다. 그러나 저희의 모든 것이 그를 화나게 하는 것 같습니다. 그는 자신의 고양이에 대해 공부할 때와 TV에서 운동 경기를 볼 때 그리고 컴퓨터를 하고 있을 때 가장 행복한 것 같습니다.

치료자: 당신의 결혼 생활에 대해 교회가 기대하는 관점으로 말 한 그의 이야기를 듣고 어떻게 느끼셨나요? 혹은 무슨 생각을 하셨나요?

부인: (*울기 시작한다; 남편은 물리적으로 부인으로부터 멀리 떨어져 긴 의자의 끝쪽에 앉는다.*) 그 이

야기는 저로 하여금 남편과 제 관계가 그냥 의무적이라는 것을 알게 해주었어요. 만약 교회가 이혼을 벌하지 않는다면 그는 저와 이혼할 것입니다; 그는 저와 함께 있지만, 진짜로는 그것을 원하고 있지 않은 거지요.

부인은 남편이 자신의 감정을 조절하거나 억압하려는 일종의 필사적인 시도에 직면해서도 자신을 개방하고 노출할 수 있는 것처럼 보인다. 남편은 치료회기 안에서 언어적 행동화(빈정거림[sarcasm]), 퇴행(부인을 거칠게 비판하기[rudely criticizing wife]) 및 투사(비난하기[blaming]) 등을 사용했다. 이 모든 것은 교감신경계적으로 활성화된 방어기전이다(기술한 바에 의하면, 분노-철퇴 성인기 애착 유형 반응은 반응성[responsiveness]에 대해 방어적으로 반응을 한다). 일반적으로 분노-철퇴 인격은 멀리 떨어져 있거나 거리를 두려고 할 것이다(낮은 수준의 정서를 만들어내기 위해 부교감신경계적으로 활성화된 행동). 그러나 분노가 촉발되면 그 사람은 자신에 대한 조절을 잃고 공격적이 된다. 손상된 교감신경 분지의 기능이 남편의 뇌가 낮은 정서를 담당하고 있는 부교감신경계 분지 쪽으로 가능한 한 많이 끌리게 되는 원인이 되고 있다.

치료자: 결혼을 유지하고자 하는 당신의 바람에 대해서는 어떻습니까? 결혼이 자신이 벗어날 수 없는 의무일 뿐[being an obligation you that cannot get out of]이라는 결혼에 대한 그의 믿음을 공유하시길 원하십니까?

치료자는 용감하게 이야기를 하고 있다; 그녀는 "자신이 벗어날 수 없는 의무일 뿐"이라고 말을 함으로써 결론에 대한 교회의 관점에 대한 남편의 어느 정도 차갑고 딱딱한 표현을 다시 말로 표현해서 남편에게 도전하고 있다. 아마도 치료자는 어느 정도 공격적이거나 혹은 적어도 자기주장적?일 수 있다. 아니면 치료자는 남편의 괴롭힘과 받아들이기를 거부하는 것에 대해 반응하고 있는 것일 수 있다. 어떤 경우이든, 치료자는 남편이 이야기한 것을 단순히 반복해서 이야기한 것이 아니라 부인이 사용한 의무라는 용어를 이용했고, 이는 아래에서 보여주는 것 같이 또 다른 감정 폭발을 유발하게 되었다.

남편: (*펄쩍 뛰면서*) 저는 그렇게 이야기한 적이 결코 없습니다! 엄밀히 따지자면 저희는 이혼할 수 있습니다. 그러나 제가 이야기하려 했던 것은….

치료자: (*이야기를 끊으면서*) 만약 당신이 말씀하신 것을 바로 명확히 할 수가 있다면, 저는 당신 아내가 결혼에 대한 그녀의 종교적 신념에 대한 질문에 어떻게 반응하는지 이야기를 들어 보고 싶습니다.

부인: (*고개를 들며, 조금 놀라면서*) 저의 신념이요? 저는 그렇게 생각해 본 적이 없는데요. 사실 저는 저희가 결혼할 때 개종을 했습니다. 제 가족은 평범하고 오래된 감리교 신자로, 독실한 편은 아니었습니다. 저는 그가 명확한 확신[clear convictions]을 가지고 있는 것이 좋았습니다. 저희 가족들은 그렇지를 못했거든요.

부인의 마지막 말은 현재 일어나고 있는 투사적 동일시에 대한 통찰을 가져다준다. 남편은 상처받기 쉬운 점을 아내에게 투사하고 그러면 부인은 남편에게 그런 감정을 표현해왔을 수 있다. 그녀는 남편을 확실하고 쉽게 표현할 수 있는 방식인 냉정하고 더 지적이고 논리적인 방식으로 투사를 하고 있었을 수 있다. 그들 모두는 상대방의 투사를 동일시해서 점점 더 극단화되어 갔을 수 있다. 이 역동은 투사된 자료를 자기 자신의 마음에서 멀리하려고 한쪽 편이 상대편을 압박하려고 할 때 만들어진다. 부인은 그녀가 자신의 남편과 남편의 종교에 대해서는 "명확한 확신"이라고 이야기한 반면, 자신에 대해서는 "평범한 오래된 감리교 신자"라고 이야기를 할 때, 남편의 경직성에 왜 마음이 끌리게 되었는지에 대한 단서를 제공해 주고 있다. 투사적 동일시는 투사를 활성화시키기 위해서 교감신경 분지를, 실제로는 자기 자신의 것인 투사된 자료에 대해 인식하지 못하도록 유지하기 위해서 부교감신경 분지(흔히는 해리) 모두를 사용한다.

남편은 각각 자율신경계의 흥분성과 억제성 분지 모두를 활성화하는 분노-철퇴 애착 범주에 의해 잘 설명이 되는 것처럼 보인다. 그는 인격장애 진단을 내리자면 거의 자기애성 인격장애(일반적으로 억제성 부교감신경 분지에 의해 활성화된다)와 편집성 인격장애(일반적으로 흥분성 교감신경 분지에 의해 활성화된다)의 어디에도 속하지 않는 유형의 진단기준을 만족시키는데, 이는 그가 한 가지 이상의 인격장애 진단기준을 만족시킨다는 면에서 적절한 것으로 보인다(『DSM-IV-TR』, American Psychiatric Association, 2000을 보라).

분노-철퇴 애착 장애에 대한 기술을 참고하면, 반응과 이용할 수 없음에 대해 분노와 방어로 반응하고 있는 남편의 반응은 그의 부인("저는 그가 어떻게 반응할지를 전혀 모르겠어요") 혹은 치료자를 비롯해 그와 관계를 가지려 하는 누구에게든 어려움이 될 것이다. 때때로 남편이 보여주는 흥분성과 억제성 정서 사이에서의 빠른 변동으로 인해, 치료자는 남편의 반응(예: "교회는 완벽하게 확실히 알고 있다"; 자신의 부인에게 냉정하게 화나서 이야기하는 것: "당신은 심판을 필요로 하는군… 그럼 이제 내가 이에 관해 이야기해볼까?"; 항의하기 위해 펄쩍 뛰는 것: "저는 결코 그렇게 이야기한 적이 없습니다. 엄밀히 따지자면 저희는 이혼할 수 있습니다. 그러나 제가 이야기하려 했던 것은…")에 대해 맞추어야 하는지 혹은 역조절을 해야 하는 것으로 반응해야 하는지 어렵다는 것을 스스로 발견하게 될 것이다.

치료회기를 보면, 남편은 자기애성 인격장애의 몇몇 진단기준을 충족시키는 것으로 보인다. 예를 들어 그는 "대인관계적으로 착취적이고, 즉 자기 자신의 목표를 성취하기 위해 다른 사람의 이득을 빼앗는 것… 공감이 없으며… 그리고 다른 사람의 느낌이나 요구를 인식하거나 알려고 하지 않음"(American Psychiatric Association, 2000, p. 717) 등의 특징을 보여주고 있다. 또한 이 회기에서, 그는 편집성 인격장애의 몇몇 기준도 충족한 것으로 보인다. 예를 들어, 그는 "지속적으로 원한을 품는데, 즉 모욕, 손상, 혹은 경멸을 용서하지 않는다"(American Psychiatric Association, 2000, p. 694). 이런 행동/경향성은 두려움에 찬 회피 애착 범주의 기술에서는 바깥으로 드러나는 특징은 아니지만, 이 치료회기 안에서는 확실하게 드러나고 있다. 〈표 5.10〉은 분노-철퇴 애착 범주와 자기애성 인격장애 및 편집성 인격장애의 진단기준을 비교한 것이다.

〈표 5.10〉 분노-철퇴 애착 범주와 DSM 자기애성 인격장애 및 편집성 인격장애의 비교

분노-철퇴 애착[a]	자기애성 인격장애 편집성 인격장애
이들은 반응성과 이용할 수 없음에 대해 분노와 방어적인 태도를 가지고 반응할 가능성이 높다.	자기애성 인격장애[b] 상응하는 성취가 없이 자신이 우월하게 인식되어지기를 기대하는 것; 특권의식 예: 자신이 특히 유리한 대접을 받거나 다른 사람들이 자신의 기대에 자동적으로 순응해야 한다는 불합리한 기대. 편집성 인격장애[b] 충분한 근거 없이 다른 사람들이 자신을 착취하고 해를 주거나 혹은 속일 것이라는 의심; 친절한 말이나 사건에도 이것이 가지는 숨겨진 비하적인 혹은 위협적인 의미를 읽는 것; 다른 사람들에게는 명백하지 않은 것을 자신의 인격이나 명성에 대한 공격으로 지각해서 빠르게 화를 내어 반응하거나 되돌려서 공격하는 것.

a West & Sheldon에 기초함, Kaslow, 1996, P. 85에서 인용함.
b 『정신장애에 대한 진단 및 통계 편람, 4편, 수정본』에서, 위에 인용된 장애에 대한 완전한 DSM 진단기준을 보려면 부록 B를 보라.

끝맺는 말

치료적 상호작용에 개입하는 암묵적 각성체계뿐만 아니라 치료자가 요구하는 것이 무엇인가 하는 관점에서 정보가 가지는 의미를 알기 위해 치료 경험을 검토해 보는 것은 광범위한 적용을 가능하게 해 준다. 특정 수준의 각성을 담당하는 구조에 관해 추론하는 것은 애착 범주, 인격장애 및 이 치료회기에서 보여준 전형적인 무의식적인 방어기전 등에 내재된 각성 조절의 문제 사이의 유사점을 쉽게 확인할 수 있게 도와준다.

그러나 이들 예에 포함될 수 있는 다른 임상적 자료나 문제들도 있을 수 있는데 예를 들어 각성 수준을 조절하는 신경전달물질 같은 것이 그것이다. 여기에 더해 비록 이 책의 범위를 넘어서는 것이기는 하지만(이 장에서 기술한 두 증례에서 지나가는 말로 나왔던 것을 제외하고는), 물질 남용 문제를 가진 사람들의 치료 약물에 대한 것도 검토가 되어야 할 것이다. 정서 조절을 위해 물질을 사용하는 것에 대한 논리는 기분 안정을 위해 다른 사람의 뇌를 경직적으로 사용하는 것과 사실상 동일한 것으로 여겨진다. 예를 들어, 다물질 사용 문제(즉, 약물 사용만이 문제가 아닌)로 고통을 받는 사람을 제외한다면, 이 장의 초반부에서 기술한 바와 같이 일반적으로는 흥분 혹은 억제를 해주는 물질에 대한 선호가 있을 수 있다. 흔히 있는 일이지만, 반대의 작용을 가진 물질에 대한 관심이 없거나 심지어는 혐오하는 현상도 있을 수 있다.

"최적의 각성 수준arousal level of choice"(물론, 무의식적인)은 내담자가 "빌려야"할 필요가 있는 그의 각성체계(흥분성 혹은 억제성)에 대한 정보를 치료자에게 제공해 준다. 대인관계 역동도 이 장의 증례에서 보여준 바와 마찬가지일 수 있다. 만약 내담자가 흥분성의 물질을 선호한다면 그가 낮은 정서는 힘들어할 가능성이 높다. 따라서 치료자의 뇌, 특히 부교감신경 분지(억제성)는 내담자의 뇌와 낮은 정서를 상호작용적으로 견딜 수 있어야 하는데, 이렇게 되어야 새로운 신경회로가 만들어지거나 위축된 회로가 강화될 수 있다(그리고 반대로 억제성 물질에 대한 선호에 대해서도 마찬가지로).

중독뿐 아니라 『DSM-IV』와 『DSM-IV-TR』(American Psychiatric Association, 1994, 2000) 및 『DSM-V』에서 기술된 대부분의 장애에서는 균형 잡힌 정서 조절 기능의 상실이나 정서 조절 능력의 손상을 원인으로 제시하고 있지 않다. 이와 대조적으로 아동기와 성인기 애착 범주에 대한 연구들은 애착 유형에 영향을 주고 있는 돌봄 관계의 질을 고려하고 있다. 이 장에서 검토되었던 병적인 인격 기능 유형과 애착 유형 모두에 근저하고 있는 생리적 각성체계 사이의 유사점은 반복적인 관계적 상호작용을 행동의 원형에 대한 주요한 기여 요인으로서 쉽게 가정할 수 있게 해 준다.

정신건강 치료 문화는 정신과적 문제가 있는 것에 대해 "부모를 비난하는 것"에서 제대로 된 방향으로 방향을 바꾸어 왔다. 수십 년간 아동기와 청소년기의 발달 경험과 이후의 정신건강상의 문제 사이에 상관관계에 대해 인정하기를 꺼려 왔다. 그러나 특정 상태의 원인에 대해 침묵하는 쪽으로 너무 멀리 가버리는 것은 경직되고 문제를 일으킬 수 있는 상호작용 방식을 차단해 줄 수 있는 조기 치료적 개입을 제공하지 않게 되는 위험을 초래할 수 있으며, 이렇게 되면 그중 일부는 결국 정신장애, 특히 인격장애로 진단될 수 있게 된다.

여기에 더해 과거의 발달적 외상에 대해 관심을 가지지 않는 것과 신경회로가 강화되거나 새롭게 만들어질 수 있는(신경가소성을 통해서) 가능성에 대해 관심을 가지지 않는 것은 문제가 된 인격 기능이 원래의 반복적인 어린 시절의 경험과 연관이 있다는 생각을 지지해 주는 연구결과를 무시하는 것이다. 적어도, 치료자가 패턴화된 행동에 대한 신경생리학적 영향에 관한 정보를 잘 모른다면 이는 자신들의 치료적 작업 안에서 일어나고 있는 뇌의 재배선화를 알아차리지 못하고 이에 감사하는 마음을 가지지 못하게 만들 것이다. 만약 우리가 치료적 관계를 통해 (그리고 다양한 치료적 개입을 통해) 우리의 내담자의 뇌에서 왜 변화가 일어나는지를 모른다면, 우리는 의도적으로 이런 치료적 개입을 반복할 필요가 없게 될 것이다. 다행히 최근 십 년 동안 왜 많은 치료적 개입이 효과가 있는지(Kandel, 2005)를 설명해 주는, 아니면 적어도 이에 대해 강하게 제시를 해 주는 신경생리학적 정보에 대해 치료자들이 접근하는 것이 용이해 졌다. 신경과학이 특정 치료학파와만 연결되어 있지 않기 때문에, 특정 전략과 기법이 왜 효과가 있는지에 관해, 특히 치료관계적 요소에 초점을 맞추어 동등하게 설명해주고 있다.

제2부

특수 집단 및 주제

6장

청소년 뇌
성인 뇌와는 다른 기능

이 장에서 우리는 코리의 치료회기와 그녀의 학교 상담을 다시 검토해 보려 한다. 1장에서 코리의 가족과 가까운 공동체에 대한 몇몇 중요한 신경생물학적 영향을 언급한 바 있다. 2장에서는 코리의 치료회기가 주로 동조적인 정서 조율과 이의 반대의 비동조적 관점에서 논의된 바 있고; 동원된 방어기전 및 사용되고 있는 자율신경계의 분지(흥분성 교감신경 분지와 억제성 부교감신경 분지)의 관점에서도 논의된 바 있다. 여기에 더해 우측 및 좌측 반구 기능에 대한 실례[illustrations]와 거울 신경세포에 대해서도 기술을 하였었다. 이 장은 코리의 청소년기 뇌 기능이 성인 뇌의 기능과는 다르게(때로는) 작동하는 방식에 대해 살펴보려 한다.

청소년기에 대한 사회문화적, 생물학적 및 신경생물학적인 정의

청소년기에 대한 기술은 문화, 생물학에 의해 영향을 받아왔고, 지난 수십 년간은 신경생물학에 의해 영향을 받아왔다. 산업사회 이전의 서구 사회에서는 사람들은 아주 어린 아이 아니면 성인으로 구분이 되어서, 10살이 되면 어른으로 취급받았다(Schlegel & Barry. Epstein, 2007에서 인용함; Goldberg, 1993). 가족 구성원이 되어서 일을 할 수 있는 능력을 갖추자마자 바로 일을 했고,

이것이 어린 아이에게 성인의 지위를 부여하는 데 도움을 주었다. 산업혁명 이전에는 아동기로부터 성인기로의 이행을 표시해 주는 중간 시기인 청소년기라는 개념이 존재하지 않았다(Wallis, Dell, & Park, 2004). 사실상 슐레겔과 배리[Schlegel and Barry](Epstein, 2007에서 인용함)는 세계 문화의 50% 이상이 청소년기라는 단어를 가지고 있지 않음을 발견하였고, 여기에 더해 이들 문화에서 청소년은 미국의 10대 아이들보다 훨씬 더 많은 시간을 어른들과 함께 보낸다.

프로이트(1914/1957)는 서구 사회에서 아동이 성인과는 다른 내적 삶을 가지고 있거나 혹은 아동이 자신만의 내적인 삶을 가지고 있다는 쪽으로 생각을 움직이게 한 사람 중 한 명이다. 신경과의사로서 프로이트의 초기 경력은 그로 하여금 실제 뇌 기능에 대해 개방적인 마음을 가지게 하는 데 도움을 주었고, 이는 그가 아동기 경험을 성인기의 이야기로 재구성하려고 노력하게 만들었다. 프로이트가 아이들의 관점에 대해 생각한 것은 19세기 말에는 혁명적인 생각이었다(Giovacchini, 1982, pp. 227-229).

피아제[Piaget](1963)는 20세기에 영향력이 있었던 스위스 심리학자로, 아동이 12세에 이르면 뇌의 발달이 끝나고, "형식적 조작기[formal operations]"적인 사고하기라고 명명하였던 것이 가능해진다는 그의 주장과 함께 그는 청소년 시기에 대해 과학적인 시각을 부여하였다. 그러나 피아제는 비록 뇌가 12세 정도에 성인의 크기에 다다르지만 광범위한 재구조화가 지속해서 일어난다는 사실(Giedd, 2005)을 알 수 없었다. 지난 세기에 서구 문화는 2차 성징이 이 시기에 발달을 시작해서 17세나 18세에 고등학교를 졸업할 무렵에 끝이 난다는 것을 알게 되면서 서서히 청소년기를 생물학적으로 정의하기 시작을 했다(Harvard Mental Health Letter, 2005a; Johnson, 2003, p. 463; Spear, 2000; Steinberg & Lerner, 2005). 20세기 중반에 이르러 사회학적인 정의가 발달하기 시작을 했는데, 청소년기의 개념이 사춘기의 시작에서 20대 초반까지로 확장이 되었다. 신경과학자들은 현재 청소년기를 25세가 끝날 무렵으로 정의하는데, 이때가 마지막으로 뇌의 구조가 성숙하게 된다(Dahl & Spear, 2004; Giedd, 2005).

20세가 되면, 그 이전 10년 동안 광범위한 변화와 발달이 이루지는 시기를 통해 대부분의 뇌 구조와 신경회로가 만들어진다. 20대 중반까지 계속해서 발달하는 핵심적인 구조 중 하나가 뇌량으로, 이것이 뇌의 좌측과 우측 반구 사이에서 "배전반switchboard" 역할을 한다(Johnson, 2003, pp. 246-247). 이것은 두뇌의 가운데에 있는 섬유조직으로 앞에서부터 뒤로 연결이 된다. 이 구조는 기회가 주어지면, 점점 더 두 반구 사이에 의사소통과 협조가 이루어질 수 있도록 다리 역할을 하는데, 이를 통해 의식의 궁극적인 차원을 달성하게 된다(Johnson, 2003, p. 247). 에델만Edelman의 의식에 대한 생물학적 가설의 정의에 동의하는 레이티Ratey는 의식의 핵심을 "우리가 우리 자신의 행동을 소유한다는 느낌과 시간이 지남에 따라 경험을 통해 우리의 자기 개념을 발달시킬 수 있는 능력"이라고 말한 바 있다(2001, p. 144).

반구 기능에 대한 전통적인 시각은, 우측 반구는 좌측 반구와 같은 언어 능력을 가지지 않았기 때문에 의식이 없다는 것이다. 그러나 뇌분할 환자(이들에서 뇌량의 다리는 연결되어 있지 않다)의 뇌에 대한 연구들은 이런 가정에 대해 의문을 제기한다. 일부 뇌분할 환자들은 두 가지 종류의 의사소통방식을 가지고 있는 것처럼 보였는데, 두 반구 각각의 특징을 가지고 있었다(Ratey, 2001, pp. 137-140). 비록 논란의 여지는 있지만, 많은 연구들이 우측 반구가 알아차림과 의사소통 능력을 가지고 있음을 지지해 주고 있다(Cozolino, 2006; Schore, 1994, 2003b, pp. xiv-xix). 〈표 6.1〉은 정선된 우측 반구 기능, 특히 상부 우측 피질의 기능에 대한 개괄을 보여주고 있다.

〈표 6.1〉 정선된 상부 우측 피질 기능

- 감정적 표현을 해석하거나 표식을 붙임으로써 감정적 경험을 조정함.
- 정서적 전환 및 상태의 이행을 중재함.
- 자기 내성적 알아차림을 중재함.
- 감정 상태의 변화 및 예상이 틀린 것을 감지함.
- 되먹이기 정보를 처리함.
- 불확실함이나 예측할 수 없는 맥락에서 일어난 행동에 특화된 대응 체계를 포함하고 있음.
- 위협적인 자극을 포함하는 실제와 상상의 사건 모두에 반응해서 경험이 되는 "신체적 표지" 혹은 "직감(gut feeling)"을 감지함.
- 잠재적으로 위협적인 상황에서 신중하고 적응적인 행동을 최적화시키는 데 있어 일차적인 역할을 함.
- 사회적 자극에 대해 자동적인 반응을 조절함.
- 통증 처리 및 고통스러운 자극에 대한 대응을 조정함.
- 얼굴표정을 평가함.
- 의식적인 알아차림 없이 감정을 유발하는 자극을 처리함.
- 의식의 가능한 내용에 주의력을 분배하는 것을 조절함.
- 내적 환경과 외적 환경 사이를 중재함.
- 감정적 "직감(hunches)"을 중재함.
- 인지-감정의 상호작용을 중재함.
- 정서와 연관된 의미를 처리함.
- 생각과 감정을 연관시킴.
- 사회 적응, 기분의 조절, 욕구 및 책임감(인격 성향)을 중재함.
- "자기"와 자기 조절 과정을 중재함.
- 자기개념/자존감을 중재함.
- 애착을 중재함.
- 가장 높은 수준의 행동 조절을 행사함.
- 분노 평가를 중재함.

Schore(2003a, 2003b)에서 인용함.

청소년기에 강조되는 중요 기능

청소년기에 강조되는 중요한 기능에는 다음과 같은 것이 포함된다. 즉 자율적인 맥락에서 자기 조절에 의해 이루어졌든 혹은 다른 사람의 성숙된 뇌 기능과의 상호작용적인 조절에 의해 이루어졌든 간에 이렇게 이루어진 감정 조절, 기분 조절, 충동 조절, 판단, 도덕적 추론moral reasoning, 조절된 우측 반구에 의해 항진이 되는 좌측 반구의 학습 기술의 습득, 불안전한 애착 범주 중 한 유형으로 나타나게 되는 아동기 정서조절 전략을 조정하는 데 있어 제2의 변화 기회를 최대한 활용하기 등이 포함된다. 위에 언급한 기능들의 문제에 대해 특히 가족과 떨어져 있던 청소년들이 취약하다(Mackey, 1996).

미국에서는 청소년이 수년 동안 감정 조절을 하는 데 있어 다른 사람의 뇌(또한, 환경 역시)에 극단적으로 의존적인 상태와 외부적 자원에 의한 조절에 대한 요구가 확실히 줄어드는 상태 사이의 교차로에 머무르고 있는 것으로 보고 있다(Sroufe, 1991; Wilkinson & Walford, 2001). 자기 조절과 판단과 같은 중요한 기능이 손상되면, 이것은 부모-아동 연결에 심각한 영향을 주게 되고 그러면 이 청소년은 감정적인 자기 조절emotional self-regulation 그리고/혹은 상호작용적인 조절interactive regulation 사이를 자신감을 가지고 왔다 갔다 하는 것이 매우 어려워질 것이다(Dougherty et al,, 2003; Sroufe, Egeland, Carlson, & Collins, 2005, p. 197; Steinberg, 2004). 미국의 지배적인 서부 백인 문화가 가지는 상황의 몇몇 두드러진 측면들 때문에, 청소년들은 종종 초등학교 및 초기 중학교 환경에 대한 외부의 구조적인 영향이 사라지기 시작하는 때에, 이 시기에 필요한 충분한 부모의 양육을 받지 못하고 또 부모와의 연결도 부족하게 된다(Mackey, 1996).

성인으로부터 분리된 사회적 세계를 만들어 내야 한다는 것에 영향을 주는 요인에는 개인주의에 대한 미국 문화의 강조와 분리와 자율성에 대한 과도한 가치부여(Bellah, Madsen, Sullivan, Swindler, & Tipton, 1985; Gilligan, 1987), 마치 양육을 위해 희생하고 물질적인 것을 제공하는 것이 부모의 역할인 것처럼 이야기하는 매체의 속임수(Pipher, 1994), 부모들이 성적으로sexually 부적절하다고 오해받을 것에 대한 두려움 때문에 남자아이들을 멀리하게 되는 것에 대한 압박

(Silverstein & Rashbaum, 1994) 및 남자아이와 여자 아이 모두에게 성취가 양육과 인정을 대신할 수 있다는 문화의 강조(Brown & Gilligan, 1992; Silverstein & Rashbaum, 1994) 등이 포함이 된다. 위의 요인들에는 잠재적으로 청소년들이 부모와 연결이 되는데 부정적으로 영향을 줄 수 있는 것들이 포함되어 있다. 이렇게 되면 청소년들에게 "부모의 통제와 개입에 대한 긍정적인 욕구는 거의 남지 않게 되고, 이들의 충성심이 또래 집단으로 강력하게" 옮겨 갈 위험성이 높아지게 된다(Mackey, 1996, p. 497). 월리스[Wallis](2005)는 안정감에 대한 초기 청소년의 요구 문제를 악화시키는 중학교 경험에 있어 몇 가지 문제점을 기술한 바 있는데, 이런 요구는 1980년대까지 유치원부터 8학년까지의 구조에 의해 제공되어 왔다. 여기에 더해 고려해야 할 것은 2차 세계대전 이후에 교육에 대한 강조로 인해 20대까지 교육을 확장시킨 사실과 기록적인 숫자의 여성 노동력을 필요로 하는 경제적 압력으로 인해, 어린아이조차도 다른 사람이 돌보게 하거나 아이들 스스로 집에서 혼자 생활하게 둘 수밖에 없었던 사실이다. 아이를 키우는 것은 전통적으로는 "여자의 소명[woman's calling]"(Shaw & Dallos, 2005, p. 419)이었지만, 지금은 엄마가 아닌 다른 사람에게 이양이 되었다. 이혼(아벨숀[Abelshon]은 1983년에, 이혼 후에 부모자격의 포기가 뒤따른다고 이야기하였다), 가족 구성원의 상실, 특히 부모 중 한 명의 상실, 건강상 문제, 빈곤 및 왕따 문제 등과 같은 다른 많은 명백한 요소들이 언급되어야 하지만 여기서는 언급을 하지 않았다.

20세기의 후반부를 통해 어른의 영향이 쇠퇴하는 것과 최근 들어서 또래의 영향력을 즉각 사용할 수 있는 가능성이 증가한 것(예: 사회적 네트워크 사이트; Hallowell, 2006)이 안정적이고 성숙한 우측 반구 기능을 가진 다른 사람(성인)과 깊은 관계를 맺는 많은 청소년에게서, 특히 불안전한 애착의 과거사를 가진 청소년에게서 훼손이 될 수 있음을 보여주고 있다(정상적인 청소년에 대한 논의를 보려면 Goldberg, 1993을 보라). 맥케이는 치료적 공동체가 부모에게 가족 치료에서 흔한 치료 개입인 "뒤로 물러나도록[back off]" 유도하거나 단호하게 한계를 설정하기 전에 우선, 부모-아동 관계의 경험에서 불안전함을 줄이기 위해 관계 문제를 평가하고 다루어야 한다고 주의를 주고 있다(1996, p. 498; Mishna, 2007). 청소년의 우측 반구 발달에 가장 좋은 상황은 다른 사람의 성숙한 뇌와 긍정적으로 동조적인 상호작용을 하는 것으로, 이렇게 되면 적절한 정서 조절이 가능해진다. 반면에 좌측 반구의 학습 기술의 습득은 다른 사람의 개입 없이도(예: 텔레비전, 영화, 인터넷, 책 등을 통해서) 발달할 수 있다.

이전 장들에서의 정보를 다시 정리하면, 현재의 과학적인 소견들은 감정 조절(우측 반구의 핵심 기능 중 하나)을 위해 인간은 다른 사람의 성숙한 뇌에 의존적일 수밖에 없다는 것을 명확하게 보여주고 있는데 이 성숙한 뇌가 처음에는 그들의 신체적, 감정적 세계의 미세조절을 도와준다. 이상적인 것은 이 상호작용적인 조절이 그 사람이 주로 스스로 자기 조절을 할 수 있게 되기 전까지는 아동기와 청소년기를 거쳐 왔다 갔다 하면서 서서히 이행하는 것이다.

스트레스가 많은 시기에 일시적으로 안정적인 다른 사람으로부터 상호작용적인 조절을 도움받는 것이 필요하고 적절한 것일 수 있다. 감정 표현에 대한 조절 능력을 상실하는 것은 초기 외상이나 방치의 가장 큰 장기적 효과인데, 이것은 감정이 조절되는 애착 결합을 통해서 이루어진다(van der Kolk, 1987; van der Kolk, McFarlane, & Weisaeth, 1998; Schore, 2003b, pp. 58-107). 〈표 6.1〉은 청소년기에서 발달하는 전전두엽 피질(특히 상부 우측 피질)과 변연계의 서열상 정점[hierarchical apex]이고 감정적 뇌[emotional brain]의 최고 실행자로 작용하는 전두엽 체계의 기능에 대한 개괄을 보여주고 있다(Schore, 2003a, 2003b).

청소년기를 단순히 일부 서구 문화, 특히 미국 문화의 인위적 산물이라고 생각하고 있는 사람들에게 루나[Luna](2009)의 연구는 다른 관점을 제시해 주고 있다. 그녀는 자신의 실험(문화적 효과를 조절 한)을 이야기하고 있는데, 그녀는 이 연구에서 청소년을 아동과 성인으로부터 구분을 시켜주는 뇌 기능에 있어서의 차이를 발견했다고 보고하고 있다. 청소년이 성인과 함께 관계를 더 많이 가지는 문화에서는 이런 차이가 행동으로까지는 보이지 않지만 동일한 성장과 가지치기는 여전히 일어난다(Luna, 2009). 다른 사람의 성숙한 뇌가 청소년에게 미치는 영향에 대한 좋은 예는 청소년에게서 행동상의 문제를 예측하는 것인데, 이 소견은 성인 남성의 존재가 성장의 초기에 더 중요하다는 것을 지지해 주고 있다(Sroufe et al., 2005, p. 197).

복습해 보자면, 애착 유형에 내재되어 있는 정서조절 전략(5장에 자세하게 기술되어 있다)은 청소년기에 겉으로 드러나게 된다. 치료자에게(혹은 부모나 선생님과 같은 다른 사람들에게도) 청소년이 어떻게 감정(즉 애착 유형)을 조절하느냐의 문제는 그의 특징적인 행동 패턴에서만 드러나는 것이 아니라 다른 사람들이 이 청소년에게 반응하는 방식에서도 드러나게 된다는 점이 중요하다. 안전한 애착과 불안전한 애착 사이에 차이점이 초기 아동기에 처음에 만들어진 애착 유형에서 나타난 행동과 유사한 행동을 현재 관계 안에서 촉발하게 될 것이다(Karen, 1990).

아직은 고르지 않고 가소성이 있는 청소년기의 뇌 발달은 빠르게 변화하고 있는 신경회로 안에 이전의 문제들이 굳게 새겨지기 전에 아동기로부터 온 정서조절 전략을 조정할 수 있는 두 번째 기회를 가지게 된다. 여기에 여러 곳에서 언급한 바와 같이, 기분조절, 충동 조절, 판단 및 도덕적 추론 등과 같은 특정 기능을 수행하기 위해 비성숙한 뇌는 다른 사람의 성숙한 뇌를 사용한다(Siegel, 1999). 만약 청소년이 다른 사람과의 상호작용에 원래의 자기 원형을 재연하는데 다른 사람의 뇌를 동원하고 있다면, 이는 특히 회피적이거나 양가적인 사람에 대해 불안전하게 애착을 형성했던 정서조절 전략이 잘못되었음을 입증시키고, 또 변화시키며 재작업을 할 수 있는 기회를 가지고 있다는 것을 의미한다. 스루프 등이 말한 것과 같이 "초기 경험이 운명적인 것은 아니다"(2005, p. 240). 그러나 "D" 유형은 일반적으로 관계에 의해 제공되는 재배선화 기회로부터 도움을 받을 수 있게 되기 전에 더 구조화된 도움, 입원 혹은 약물치료 등의 도움이 필요할 수 있다.

청소년기 뇌와 성인기 뇌의 차이점

이 부분은 청소년기 뇌의 많은 구조들 사이에 이루어진 연결의 재조직화reorganizing와 함께 동시적으로 일어나는 빠른 성장에 대해 언급을 하려 한다. 이 재조직화 과정의 일부에는 사용하지 않는 신경 연결의 가지치기가 포함된다. 이런 성장과 가지치기는 환경적인 경험에 의해 영향을 받아 청소년기의 뇌를 재형성한다. 아동기 애착 범주에 대한 간단한 검토와 자율신경계의 분지들을 통한 이들의 특징적인 정서 조절 또한 논의될 것이다. 청소년기 동안의 유연성은 불안전한 애착에 호전을 가져올 수 있는 기회를 제공해 주고, 청소년기의 뇌가 정서 조절을 하는 데 있어 좀 더 안전한 애착 유형으로 재배선화를 시작하게 만들어 줄 수 있다. 만약 환경적인 압박이 충분히 크면 이 반대도 가능하다: 즉 아동기의 안전한 애착이 손상될 수 있는 것이다.

이 부분에 뒤이어 기술되는 코리와 그녀의 치료자 사이의 치료회기에 대한 검토는 충분한 반복을 통해 내담자의 뇌를 재배선화를 시켜, 신경 기능을 변화시킬 수 있는 능력을 가진 두 사람 사이의 미묘한 상호작용을 보여준다. 〈표 6.2〉는 청소년과 성인의 서로 다른 뇌 기능을 비교한 것인데, 이들 중 많은 부분들이 증례 자료를 통해 보인 것과 같이 그 기능의 표현에 있어 매우 미묘한 차이를 보인다.

〈표 6.2〉 정선된 성인 뇌 기능과 청소년기 뇌 기능의 비교

성인	청소년
1. 편도는 얼굴표정을 등록하고, 전두엽은 표정의 의미를 파악한다.	편도는 얼굴표정을 등록하는데 전두엽은 종종 얼굴표정의 의미를 정확하게 파악을 할 만큼 충분히 초점을 맞추지 못한다.
(Baird, Phillips, 2004에서 인용함.)	
2. 편도는 인간의 사회적 신호, 특히 공포, 분노, "직감" 등을 식별하는 데 중심적인 역할을 한다; 성인은 청소년보다 이렇게 하는데 자신의 뇌를 더 많이 동원한다. (Damasio et al., 1990, 1994)	편도는 청소년에 의해 감정을 처리하는 데 더 많이 활용이 된다; 본능적인 기능. (Luna, 2009)
3. 성인은 청소년에 비해 과제에 머무르기 위해 자신들의 뇌를 더 동원한다.	뇌의 반사적이고 본능적인 편도 부분을 더 작동시키고, 이것은 충동성을 만들어 낸다.
(Luna, 2009; Luna & Sweeney, 2001)	
4. 전두엽은 평가하고 기억과 뇌의 다른 부분을 점검하며, 반응을 조정한다; 거의 항상, 성인은 스트레스를 더 잘 처리하고 감정을 "바르게" 만든다. (Baird, Phillips, 2004에서 인용함.)	스트레스가 전두엽 기능을 망가뜨릴 수 있다; 전전두엽 피질은 20대까지 계속해서 성장을 한다(Giedd, 2005); 전전두엽 피질이 의사 결정할 때 더 열심히 일한다(Luna, 2009); 얼굴표정을 통해 감정을 인식하는 능력이 제대로 발달하지 않아 잘못 인식하게 된다. (Baird et al., 1999)

5. 뇌량은 감각과 지각을 조정하기 위해 좌·우측 반구를 연결한다; 시간이 지나면서 신경은 점점 더 효율적으로 조정을 할 수 있게 된다. (Cozolino, 2006)	뇌량은 20대까지 계속 성숙을 하면서 두 반구를 연결하고 조정한다. (Harvard Mental Health Letter, 2005a)
6. 공간작업 기억(spatial working memory)이 성숙하게 되는데, 이것은 뇌가 통합되고 협동적이 된다는 것을 의미하는 것이다; 특정 과제를 수행하는 데 신경적인 노력을 덜 사용한다; 공간작업 기억이 뇌의 여러 영역에 걸쳐 효율적으로 분포한다.	청소년(특히 더 어린 청소년)은 공간작업 기억에 적은 수의 신경세포가 관여하기 때문에, 성인이나 나이든 청소년과 같은 과제인 경우 이를 수행하는 데 노력이 더 들어가야 한다.
(Luna, 2009; Schweinsburg, Nagel, & Tapert, 2005)	
7. 성인은 의사결정을 할 때 집단에 의해 영향을 덜 받는다.	추론능력(reasoning ability)이 발달하지만 또래에 의해 쉽게 영향을 받는다. 또래들이 지켜볼 때는 위험한 선택을 하거나 운에 맡기게 된다.
(Gardner & Steinberg, 2005; Steinberg, 2004, 2005)	
8. 전전두엽 피질은 예상하기, 계획하기, 우선순위 정하기, 명확히 생각하기, 충동 조절, 정서 조절 등과 같은 "실행기능(executive functions)"을 단련한다.	발달하고 있는 전두엽 피질은 의사결정에 많은 영향을 주는데, 널리 알려진 것처럼 호르몬에 의해 영향을 받지 않는다.
(Gur, 2005; Kinney, Stengard, Renshaw & Yurgelun-Todd, 2000; Schore, 1994; Sowell, Thompson, Tessner, & Toga, 2001)	
9. 20대 중반 이후에 신경회로의 광범위한 가지치기와 수초화는 줄어든다. (Giedd, 2005)	과도한 회백질 가지치기(신경세포와 이의 연결); 둘러싼 수초(백질)에 의해 강화되어 온전히 남아 있는 연결부. (Baird, Gruber, & Yurgelun-Todd, 1999)
10. 도파민이 상·하의 조절 신경체계의 조절을 돕는다. (Buelow et al., 2000)	뇌의 도파민이 풍부한 영역이 청소년기에는 빠르게 변화하는데 도파민이 동기, 사회적 동기 및 행동 강화 등에 중요한 역할을 하기 때문에, 이것이 약물, 알코올, 성성(sexuality)의 효과에 대한 민감한 요인이 될 수 있다. (Cozolino, 2006; Dougherty et al., 2003; Wallis, Dell, & Park, 2004)

11. 보상을 얻도록 동기를 부여하는 전전두엽 피질 영역인 측좌핵(Nucleus accumbens)은 성인에서 더 활동적이다.	측좌핵의 좀 더 낮은 활동성은 동기 결핍을 가져올 수 있다; 이것은 청소년은 높은 흥분 상태 혹은 낮은 노력 경험 아니면 이 둘 모두에 이끌린다는 것을 의미한다; 장기계획 세우기가 어렵고 위험을 무릅쓰기 혹은 "게으름피우기" 등이 일어나기 쉽다.
(Dougherty et al., 2003; Wallis et al., 2004)	
12. 성인기와 청소년 전기에 송과체(pineal gland)가 수면을 오후 10시 정도에 들게 만들기 위해 오후 중반에 멜라토닌을 생산하기 시작한다	청소년의 멜라토닌(melatonin) 수치는 서서히 올라가기 때문에 이들은 밤이 더 늦게 시작이 된다.
(Wolfson & Carskadon, 1998)	
13. 기저핵(basal ganglia)이 전전두엽 피질과 협조해서 정보의 우선순위를 매긴다; 운동과 협조 운동에 중요한 역할을 한다. (Ratey, 2001)	작은 운동 및 큰 운동 활동에 활동적이다. 따라서 음악, 예술, 운동 등에 노출되는 것이 이 영역이 발달하는 동안에 특히 중요하다. Ruder(https:// www.harvardmagazine.com /2008/09/the-teen-brain.html)
14. 소뇌가 신체 협조 운동을 조절하고 특정한 사고과정과 고차적 학습 활동(예: 수학, 음악, 발달 된 사회적 기술)을 조절한다.	청소년기에 극적인 변화를 보이는데, 신경세포의 숫자와 이 세포들의 연결에 복잡성 등이 증가한다; 발달 중인 신경회로를 이용하는 것이 중요하다.
(Cozolino, 2006; Solms & Turnbull, 2002; Wallis et al., 2004)	
15. 호르몬: 신경계의 명령에 따라 내분비선에서 혈액의 흐름으로 분비가 되어 신체의 모든 세포를 활성화한다. (Johnson, 2003; Passorotti, Sweeney & Pavuluri, 2009)	추상적 사고, 기억 및 계획할 수 있는 능력 등이 15세나 16세에 완전히 발달하지만, 호르몬에 의해 구동된 감정적 상태가 행동하기 전에 생각을 하기 위해 행동을 중단한다든가 혹은 안전한 행동과 위험이 있는 행동 사이에 선택을 한다든가 하는 기술을 집행하는 데 영향을 줄 수 있다. (Giedd et al., 1999; Wallis et al., 2004)

빠른 성장의 시기

발달의 신생아 시기가 뇌의 생물학적, 심리적 및 사회적 측면에서 가장 빠른 성장을 보이는 시기인데 청소년기 뇌는 두 번째로 빠른 성장과 발달을 보이는 시기이다. 신체의 모든 구조와 마찬가지로 강력한 발달을 보이는 시기에는 축복과 저주가 있기 마련이다. 기능을 항진시킬 수 있는 가능성은 축복이고 의학적 문제, 사고, 가족 간 싸움, 충동적인 또래 집단에 빠질 가능성 및 기타 환경적인 압박 등과 같은 예측할 수 없는 사건들이 일어날 수 있는 것은 저주이다. 이러한 사건들은 신경회로들이 성장하는 데 있어 중요한 기간 동안에 가소성이 있고 유연한 뇌를 만들기 시작을 하고 특히 청소년기에서 적게 사용이 되는 신경회로들에 대한 지속적인 가지치기도 일어난다.

구조들 사이 연결의 재조직화 및 청소년기 뇌의 재형성

청소년기에 들어가기 전에 신경세포(회백질)와 시냅스(신경세포 사이의 교차점)가 많아지는데 특히 대뇌 피질(결과적으로 이 부위가 감정과 행동의 조절을 가장 많이 담당하는 부위가 된다)에서 이런 변화가 일어난다. 그러나 청소년기 동안에 전두엽 회백질의 15% 이상에서 가지치기가 일어난다(Teicher, Andersen, & Hostetter, 1995). 남아 있는 신경세포의 연결은 축삭돌기[axon]의 절연하는 수초 덮개로 발달하게 될 것이고, 이것이 백질을 형성하게 된다(수초는 신경세포 사이의 신호 전달을 빠르게 해 준다; Ratey, 2001, p. 24). 수초 덮개는 신경세포 사이에 신호를 전달하는 축삭돌기를 보호한다.

지속적인 사용은 의사소통 기능을 호전시켜서 결과적으로 신경망을 형성하게 한다(Hebb, 1949). 그리노[Greenough]에 의하면 학습의 결과(비학습적인 상태와 비교해서)로 시냅스가 형성되는데, 이는 이런 경험이 있고 난 후 10~15분 사이에 형성이 될 수 있다고 한다. 신경망의 자극(내적 혹은 외적)은 이것이 흥분성 반응을 지속적으로 만들어 내게 되면(장기 강화[long term potentiation]; LTP라 명명함) 신경세포로 하여금 "발화 패턴이 동기화되어 신경망으로 조직화"한다(Hebb, Cozolino, 2006,

p. 42에서 인용함). 유리온과 젠센[Urion and Jensen]에 의하면(Ruder, 2011), 이 세포성 흥분(LTP)은 학습을 증강시키고 특히 사춘기에 일어나면 예를 들어 악기를 연주하거나 언어를 배우는 데 이후의 시기보다 더 쉽게 배울 수 있도록 기회를 제공해 준다. 여기에 더해 새로운 신경세포가 "진행 중인 학습에 관여하는 영역에 지속적으로 나타나, 지속적인 성장과 신경망의 형성에 이바지하게 된다."(Cozolino, 2006, p. 42).

스피어[Spear]는 "해마로 신경을 분포하고 감정적 반응을 조정하는 편도와 전전두엽 변연 영역의 재조직화는 청소년기 뇌의 재조직화를 이끌어 낸다"라고 이야기하였다(Schore, 2003a, p. 297에서 인용함). 발달상 청소년기에 들어서면서, 예를 들어 불안전한 애착 범주의 양가적 혹은 회피적 유형(즉 정서조절 전략)은 각각 흥분성 혹은 억제성 회로의 과잉 가지치기[overpruning]를 만들어 낼 수 있다(Berntson, Cacioppo, & Quigley, 1991; Cozolino, 2006, p. 147). 인격은 가지치기를 한 회로의 저조한 사용에 의해 특징지어질 수 있다. 예를 들어, 회피적 애착 범주를 가진 사람은 낮은 각성(억제성 부교감신경 분지)이 가지치기가 이루어진 교감신경계 회로에 의해서 나타나게 되는데, 이는 각성적인 정서를 감당하는 능력이 떨어진 결과로 나타난다. 양가적인 애착 범주에서는 반대의 결과가 일어나는데, 흥분성 회로가 유지가 되고 억제성 회로는 낮은 정서를 견딜 수가 없게 된다.

회피성 애착 범주와 정서 조절 문제

각성적인 정서를 견디지 못하는 것은 다른 사람들과 관계 미숙의 결과일 수 있다. 예를 들어 폴락, 치케티, 호른궁 및 리드[Pollak, Cicchetti, Hornung and Reed](2002)와 폴락과 시나어[Pollack and Shina](2002)는 방치된 아이, 학대받은 아이 그리고 정상적으로 대우를 받은 아이를 비교한 연구에서, 방치된 아이들은 대부분의 감정을 식별하기 위해 얼굴의 더 뚜렷한 감정 표현을 요구했다는 사실을 발견하였다. 얼굴표정에서 사회적 관련 정보를 알아내는 것에 대한 자세한 정보는 아돌프[Adolphs](2002), 아돌프 등(2000) 및 콜[Cole](1987)을 보라.

쇼어는 회피적 애착 범주의 낮은 각성 상태와 방치를 상관하여 보았다(2003a, pp. 115-121). 방치된 아이는 상호작용에 대한 희망을 의식적으로 포기하는 것 같다. 물론, 아이는 방치에 대해 분노를 느끼지만, 이는 직접적으로 표현이 되지 않고 아마도 이것이 의식적으로는 경험되지 않는 것처럼 보인다. 어렵고 각성적인 감정을 견딜 수 있기 위해서 자율신경계의 교감신경 흥분성 분지를 사용하는데, 회피적 정서조절 전략을 발전시킨 방치된 아이에게서는 세포독성(즉 세포사cell death) 경험들 때문에 교감신경 분지가 성장과 가지치기에 손상을 가져오게 되고, 이 결과 부교감신경 분지가 감정을 조절하는 주 구조로 남게 된다(Schore, 2003a, pp. 112-115).

아이는 어떤 일이 일어나지 않기를 바라는 마음으로 감정적 고통(흥분성 교감신경계 활성화)으로부터 해리될 수도 있다. 각성의 수준은 시스템 전체의 저하(부교감신경계) 혹은 폐쇄반응(부교감신경계가 다미주 체계를 중재)을 통해 저하될 수 있다. 코졸리노에 의하면 이런 아이들은 철퇴되고, 동기가 없으며 그리고/혹은 우울하다(2006, p. 147). 물론, 방치되면 고통을 상호작용적으로 조절할 수가 없고 이런 상호작용적 조절의 부재는 우선 만성적인 낮은 각성 상태를 만들어 낸다. 만약 회피적 전략이 청소년기까지 지속이 되면, 성장 기회를 능동적으로 뒤쫓을 수 있는 능력을 갖지 못하게 된다. 성숙한 뇌가 개입한 과거가 없다면 청소년의 감정적 회로가 적절한 발달을 위해 필요한 지도guidance, 멘토링mentoring 및 학습이 적절하게 일어날 수 없게 될 것이다.

낮은 각성의 특별한 경우: 폭력

비록 우리의 직감과는 반대가 되지만 연구결과는 만성적으로 낮은 각성(학대를 극복하기 위해 동원된 해리적 방어의 과잉사용으로부터 생긴)이 반사회적 행동의 초기 징후가 될 수 있는 공격적인 폭발로 이어질 수 있다는 것을 보여주고 있다(Raine, Reynold, Venables, Mednick, & Farrington, 1998). 부분적으로는 버림받았던 혐오적인 경험의 결과로 일어난 낮은 각성이 분노의 정서와 결합된 자기 및 타인의 원형을 구성한다. 만약 이 핵심 관계 구성(Luborsky & Crits-Cristophe, 1998)이 혐오적이거나 수치스러운 경험에 의해 유발이 되면, 갑작스러운 분노 폭발이 예측하지 못하게 일어나게 된다. 이와 같이 양가적/저항적 애착 유형을 발달시킬 가능성이 높은 학대받은 아이는 흥분성(교감신경계) 분지를 사용해서 정서를 조절하게 될 것이다. 그러면 이 아이는 더 능동적으로 수치스러운 경험과 혐오적인 경험을 하게 되고 그러면 이 아이는 또한 분노한 자기와 수치스러운 타인이 포함되는 자기와 타인에 대한 원형을 가지게 될 것이다. 만약 이 원형이 촉발되면, 분노 반응이 또 일어나게 된다(Schore, 1994, pp. 240-248). 3장에서 추측을 한 바와 같이, 분노 반응/행동은 일련 선상에 있어 궁극적으로 반사회적인 행동으로 나타나게 된다. 이 일련 선상의 한쪽 끝은 더 약탈자적이고, 냉정한 낮은 각성이고 다른 한쪽 끝은 계획 없이 폭발하는 충동적("뜨거운hot")인 행동이다(Schore, 2003a, p. 292).

발달적으로 습득이 된 사회변질과 정신변질(이들은 종종 서로 바뀌가며 사용되는 용어이다)은 발달적으로 기능 저하를 보이는 배 내측 피질ventromedial cortex과 연관이 있는 것으로 보이는데(Bechara et al., 2001), 이것은 상부 피질이 위협 평가(안전-위험)에 덜 개입을 하고 특히 전두엽 손상이 있을 때(Damasio et al., 1990) 행동 조절에도 덜 개입한다는 것을 의미한다. 따라서 편도는 위협 평가에 있어 상부 피질의 경우보다 더 빠르고 충동적인 방식으로 나타나는 행동을 결정하는 데 더 많은 영향을 미치게 된다. 신체적으로 학대를 받은 아이의 전두엽 뇌 영역은 뇌파검사 소견상 이상 소견을 보이고, 이에 대해 테이쳐Teicher 등(1995)은 스트레스가 전전두엽 피질의 발달을 변화시킨다고 결론을 내었다.

이와는 달리, 다른 연구자들은 폭력을 지속하지 않는 학대의 과거력을 가진 사람들이 좋은 우측 반구 기능을 가지고 있는데, 이것이 폭력적으로 되는 것에 대한 보호 요소일 가능성이 있다고 지적하고 있다(Raine et al., Schore, 2003a, pp. 303-304에서 인용함). 물론, 이들은 환경 안에서 학대의 효과를 상쇄하기 위해 조율이 된 인격 기능을 이용할 수 있는 사람들에게 일상적으로 접근을 해 왔다. 이 아이들은 그들의 우측 반구 특히, 상부 우측 피질의 기능적이고, 충동적이고 공격적인 편도 기능에 희생되지 않기 위해 적절한 상호작용적인 정서 조절을 경험했을 가능성이 높다.

양가적/저항적 범주 및 정서 조절 문제

최선의 경우 일관적이지 않고 최악의 경우에는 학대하는 사람을 1차 보호자로 경험한 아이는 일상적인 요구에 대한 정당한 주의를 이끌어 내기 위해서 자기 자신의 노력에 의지하게 된다. 이 유형의 애착을 가진 아이들은 매달리거나 충동적일 수 있고(Schore, 1994) 어린아이처럼 굴어서 타인의 주의를 끌 수 있다(Karen, 1990). 폴락과 시나어(Pollack & Shina, 2002)는 학대를 받은 아이들은 슬픈 얼굴표정을 인식하기 위해서 더 많은 정보를 필요로 한 반면에, 화나는 얼굴표정을 인식하는 데는 정보가 적게 필요하다는 것을 발견하였다. 학대가 가지는 예측 불가능성은 학대받은 아이들로 하여금 위험에 대해 부분적인 정보를 사용하게 해서, 이들은 항상 경각심을 가지게 된다(Pollack & Shina, 2002, p. 790; Schore, 2003a, pp. 291-298). 학대를 받지 않았지만, 극단적으로 일관적이지 않은 돌봄을 받을 수밖에 없었던 아이 또한 자신의 요구를 얻기 위한 신호를 다른 사람에게 맞추기 위해 환경을 항상 유심히 살피게 될 것이다.

다른 사람에 대해 경각심에 찬 자세를 이완시킬 수 없는 것은 교감신경 분지의 활성화를 유지시킨다. 부교감신경 분지에 의한 각성의 억제는 자신의 요구가 다른 사람에게 맞추어져 있는지 혹은 돌보는 사람이 이따금 자신의 요구에 관심을 가지는 때를 위해 준비가 되어 있는지를 능동적으로 확인해야만 하는 이들에게는 좋은 생존 전략이 아니다. 양가적/저항적 정서조절 전략은 부교감신경 분지가 손상된 상태로 인해 나타나게 되는데, 이는 이들이 제대로 사용이 되지 않거나 가지치기가 제대로 일어나지 않아서 혹은 이 둘 모두 때문에 일어난다. 이 둘은 세포의 죽음으로 연결이 될 수 있고 역으로 세포의 죽음은 이들의 기능부전으로 연결이 될 수 있다. 회피성 전략에서와 마찬가지로 해리도 사용이 될 수 있지만, 이 경우에 해리는 이 아이들에게 향해 있는 조절되지 않고, 과잉 자극적이며, 강력한 정서를 조절하기 위해 사용이 된다. 만약 양가적/저항적 전략이 청소년기까지 지속이 된다면 이 아이는 조증적, 충동적 혹은 집중을 끌기 위한 행동을 포함하는 조절부전의 문제를 보일 가능성이 높다(Cozolino, 2006, p. 148).

안전한 애착 범주와 붕괴된/혼란스러운 애착 범주 및 이와 연관된 정서 조절 문제

정서 조절의 안전한 애착 범주 및 붕괴된/혼란스러운 애착 범주 모두는 자율신경계의 두 분지 모두가 관여하지만 서로 반대 방식으로 관여를 한다. 안전한 애착은 대부분의 상황에서 적절한 수준의 정서에 의해 특징이 지어진다. 교감신경계와 부교감신경계는 둘 다 자동적으로 정서를 조절하지 않고 함께 협조적으로 작동을 해서 정서를 조절한다. 이와 대조적으로 붕괴된/혼란스러운 애착 범주의 자율신경계는 상황에 대해 예측 불가능한 방식으로 반응을 하는데, 사람들은 이 사람이 어떻게 반응하게 될지에 대해 확실히 알 수가 없다. 이것은 극단적으로 예측할 수 없었던 돌봄 때문에 생긴 결과인데, 흔히 학대와 방치 모두를 포함한다. 이 아이는 해리(부교감신경 분지)를 통해서 방치를 조절할 수밖에 없고 교감신경 분지에 의해 견딜 수 있는 범위를 넘어서는 강력한 각성을 조절해야 했던 아이 또한 아마도 이 견딜 수 없는 각성을 역조절하기 위해 해리의 상태가 될 수밖에 없을 것이다.

안전적으로 애착이 형성된 아이가 청소년기에 들어서면 지속해서 예측 가능한 뇌 발달 속에 내재된 데로 성장과 가지치기 경험(〈표 6.2〉 참고)이 진행될 것이고, 따라서 안전한 애착은 이런 정상적인 성장 과정을 중단시키지 않는다. 오히려 환경에 반응할 수 있는 청소년의 능력은 안전한 애착과 뇌가 감정과 행동을 조절할 수 있도록 균형을 이룬 방식으로 학습하는 것, 특히 안정적인 타인의 정서와 상호작용적으로 조절된 좋은 경험을 통해서 증강된다. 불행하게도 붕괴된/혼란스러운 애착 유형은 호르몬의 전환과 이미 조절부전에 빠진 뇌(이 장의 여러 곳에서 자세히 기술한 바 있다)에 작용하는 다른 힘들에 의해 나빠질 가능성이 더 커진다. 〈표 6.3〉은 애착 범주와 자율신경계 사이에 가능한 관계를 종합적으로 정리한 것이다.

〈표 6.3〉 자율신경계에 의해 조절이 되는 아동기 애착 범주

안전한 애착
- 감정의 항상성적인 균형(자율신경계 분지가 교감신경 분지나 부교감신경 분지 중 어느 한쪽이 우세하지 않고 함께 협조적으로 작동한다).
- 정서조절 전략이 발달하는 데 영향을 주는 성숙한 뇌를 가질 가능성이 높다.

회피적 애착
- 하향 조절된/억제된(억제성 부교감신경계 혹은 다미주 체계를 조절하는 부교감신경계).
- 각성적인 정서를 견디는 능력의 손상을 가져오는 교감신경 분지의 더 광범위한 가지치기.
- 방치를 경험했을 가능성이 높다.

양가적/저항적 애착
- 상향 조절된/흥분된(교감신경계).
- 낮은 정서 효과를 견디는 능력의 손상을 가져오는 부교감신경 분지의 더 광범위한 가지치기.
- 일관적이지 않은 강력한 각성 혹은 학대를 경험했을 가능성이 높다.

붕괴된 애착
- 예측이 불가능하게 조절되는(부교감신경계와 교감신경계가 예측 불가능하게 행동을 활성화시킨다).
- 학대받고 방치된 경험을 했을 가능성이 높다.

참조. Cozolino(2006), Porges(2007), Schore(2003a, pp. 115-121), Siegel(1999, 2007) 및 Wallin(2007)에 근거함.

증례 설명: 코리

다음 증례 자료는 2장에서 사용된 것과 같은 치료회기에서 가져온 것으로, 여기에서는 성인과 청소년기 뇌 기능 사이에 차이점을 반영해 주는 상호작용을 검토하는 것에만 초점을 맞추어 보여주고 있다. 코리와 치료자 사이에 대화에서 보여주고 있는 나머지 신경생물학적 기능을 보려면 〈표 6.1〉, 〈표 6.2〉 및 〈표 6.3〉을 참고하는 것이 도움이 될 것이다.

치료자가 코리를 처음 만났을 때, 만남은 긴장감이 넘쳤다. 어린 코리가 치료실로 걸어 들어왔고 치료자는 불편을 느꼈으며, 방어적이었고 평소와는 달리 자신이 코리와 쉽게 관계를 맺지 못하고 있음을 알 수 있었다. 코리는 자신이 상담자에게 정확하게 어떤 이야기를 해야 하는지에 대해 확신이 없었다.

코리는 더 성숙한 뇌가 전전두엽 피질을 사용하는 어른과는 달리, 자신의 안전함과 위험에 대한 반응적인 감지기인 편도에 더 의지하고 있었다; 또한 코리에게는 자기 내성적인 인식(우측 반구 기능)이 아직 발달하고 있어서 이것이 손상되어 있을 수 있다.

코리: (*약간 적대적이며 도전적으로*) 저는 제가 왜 여기에 오게 되었는지 모르겠어요.

전전두엽 피질이 성숙한 성인의 뇌에서 일어나는 것과는 달리, 적대적이고 도전적이고자 하는 충동(자율신경계의 흥분성 교감신경 분지)을 억제하지 못하고 있다. 청소년은 반사적이고, 본능적인 편도 부분에 더 의존적이어서 이는 충동성(Luna, 2009)으로 연결이 될 수 있고 따라서 적대적인 태도를 일으키게 만든다.

치료자: (*차분하게, 사실을 추구하는 태도를 보이려 노력하며*) 아마도, 너의 선생님들이 너의 갑작스러운 낙제에 대해 걱정이 되어서 보낸 거겠지. 이런 낙제는 종종 학생이 무엇인가 걱정거리가 있다는 것을 의미하기도 하니까.

차분한 태도를 보이면서, 치료자는 충동 조절(자율신경계의 억제성 부교감신경 분지)을 위해 전전두엽 피질에 의존하고 있다. 측좌핵은 동기를 부여하는데, 이는 청소년에게도 발달하고 있어 공부하는 것과 같은 훈련을 요하는 활동은 자연스럽게 고통을 준다; 이미 불안정한 뇌가 지지를 받지 못한 것이 부분적으로는 코리의 낙제에 영향을 주었을 수 있다. 여기에 더해 청소년기 뇌는 공간작업 기억[spatial working memory]을 위해 신경세포가 적게 개입하기 때문에 어른과 같은 과제를 수행하는 데 있어 노력을 더 필요로 한다. 아마도 이는 효율적으로 과제를 완수하는 능력이 떨어지는데 이바지했을 가능성이 있다(Luna, 2009; Schweinsburg, Nagel, & Tapert, 2005).

코리: 우리 가족은 요사이 특별히 크게 걱정하는 것이 없어요.

1장에서 보여준 코리의 가족사에 의하면 가족은 기능적이었던 것으로 보이는데, 이용이 가능했고 효과적인 스트레스 조절 전략(일, 사회화, 취미, 교화, 친구들)을 가지고 있었던 것으로 보인다. 만약 코리의 가족이 현재 자신들의 상실의 파도에서 그녀를 감정적으로 지지해 줄 수 없다면, 그녀의 학업 수행이 손상되고 무례한 태도가 나타날 수 있다. 청소년의 추론능력은 성인보다는 또래 집단에 의해 영향을 더 받는데(Steinberg, 2004), 이런 경향성이 가족이 현재 사용하고 있는 부정, 억압, 억제 및 정서의 차단/고립 등과 같은 하향 조절된 방어기전에 의해 영향을 쉽게 받게 되는 이유가 될 수 있다.

치료자: 그들이 과거의 문제에 대해 걱정을 하지 않는다는 거니, 아니면 현재의 문제에 대해 그렇지 않다는 거니?

코리: 아니요, 뭐 꼭 그렇지도 않아요. 우리는 강해요. 그런데 선생님은 제 이름이 어디서 유래되었는지 아시나요? (*의자에서 약간 자세를 바꾸어 치료자 옆을 향하게 하면서; 사실을 추구하는 태도와 명료한 톤으로 첫마디를 꺼냈고 주제를 바꾸면서 약간 각성된 톤을 보이면서*)

코리의 무시하는 투의 목소리와 몸을 돌려서 멀리하는 것은 공포 반응을 보여주는 것일 수 있는데, 이것은 치료자로부터 자신을 거리를 두려 하는 것과 자기 자신의 감정으로부터 거리를 두려 하는 시도를 통해서(편도는 위험을 감지하는 데 중심적인 역할을 하고 있다; Damasio et al., 1990; Damasio, 1994) 이루어지고 있다.

치료자: 어디인데?

치료자는 자신의 마지막 노력이 코리 가족의 정서 조절 유형을 파악하려 한 것이었기 때문에 불안감, 불확실함 및 혼돈을 느끼고 있다. 그녀는 답을 얻지 못했을 뿐만 아니라 코리도 완전하게 초점을 바꾸어 버린 것처럼 보인다.

코리: 코레타 스코트 킹Correta Scott King이요. (*자신 이름의 유래에 관해 이야기하면서 빠르게 자신의 턱을 들어 올리고, 좀 거만한 것 같지만 다시 사실을 추구하는 태도로*)

갑작스러운 주제의 변화는 진심으로 연결을 하려 노력하는 치료자에 대한 반응일 수도 있다. 코리의 전전두엽 피질은 되먹이기 정보를 처리하는 것(성숙된 기술)이 느릴 수 있다. 코리의 안전-위험 감지기인 편도는 경고 쪽으로 기울어져 있어 치료자를 피하기 위해 (약간의) 도망가기 혹은 얼어붙기 신호를 보내고 있다. 청소년기에서 편도는 사회적 신호를 분별하고 감정을 처리하는 일을 담당하고 있다(Damasio, 1994; Damasio et al., 1990; Luna, 2009). 코리가 가졌던 과거의 더 부드러운 사회적 기술은 이제 그녀를 떠나갔을 수 있다.

치료자: 그래, 정말로? (*그 시점에 무엇을 해야 하는지 몰라 약간 불안을 느끼면서*)

코리: (*계속 서두르면서, 치료자를 제대로 눈치채지 못한 채*) 네, 제 동생 재키Jakki는 k자가 두 개예요, 아시겠지만 그녀의 이름은 케네디 대통령의 영부인 J-a-k-q-u-a-l-i-n-e(재클린)을 따라 지은 거예요. (*하나하나 문자를 이야기 하면서*)

감정적 표현을 해석하고 표식을 붙이는 것을 통해 감정 경험을 조정하는 것은 성숙한 뇌 기능인데, 이런 일이 일어나지 않고 있다. 대신에 코리의 수다는 아마도 그녀를 이해하려는 치료자의 노력을 피하려는 시도일 수 있다. 사용되지 않았던 신경세포에 대한 가지치기는 청소년기 내내 일어나는데, 이는 이전의 좋았던 발달을 손상시킬 수 있다. 코리는 전전두엽 피질 기능인 정서와 관련된 의미 처리 과정을 피하고 있는 것으로 보인다.

치료자: 그래, 정말 예쁜 이름이구나. (*다시, 연결되었다는 느낌을 받지 못하면서*)

코리: 네, 혹시 이것도 아세요? 저희 할머니 개의 이름이 메리인데, 그것은 예수님 엄마의 이름

을 따라 지은 거예요. (*급하게 말을 한 후에 몇 초 동안 눈을 피했다.*)

우측 반구 기능인 얼굴표정을 읽을 수 있는 능력이 전전두엽 피질에서 손상을 받았을 수 있다. 코리는 얼굴표정을 읽는 데 편도를 사용하고 있는 것으로 보이고 그래서 아마 잘못 해석하고 있을 수 있는데, 이렇게 치료자의 얼굴표정을 잘 못 읽어서 과도하게 자극을 받았을 수 있다. 코리가 눈 맞춤을 피하는 것은 치료자로부터 주의를 돌리고 있는 것이다(부교감신경 분지로 하여금 각성을 낮추도록 해 주는 것). 가능한 내용에 주의를 집중할 수 있도록 조정하는 능력인 자기 자신의 의식, 즉 전전두엽 기능이 방해를 받고 있다. 눈 맞춤을 피하는 것은 교감신경계적으로 구동된 각성이 급등하는 것에 대한 자동적인 반응일 수 있다(Schore, 2003b, pp. 7-8). 눈 맞춤을 피하는 것은 진정되는 데(억제성 부교감신경 분지) 도움이 될 수 있다.

치료자: (*아무 반응 없이 조용히, 그러나 메리가 어떤 종의 개였는지 물어보고 싶은 충동을 느낀다.*)

코리: (*어떤 학생이 그린 개와 고양이 그림이 옆에 붙여진 파일 캐비닛을 바라보면서*) 그런데, 저는 메리가 어떻게 생겼었는지 기억이 나지 않아요. (*약간 차분해진 것처럼 보이고 그녀의 목소리는 부드러워지고 약간 곤혹스러워 보인다; 좀 더 진정이 되었다.*)

각성이 낮아지는 것은 좀 더 항상성적으로 균형을 이룬 경험이 시작되는 것일 수 있는데, 코리는 치료자의 낮은 정서에 의해 영향을 받는 것처럼 보인다. 이런 감정에 대한 한 쌍의 조절은 자신들의 정서를 조절하는 데 있어 코리의 가족이 최근에 사용하고 있는 거리두기와 고립과 같은 방식에 비교해서 환영할 만한 것이다.

치료자: (*계속해서 조용하게, 그리고 이렇게 조용한 것에 대해 좀 더 편안하게 느끼면서*)

치료자의 성인 뇌는 스트레스를 더 잘 다루고 "올바른" 감정을 더 잘 만든다(Baird, Gruber, & Yurglun-Todd, Phillips, 2004에서 인용함). 코리는 외상적 경험에 접근하기 시작하고 있고, 최근의 상실을 견딜 수 있게 시작하는 것을 꾸준히 돕기 위해 이용이 가능한 다른 사람의 안정적인 뇌를 필요로 하고 있다.

코리: 저는 그 개가 지금도 살아 있는지 잘 모르겠어요. 아마도 누군가가 그 개를 그 이후에 발견했을 거예요… 아마도…. (*갑자기 위축된 표정을 보이고 마치 자고 있는 것처럼 눈을 감았다.*)

코리는 안전적으로 애착이 되어있는 것처럼 보이는데, 이것은 그녀가 스스로 자신의 감정적 삶을 조절할 수 있다는 것을 의미한다. 혹은 그녀가 자신에게 감정적으로 도움을 받기 위해 다른 사람을 필요로 했었을 때, 그녀는 그들을 찾았고 그들은 일반적으로 이런 식으로 필요할 때 다른 사람들을 찾았던 전력이 있었고, 이것을 통해 코리는 항상성적으로 균형을 이룬 자율신경계를 만들 수 있었다. 그러나 최근 외상의 파도 속에서 코리는 회피적이고 무시하는 유형(억제가 우세한 부교감신경계)을 발전시켰을 수 있다. 이것은 만약 치료적 개입이 없다면, 명백한 자기의존성에 대한 반의존적 유형으로 이어질 수 있다. 그녀는 더 자립적인 태도를 만들어 낼 수 있고 부교감신경계를 동원하거나 혹은 "냉정한" 낮은 정서적 태도를 유지하기 위해 다미주 체계를 동원할 수 있다. 결국, 부드러운 정서 전환은 약해지고 낮은 정서에 대한 경직된 선호가 일상적인 것이 되게 될 것이다.

치료자: (*허리케인 때 잃어버린 메리에 대해 상상하기 시작하면서; 자신을 간절하게 바라보고 있는 자신의 개의 눈과 연관을 시키면서 목이 메는 것을 느끼고; 무엇인가 해야 한다고 느끼지만, 무엇을 해야 할지 몰라; 아무 말도 하지 못한다.*)

코리: (*치료자 쪽으로 얼굴을 돌리고 눈을 마주치지 않고 빠르게 이야기한다.*) 죄송합니다. 저에게 화나셨나요?

상호작용적인 대인관계 민감성에 대한 코리의 과거사는 그녀와 연결이 되려는 치료자의 노력에 의해 되살아난 것처럼 보인다. 그러나 치료자는 어색함을 느낄 수 있다. 치료자와 연결이 된 결과, 코리의 전전두엽 피질에 있어 몇몇 영역의 기능이 호전되었다(여기에는 기분의 조절, 의식적인 알아차림 없이 감정 유발 자극을 처리하는 것, 그녀가 상황에서 위험을 좀 더 정확하게 평가를 해서 더 공감을 보여주고 더 적응적인 행동을 보이는 것 등이 포함이 된다). 코리는 성인들의 보살핌에 대한 이전의 기대가 다시 표면화될 만큼 충분히 조심스럽게 연결을 하게 되었는지도 모른다.

치료자: 그래, 나는 마음이 좋지 않아. 네 애완견처럼 그렇게 잃어버린 개를 생각하니까. 나도 개를 키우고 있어. 그래서 그 개를 생각하게 되었어. (*말하기를 멈추고 치료자와 코리는 서로를 몇 초 동안 바라보았다. 치료자는 둘 사이에서 약한 "전류"가 순간적으로 흐르는 것과 같은 느낌을 경험하였는데 이전에는 둘 사이에 일어나지 않았던 것이었다.*)

코리는 상황과 상관없이 반사적으로 동원되기 시작하는 자기 조절 전략(예: 습관적으로 감정을 떨어뜨리거나 증가시키는 방어들)이 발달하는 것을 방지하기 위해 자신의 뇌가 성숙한 뇌의 영향과 연결이 되기를 원하고 있다(아마도 거울 신경세포를 통해서; Cozolino, 2006, pp. 186-201; Gallese, 2009, 2010; Siegel, 2007). 좀 더 견딜 수 있는 정서를 가지고 감정적으로 공명을 이룰 수 있는 이용 가능한 다른 뇌를 가지는 것은 코리가 감정 조절을 하는 데 있어 좀 더 유연해질 수 있도록 해 주고 그녀의 전두엽 피질을 강하게 만들어 줄 것이다.

코리: (*약간 다른 곳을 쳐다보면서*) 미미는 메리 때문에 많이 울었어요. 엄마가 미미 때문에 화가 많이 났어요. 그렇지만…. (*뒤로 꽁무니를 빼면서 또 다른 곳을 쳐다보면서.*)

얼굴표정에 대한 인식은 편도를 통해서 일어난다. 그러나 청소년에서는 종종 전두엽이 얼굴표정의 의미를 정확하게 파악할 만큼 충분히 초점을 맞추지 못하는 일이 일어난다(Baird, Gruber, & Yurglun-Todd, Phillips, 2004에서 인용함). 다른 곳을 쳐다봄으로써, 상호적인 눈 맞춤에서 오는 자극을 저하시키는 것은 다른 사람의 얼굴표정의 의미를 정확하게 파악하는 데 도움이 되지 않는다.

치료자: (*치료자는 미미가 코리의 할머니인지를 잘 알고 있기 때문에, 미미가 코리의 할머니인지를 물어보고 싶은 욕구를 느끼면서; 또 그 개를 가족이 얼마나 오랫동안 키웠는지를 물어보고 싶은 욕구를 느끼면서. 메리는 어떤 종류의 개였니? 비록 감정적으로 이렇게 이야기하는 것이 좋은 생각인 것 같지만. 이 순간 코리와 함께 하자고 자신에게 이야기하기 시작한다. 그녀는 코리가 뭔가 기대를 가지고 자신을 다시 쳐다보는 것을 느낀다.*) 너도 메리를 잃어버려서 많이 슬펐니?

코리: (*다른 곳을 쳐다보고 자신의 머리에 있는 핀을 고쳐서 낀다; 그리고 귀걸이를 뺐다가 다시 낀다; 그 다음에 사실적으로 이야기를 한다.*) 메리는 잘살았고 많이 늙었어요. 메리는 뒷다리에 관절염을 앓고 있었어요. 바니(*계부*)가 메리를 소변보게 하려고 내보냈을 때, 메리에게 목초지에서 무슨 일이 일어난 것 같은데요… (*사실적이 아니라 수다를 떨기 시작을 한다.*) 메리는 아마도… 아마… 어떻든 간에 (*갑자기 일어났다가 다시 앉으면서 머리핀을 다시 고쳐 꽂는다.*) 재키와 저는 어렸을 때 메리와 많이 놀았어요. 폭풍이 몰아치기 전에는 그렇게 많지는 않았어요. 우리는 선생님께서 아시다시피 그곳을 떠나왔어요.

좌측과 우측 반구를 연결하는 뇌량(인지-감정 상호작용; 생각과 감정을 연결)은 25세까지 발달한다. 따라서 코리는 일정치 않고 변덕스러운 능력을 가지고 있을 가능성이 있다. 그녀의 개를 잃은 것에 대한 "사실"에 기반한 장황한 설명은 그녀가 개를 잃어서 경험한 감정적 경험과는 일치하지 않는다. 코리가 완전히 성숙된 "배전판"(뇌량)을 가지려면 10년이나 남았기 때문에, 그녀는 생각과 감정을 쉽게 연결시키지 못하고 의식적인 지각도 어려울 것이다. 논의는 그녀를 화나게 하기보다는 더 신중하게 만들고 있는 것으로 보이는데, 기저핵(청소년기에 발달하고 소년보다 소녀에게서 더 크다)은 전두엽과 협동하여 공감, 충동의 억제 및 감정 조절에 관여한다.

치료자: (*코리가 치료자를 바라보자, 치료자는 선언적으로 그러나 낮은 목소리로 이야기한다.*) 코리야, 너는 진짜 메리가 보고 싶구나. (*치료자는 이 순간에 코리와 함께 슬퍼할 수 있는 감정적인 공간을 발견하였고 그녀와의 사이에 "찰칵하고 켜지는 것*[click]*"을 느꼈다.*)

다시, 치료자는 우측 뇌에서 우측 뇌로 쫓아가는 작업을 하고 있고 코리에게 조율(만나고 맞추는 것; Beebe, 2005)을 하려 노력하고 있는데, 이것은 코리의 뇌에 전전두엽 피질 기능에 대한 외부적인 출처를 제공해 주려는 또 다른 노력인 것이다.

코리: 네, 아마도요. 그런데 선생님께서 미미에 대해 아시다시피 그녀는 어떨 때는 침례교도였다가 어떨 때는 천주교 신자였다 해요. (*이 말을 차분하게 하였다; 그러나 이 치료회기 초반에서처럼 무덤덤하게 말하는 것은 아니었다.*)

치료자: (*이게 무슨 일인지 전혀 모르겠고, 무능하게 느껴지고 할 말을 잃어서 당황스러운 어조로 말한다.*) 뭐라고? (*깨지기 쉬운 연결을 다시 한번 잃게 될까 봐 걱정하면서.*)

코리: (*치료자에게 약간 도전적인 눈길을 보내면서*) 미미는 저희를 성 프란시스 동상으로 데리고 갔어요. 선생님은 천주교인이세요?

이런 도전적인(상향 조절된, 교감신경계가 활성화된 것) 행동은 코리가 치료자와 감정적인 접촉을 만들 때 생긴 스트레스를 자율적으로 조절하려는 방식으로 여겨진다.

치료자: (*이제는 정말로 균형이 깨진 상태로*) 뭐라고?

코리: 그런데, 선생님께서는 성 프란시스를 잘 모르시는 것 같네요. 선생님께서는 (*거의 빈정거리듯*) 동물들의 수호성인에 대해서는 아시나요?

비동기적인 감정적 접촉이 증가되고 있는 것은 치료자가 너무 가까워지고 있다는 "직감"을 등록하고 있는 코리의 편도에 의해 일어나는 것이다(Damasio, 1994; Damasio et al., 1990). 즉 감정적인 접촉 때문에 나타난 스트레스가 거리를 두는 행동을 가져왔을 수 있다. 코리의 편도는 다른 사람들과 접촉을 하게 될 때 그녀로 하여금 거리를 두도록 경고를 보내고 있는데, 이는 최근에 그녀 가족들이 자기를 보호하기 위해 단절을 했기 때문에 이들을 정서를 조절하는 데 이용할 수 없어서 온 실망 때문에 기인한 것으로 보이고, 이것이 코리로 하여금 다른 성인과 재연결이 되게 될 때 자동적으로 경계를 하게 만드는 것처럼 보인다.

치료자: (*무언가 알게 되어서 행복한 느낌으로; 말을 더듬으면서*) 아, 아, 그래서 알지, 그래… 성 프란시스에 대해서도 알지.

코리: (*턱을 숙이고 자신의 신발을 바라보면서 그럴 필요가 없는 자신의 치마를 끌어 내려 곧게 펴고 나서 울기 시작한다.*) 메리는 저와 재키와 함께 잠을 자곤 했어요. 아무도 모르지만 미미는 알아요. 저는 그녀가 달러 스토어Dollar Store(염가 판매점)에서 저를 위해 사준 행운의 작은 개를 제 베개 밑에 놓아두고 있어요. (*갑자기 목소리가 예민해 지면서*) 저는 달러 스토어가 싫어요. 집에 가면, 엄마는 저희를 그곳에 절대로 가지 못하게 해요. (*자신의 엄마 흉내를 내기 시작하면서*) 가난한 사람들만 그곳에 물건을 사러 간단다. 우리는 다른 사람들과 마찬가지로 파인골드Finegold(고급 백화점 혹은 귀금속상점)에 갈 수 있어. (*치료자를 올려 보면서*) 선생님은 달러 스토어에서 물건을 사시나요?

다시, 기저핵은 정보의 우선순위를 매기는데, 감정의 압박하에서 이것은 상황에 적절한 반응을 만들어 내기 위한 결정에 도움을 준다. 또한, 이것은 전전두엽 피질이 충동성과 좀 더 사려 깊은 반응 사이의 선택에 도움을 준다.

치료자: (*"균형을 잃은 것"이 코리의 중간 이름이었던 것을 생각하기 시작하면서, 다시 묻는다.*) 뭐라고?

치료자는 코리의 정서적 조절부전을 따라하고mirroring 있다.

코리: (*이제는 참을성 없이*) 제가 선생님께서 달러 스토어에서 물건을 사시느냐고 물어봤잖아요?

치료자: (*자신의 지도감독자가 한 음절로만 개입one-syllable interventions하는 것에 관해 이야기하였던 것을 연상하면서, 자신의 마음이 작동하도록 노력하면서*) 그래, 음, 실제로 나는 이전에 그곳에서 물건을 산 적이 있단다.

공격적이지 않게 코리가 제시한 방향이 치료자로 하여금 정상적인 반응을 끌어내었다. 이것은 코리의 질문하고 대답하기와 같은 접근에 대해 치료자가 이를 만나고 맞추려는 것(Beebe & Lachmann, 1994)일 수 있다.

코리: (*예민해져서*) 아니요, 제 이야기는 선생님께서 정기적으로 그곳에서 물건을 사시느냐는 거예요?

치료자: (*자신이 너무 지나치게 생각하지 않으려 노력하면서 자연스럽게 말할 것을 결심하고*) 아니, 그렇지 않단다. 나는 그곳을 좋아하지 않는단다.

아마도 치료자는 코리와 같은 것을 의사교환하는 방식의 반응을 통해 코리의 좀 더 균형을 이룬 자율신경계와 맞추고 있는 것은 아닌지?

코리: (*자신이 무언가 승리한 것처럼 느끼며*) 그렇지요! 그게 바로 제가 말하고 싶은 거예요! 그게 바로 제가 엄마에게 이야기했던 것인데 엄마는 화를 냈어요; 그리고 저는 엄마가 설거지하면서 울고 있는 것을 봤어요. 엄마도 그곳에서 물건을 사고 싶지 않았던 거예요. 보통은 집안에서 우는 사람은 미미와 재키거든요. 저는 엄마에게 제가 달러 스토어를 좋아하지 않는다는 사실을 보여주지 않으려 해요. 엄마가 화나는 것을 원치 않거든요. 제가 무슨 이야기를 하는지 아시겠어요?

추론하는 능력은 사춘기에는 약화되어 있어, 가족이 그들의 상황에 대해 코리에게 이야기를 해서 도와주지 않으면 코리는 스스로 결론을 이끌어 내고, 그의 어머니에 대한 의미를 부여하고, 달러 스토어가 어떻게 어머니를 화나게 했는지에 대해서도 의미를 부여할 것이다; 실제로 달러 스토어는 자신이 평가절하되었다는 강한 감정, 자존감의 상실 및 다른 복합적인 감정에 대한 희생양일 가능성이 높다. 코리는 자신이 극복하는 것을 도와줄 어른이 필요하다. 그러나 그녀는 감정적으로 자기 자신을 자기 방식대로 조절하도록 내버려 두고 있다.

치료자: (*코리의 말 중 어떤 부분에 반응해야 되는지 알지 못한 채로*) 코리야, 나는 네가 가끔은 어떻게 해야 할지를 모른 것이 아닌가 하는 생각이 드는구나. (*자세히 설명하고 싶은 욕구를 누르고 그들 사이에 이 말을 늘어놓는다.*)

치료자는 코리의 우측 반구가 조절부전에 빠져 있고 감정적으로 혼돈을 겪고 있다는 것을 지각하는 데 좌측 반구 능력을 사용하는 모델을 만들어 주고 있다. 코리를 위해 외부에 존재하는 전전두엽 피질을 제공해 줌으로써 치료자는 그녀(치료자) 안에 코리가 만들어 낸 혼돈에 공명을 한 후에 코리가 불확실함을 느낄 수 있을 것이라 추론(좌측 반구 추론하기)을 하고 있다.

코리: (*자신의 어깨가 올랐다 내려갈 정도로 큰 한숨을 내 쉬면서*) 네. (*긴 침묵; 그리고 또 한숨을 쉬면서*) 네. 선생님이 맞아요.

코리는 자기 자신을 치료자에 의해 한 쌍으로/상호작용적으로 조절이 되도록 허용하고 있고, 이것은 코리가 일시적으로 자기 자신을 재조절하는 데 다른 사람의 기능을 "빌리는" 것을 의미하는 것으로, 코리는 자신의 기능을 더 악화시키는 방어기전들에 의지하지 않고는 자기 자신을 재조절할 수 없었다. 다시 말해, 자신의 엄마를 걱정시키지 않으려 하는 코리의 노력과 자신의 여동생이나 할머니와 같이 "우는 사람"이 되는 것은 자신의 정서를 상호작용적으로 조절해 줄 수 있는/주는 사람으로부터 그녀를 단절시켰다는 것이다. 동조적일 수 있는, 조율해 줄 수 있는, 믿을 수 있는 자기대상이 될 수 있는 혹은 그녀와 관계를 지속적으로 유지할 수 있는 사람이 아무도 없어서, 코리는 자신을 기능적으로 유지시켜 줄 수 있는 정서 조절에 대한 효과적인 내적 작업 모델을 동원할 수가 없게 되었다. 그녀가 자신을 더 억세게, 금욕적으로, 비아냥거리게, 도전적으로 그리고 사실적인 자세를 가지도록 만들어 스스로 자기감정을 조절하려고 하면 할수록 그녀는 더 외로워지고 조절이 더 어렵게 될 뿐이었다.

치료자: (*이제 생각하려고 노력하지 않으면서, 어떻게든 자기 자신을 코리의 상태와 함께하도록 그대로 놔두면서*) 그래, 나도 가끔 그게 어떤 기분인지 알아.

치료자는 간단하면서, 담담한 그리고 지나치게 생각하지 않은 말을 해 주고 있고, 이는 더 균형을 이룬 자율신경계로부터 발현이 된다.

코리: *(일반적으로 더 어린아이들이 사용하는 미술용품이 놓여있는 탁자 쪽으로 걸어가서; 몇 분 동안 그림을 그리기 시작한다.)*

치료자: *(조용히 앉아서 창밖을 바라본다; 다정한 느낌의 침묵이다.)*

아마도 조율 아래에 일어난 이 두 사람 간의 의사교환은 커피 냄새가 나는 집에서 할머니와 나누었던 코리의 경험과 어떤 수준에서는 유사할 것이다. 코리는 치료자와 감정적으로 연결이 되는 것에 대한 방어적인 태도를 더 이상 보이지 않고, 이제는 반응을 조정하고 스트레스를 좀 더 상호작용적으로 다루기 위해 치료자의 전전두엽 피질과 상부 변연계의 능력을 사용할 수 있게 되었다.

코리: *(자신의 의자로 돌아가 어리고 부끄러운 태도로 애완견 메리의 그림을 치료자에게 건넨다. 그러나 그녀의 말투는 약간 사무적이다.) (파일 캐비닛의 가장자리에서 자신의 머리로 가리키면서)* 여기 있어요, 선생님께서는 다른 개의 그림을 보시면 알 수 있을 거예요. 만약 우리가 미미의 늙은 개에 관해 이야기하려면 선생님께서는 그 개가 어떻게 생겼는지를 아셔야만 해요.

해마 기억체계(편도보다 더 성숙 된)는 감정에 대한 상호작용적인 조절과 함께 "회복"되고 있다. 코리는 그녀의 우측 뇌가 좀 더 감정적으로 조절이 되면서 자신의 좌측 뇌를 사용할 수 있게 되었을지 모른다. 이렇게 되면서 청소년은 성인보다 다른 사람에 의해 영향을 더 받기 때문에 쉽게 반응하게 되는데, 그녀는 반응하기보다는 생각할 수 있게 되었다. 이런 현상이 코리의 뇌에서 일어나고 있는 것이다. 바라건대, 성인 혹은 그녀의 가족 구성원(대부분의 사람에게 원집단인)이 이용이 가능해져서 코리가 그들의 감정을 다루는 전략을 "빌려올 수" 있게 되었으면 한다. 만약에 그렇게 된다면 적절하게 안정적인 뇌를 사용하게 되어서 코리는 자신의 생각을 더 조직화시킬 수 있게 될 것이고, 자신의 행동의 결과를 더 생각해서 행동하게 될 수 있을 것이다.

증례 토의

청소년과 치료자의 임상적 경험은 아동기와 성인과 작업할 때와는 다르다. 아이들은 놀이 치료로 도움을 받는데, 왜냐하면 그들은 환상 안에서 그들의 감정적인 삶의 많은 부분을 조절하기 때문이다. 아이들이 자신의 감정을 놀이 상황으로 바꾸어 놓으면 재능이 있는 치료자는 놀이의 의미를 이해하려 노력을 하게 된다. 추상적이고 상징적인 사고를 할 수 있는 능력은 청소년기에 이르러서야 발달을 시작하기 때문에, 아이의 가능한 감정에 주의를 기울이는 것은 어려운 일입니다. 아이들은 생각하는 능력에 있어 아직 구체적이고 추상적이지 않다.

성인으로서의 감정 조절 전략에 따라 치료자가 자신을 사용하는 것은 다양할 수 있다. 청소년에게 치료자는 어느 정도 자기 공개적이어야 할 필요가 있는데, 이것은 사용하기 쉽지 않은 기법이고 전문가적인 경계를 넘지 않아야 한다. 청소년은 일반적으로 일부 치료 방법에 있어 필요로 하는 "백지 상태blank slate"가 잘 이루어지지 않는 경향이 있다. 청소년에 있어, 어떤 사람의 내적 상태를 감추기 위해 그 사람의 얼굴을 변장하는 능력은 가능하지도 않고 실제로 권장되지도 않는다는 것은 잘 알려진 사실이다(Dimberg &Olham; Lehkey; Stenberg, Wiking, & Dahl, Schore, 2003b, pp. 141-142에서 인용함).

코리는 허리케인 카트리나와 리타가 그녀 가족의 삶을 파괴시키기 전에 그녀의 가족 안에서 이루어졌던 지속적인 정보 교환의 흐름을 상실한 것으로 고통을 받고 있었다. 스트레스를 받고 있는 그녀의 가족들은 텍사스의 새로운 집에서 생산적이며 기능적으로 되는 것 같았지만, 이전에 따듯하고 감정적으로 잘 연결되었던 애착 유형으로 되돌아가지는 못했던 것 같다. 그들의 정서조절 전략이 변해서 어머니와 할머니가 고립되었고, 둘은 혼자서 울거나 아니면 달러 스토어 문제를 가지고 예민해지거나 했고 아마도 다른 희생양이 필요했을 수도 있었다. 코리는 이런 가족의 무시하는 감정 조절 유형에 적응하고 있었는데, 이것이 그의 청소년기의 뇌의 발달에 스트레스를 주고 있었다(아마도 그녀의 여동생인 재키의 뇌에도 마찬가지로). 〈표 6.1〉은 성숙한 전전두엽 피질 기능 목록을 보여주고 있는데, 코리는 다른 사람의 뇌의 지지를 받지 않고서는 이 기능 중 일부를 보여줄 수가 없었다. 성인과 청소년 뇌 사이의 많은 다른 점을 살펴보는 것은 치료자로 하여금 청소년기의 뇌는 자기 자신을 재조절하기 위해서 잠시 동안 "빌려 올" 필요가 있는 일부 기능이 있다는 사실을 인식할 수 있도록 도와줄 것이다. 청소년기에 전전두엽 피질이 변연계, 특히 편도체(정서조절)와의 연결고리가 형성되기 때문에, 감정적 학습과 적절한 자기조절 능력을 제공해 줄 수 있는 다른 사람의 뇌와의 경험이 필수적이다.

7장

집단과 작업하기

조절이론의 원칙들을 집단 작업에 어떻게 적용할 것인가

이 장은 정신역동적 관점에서의 집단 정신치료 방식에 있어 뇌 기능(우측 반구 기능에 중점을 두고)에 대해 알아보려 한다. 편리함을 돕고 특정 개념을 살펴보기 위해 정신역동적 관점에서의 집단 정신치료에 대한 비교적 최근의 교과서(Rutan, Stone, & Shay, 2007)를 선택하였다. 그러나 집단 작업에 대한 거의 모든 책들이 쉽게 이용이 가능할 것이다[참고: 달리 언급이 되지 않는 한 집단 작업에 대한 기술적인 자료는 루탄[Rutan] 등(2007)이 쓴 책에서 발췌한 것으로 생각하기 바란다]. 현재의 신경생물학적 연구에서 온 지식을 치료 실제에 통합하는 것은 치료자로 하여금 집단에서 행동의 기저에 있는 정신생리학을 확인하는 과정과 친숙해지는 데 도움을 준다.

신경생물학적으로 잘 알려진 조절이론의 많은 임상적 치료 원칙(Score, 2003b, pp. 270-281)은 비록 조절이론이 원래는 한 쌍의 정신치료에 사용되기 위해 만들어진 것이지만 집단 작업 내에서의 상호작용을 이해하는 데도 유용하게 사용될 수 있다. 기본적인 전제는 뇌의 일차적 자기조절 체계는 애착 관계로, 이것은 궁극적으로는 스트레스를 다루게 될 때 신경회로가 회복 탄력성을 가지게 될지 아니면 취약성을 가지게 될지 결정이 되게 만들어졌다는 것이다.

회복 탄력성은 병적인 방어기전이나 행동에 의지하지 않고 점점 더 어려워지는 강도의 정서를 조절할 수 있는 능력을 이야기한다. 취약성[vulnerability]은 스트레스원과는 상관없이 패턴화되고 고정된 방식의 대응전략을 자동적으로 동원하는 것을 이야기한다. 쇼어에 의하면 이상적으로

"대응은 자율조절에 의해서나, 아니면 상호작용적인 조절을 위해 다른 사람에게 의지하는 방식에 의해 일어날 수 있다"라고 한다(2003b, p. xvii).

집단 정신치료 그리고/혹은 집단 상담에 의해 도움을 받을 수 있는 많은 내담자가 대인관계적으로 관계를 맺는 데 있어 특징적인 유형을 가지고 있고 이런 특징은 그들에게 관계상의 문제를 만들어 낼 수가 있다. 종종 극단적인 인격 경향성(5장을 보라)(자율조절 대 과잉 자극적인 행동) 혹은 자극이 너무 낮은 행동이 복합적으로 개입이 된 문제가 되는 행동(요구적이고 일관성이 없는 행동) 혹은 철퇴되고 회피적인 행동 등이 이런 특징으로 보일 수 있다. 이들 전략은 불안전한 애착 범주와 딱 맞아떨어지는 경향이 있다.

이 전략들은 처음에 (아동기에) 성공적이지 않은 자율조절 전략을 만들어 내게 된 원래의 경험을 반복적으로 재현하게 되는 경향이 있기 때문에, 실제로는 그렇게 성공적이라 할 수 없다. 비록 꼭 인격장애의 진단이 내려져야 하는 것은 아니지만, 말할 것도 없이 이들 내담자들은 상호적으로 다른 사람들과 만족스러운 관계를 맺는 것에 대해 어려움을 가진다. 흔히 집단 치료적 접근을 선택하는 주요 이유는 관계상 기술을 호전시키기 위한 것이다.

집단 치료 방식은 정서의 상호작용적인 조절을 학습하는 데 훌륭한 연습의 장이 될 수 있다. 희망하건대 치료를 통해 집단 내의 다른 사람에 의해 혹은 집단 자체에 의해 제공이 된 감정 조절 기능이 궁극적으로 집단 구성원의 신경회로 수준에서 회복 탄력성을 증가시켜 줄 수 있기를 기대하는 것이다. 이것이 무슨 이야기인가? 집단 구성원이 상호작용하는 방식에 변화를 가져오는 것은 정서 조절(그래서, 행동조절까지)을 담당하고 있는 피질-변연회로를 변화시킬 수 있다는 이야기이다(Hariri et al., 2000; Schore, 1994; Siegel, 1999). 집단 치료 상황에서 비언어적인 것이 언어적인 것과 같은 수준의 특권이 부여되는데, 왈린[Wallin](2007, p. 262)에 의하면 두 유형의 의사소통 모두는 애착 유형에 따라 다양할 수 있다(왈린은 성인기의 무시하는, 몰입된 및 해결되지 않은 애착에 대해 탐색하였다).

특히 집단 상황에서 아주 작은 사건도 커다란 반응을 유발할 수 있는데, 어떤 경우에는 지속적인 반응을 유발하기도 한다. 특히 집단이나 지도자가 "이게 무슨 일이지?"를 이해하기 위해 노력해야만 할 때 더 그렇다. 이런 갑작스럽고 들쑥날쑥한 상태 변화들은 집단을 붕괴하거나 아니면 치유하는 강력한 힘을 가지고 있다. 그렇다면 그것들은 정확히 무엇인가? 그것들은 안와전두엽 활동과 연관이 있는 정서적 전환 및 다양한 자극(내적이거나 혹은 외적인)의 감정적 의미에서의 변화에 대한 반응으로서 행동의 변화를 말한다(Dias, Robbins, & Roberts, 1996). 이들 사건은 신경망에 대한 흥분성이거나 혹은 억제성 메시지를 작동시키게 될 것이다(Schore, 2003b, pp. 106-107).

흔히 집단 구성원의 개인적인 목표는 확실한 심리적 건강의 신호인 "협조적이고, 사랑스러우며, 상호의존적인 관계" 안으로 녹아 들어가게 되는 것이다(Rutan et al., 2007, p. 6). 이 목표들은 아주 약한 자극에 의해 촉발된 정서 전환이 자연스러운 감정적 연결을 만드는 데 어려움을 가져오게 하고 갈등이 일어날 가능성을 높이게 될 때 성취하기가 어려워진다. 일회용이 그렇게 많은 서구 문화에서 갈등(즉 붕괴)은 관계를 그냥 버려 버리게 만드는 이유가 될 수 있다. 그러나 이렇게 되면 우리는 갈등을 해소하고 이렇게 할 수 있는 기술을 확립(즉 치유 잠재력)하기 위해, 관계 안에서 작업을 하는 감정적인 능력을 잃어버리게 된다(물론, 이런 관점은 감정적 혹은 신체적 위험의 상황에는 적용이 되지 않는다).

집단 치료 양식의 미세 환경은 "동조된 에너지 교환synchronized energy exchanges"이 무수히 반복되는 것을 가능하게 해 준다(Schore, 2003b, p. 121). 그렇다면 이 에너지 교환의 중요성은 무엇인가? 에너지는 새로운 경험이 일어날 때 생겨난다. 이 에너지는 신경회로를 연결하거나 강화시키는 실제 구조들(이들 중 수상돌기)을 만들어 내는 과정을 시작시킨다. 그러면 이 신경회로는 이미 형성된 기능부전적인 패턴을 지닌 기존의 회로와 경쟁을 하게 된다. 이 새로운 신경회로는 관계상 만족을 촉진시키는 자기 조절self-regulation과 자기-타인 감정 조절self-and-other emotional regulation이 발달할 수 있는 가능성을 만들어 주는데, 아마도 최적이 아닐 수는 있지만, 정서조절 전략을 재구조화 시킬 수 있는 가능성까지도 만들어 줄 수 있을 것이다.

이상적으로, 그 자체로 문제가 되지 않는 정서 조절은 안전한 애착의 결과로 만들어지고(견고한 정서 조절이 이루어짐), 이 우측 반구의 상호작용적인 표상을 순간적으로 포착한 쇼어(1994,

1998)의 문장에 의해 기술이 되었는데, "조절된-자기가-조율하고 있는-다른 사람-과의-상호작용-안에-있다regulated-self-in-interaction-with-an-attuning-other"가 그것이다. 어떤 불안전한 애착 유형이든 그것의 내적 모델은 "조절부전에 빠진-자기가-조율해주지 않는-다른 사람-과의-상호작용-안에-있다dysregulated-self-in-interaction-with-a-misattuning-other"로 표현될 수 있다(Schore, 1997c, p. 38).

쇼어는 성장을 억제하는 초기 발달상의 경험을 근원으로 가지고 있는 우측-반구-활성화 인격구조를 치유하기 위한 정신 치료적 치료의 20가지 원칙을 제시한 바 있다(2003a, pp. 279-281). 이 원칙들은 이 장에서 논의하고 있는 집단 발달, 집단 역동 및 변화의 기전과 과정(Rutan et al., 2007)을 설명하는 데 특히 유용하다. 전형적인 집단 정신치료 치료회기가 집단 구성원과 집단 지도자 사이의 상호작용 안에 내재된 집단 현상 아래에 기저하고 있는 신경생물학을 증례를 통해 검토할 것이다.

집단 발달의 단계

어떤 유형의 집단 치료이건 간에 최종의 목표에는 (1) 더 큰 정신 내적인 평안함(주로 우측 반구), (2) 대인관계 기능의 호전(주로 우측 뇌) 및 (3) 자기인식을 깊게 하기(우측과 좌측 반구)를 포함한다. 집단 발달의 단계와 이들 단계의 개념을 집단 치료에 적용해야 하는지 아닌지는 서로 다른 의견이 있다. 그러나 루탄 등(2007)은 집단 치료의 4가지 단계를 확립해 주는 집단 발달에 대한 합리적인 위계 개념을 제시한 바 있는데, 여기에는 형성기, 반응기, 성숙기 및 종료기가 포함이 된다.

형성기

첫 번째 단계 혹은 형성기에서 구성원들은 정보를 모아 집단으로 향하게 함으로써 집단에 가입하고 집단을 형성한다. 형성기에서 집단은 반사적으로 안전-위험(편도와 다른 변연구조에 의해 조절이 되는)을 평가한다. 안전감은 신뢰를 위해 필수적이다. 조절이론의 원칙(Schore, 2003b, p. 279, #3)은 치료자가 마음과 신체의 비의식적(우측 반구) 상태에 초점을 맞추어야 한다는 것이다. 가장 기본적인 요구인 안전함을 평가하게 되면서 신체 언어, 목소리의 어조, 운율 및 내적 상태에 대한 여러 신호들을 지켜보게 되는 일이 집단의 지도자(들)와 구성원들에 의해 일어나게 될 가능성이 높다.

반응기 및 종료기

두 번째 단계(반응기; 소속하기belonging)와 네 번째 단계(종료기; 헤어지기separating)는 각각 하나는 연결을 만들기, 또 하나는 우아하게 단절하기로, 서로 반대이다. 반응기에는 집단 분위기가 부정적이고 긍정적인 감정과 행동 모두를 견딜 수 있는지, 그 진정성의 정도를 결정하기 위한 시험이 이루어진다. 특히 이 두 단계에 맞는 조절이론의 원칙(Schore, 2003b, p. 279, #4)은 공감인데, 이것은 공감이 언어와 인지 기술을 사용하게 되는 좌측 뇌에서 좌측 뇌로 서로 맞추는 과정에 개입이 되는 것만을 의미하는 것 아니라, 공감은 긍정적인 정서와 애착을 가져오는 감정적인 상호작용을 위해 노력을 많이 쏟아부어야 한다는 것도 의미하는데, 왜냐하면 이래야 뇌의 보상회로가 자극이 되기 때문이다(예: 옥시토신oxytocin 및 다른 진정작용이 있는 신경조정물질neuromodulators이 이런 긍정적인 만남에서 증가된다). 조절이론의 또 다른 원칙(Schore, 2003b, p. 279, #6)은 비록 정서의 강도는 올라갔다 떨어지기를 반복하더라도 내담자와 치료자의 우측 반구가 동조적인 상태로 유지가 되면 치료자는 자율적인 상태(상향 조절된 정서와 하향 조절된 정서)를 경험하고 또 조율하게 된다는 것을 보여주고 있다. 아마도 집단에서 일어나는 감정적 전염emotional contagion이 이런 경험을 나타내 주는 것일 수 있다. 때로는 정서를 조절하고 담아주거나 혹은 정서의 정도를 위아래로 흔들기 위해서ratchet up or down 집단 구성원과 지도자가 보조 피질(Diamond et al., 1963)로서 작용해 주는 역할을 하게 된다.

성숙기

세 번째 단계 혹은 성숙기에서, 집단은 목표를 향해 작업하는데, 정신역동적인 상담을 하는 집단에서는 일반적으로 집단 구성원이 강한 감정과 갈등을 조절하는 것을 배우는 데 있어 유연하고 세심한 방식을 구현하는 연습을 하는 것이 포함되어 있다. 그래야 그들이 감정을 차단하거나 아니면 조절할 수 없는 폭발로 이를 돌려 버리지 않을 수 있기 때문이다. 이 단계를 성취한 집단은 (일부는 그렇지 않을 수 있지만, 이것이 꼭 치료가 문제가 있다는 것을 의미하는 것은 아니다) 회복 탄력성을 훨씬 더 가지게 되고, 조절이론 용어로 이야기하자면 "수치심, 역겨움, 고양된 기분, 흥분, 공포, 분노 및 희망이 없는 절망과 같은 원초적인 정서primitive affects"(Schore, 2003b, p. 280, #7)를 분해해서 변화시킬 수 있게 된다. 조절이론은 이런 원초적 정서가 의식에서 해리가 되어 있어 상호작용적으로 조절이 될 수 없었다고 주장을 한다. 이런 정서에 대한 상호작용적인 조절은 작업의 성숙기에 도달한 집단 안에서 일어날 가능성이 있다. 정서의 상호작용적인 조절은 우측 뇌에서 우측 뇌로의 경험이며, 더 특별하게는 변연계에서 변연계로의 경험인 것이다.

조절이론의 또 다른 원칙은 "환자에 의해 비의식적으로 더 깊은 자기 공개(self-revelation)를 가능하게 해 줄 만큼 충분히 안전하다고 감지가 될 수 있게 해 주는 치료 동맹하에서 대인관계적인 맥락을 함께 만드는 것(cocreation of an interpersonal context)"(Schore, 2003b, p. 280, #10)을 이야기하고 있다. 확실하게 집단 상황에서는 내성, 담아주기 및 견딜 수 없는 정서를 견디는 능력 등이 가능해지게 된다. 이외에도 집단 경험은 비의식적으로 기능적인 가족에 대한 작업에도 깊은 영향을 줄 수 있다.

집단 역동

집단의 각 발달단계에서 다음과 같은 집단 역동(집단 기능에 영향을 주는 힘)이 서로 다르게 표현될 수 있는데, 집단 역동에는 지도력leadership, 집단 문화, 집단 규범 및 집단 역할 등이 포함이 된다. 예를 들어, 지도력은 집단이 시작되는 형성기에서 더 활발할 수 있고, 집단이 성숙해져서 "훈습" 단계에서는 지도력이 점차 약해지는데, 집단 구성원 자신들이 새로운 기술로 문제에 대해 더 능동적으로 작업을 하게 되기 때문이다.

지도력

대부분 집단에서 지도력은 특히 초기에는 과제, 역할 및 집단의 경계를 설정하는 역할을 한다. 조절이론에서 치료자의 정서에 대한 내성은 치료적 관계 안에서 "탐색되거나 부정되어야 할 감정의 범위, 유형 및 강도"에 대한 본보기로서 거론이 된다(Schore, 2003b, p. 281, #15). 이 책의 여러 곳에서 이야기한 바와 같이 감정적 정보의 교환은 두 뇌 사이에서 0.5밀리초보다도 적은 시간 안에 일어난다. 치료자의 뇌에 견딜 만한(제한과 경계와 연관해서) 행동을 보이는 집단 구성원의 비의식적인 우측 뇌는 금방 확실하게 드러난다. 이런 비언어적이고 비의식적인 경험으로부터 역동이 형성되는데, 이 안에서 집단 구성원이 지도자의 내성(즉 경계boundaries)을 평가하면서 특정 감정이나 이 감정의 강도가 구성원들에 의해 표현이 되게 된다. 지도자가 자신도 모르게 빠져들게 되는 역할은 좀 더 비의식적인 변연계(우측 반구) 경험인 반면에, 지도자에게 주어진 과제와 역할은 좀 더 좌측 반구 경험이다.

집단 문화와 규범

집단 문화와 규범은 유사한데, *집단 문화*는 갈등이나 정서가 표현되거나 다루어지는 특정한 방식을 말하는 반면에, *집단 규범*은 적절한 행동을 말한다. 이 두 역동은 지도자, 각 구성원 및 집단 전체에 의해 영향을 받는다. 집단은 매력도와 소속감의 기능에 따라 긴밀하거나(집단 응집력group cohesion) 혹은 분산적이거나(해산dissolve)로 나뉠 수 있다. 조절이론의 14번째 원칙은 감정적인 오해에 대한 회복의 중요성과 내담자의 오래된 이야기에 대해 새로운 결말을 가져오기 위한 파열의 중요성에 대해 언급하고 있다(Weiss, Sampson et al., 1986). 집단 구성원들의 비관적인 기대에 변용[disconfirm]이 일어나야만 하고, 그렇게 되면 집단은 매력적이게 될 것이고 이것이 집단 응집력의 기반이 되어 줄 것이다(Schore, 2003b, p. 280). 상호작용적인 회복[interactive repair]은 안정 효과를 가지고 있어 만약 신뢰가 형성된다면 자율신경계의 부교감신경 분지를 활성화시킬 수 있게 될 것이다. 집단의 신뢰는 집단에 대한 매력과 소속감을 증가시켜 줄 것이고 이것은 또한 사회참여를 증가시키고 부교감신경계에 의해 구동된(생리적 상태의 조절을 담당하고 있는) 안정된 경험을 증가시켜 줄 것이다(Porges, 2007).

역할

집단에서의 역할은 크게 두 가지 원천으로부터 형성이 될 수 있다. (1) 사회적 상황에서 이루어지는 구성원의 특징적인 역할(아마도 초기 가족 역동에서 기원이 되었을) 혹은 (2) 집단으로부터의 압력[*역할 흡입*[role suction](Redl, 1963), *역할 반응성*[role responsiveness](Sandler, 1976) 혹은 *역할 상보성*[role complementarity]]이 그것으로, 이 두 요인은 구성원으로 하여금 집단을 위해 기능을 제공하도록 이끌어 내도록 하거나(비의식적) 아니면 희생양 역동의 밑바탕에 존재하는 압력으로 작용할 수 있다. 루탄 등(2007)은 역할의 4가지 범주에 대한 매켄지[MacKenzie](1977)의 목록을 기술한 바 있는데, 이 중 하나는 좌측 반구(논리적[logical], 계획적[planning], 조직적[organizing])에 의해 더 활성화되는 것이고 다른 세 개는 주로 우측 반구(감정적[emotional])에 의해 활성화되는 것이다. 좌측 뇌에 의해 활성화된 역할은 과제 관리를 포함하는 구조적인 역할이고, 우측 뇌에 의해 활성화된 역할은 다음과 같다. 사교적[sociable](더 조율적인 인격) 역할, 분산적[divergent](투사적 동일시를 통해 집단에 대한 반항 혹은 무관심을 표현하는 반항적 인격[oppositional personality]) 역할 및 조심스러운[cautionary](흔히 집단에 대한 수치심이나 굴욕감을 품고 있는 조용한 사람) 역할이 그것이다.

종종 과거사에서 근원이 매우 불확실하거나 아니면 집단 과정에서조차도 불확실한 역할을 하는 사람이 있다. 이런 경우에는 집단 경험 안에서 재현이 되었을 수 있는 과거의 비의식적인 경험이나 갈등을 조망해 볼 기회를 가져야 한다. 다른 사람과의 상호작용 안에서 자기에 대한 내적 작업 모델을 드러내거나 확인하는 것 또한, 문제가 있어도 미묘하다면 이것은 조절이론의 12번째 원칙(Schore, 2003b, p. 280)에서 언급이 되었던 것처럼 한 쌍의 치료 작업에 의해 이루어져야 할 문제이다. 앞에서 이야기하였듯이 초기 내적 작업 모델은 애착의 역사가 "암묵적인 절차 기억에 각인이 되고 우측 반구에 저장이 되어 대인관계 상호작용에서 그 개인의 행동을 유도하는 정서조절 전략을 만들어 내는 데" 매우 중요하다(Schore, 2003a, p. 280).

치료 요인

영향력 있는 집단 치료자인 얄롬Yalom(1975)은 11가지의 치료 요인을 제안한 바 있다. 얄롬의 요인 중 몇몇은 유사하기 때문에, 이 목록은 매켄지(Rutan et al., 2007, p. 70에 인용된 바와 같이)에 의해 4가지(지지력, 자기 공개, 학습 및 심리적 작업psychological work) 차원으로 응축이 되었다. 우리는 이 치료 요인 각각에 대해 생각을 해 보려 한다.

지지적 요인

집단 응집력, 이타성, 희망, 소속감 및 집단에 의해 받아들여지는 것은 구성원들이 서로서로 그리고 집단과 지도자에게 뇌(특히 우측 반구에서)의 보상회로 안에서 긍정적인 정서를 통해서 애착을 만들게 해 주는 경험들이다. 조절이론의 4번째 원칙은 치료자로 하여금 애착은 "비언어적인 우측 뇌의 심리생물학적 조율과 상호작용적으로 긍정적인 정서를 만들어 내고 증폭시키기 위해 정서를 상호작용을 동조화시키는 데 사용하는"(Schore, 2003a, p. 279) 결과로 온다는 것을 명심할 수 있게 만들어 준다. 이 애착 경험은 결합을 촉진시킬 수 있는 보상/쾌락 회로를 활성화시킨다.

자기 공개

자기 공개는 자기 노출self-disclosure(인지적)과 정화catharsis(감정적으로 부하가 걸린 개방)를 포함하고 있는 우측과 좌측 반구 모두의 경험이다. 만약 안전한 감정적 분위기 안(안전-위험 지각을 담당하고 있는 우측 변연계 구조, 특히 편도)에서 경험을 하게 된다면, 어렵거나 수치스러운 경험이 버림에 대한 두려움이나 이 결과 생기는 외로움에 대한 두려움 없이 자기 공개가 가능해지게 된다. 19번째 원칙에 따르면 상호작용적인 정서 조절이나 적절한 자기 조절에 의해 이루어진 유연한 정서 조절이 임상적 치료 작업의 일차적 목표이다(Schore, 2003b, p. 281). 자기 공개와 같은 치료 요인은 올바른 상황에서는 감정에 대한 적절한 자기 조절을 복원 또는 확장시켜 줄 수 있다. 이런 전환에는 하부의 우측 뇌 구조(하부 변연계, 특히 편도)에 의지하지 않고 전전두엽 피질 기능이 확장되는 것이 포함된다.

학습 및 심리적 작업

집단에서는 몇 가지 유형의 학습이 이루어질 수 있다. 정신교육을 포함하는 명시적 학습explicit learning(좌측 뇌), 암시와 조언을 통한 학습(좌측 뇌), 거울 신경세포를 통한 대리 학습vicarious learning(Gallese, 2009; Siegel, 2007) 및 새로운 행동을 시도해 보는 것을 포함하는 학습[이것은 뇌의 우측 반구(의식적인 부분이 적은)와 좌측 반구(의식적)의 조합에 의해 이루어질 가능성이 높다]이 그것이다. 이와 마찬가지로 심리적 작업은 통찰insight(무의식적인 것을 의식화하는 것) 및 여기-지금 집단 경험here-and-now group experiences(때로는 의식의 바깥에 있던 과거 상호작용의 재현)을 거기-그때의 경험there-and-then experiences(우측과 좌측 뇌 모두의 경험)과 결합시킴으로써 이루어진다.

내용과 순간순간의 각성 전환을 따라가는 것이 상태 변화(변연계 구조, 특히 편도)를 "촉발하는 비의식적인 '뜨거운 인지hot cognitions'"를 확인하는 데 도움이 될 수 있고, 이런 상태의 변화는 그 순간 그 사람의 감정 및 인지기능의 조절부전을 일으키게 할 수 있는데, 이것이 신경회로 안에 각인이 되었던 미묘하지만 결정적인 과거 초기 경험을 탐색할 수 있는 기회를 제공해 줄 것이다(조절이론의 #9와 #20 원칙; Schore, 2003b, pp. 280-281).

변화의 기전

루탄[Rutan] 등(2007, p. 81)에 의해 기술되었듯이, 변화의 기전은 어떤 사람이 의식적이든 무의식적이든 간에 변화를 촉진시키기 위해 치료 요소를 사용하는 방식을 이야기한다. 이들 기전에는 모방, 동일시 및 내재화 등이 포함이 된다. 이들 요소는 의식적(좌측 반구)이거나 비의식적/무의식적(우측 반구)일 수 있고, 루탄 등(2007)에 의해 언급이 되었듯이 좀 더 의식적인 것(모방[imitation])에서부터 좀 더 덜 의식적인 것(동일시) 그리고 비의식적/무의식적(내재화)까지 일련의 선상에 있는 것처럼 보인다. 더 의식적일수록 좌측 뇌가 더 많이 관여하고 그 반대도 마찬가지이다. 더 고위의 우측 반구 구조는 의식적으로 우측 해마 기억 구조로부터 접근이 가능하다. 그러나 대리 학습을 포함해서 모방 학습이 많이 반복되면 자기 경험이 하부 변연계의 (비의식적인) 기억체계 안에서 나타날 수 있게 된다. 이 "시냅스 자기[synaptic self]"는 외부 경험과 내적인 신체적 정보가 함께 협동해서 신경회로 안에 새겨지게 된다(Schore, 2003a, p. 111).

모방

모방은 대리 학습과 모델링을 포함하는 학습 유형을 이야기한다. 거울 신경세포(Gallese, 2009; Siegel, 2007)는 의식적으로 사용되지 않아 자동적이고 따라서 이것은 좀 더 비의식적인 영역에 있는데, 이 거울 신경세포가 모방 행동을 부분적으로 담당하고 있다. 움직임을 조절하는 소뇌는 의식적으로 활성화된다. 비언어적 행동(예: 흥미와 호기심에 기대어 이루어지는)이 언어적 개입을 앞서는 정도에 따라, 미러링[mirroring]을 통한 신체적 모방은 의식적인 영향과 비의식적인 영향 모두를 가지고 있을 수 있다. 조절이론의 17번째 원칙은 치료자가 "원초적인 전 상징적 감각운동 수준의 경험a primitive presymbolic sensorimotor level of experience에서 온 감정을 성숙된 상징적 표상 수준a mature symbolic representational level"으로 올릴 수 있는 기회에 대해 주의를 기울여야 함을 보여주고 있는데(Schore, 2003b, p. 281), 이것은 어떤 사람의 경험이 내적으로나 아니면 외적으로 언어화되어야 한다는 것을 의미해 주는 것이다. 어려운 경험을 언어화하려고 시도하는 이 단계는 아직 연약하지만 새로운 신경회로를 만드는 단계일 수 있다.

동일시

정서적 동조는 다른 사람의 리듬 구조를 학습하고 이 학습된 구조에 맞도록 행동을 변화시킬 수 있는 한 가지 통로가 된다(Lester et al., 1985, p. 24). 예를 들면, 멘토링 경험 안에서 어떤 사람은 다른 사람처럼 되기 위해 변화하고 있다는 것을 알아차릴 수 있다(의식적/좌측 뇌 반구). 그러나 비의식적인 동일시도 안녕감과 같은 강력한 감정적 요소를 가지고 있을 수 있다. 이 감정적 요소는 변연계에서 변연계로의 결합에 관여하고 있는 타인과 유사한 내적인 정신 생리적 상태를 만들어 낼 때 나타날 수 있다. 여기에 더해 우측 신체 감각 피질에 의해 얼굴표정을 빠르게 처리하게 되면, 어떤 사람이 얼굴에 같은 표정을 짓고 있을 때 그 사람이 느끼는 기분을 흉내 내게 해주는 내적 신체 감각을 만들어 내게 된다(Adolphs et al., 2000).

내재화

내재화는 인격 기능이 작용하는 방식에 있어 반사적이고 비의식적인 변화를 포함한다. 인격 기능은 이상적으로는 의식적인 과정으로, 이는 면밀하게 조사되고 언어화될 수 있다. 동일시(위에서 논의되었다)와 내재화 모두는 정서 조절의 "불안전한 내적 작업 모델"이 쇼어가 이야기한 정서 조절의 "획득된 안전한 모델"로 변화하는 데 필요하다(2003b, p. 281; 조절이론의 원칙 #20). 안전한 애착은 균형을 이룬 자율신경계를 가지는데, 이것은 감정과 행동이 상황과 관계없이 경직된 방식으로 표현되지 않는다는 것을 의미한다. 획득된 안전한 내적 작업 모델은 유연하고 따라서 외적으로나 내적으로 변화하는 맥락에 맞출 수 있을 정도로 적응적이다.

변화의 또 다른 기전: 전이

전이는 간단히 말해서 과거의 경험에 뿌리를 두고 있는 자기-와-타인의 표상이 현재에 경험되고 있는 것이다. 지금 여기에서의 경험은 과거 상호작용의 거기와 그때에 처음 경험했었던 반응을 그대로 유발시킬 수 있다. 신경회로에 기억으로 저장되어 있는 경험은 처음의 깊은 의미를 간직한 채, 흔히는 반복적으로 경험이 될 가능성이 높다. 집단 상황에서 가장 많이 언급될 수 있는 전이는 원래 스트레스가 심했던 자기-와-타인의 표상(우측 반구/비의식적)을 가진 사람이 발달학적으로 손상되거나 혹은/그리고 외상을 받는 것이다. 여기에 더해, 신체적 요소를 가진 강한 정서가 이런 전이와 역전이 경험의 일부가 될 수 있다. 치료자의 우측 반구는 "환자의 전이적으로, 자동적으로, 얼굴표정에, 운율에 그리고 신체적으로 드러나는 정서에 대한 역전이적인 본능적-신체적 반응 및 환자의 내적 상태에 대한 강도, 기간, 빈도 및 유동성에 대한 주의 기울임"에 대해 알아차리는 것이 필요하다(Schore, 2003b, p. 280; 조절이론 원칙 #8).

변화의 치료적 과정

루탄 등(2007, p. 81)에 의하면 *변화의 과정*[processes of change]이라는 문구는 "치료적 맥락이 어떻게 변화의 기전을 촉진하는가"를 이야기해 주는 것이다. 다른 사람과의 상호작용 안에서 자신의 비의식적인 내적 작업 모델의 의미에 대해 작업하는 것이 조절이론의 13번째 원칙에 의해 포착이 되어있다(Schore, 2003b, p. 280). 치료 작업은 "위협적인 사회적 자극을 은밀하게 탐지하는 데 있어 초기에 형성이 되어 빠르게 작용하고 그래서 비의식적인 우측 뇌의 지각적인 편향(전이적 편향 transferential biases)을 확인하는 것이다. 잘못된 조율에 의해 야기된 자기 조절부전이 다시 일어날 것이라고 예상하도록 동기를 가지게 프로그래밍이 된 이런 스트레스 대응 전략은 '재연'에 의해 발생하는 스트레스성 전이-역전이 파열이 일어나는 동안에 노골적으로 드러나게 된다." 다른 말로 하자면, 어떤 사람의 과거와 스트레스가 가득한 잘못된 조율을 떠올리게 하는 미묘한 신호에 대한 즉각적인 지각은 현재 순간에 대한 집단 구성원의 지각을 왜곡시키게 만든다는 것이다. 이 지각 왜곡은 과거의 경험이 현재에 일어나고 있는 것처럼 행동하도록 조장한다. 변화의 치료적 과정을 통해 이 지각 왜곡에 (부드럽게) 도전하는 것이 집단 치료 작업인데, 여기에는 직면(문제를 밝히는 것), 명료화(문제에 초점을 맞추는 것), 해석(과거가 현재의 문제 행동 패턴에 어떻게 상징화가 되었는가에 대해 추측을 하는 것) 및 훈습(자기인식을 촉진시키고 현재로부터 과거를 구분할 수 있도록 행동 안에 암묵적으로 들어 있는 되풀이 되는 주제를 반복해서 연습하는 것) 등이 포함이 된다.

직면

루탄 등은 집단 치료 방식 안에서 "직면은 문제가 있는 환자를 드러내려는 시도이고, 이것은 이해 그 자체를 얻거나 전달하려는 노력은 아니다"라고 이야기를 하였다(2007, p. 88). 직면은 우측 반구에 초점을 맞춘 치료적 과정으로 이 안에서 이루어지는 되먹이기는 행동의 밑에 존재하는 원인에 초점이 맞추어져 있는데, 행동은 의미를 가지고 있거나 의미를 상징하고 있다고 간주된다. 몇몇 종류의 치료 방식(예: 금주 동맹 혹은 청소년이나 재소자를 위한 "교정시설boot camp" 경험)은 행동에 초점이 맞추어져 있다(행동을 중단시키기 위해 좌측 뇌의 관찰 및 훈계).

비록 집단 치료 방식에서 직면이 엄격해야 하거나 수치심을 주어야 한다는 것을 의미하는 것은 아니지만, 어떤 사람의 관심이 자신에게는 잠재적이며 감정적으로 불안정할 수 있다는 것을 인식할 수 있도록 돌리게 만드는 것은 필요하다. 따라서 직면이 치료적 목적으로 작용하기 위해서는 집단이 서로 신뢰(다중의 동맹multiple alliance을 포함해서)하고 있어야 하고, 문제가 되는 특정 행동의 뒤에 있는 동기에 대한 추측은 공감을 통해서 이루어져야만 한다(Rutan et al., 2007, p. 89). 조절이론의 17번째와 18번째 원칙에 기반해서, 이 치료 기법은 "정서의 중요성과 의미를 평가할 수 있는 자기 성찰적인 입장a self-reflective position"을 만들어 내야만 한다(Schore, 2003b, p. 281). 더 나아가 직면을 통해서 암묵적 자기체계(비의식적; 자기에 대해 알아차림이 없는 것이 직면의 표적이다)는 더 넓은 범위의 감정을 조정할 수 있도록 만들어져야 한다. 암묵적 자기체계는 "정서를 신호로 사용해서 산재된 감정들을 다양한 적응적인 동기를 가진 상태로 통합을 시키는 기회 및 산재된 감정들을 적절한 사회적 맥락에 맞는 행동 상태로 결합시킬 수 있는 기회"(Schore, 2003b, p. 281)를 가져야 한다.

명료화

명료화는 반복되는 패턴에 심리적 현상의 초점을 날카롭게 맞추게 해서 이를 검토할 수 있게 해준다. 종종 부드러운 직면 후에 집단 구성원은 비슷한 사건이나 사건의 발생에 대한 기억을 재생해 내어, 의식에서 차단되어 있거나 비의식적인 기억이 이제는 조직화되거나 집중적으로 관심을 받을 수 있게 된다. 구성원 한 사람에게 관심이 쏠려 있더라도, 집단이 한마음이 되어 자기 인식과 명료함을 찾으려 노력을 하게 된다. 예를 들자면, 특정한 자동 행동이나 경향성에 대한 과거의 원형들이 함께 연결되어 현재에 존재하는 전이 왜곡을 해결하기 위한 기회를 가질 수 있게 된다. 다시 말하자면 전이는 현재의 경험에 의해 유발된, 남들과의 관계에서 자기를 경험하는 데 있어 유사하기는 하지만 같지는 않은, 하지만 생생하게 똑같이 느껴지는 이전 방식이 침입하는 것을 말한다. 과거와 현재를 구분하는 것이 명료화 작업이 하는 일이다.

해석

해석은 반복되는 행동 패턴에만 집중하는 것이 아니라, 현재 검토 중인 행동의 밑에 존재하는 비의식적/무의식적 동기와 갈등을 추측함으로써 명료화를 확장시키는 것을 말한다. 해석의 초점은 집단 구성원 한 명이나 지도자에 대한 집단의 반응에, 혹은 서로에게나 아니면 집단 그 자체에 대해 맞추어질 수 있다. 루탄 등(2007)은 해석의 타이밍timing이 매우 중요하다고 주의를 주었는데, 무엇이 그 사람의 알아차림 바깥에 있는가에 대한 너무 이른 추정은 그 순간 감정적인 열기에 의해 제공되는 것만큼이나 문제가 될 수 있다고 하였다. 여기에 더해 치료자는 해석하는 데 있어, 예를 들어 치료자가 편하기 위해 감정을 닫아 버리는 것과 같이 치료자 자신의 동기(역전이적)에 대해서도 조심해야 한다.

훈습

집단 상황에서의 많은 관계는 같은 주제를 반복해서 실험해 볼 수 있는 많은 기회를 제공해 주는데, 각 시간들은 아마도 집단 안에서 재연이 되는 과거에 대한 의미가 점점 더 크게 자리 잡을 수 있도록 해줄 것이다. 이렇게 많은 뇌들이 집단에서 일어나는 일에 함께 등록되기 때문에 다른 치료 방식에 비해 조율이 된 지각이 공유된 현실로 나타날 가능성이 훨씬 더 높다. 그러나 집단 지각이 한쪽으로 편향될 위험성은 항상 존재하고 이에 따라 선택적 지각에 의한 집단 역동(예: 합의된 타당성consensual validation)이 일어날 수도 있다. 이런 경우에 지도자의 훈련과 경험은 매우 중요하다.

변화가 지속되기 위해서 일정한 시간이 필요하다. 변화의 과정(직면, 명료화 및 해석)은 이런 변화의 지속에 필요한 요소이나, 충분한 것은 아니다. 왜 그럴까? 어떤 사람이 과거에 자리를 잡은(아마도 그 상황에서는 그것이 가장 최선의 해결이었을 것이다) 그러나 현재에는 쓸모가 없는 자기 방어적인 방법에 대해 스스로 알아차리게 되는 것은 매우 어려운 일이기 때문이다.

증례

다음은 25세에서 35세 사이의 성인들을 대상으로 한 12번의 집단 치료회기 중 4번째 회기에 대한 대화록이다. 이 집단의 목적은 관계의 기술을 호전시키는 것이었다. 5명의 남자와 5명의 여자가 참석하였다. 한 여성은 아이를 돌보는 사람이 문제가 생겨서 3회기 째에 탈락하게 되었다. 집단 만남은 매주 화요일 오후 5시 45분에서 7시 15분까지 큰 대학과 인접해 있고, 유색 문화, 인종 및 계층이 혼합된 이웃에 대한 서비스를 제공하고 있는 유나이티드 에이전시의 가족 및 아동 서비스 센터에서 이루어졌다. 이 지역에는 많은 대학생들이 살고 있고, 이들은 할인요금 제도를 통한 서비스의 도움을 받고 있다. 이 건물 안에는 위기에 빠진 젊은이를 위한 프로그램과 성인 주간 보호센터가 있고, 정신건강서비스를 받는 내담자를 위한 아동 돌봄 서비스와 분노조절 프로그램 등이 마련되어 있다.

그 집단은 남자와 여자 공동 치료 지도자와 함께 시작하였다. 지도자 중 한 명은 단핵증mononucleosis에 걸렸던 사회복지 인턴이었고, 이로 인해 인턴과정이 6주간 중단되었었다. 그렇지만 그 인턴 학생은 마지막 두세 번의 치료회기를 위해 돌아왔는데, 그는 이 집단의 2번째 치료회기 때 이 기관을 떠났었다.

(*참고*: 이 장의 해설은 짧은 문구로 보이는데, 이는 대화의 기저에 있는 신경생물학을 이해하기 위해 치료회기에 대해 연구를 할 때 붙여질 수 있는 주석과 비슷하다.)

구성원: 프랭클린Franklin, 론Ron, 에비Evie, 할리Hallie, 안나Anna,
브리안Brian, 마리오Mario, 씨씨Cici, 칼Karl, 아바Ava

치료자: 모두들 어서 오세요. 미나Mina가 저희 집단에 참가하지 못하게 되었다는 이야기를 하게 되어서 유감입니다. 그녀는 아이를 돌보는 사람의 문제를 조절하지 못하게 되어서 참가하기 힘

들다고 메시지를 보냈고, 자기가 직접 인사를 할 수 있게 되기를 바란다고 이야기를 했습니다. (*일 분 이상의 침묵*)

방어기전: 정서의 차단(생각이나 충동의 억제); 억제(불안을 회피하기 위해 생각이나 정서가 의식적인 알아차림으로부터 멀어지게 하는 것); 부정(알아차리지 않게 함으로써 경험을 최소화하는 것). 각 구성원은 각각 서로 다른 기전을 사용하고 있을 가능성이 높고, 일부는 침묵을 방어기전으로 사용하지 않고 있을 수 있다. 방어기전은 자율신경계의 부교감신경 분지에 의해 조절이 되고 있을 가능성이 높다(뇌는 낮은 정서를 유지하려 시도하고 있고 아마도 이런 소식에 관한 이야기로 인해서 생길 수 있는 언짢음에 대한 역조절일 수 있다).

다른 언급: 집단은 집단 발전단계의 형성기에 있어서 신뢰가 가능한지를 결정하기 위해 안전함과 위험에 대해 평가를 하고 있다(우측 반구가 반응하고 있고, 특히 그 구성원이 외상 배경을 가지고 있다면 편도가 지나치게 민감할 수 있다).

프랭클린: 미나가요? 믿을 수가 없군요! 도대체 정신을 어디에다 두고 있어 일이 그렇게 되었데요. 도대체 무슨 일로 그러는 거지요? (*믿지 못하겠다는 투로, 말하는 단어마다 점점 더 커지면서*)

방어기전: 행동화(충동과 동반된 바람 혹은 정서를 알아차리지 않은 채로 충동을 직접적으로 표현하는 것); 자율신경계의 교감신경 분지에 의해 조절됨(뇌는 높은 정서를 유지하려 시도하고 있고, 아마도 이런 소식에 관한 이야기로 인해 생길 수 있는 슬픔에 대한 역조절일 수 있다).

론: (*같이 큰소리로*) 아이고, 그녀를 힘들게 하지 마세요. 당신은 그녀가 자신의 아이들에 대해 어떤지 잘 아시잖습니까. 게다가, 저는 당신이 항상 그런 눈빛으로 그녀를 쳐다보는 걸 봤어요.

프랭클린: 뭐라고요? 여보세요, 저는 당신이 여기의 여성분들에게 어떤 눈길을 주는지에 대해 아무런 이야기를 하지 않았는데요. 여하튼 우리는 우리가 소위 "중요한 다른 사람들…"이라고 부르는 사람들과 어떻게 함께 지낼 것인가를 생각하기로 예정이 되어있었지요. (*론과 프랭클*

린 사이에 비난의 화살이 큰 목소리로 왔다 갔다 한다.)

방어기전: 행동화(충동과 동반된 바람 혹은 정서를 알아차리지 않은 채로 충동을 직접적으로 표현하는 것); 각각은 자기주장(자기 자신을 적극적으로 돌보는 것, 언어적으로나 혹은 행동을 통해서)을 사용하고 있을 수 있다. 비록 각 방어기전 모두가 교감신경계적으로 활성화된 것이지만, 이 행동은 자기주장이라기보다는 행동화에 가까운 것으로 보인다. 왜냐하면, 자기주장은 행동화보다 좀 더 적응적이기 때문이다.

다른 언급: 신경망의 흥분성 메시지에 의해 활성화된 갑작스러운 정서 전환이 있었다. 비언어적(우측 뇌)인 것이 언어적 의사소통(좌측 뇌, 언어학적) 못지않게 중요하다; "저는 당신이 항상 그런 눈빛으로 그녀를 쳐다보는 것을 보았어요"; 관계 맺기에 있어 붕괴는 종종 갈등의 결과로 나타나거나 갈등을 건설적으로 해결하는 데 필요한 기술의 부족으로 나타난다.

에비: (*프랭클린에게 회유적인 방식으로 이야기를 걸면서*) 이봐요, 두 분 모두 그게 무슨 태도예요? 제가 이야기하고 싶은 것은 저희는 다른 사람들과 함께 지내는 것을 걱정하기 때문에 바로 여기에 있다는 것입니다. 프랭클린, 왜 당신은 우리의 "중요한 다른 사람들significant others"에 대해 비꼬는 태도를 보이는 건가요?

론과 프랭클린에 대해 조정을 하고 있다.

방어기전: 자기주장(자기 자신을 적극적으로 돌보는 것, 언어적으로나 혹은 행동을 통해서); 비난 조의 목소리를 통해 행동화를 보이고 있을 수 있다. 자기주장은 항상성적으로 균형을 이룬 반응이다(자율신경계의 부교감신경 분지와 교감신경 분지가 조화롭게 작동하고 흥분성 교감신경계나 억제성 부교감신경계 어느 하나가 상황과 상관없이 다른 것보다 선호되지 않는다); 침착하게 유지하기 위해 그리고 사회참여를 허용하기 위해 부교감신경계를 사용하고 있을 수 있다.

다른 언급: 에비는 조율된 인격의 사교적인 역할을 하는 것일 수 있다(우측 뇌).

할리: (*노래 부르는 것 같은 목소리로, 에비와 동조하면서*) 그래요, 무슨 일로 그렇게 흥분하신 거예요? 갑자기 왜들 그래요?

에비와 동조하고 있다.

방어기전: 동일시(다른 사람과 유사한 내적 심리적 상태를 만들어 내는 것); 각각에 맞는 상태에 따라 부교감신경계나 아니면 교감신경계가 활성화될 수 있다.

다른 언급: 이것은 변연계에서 변연계로의 결합이라 이야기할 수 있다. 여기에 더해서 우측 신체 감각 피질에 의해 얼굴표정을 빠르게 처리하게 되면, 어떤 사람이 얼굴에 같은 표정을 지을 때 그 사람이 느끼는 기분을 흉내 내게 해주는 내적 신체 감각을 만들어 내게 된다.

론: (*마치 그가 마지막 이야기를 한 후에 아무도 이야기를 하지 않은 것처럼 이야기를 시작하면서*) 어쨌든 저는 그녀가 마트에 있는 것을 보았어요. 그녀는 자신이 우리를 떠나는 것에 대해 아무런 이야기를 하지 않던데요? (*어리둥절한 표정을 짓고*)

알아차림이 없고 어리둥절하다.

방어기전: 정서의 차단; 억제(갈등의 다양한 근원으로부터 불안을 회피하기 위해 특정 기능을 포기하는 것); 부교감신경계(자율신경계의 억제성 분지)가 낮은 정서를 조절하고 있다.

브리안: (*조용하게, 그러나 론을 똑바로 바라보면서*) 우리요? 우리를 떠나는 거요? 당신은 마치 그녀가 우리에게 무엇인가를 해야 한다는 것처럼 이야기하는데… 마치 무슨 목적이 있는 것처럼 말이에요. 그리고 당신 둘이 마트에서 이야기를 나누었나요? 저희는 집단이 끝나기 전까지는 따로 개인적인 만남을 갖지 않겠다고 종이에 서명한 것으로 아는데요? (*단어 하나하나에 점점 목소리가 커지면서*)

도전적이 되고 큰 소리를 냄.

방어기전: 행동화 혹은 자기주장 아니면 이 둘의 조합(흥분성 교감신경 분지).

론: (*더듬거리면서*) 이, 이, 이, 이런 젠장, 당신이 가게에서 어떤 일이 일어났는지 어떻게 알아요? 사람들은 그, 그, 그, 그냥 계산대 줄에 서서 이야기를 하는데 말입니다.

균형이 깨지고 더듬거린다.

방어기전: 퇴행; 자율신경계의 교감신경 분지(흥분성).

칼: (*이전 치료회기 동안에 거의 이야기를 하지 않았었고, 사실에 기반한 방식으로 질문을 한다.*) 당신은 정말 계산대 줄에 있었었나요?

론: (*진짜로 당황하고 얼굴이 붉어지면서*) 맙소사. 만약 당신이 그렇게 정확한 것을 원하신다면, 진짜로는 아닙니다. 저는 냉동 가공육 판매대에 서 있었습니다. 그러면 뭐가 달라지는데요?

분명히 공격적이지 않은 질문에 반응해서 론이 당황하고 얼굴이 붉어졌다.

방어기전: 퇴행(자율신경계의 흥분성 교감신경 분지); 비언어적인 것(목소리가 큰 것)은 애착 유형에 따라 서로 다를 수 있다. 치료자는 이 구성원이 아동기의 양가적인 애착 유형의 변형을 보이고 있는가를 알고 싶을 것인데, 이 애착 유형은 자율신경계의 흥분성(교감신경계) 분지에 의해 활성화된다. 이것은 이 구성원이 슬픔이나 상실과 같은 낮은 정서를 특히 견디기 힘들어한다는 것을 보여준다.

안나: (*자신의 몸을 완전히 돌려 치료자를 마주하고, 불편하고/화가 나 보인다.*) 왜 그가 이야기를 계속하게 놔두시는 거지요? 저는 제 남자 친구와의 문제를 알기 위해 여기에 힘들게 번 돈을 지불하고 왔는데, 이 이야기는 저희가 저녁 식사 자리에서 끝없이 다투는 멍청한 언쟁처럼 들리네요. (*자기의 닫은 입을 갑자기 살짝 치면서 더 이상 이야기하는 것을 스스로 중단시킨다.*)

화가 나서 치료자에게 직면을 시키고 있음.

방어기전: 자기주장 그리고/혹은 행동화; 이 둘 모두는 자율신경계의 흥분성 교감신경계 분지에 의해 조절이 된다.

다른 언급: 공격 유형의 직면(교감신경계가 활성화된); 집단 작업에서 직면은 안전한 환경에서 일어나야만 하는데, 이는 구성원이 알아차리고 있지 못한 것에 대해 구성원의 주의력에 무엇인가를 가져오는 것이다. 안전-위험은 우측 뇌, 특히 편도에 의해 빠르게 등록이 된다.

치료자: (*이야기하려 하는데 에비에 의해 중단이 된다.*)

에비: (*확실하고 꾸짖는 투의 목소리로, 안나의 불평을 무시하며*) 그게 무엇이 달라지냐 하면, 당신이 마치 계산대에 있었을 때 그 일이 일어난 것처럼 행동했다는 겁니다. 하지만 냉동 가공육 판매대에서 얘기할 수만 있다면, 당신도 그녀와 얘기했을 거라고 장담합니다.

목소리의 어조.

방어기전: 행동화(흥분성 교감신경계가 활성화).

치료자: (*다시 이야기하려고 노력하며*) 잠깐만요.

안나: (*치료자에게 약간 간청하면서*) 사람들이 너무 화를 내서 견딜 수가 없어요. 선생님께서 이 모든 것을 멈추어 줄 수 없을까요?

치료자: (*약간 사죄하는 태도로*) 제가 말을 했으면 하는데요. 질문을 하나 하려 합니다. 저는 갑자기 무엇이 이 모든 고조된 감정을 자극하고 있는지 궁금합니다. 저는 미나가 참석하지 못하는 것으로 이야기를 시작했습니다. 그런데 이것이 눈덩이처럼 불어나는 것 같습니다. 우리 모두 잠깐 멈추고 우리 자신에게 우리가 어떻게 느끼고 있는지 아니면 우리가 지금 무엇을 생각하고 있는지를 물어보았으면 합니다.

안나는 도움을 요청하고 치료자는 집단의 감정을 조절하려 시도하고 있다.

방어기전: 자기주장(자율신경계의 흥분성 교감신경계 분지에 의해 활성화된).

다른 언급: 지도자가 언어적(좌측 뇌)인 정서 조절 및 비언어적(우측 뇌)인 정서 조절 모두에 대한 모델이 되고 있다. 집단 구성원의 비의식적인 우측 뇌가 지도자가 용인하는 제한에 대해 빠르게 공명하게 될 것이다.

마리오: (*평상시보다 더 빠르게 이야기하면서*) 아아 아하, 선생님께서는 저와 같은 사람이나 저희 중에 일부는 잠시도 조용히 할 수 없다는 것을 잘 아시잖아요. 저는 지금 선생님께서 모든 사람이 달아올라서 미친 것처럼 구는 것을 여기에 그대로 놔두었다는 것에 대해 화가 났다는 것을 이야기하고 싶어요. 저희는 최근 몇 주 동안 그리고 지금도 제대로 된 대화를 나누지 못하고 있습니다.

방어기전: 자기주장과 아마도 행동화(자율신경계의 교감신경계 분지에 의해 조절이 되는).

다른 언급: 자기 공개의 치료적 요소에 대해 말로 라벨을 붙임으로써 빠르지만 그의 감정("화남")이 드러나는 마리오의 말은 집단 내의 감정성의 관점에서 흥미를 끄는 것이다. 일반적으로 자기 공개는 이 시점의 집단의 경우보다는 더 신뢰가 있고 안전할 때 일어날 가능성이 높다. 편도가 안전함-위험을 등록한다. 그러나 아마도 마리오는 치료자가 감정을 담아주려 하는 시도로 인해 안전함을 경험하고 있는 것 같다.

치료자: 마리오, 저는 당신이 행동적인 사람이라는 것을 알고 있습니다. 하지만 잠깐만이라도 당신이 그 행동이 안으로 집중되도록 놔둘 수 있다면, 그게 누구이든 간에 그들 자신이 어떻게 느끼고 있는지 또는 그들 자신이 무엇을 생각하고 있는지 보고할 수 있습니다. 알겠습니까? 실제로 제가 60초의 시간을 드리겠습니다. 준비되셨습니까?

감정을 조절하려 시도하고 있다.

방어기전: 예상(계획하기); 승화(충동을 방해하거나 방향을 바꾸게 하기보다는 경로를 만들어 주는 것); 인정된

정서는 만족할 만한 결과를 가져왔다. 치료자는 항상성적으로 조절을 이룬 방어기전에 대한 모델을 보여주고 있다. 부교감신경계-교감신경계가 함께 작동하고 있다.

마리오: (*마지못해*) 알겠습니다.

치료자: (*정확히 60초를 기다린 후*) 됐습니다. 우리 집단의 시작이 자신에게 어떻게 영향을 주었는지에 대해 생각해 본 것을 저희에게 이야기를 해주고 싶으신 분이 있으신가요?

방어기전: 자기주장; 예상; 승화.

(*긴 기다림, 두 명이 동시에 이야기하려 했고, 아래를 내려 보다가 놀랍게도, 칼이 먼저 이야기를 시작했다.*)

칼: 저는 이 만남 동안에 조용히 하자고 저 자신에게 약속했던 것에 대해 생각을 했습니다. 제 여자 친구가 저를 여기에 오게 했습니다. 제가 어떤 이야기든 한다면, 아마도 저는 저주를 받을 것입니다(점점 호전적이 되어간다).

자기공개, 비록 약간 적의에 찬 방식이기는 해도, 여자 친구가 그를 이 집단에 참가하도록 만들었다.

방어기전: 적개심을 통한 행동화; 전치[displacement](충동을 원래의 것이 아닌 다른 사람/상황에 돌림으로써 갈등을 푸는 것); 집단에 참가하는 것에 대한 책임을 지지 않는 것.

다른 언급: 치료적 요소인 자기공개는 치료자가 감정적인 전염을 담아주려 하는 노력에 대한 반응일 수 있다(몇몇 집단 구성원들 사이에 일어난 우측 뇌에서 우측 뇌로의 의사소통).

치료자: (*호기심을 가지고*) 그래서, 당신은 집단에게 숨기고 싶은 주제가 있나요? 제 말은 말하고 싶지 않은 것 말입니다.

칼: (*아래를 내려다보고 난 다음에 집단 구성원 한 사람씩 직접 바라보며*) 그렇습니다. 그녀는 저를 화나

게 만들었고 모든 것이 제 잘못인 것처럼 행동했습니다. 마치 남자들은 모두 "관계를 맺는데" 바보 멍청이인 것 같고, 그런 거지 같은 짓이나 하는 것처럼 말입니다. 그래서 저는 "내가 그녀에게 보여주겠다"라고 생각을 했습니다.

의도적으로 자신을 드러내는, 어찌 보면 취약해 보이기도 하는.

방어기전: 자기주장(언어적 혹은 행동을 통해서 능동적으로 자신을 돌보는 것; 흥분성 분지/교감신경계).

안나: (*조심스럽게*) 론이 실제로는 계산대에 있지 않았다는 사실이 당신을 화나게 만들었나요? 그가 진짜 그녀와 비밀로 이야기를 했을 수 있어요. (*론을 향해 돌면서*) 저는 당신 둘이 무언가 잘못되었다는 이야기를 하려는 것이 아니에요, (*론을 바로 보면서*) 론. 하지만 강제로 조용했던 60초 동안 제가 생각했던 것은 마치 저의 아버지와 같다는 생각이었어요. 그는 항상 자신이 결백한 것처럼 행동하셨지요. 그리고는 "그래, 나는 그냥 가게에서 그녀를 우연히 만났어"라고 이야기를 하셨지요. 그리고 그녀는… 그런 거지요. 제 어머니는 항상 아버지에게 매달렸지요.

론에게 직접적으로 질문을 해서 이해하려고 시도하고 있다. 론과 그녀의 아버지의 행동 사이에 유사한 점에 대해 취약해져 있다.

방어기전: 자기주장(언어적 혹은 행동을 통해서 능동적으로 자신을 돌보는 것; 흥분성 분지/교감신경계).

칼: 그래요, 아마도, 저는 당신의 아버지를 이해할 수 있을 것 같아요. 저는 항상 크고 작은 비밀을 가지고 살지요. 저는 이래라저래라하는 것을 참을 수 없습니다. 제가 무엇을 하면 그것에 대해서는 아무도 모르면서 말입니다. 글쎄, 모르겠어요, 당분간은 이렇게 하는 게 더 좋을 뿐입니다.

자기공개와 취약함.

방어기전: 자기주장(언어적 혹은 행동을 통해서 능동적으로 자신을 돌보는 것; *흥분성 분지/교감신경계*).

론: (*안나와 칼 사이의 대화에 힘써 끼어들면서*) 안나, 여기서 욕해도 돼요. 그렇게 적절하게 행동할 필요가 없어요. 제가 60초 동안 생각한 것이 무엇이냐 하면, 제가 어렸을 때 저는 항상 무엇을 하면 비난을 받았던 것이었습니다. 제 어머님은 마치 자신의 눈이 모든 곳에 있는 것처럼 행동했고 저를 항상 이상하다고 비난을 했습니다. 그녀는… (*안나를 바라보며*) 그래요! 제 이야기는 더러운 세상이라는 것이지요!

자기 개방을 하고 취약해진 안나에 대해 언어적으로 점차 공격적으로 되어 간다.

방어기전: 언어적 행동화(충동과 동반된 바람 혹은 정서를 알아차리지 않은 채로 충동을 직접적으로 표현하는 것), 자율신경계의 흥분성 교감신경계 분지에 의해 활성화된.

브리안: (*그가 마지막 이야기를 했을 때보다 더 큰 목소리로*) 론, 규칙에 무슨 문제라도 있습니까?

론과 마찬가지로 브리안도 감정적으로 감염이 되어서 언어적으로 공격적이 되고 있다.

방어기전: 언어적 행동화(충동과 동반된 바람 혹은 정서를 알아차리지 않은 채로 충동을 직접적으로 표현하는 것).

다른 언급: 감정적 감염은 흥분성 교감신경계의 활성화에 의해 이루어진다. 기준은 특정한 종류의 감정에 마주했을 때 형성이 되고, 이것은 이끌림과 소속감을 희석시키거나/흩뜨려 버릴 수 있다. 사회참여는 이 시점에서 평온한 방식으로 격려되지 않고 있다(포지스의 다미주 체계; 자세한 것은 4장을 보라).

치료자: (*론과 브리안 사이에 개입하면서, 또 각자의 개인적인 반응을 살펴보려는 노력에 재초점을 맞추면서*) 브리안, 저희가 조용했던 1분 동안에 당신이 생각했거나 혹은 느꼈던 것을 말씀해 주실

수 있을까요?

브리안: (*약간 놀라면서*) 음, 약간 강제적인 느낌이네요. 제 마음은 아무것도 없이 백지[blank]였습니다.

자신에게 초점이 맞추어지자 놀랐다. 자기 개방적이 되는 것.

방어기전: 자기주장(언어적 혹은 행동을 통해서 능동적으로 자신을 돌보는 것); "백지"는 정서의 고립화(정서를 내용과 분지시켜서, 결과적으로 생각이나 정서를 의식적으로 알아차리지 못한 채로 있는 것) 혹은 차단(생각과 충동을 억제하는 것)을 반영해 줄 수 있다.

다른 언급: 치료자는 론에게 그의 마음에 무엇이 있는지를 물어봄으로써 명료화(심리적 현상에 날카롭게 초점을 맞추는 것)를 시도하고 있다.

치료자: (*브리안 쪽으로 몸을 돌리면서*) "집단 바깥에서 개인적인 만남을 가진다는" 동의에 대한 당신의 언급으로 되돌아 가보지요. 당신은 전에 남자 친구가 약속한 것을 하지 않았을 때 짜증이 난다고 말했었습니다. *당신*은 약속을 어기고 싶은 건지 아니면 그렇게 믿을 필요가 없는 것인지요? 규칙을 따를 필요가 없는 건지요?

프랭클린: (*브리안이 대답하기 전에 브리안의 말을 자르면서*) 있잖아요, 브리안. 제 마음도 백지였습니다. 저는 누군가가 저보고 무엇을 하라고 하는 것이 제일 싫습니다. 저는 제가 그녀를 보고 있었기 때문에 미나가 참여를 하지 않는 건 아닌지 궁금합니다. 제 여자 친구는 항상 제가 다른 여자를 쳐다보는 것 때문에 저를 못살게 굽니다. 저는 저희가 집단 치료를 하는 동안에 그녀가 이 기관에 어린 아들을 데리고 와야 한다는 것을 알고 있습니다. 제가 말하려 하는 것은 말이 되지 않겠지만, 저는 제가 그녀에게 좀 더 예의 바르게 해야 하지 않았나 하는 생각입니다. 특히 그녀가 지난번 마지막 시간에 자신의 개인적인 문제에 관해 이야기했을 때 말입니다. 잘 모르겠어요. (*탈선을 한다.*)

프랭클린은 감정적으로 지나치게 자극이 되어있다(치료자를 중단시키면서). 그 이유는 자기 자신의 죄책감에 대한 두려움 때문이다. 프랭클린은 브리안과 마찬가지로 "백지" 상태이다.

방어기전: 자기주장(언어적 혹은 행동을 통해서 능동적으로 자신을 돌보는 것); "백지"는 정서의 고립화(정서를 내용과 분리를 시켜서, 결과적으로 생각이나 정서를 의식적으로 알아차리지 못한 채로 있는 것) 혹은 차단(생각과 충동을 억제하는 것)을 반영해 줄 수 있다. 동일시(브리안과의) 혹은 해리까지도(부교감신경계/다미주 체계에 의해 중재가 되는; 4장을 보라).

(*집단이 1분 이상 조용하다.*)

방어기전: 정서의 차단(생각과 충동을 억제하는 것); 억제(불안을 피하기 위해 생각 혹은 정서를 의식적인 알아차림에서 멀어지게 하는 것); 부정(알아차리지 않음으로써 경험을 최소화하는 것); 혹은 해리까지도(부교감신경계/다미주 체계에 의해 중재가 되는).

씨씨: (*처음으로 이야기하면서*) 있잖아요, 저는 선생님께서 저희들을 조용히 하라고 하셨을 때, 저는 이 모든 말다툼이 시작된 이후 제 마음은 너무 조용했었기 때문에 조용히 하고 싶지 않다는 것을 깨달았어요. 사실 저는 당신들 모두에게 소리를 지르고 싶었어요. "모두들 닥쳐!"라고 말이지요. (모든 사람들이 웃었다. 그러나 그녀는 웃지 않았다.)

씨씨는 반대의 반응을 보이고 있다: 외적으로 문제가 시끄러울 때 그녀는 내적으로는 조용했는데, 외적으로 조용해지면 그녀는 내적으로 시끄러워진다.

방어기전: 외부의 시끄러움에 대한 반응에서는 정서의 차단(생각과 충동을 억제하는 것)이고, 외부의 조용함에 대한 반응에서는 자극적인(교감신경계) 생각 혹은 감정이 참을 수가 없게 된다.

치료자: 브리안, 이 회기의 처음을 다시 생각해 보시지요. 그때 당신의 반응에 대해 어떻게 생각하세요?

브리안: 끈질기시네요. 그렇지 않습니까?

치료자: 저는 당신을 압박하는 것이 아닙니다. 하지만 프랭클린이 당신에게서 자신을 보았다고 이야기하고 있으니까요. 아시다시피 백지상태 말입니다. 제 생각에는 그는 당신에 관해 이야기한 것 같은데요. 그리고 당신은 당신 자신에 관해 이야기할 기회를 갖지 못하신 것 같습니다. 그래서 저는 한 번 더 기회를 드리려고 생각했습니다.

브리안: 네, 네, 알겠습니다. "선생님께서 당연히 알고 계시지 않겠습니까? 이전 지도자는 아파서 떠났고 그러자 미나가 떠난 것입니다. 아무런 경고도 없었습니다. 그렇지만 그건 아무것도 아닙니다. 이런 일은 저에게는 수없이 많이 일어납니다"라고 생각하고 있었습니다.

브리안은 자신의 경험에 대해 다가가고 있다. 비록 자신을 반응하게 이끌어 내려는 치료자의 노력에 대해 약간 도전적이기는 하지만, 더 약해지고 있다.

방어기전: "백지"는 정서의 차단(생각과 충동을 억제하는 것); 억제(불안을 피하기 위해 생각 혹은 정서를 의식적인 알아차림에서 멀어지게 하는 것); 부정(알아차리지 않음으로써 경험을 최소화하는 것)을 반영해 줄 수 있다. 도전하는 것은 일종의 자기주장(언어적 혹은 행동을 통해서 능동적으로 자신을 돌보는 것)일 수 있다.

할리와 씨씨: (*동시에 이야기하면서*) 당신에게 무슨 일이 그렇게 많이 일어났는데요? (*둘 다 낄낄거린다.*)

브리안: (*생각에 잠겨 애석한 태도로*) 음, 그게, 그게. 음, 사람들은 그들이 해야 할 일을 하지 않고 떠나지요. 음, 제 말은, 어떤 사람이 당신에게 약속을 했다면, 그들이 이야기한 것을 해야만 하고 자신의 약속을 지켜야만 한다는 것입니다.

취약한 방식으로 자신의 바람을 말로 표현하고 있다.

방어기전: 자기주장(언어적 혹은 행동을 통해서 능동적으로 자신을 돌보는 것).

다른 언급: 다른 집단 구성원으로부터, 명료화(심리적 현상에 날카롭게 초점을 맞추는 것)하려는 시도가 있다.

여기에 더해 아마도 해석[명료화를 확장시켜주는 것으로, 반복적인 패턴에 대해 인식할 수 있도록(즉 "당신에게 무슨 일이 그렇게 많이 일어났는데요?") 해 준다]까지도. 알아차리고 또 자기 인식적으로 되는 것은 흥분성의 능동적 행동(교감신경계)이고 좌측 반구에 의해 만들어지는 언어적 개입이다.

(*할리가 울기 시작한다.*)

에비: 할리, 왜 그래요?

할리: (*더 크게 운다.*)

감정적으로 흥분되고 취약해지고 방어기전을 동원하지 않는 것으로 보인다. 그녀의 요구가 기술되어 있지 않아 말하기가 어렵다,

에비: (*전체 집단을 비난조로 바라보면서*) 봐요, 당신들 모두가 그녀를 울게 만들었잖아요.

비난하기는 아마도 그녀가 무언가 잘못한 건 아닐까 하는 걱정일 수 있다.

방어기전: 아마도 투사(자신의 문제를 다른 사람에게 전가하는 것) 그리고/혹은 부당함의 수집.

다른 언급: 에비가 비난조로 집단을 바라본다. 이것은 에비 자신의 각성된 반응일 가능성이 높다. 아마도 이 갈등이 과거의 자기-와-타인의 원형[self-and-other template](우측 반구)을 촉발시켰을 수 있고, 이 안에서 그녀는 갈등 조절을 위해 성인으로서 책임감을 가져야만 했던 것은 아닌지?

론: (*예민해져서*) 잠깐만, 도대체 *누가* 그녀에게 무슨 짓을 한 겁니까?

요구적.

방어기전: 언어적인 행동화(충동과 동반된 바람 혹은 정서를 알아차리지 않은 채로 충동을 직접적으로 표현하는 것)인지 혹은 자기주장(자기 자신을 적극적으로 돌보는 것, 언어적으로나 혹은 행동을 통해서)인지를 결정

하기가 힘이 든다. 이들 방어기전의 각성은 자율신경계의 흥분성 교감신경 분지로부터 온다.

치료자: (*론을 무시한 채로*) 할리, 마음이 좀 더 가라앉으면, 저희에게 당신이 왜 울었는지에 대해 이야기해줄 수 있을까요?

(*집단이 기다린다, 전체 치료회기 동안 유지되었던 긴장보다 긴장이 덜해졌다.*)

할리: 제가 바보 같아요. 저는 그렇게 엉엉 울기 시작했다는 것이 믿어지지 않아요. (*멈추었다 시작하기를 반복하면서, 자신을 표현할 수 있는 단어를 찾으려 하면서*) 저는 미나가 함께 있는 것을 좋아했다는 이야기를 하고 싶었어요. 그녀는 자기 자신에 관한 이야기를 완벽하게 해주었어요. 저도 그렇게 할 수 있기를 원했어요. 마지막 시간에, 그녀 자신의 개인적인 일들에 대해 저희에게 이야기한 것이, 저로 하여금 저 자신의 이야기를 그녀에게 해주고 싶게 만들었어요. 그런데 지금 그녀는 여기에 없어요.

취약해지고 집단 구성원을 떠나보내는 것에 대한 고통스러운 경험에 대해 기꺼이 자기 개방을 한다.

방어기전: 자기 관찰(흥분과 억제성 분지 사이에 항상성적인 균형이 이루어진); 적응적인 행동.

다른 언급: 치료자는 할리에게 그녀와 왜 울었는지에 대해 질문을 함으로써 집단을 좀 더 안전하게 만들었고 현재로서는 론의 감정 폭발을 무시하고 있다. 구성원들은 비의식적으로(우측 반구) 지도자와 집단 모두에 의해 주어진 제한에 공명하고 있는 것으로 보인다.

치료자: 다른 사람들도 미나가 참가하지 못하는 것에 대해 같은 감정일 수 있다고 생각해요. 그렇지 않나요? 아니면 혹시 당신들의 삶에서 다른 누군가를 잃게 된 것이 마음에 떠오르지는 않았나요?

아마도 치료자는 자기주장이나 자기 관찰을 기대하고 있는 것 같다.

(큰 침묵이 있고 난 후에, 씨씨는 그녀의 남자 친구가 지난 주말에 데려갔던 에어쇼에 대해 자세히 이야기하기 시작하였다.)

프랭클린: 씨씨, 당신은 제가 누구 못지않게 비행기를 좋아한다는 것을 알고 있을 거예요. 그렇지만 저는 당신이 왜 지금 그런 이야기를 하는지를 이해할 수가 없군요.

방어기전: 자기주장, 자기 관찰(흥분과 억제성 분지 사이에 항상성적인 균형이 이루어진); 적응적인 행동.

씨씨: (*약간 놀라서 잠깐 조용해졌다가*) 이봐요. 할리가 울고 있을 때, 제가 생각할 수 있었던 것은 오직 군용 비행기가 실종자 정보를 날렸던 에어쇼의 남은 부분이었어요. 이라크에 있는 우리 아이들 말입니다. 아시겠어요?

안나: (*약간 좌절한 것 같은 목소리로*) 이봐요, 모두들. 저는 이 모든 것을 이해할 수가 없어요. 먼저는 화가 나서 난리이다가, 또 누군가는 울고 있고, 이제 시간이 거의 다 지나갔어요. 이게 도대체 우리에게 무엇을 해주지요?

방어기전: 안나와 씨씨 모두는 자기 관찰을 하려고 하고 있다(적응적이고, 항상성적인 균형이 이루어진 방어기전).

치료자: 정말로 좋은 질문을 하셨습니다. 이 집단 치료회기에서 하는 것은 우리가 살아가면서 다른 사람들과 함께 더 좋게 지낼 수 있도록 하는 것이 아닙니까? (*아무도 반응하지 않는다.*) 미나와 그녀가 갑자기 참가하지 못하게 된 이유에 대해 매우 강한 반응들이 있었습니다. 아마도 우리 모두는 우리 자신에게 갑작스럽게 어떤 일이 일어날 때, 우리의 관계에 어떤 일이 일어나게 되는지에 대해 질문을 시작해야만 할 것입니다. (*아무 반응이 없다.*) 예를 들어, 제가 미나가 참가하지 못하게 되었다는 이야기를 한 직후에 집단이 불안·초조해지고 예민해지기 시작하였습니다. 이런 일이 왜 일어나게 되었는지에 대해 이야기해주실 분은 안 계시나요? (*아무런 반응이 없다. 그러나 집단의 신체 언어는 구성원들이 이 질문에 대해 생각하고 있는 것처럼 보이게*

해 준다.)

방어기전: 처음에는 아마도 정서의 차단, 정서의 고립, 해리 이 모두는 억제성 과정(부교감신경계)으로, 각성(교감신경계)이 급증하는 것에 대한 반응으로 동원이 되었다.

다른 언급: 처음에는 방어기전이 자동적인 대응전략의 취약함을 보여주고 있다(스트레스원과는 상관없이 고정적이고 패턴화된 방식으로 대응하는 것). 개인으로 보자면 구성원들은 심한 흥분성 각성을 조절하는 데 어려움을 겪고 있다. 치료자는 명료화를 시도하고 있고 아마도 반응성(소속감, 서로 다른 점을 가지고 있음에도 불구하고; 흥분성)으로부터 집단을 움직일 수 있도록 해석(대응 패턴에 대해 날카로운 초점을 맞추는 것)을 시도하고 있다. 신체 언어를 통해서 알아차릴 수 있는 긴장의 완화는 집단 구성원이 더 성숙(즉 정서의 상호작용적인 조절)된 방식으로 반응할 수 있다는 사실을 암시해 주는 것일 수 있고, 이것은 억제성과 흥분성 각성체계 사이에 균형이 이루어지고 있음을 반영해 주는 것이라 할 수 있다.

마리오: 보세요. 저는 모두가 그 "건드리면 터지는touchy-feely" 심신박약psychobabble은 아닌가 하는 의심을 하고 있었지만, 사실은 미나가 여기에 없다는 사실은 저를 화나게 만들었습니다. 그것은 여자이기 때문이거나 그것이 미나이기 때문일 수도 있지만, 저는 그녀가 한 것처럼 제 진심이 무엇인지를 그냥 이야기할 수는 없을 것 같습니다. 오해하지 마세요. 제 감정을 제대로 이야기하지 못한다는 이야기는 아니니까요. *(약간 빈정대듯이.)*

방어기전: 말의 마지막에 빈정대는 것은 언어적인 행동화(충동과 동반된 바람 혹은 정서를 알아차리지 않은 채로 충동을 직접적으로 표현하는 것)이다. 말의 시작에서는 마리오가 더 자기 인식적이 되려고 노력하고 있는 듯 보였고, 자기 관찰(높은 수준의 적응적 방어기전으로 이것은 교감신경계와 부교감신경계 사이에 항상성적으로 균형을 이룬 것을 의미한다)을 동원하고 있는 것으로 보였다.

치료자: 때때로 어떤 일에 대해 화나는 감정은 가라앉는 감정이나 슬픈 감정을 덮어 줄 수 있습니

다. 때로는 누군가를 잃는 것에 대해 화내는 것이 더 쉬울 수 있습니다….

안나: 저는 선생님께서 무슨 이야기를 하시려고 하는지 알고 있습니다. 여자는 슬프게 느끼고 남자는 화가 나게 된다는 것이지요! (*치료자는 약간 놀란 것처럼 보이는데, 왜냐하면 이 말 혹은 비난이 그녀를 향하고 있고, 치료사인 그녀가 생각하고 있는 것과는 완전히 달랐기 때문이었다.*) 그것이 더 심신박약적인 것이지요. 미나에 대한 저의 처음 생각은 "맙소사, 그녀가 떠났구나, 하지만 이제 누군가가 그 역할을 대신해 줄 수 있겠지"였습니다.

방어기전: 투사(자신의 감정/바람 혹은 두려움을 소유하지 않고 다른 사람들에게 "그것들을 줌으로써putting them" 불안을 감소시키는 것).

다른 언급: 여기 지금에서의 경험은 과거 상호작용의 거기, 그때 처음 경험했던 반응을 유발시킬 수 있다. 신경회로 안에 기억되어 저장된 경험에 대해 처음에는 깊은 의미가 부여되고, 이후에는 반복적으로 경험이 될 가능성이 높다. 집단에서 언급이 될 가능성이 가장 높은 전이는 원래 스트레스적이고 발달적으로 손상적이거나 아니면 외상적인 자기-와-타인의 표상(우측 반구와 비의식적)일 가능성이 높다.

치료자: 안나, 당신 말은 미나가 없는 것이 당신에게는 더 낫다는 것처럼 들리는데요. 왜 그렇지요?

안나: (*놀라면서*) 저는 그런 뜻으로 이야기하지 않았는데요. 그건 그냥 내뱉은 말일 뿐이에요. 실제로 저는 그녀를 좋아했어요.

"그건 그냥 내뱉은 말일 뿐이에요."

방어기전: 행동화(충동과 동반된 바람 혹은 정서를 알아차리지 않은 채로 충동을 직접적으로 표현하는 것).

다른 언급: 치료자에 의한 직면("당신 말은 미나가 없는 것이 당신에게는 더 낫다는 것처럼 들리는데요")은 그녀의 인식 바깥에 있는 무엇인가를 안나가 알아차릴 수 있게 가져오는 것이다.

치료자: 음, 아마도 양쪽일 수 있겠지요. 당신이 그녀를 좋아했을 수도 있고 그녀에 대한 다른 반응이 있었을 수도 있겠지요.

안나: 네, 네, 그녀는 자기의 어린 아들에 관한 이야기를 너무 많이 해서 저를 화나게 만들었어요. 제 어머니는 제가 3살 무렵에 큰 언니에게 저를 맡겼고, 자기의 멍청한 남자 친구와 즐거운 시간을 보냈습니다. 그녀는 미나가 집단 치료를 포기한 것처럼 저를 위해서 어떤 것도 포기하지 않았습니다.

씨씨: 지금 생각해 보면, 그 에어쇼에서 "*실종자 엄마* 편대[missing mom formation]를 날리는 건 어떨까?"라고 생각한 기억이 납니다. 안나, 저는 당신이 이야기하려는 것을 알아요. 제 아버지는 항상 두 개 아니면 세 개의 직업을 가지고 있었어요. 그래서 저희는 아버지를 볼 수가 없었어요. 아이들이 제가 아버지가 없다고 놀리곤 했어요. 왜냐하면, 아버지가 학교에 온 적이 없거든요. 어머니도 자주 온 것은 아니에요. 그래서 제 오빠가 항상 저를 돌봐야 했고 오빠가 모든 일에 부모를 대신해서 왔어요. 모든 사람들은 작은 우리를 괴롭힌다면 제 오빠를 상대해야 한다는 것을 알고 있었어요.

방어기전: 안나와 씨씨 모두 자기 개방을 더 하고 있는데 이것은 자기 관찰(경험을 표현하는 데 있어 행동보다는 말을 사용하려고 시도하는 쪽으로 움직이는 것)이라 할 수 있다.

할리: 저는 이 이야기가 끝이 나기 전에 제 꿈에 관해 이야기했으면 합니다. (*구성원들이 비록 불친절한 것은 아니지만 신음소리를 내고 있다.*) 네, (*단호하게*) 저는 항상 제가 꿈에 관해 이야기한다는 것을 잘 알고 있습니다. 하지만 제 치료자는 항상 제 꿈에 관해서 물어보았고, 저는 항상 중요한 무엇인가를 찾아냈었습니다. 이와 같이 저는 직장에서 여행을 떠난 사람의 꿈을 꾸었는데, 이 사람은 자신이 떠나는 것에 대해 아무에게도 아무런 이야기를 전혀 하지 않았습니다.

방어기전: 자기주장.

론: 할리, 당신은 지난주에 아루바Aruba에서 실종된 여자 아이에 대한 꿈을 꾸었다고 이야기하였지요. 당신의 꿈은 제 꿈과 꼭 닮은 것 같아요.

방어기전: 할리의 꿈을 평가절하하는 것처럼 보인다. 아마도 부정(인식하지 않음으로써 경험을 최소화하는 것)일 것으로 생각된다.

치료자: 비록 저희가 몇 분 남지 않았지만, 만약 저희가 할리의 꿈에 관해 약간 이야기하려 한다면, 그녀의 꿈이 당신에게 어떤 의미를 가지는지에 대해 이야기하는 것이 좋은 생각일 것 같습니다.

자기 개방(자신의 내적 경험에 대한 의식적인 인식)과 같은 높은 수준의 행동을 권고하는 것.

방어기전: 치료자는 자기 관찰[항상성적으로 균형을 이룬, 양극화(너무 높은/너무 낮은 정서)가 덜 이루어진 반응을 위해 함께 작업하기 위해 자율신경계의 흥분성 분지와 억제성 분지 모두를 사용하는 것]과 같은 적응적이고, 높은 수준의 방어기전을 사용할 것을 제안하고 있다.

다른 언급: 치료자는 할리의 꿈이 가지는 감정적인 의미(우측 반구)를 집단 구성원에게 이해시키기 위해 지적/인지적 과정(좌측 뇌)의 사용을 모델링하고 있다. 이와 함께 일부 구성원들이 할리의 꿈이 자신들에게 가지는 의미를 보여주면서 암시와 조언suggestion and advice(좌측 뇌)과 같은 교육적 치료적 요소에 더해 대리 학습의 치료적 요소를 사용하고 있다(거울 신경세포). 그리고 새로운 행동[좌측(어떤 면에서 모방적)과 우측 반구 모두]을 시도해 보는 것까지. 치료자는 반응성에 반해서 심리적 작업도 시도하고 있는데, 통찰(비의식적/무의식적인 것을 의식적인 것으로 만드는 것)을 사용하고 있다. 집단 치료 방식은 정서와 행동 관리 및 조절을 담당하고 있는 피질변연회로corticolimbic circuits를 변화시켜 회복 탄력성을 호전시켜 줄 수 있는 정서의 상호작용적 조절을 학습할 수 있는 훌륭한 연습의 장이다.

론: 알고 있습니다. 물론이지요. 선생님께서 지난 시간 말씀하셨습니다. (*숨을 들여 마시고*) 알겠습니다, 저는 그녀의 꿈을 좋아하지 않는데, 왜냐하면 그녀의 꿈들은 저로 하여금 제 여자 친구가

항상 말하는 "그래요, 계속해 봐요. 얼마나 나빠지는지 봅시다"를 생각하게 만들기 때문입니다.

자기 개방, 자기 인식을 시도하고 있다.

방어기전: 자기 개방을 가져오는 자기 관찰.

다른 언급: 아마도 모방(대리 학습과 모델링을 사용하는)이 치료자와의 동일시(내적인 심리 생리적 상태를 다른 사람과 유사하게 재현하는 것) 순간을 가져온 것으로 여겨진다. 론이 숨을 들여 마시는 것은 그가 무엇인가 힘든 것을 하려는 것에 대해 자신을 준비시키는 것으로, 이것은 반응적이라기보다는 내성적이라 할 수 있다.

프랭클린: 도대체 빌어먹을 그게 무슨 이야기인데요?

방어기전: 언어적으로 공격적; 행동화? (충동과 동반된 바람 혹은 정서를 알아차리지 않은 채로 충동을 직접적으로 표현하는 것); 이들 방어기전은 각성을 시키고 자율신경계의 교감신경계에 의해 조절이 된다.

론: 그녀는 우리가 싸웠을 때, 제가 트럭 열쇠를 가지고 나간 것을 이야기한 것입니다. 그녀는 아파트 문 앞에 서 있었으며 저에게 돌아오라고 소리를 질렀고, 저는 남자답게 "이야기"를 끝냈습니다. 이야기를요. 그녀가 한 것이라고는 제가 하는 모든 것이 틀렸다고 저에게 소리를 지르는 것이었습니다.

(집단이 몇 초 동안 조용하다.)

방어기전: 집단은 론의 자기 개방적인 언급이 가진 개방성에 대해 반응하고 있는 것으로 여겨진다. 아마도 침묵은 더 높은 수준의 방어기전(예상: 계획하기)이거나 혹은 정서의 고립(정서를 내용으로부터 분리해서 결과적으로 생각 아니면 정서를 의식적으로 인식하지 못하게 하는 것)과 같은 더 무거운 방어일 수 있다. 혹은 차단(생각과 충동의 억제); 아니면 억압(갈등 혹은 상황에 초점 맞추기를 뒤로 미루기로 하는 의식적인 결정을 하는

것)일 수 있다.

치료자: (*치료회기를 접으려 하면서*) 저희는 실제로 미나가 떠나게 된 것에 관해 이야기하였고, 이와 함께 누군가 저희를 떠나거나, 집단에서 누군가가 떠나게 되면 일어날 수 있는 것이 우리에게 지니는 의미에 관해서도 이야기를 나누었습니다….

방어기전: 치료자는 과거의 상실과 현재의 경험을 결합시키려 시도하고 있는데, 아마도 이것은 약간 지적이거나 혹은 주지화(받아들일 수 없는 충동에서 오는 불안을 방어하기 위해 정서를 느끼기보다는 생각을 하는 것)를 사용하고 있다. 아니면 치료자는 우측과 좌측 반구(비의식적=감정적, 의식적=인지적)를 결합시키려 시도하고 있다. 론에게는 통찰을 그리고 집단에게는 모델링을 통해서 여기-지금 집단 경험(때로는 알아차림 바깥에 있는 과거의 상호작용을 재연하는 것)을 그때-거기 경험(우측 및 좌측 뇌 경험 모두)으로 결합시키는 심리적 작업을 하고 있다. 그들이 서로 간에 영향을 주고 있는 감정과 인지 모두를 따라가고 있다.

프랭클린: 음, 여기서 그만두시지요, 선생님. 씨씨가 저기서 울었을 때 울지 않은 것처럼 행동하지 마세요. 저희만 그랬던 것처럼 구시면 안돼요.

방어기전: 자기주장.

다른 언급: 프랭클린에 의해 치료자가 직면이 되었는데, 이는 치료자가 부정해왔거나 억압했었던 것("눈물을 흘리는 것")에 대해 주의할 수 있게 해주었다.

치료자: 당신이 맞습니다. 프랭클린. 저는 한동안 제 눈물을 감추려고 노력을 했습니다. 마치 저는 아무런 영향을 받지 않은 것처럼 행동해서 죄송합니다. 저는 제가 그녀가 집단에 계속 나오도록 무엇인가 할 수 있지 않았었나 하는 생각을 했었고, 우리가 60초 동안 조용했을 때 저는 죄책감을 느꼈었습니다.

자기를 보여주는 자기 개방적인 표현.

방어기전: 자기 관찰(흥분성과 억제성 분지가 함께 잘 작동하는 균형을 이룬 방어기전).

다른 언급: 집단 치료를 선택하는 주 이유는 — 관계 기술을 호전시키는 것이다. 뇌의 일차 자기 조절 체계는 애착 관계이다.

브리안: (*치료자를 흉내 내면서*) 음, 이제 이 회기를 끝내야 할 시간이네요. 저희가 끝내기 전에 한 말씀 해주실 분 안 계시나요? 아니면 다음 주까지 저희를 꼼짝하지 못하게 만들 침묵의 60초를 다시 가지는 것은 어떨까요!

(*모든 사람들이 편안해 보이는 듯 웃고 떠나기 시작한다.*)

방어기전: 행동화(충동과 동반된 바람 혹은 정서를 알아차리지 않은 채로 충동을 직접적으로 표현하는 것); 혹은 아마도 유머(공격성을 포함하고 있지 않아서 더 부드럽고, 적응적인) 혹은 위트wit(유머보다는 더 공격적인, 따라서 덜 적응적인); 아마도 친화(결합).

치료자: 그래요, 브리안, 당신이 제가 하고 싶은 이야기를 해 주셨어요. 이제 끝내야 할 시간입니다. 모두 다음 주에 뵙도록 하지요.

에비: (*말 그대로 손으로 문손잡이를 잡으면서*) 음, 저는 치료시간이 짧았으면 좋겠어요.

방어기전: 도움을 거절하는 불평자, 피학주의. 에비는 진짜로 적어도 이 만남에서는 어떤 것도 요청하지 못할 것이고, 아니면 이런 요청이 받아들여진다고 생각하지 못할 것이. 도움을 거절하는 불평하기는 의존적인 요구를 조절하는 방식이다. 어떤 사람이 도움을 요청하면 바로 이 도움이 받아들여지지 않을 것을 확인해야만 한다. 이 사람은 의존을 원하면서도 두려워한다.

끝맺는 말

이전에 언급이 되었듯이, 집단 치료의 궁극적인 목표는 더 큰 정신적인 안정감을 얻는 것, 대인관계의 기능을 호전시키는 것(이 둘은 주로 우측 반구 과정이다) 및 자기인식을 깊게 만드는 것(우측과 좌측 반구 모두의 기능)이다. 불안전한 애착 전략은 처음에 성공적이지 않았던 자기 조절적 정서조절 전략을 만들어 내었던 원래의 경험을 반복적으로 재연하는 경향이 있다. 치료적 목표는 안전한 애착(조율된 다른 사람과의 상호작용 안에서 조절된 자기)을 동반한 일련의 경험을 제공하는 것과 신경회로에 각인 된 불안전한 애착 유형(조율되지 않은 다른 사람과의 상호작용 안에서 조절부전에 빠진 자기)과 싸우는 것이다. 동조화된 에너지 교환은 기존에 있던 신경회로와 연결이 되거나 아니면 이를 강화시키는 새로운 수상돌기의 성장을 통해 변화를 만들어 내는 것을 많이 반복할 수 있도록 해준다. 그러면 이렇게 강화된 신경회로는 정서와 행동의 자기 조절을 호전시켜 주고, 그래서 관계에서 만족을 느낄 가능성을 높여 준다. 집단 치료 방식은 이런 성장 기회를 위한 적절한 치료 방법이다.

8장

지도감독 과정에 신경생물학적 개념을 통합시키기

앞의 장에서 정선된 기본 개념들이 기술되었고, 이를 증례 자료와 함께 보여주었다. 이들 개념에는 생리적 각성(신체적 및 정서적인)에 영향을 주는 뇌의 특정 부위의 기능; 방어기전의 개념을 사용해서 어떤 사람의 뇌가 각성을 조절하거나 혹은 그렇지 않은 적응적이거나 부적응적인 방식을 이해하는 것의 중요성; 그리고 두 사람 혹은 그 이상의 사람들의 뇌 사이에 상호작용하는 방식이 위협을 지각하도록 생물학적으로 프로그램이 되어있고, 이 능력이 어떻게 적응적인 대응 전략 반응으로 혹은 부적응적인 대응 전략 반응으로 발달하게 되는지를 포함하고 있었다.

이 마지막 장은 치료적 만남(이 경우에는 피지도감독자인 인턴과 내담자 사이)과 지도감독 과정(지도감독자와 피지도감독자 사이)에서 정서 및 다른 경험의 전달이 어떻게 일어나는지를 탐색하는 방법으로, 투사적 동일시와 해리의 두 가지 방어기전에 초점을 맞출 것이다. 현재의 임상적 지도감독에서, 문제는 치료 기간이 짧아야 한다는 요구와 재정적인 제한(흔히 몇 가지 압력이라 명명한다)이 치료 목표 설정을 강조하게 만들고, 치료 동맹에서 사람들이 서로에 대해 가지는 반응의 임상적인 기여도를 확인하는 것을 무시하게 하며, 동일한 측정을 강조하도록 영향을 주고 있다는 점이다. 임상 세계에서 초기에는 치료적 만남이 *전이* 혹은 *역전이*(Freud, 1958b)라는 용어에서 논의가 되었었다. 좀 더 최근에는, 방어 과정(특히, 투사적 동일시와 해리)에 대한 신경생물학적인 기반이, 이 전이-역전이의 기전으로 받아들여지고 있다. 이들 과정은 매우 복잡하고 서로 엮어있어서 그들이 마땅히 받아야 할 관심을 기울이기 위해 이를 완벽하게 논의하는 것은 이전 장들의 범위를 넘어서는 것이다. 비록 동일하거나 병렬적이지는 않더라도 전이-역전이와 비슷한 과정이 지도감독자와 피지도감독자 사이에서 일어날 수 있는데, 종종 이에 대해 많지 않은 돈을 지불한다. 피지도감독자와 지도감독자의 경험 안에 재현되는 피지도감독자와 내담자 사이의 병렬적 과정에 초점을 맞추어 보는 것은 의미 있는 일이 될 것이다.

지도감독에서의 문제들

임상적인 이론과 기법을 가르치는 것에 대한 학문적인 측면은, 비록 정신건강 문제에 대한 치료를 다루기 위해 기술을 습득하는 것이 대단히 중요하기는 해도, 이 장의 범위를 넘어서는 것이다. 이 책에서 우리가 관심을 가지는 것은 자기^self^를 전문적으로 사용하는 법을 발전시키는 데에 큰 영향을 미치는 신경생물학적 현상들이다. 물론, 이 현상들이 학문적인 가르침에 많은 영향을 주겠지만, 여기의 증례는 정신건강문제를 가진 사람의 치료에 대한 지도감독 과정에 국한해서 보여줄 것이다.

정신건강 분야에 있어 지도감독자(그리고 선생님)는 어려운 감정, 소망, 생각 및 다른 반응들을 감당하고 있는 자신의 피지도감독자(그리고 학생)를 도와주어야만 한다(McWilliams, 2004, p. 299). 인지행동치료적 접근을 선호하는 현재의 많은 치료 방식들은 어쩌면 그 학생이나 치료자의 개인적인 문제가 해결된다면, 정보의 원천으로서 치료 상황에 대한 치료자의 반응을 강조하지 않는다. 이외에 다른 치료 방식들은 치료자가 자신의 내담자에 대해 얼굴이나 신체 언어적으로 반응을 하지 않으려 노력해야만 한다는 생각을 견지하고 있는데, 이것은 사실상 거의 불가능한 것으로, 아동기 발달과 이와 연관된 분야에서의 최근 연구결과들에서 이것이 불가능하다는 것이 명확하게 보인 바 있다(Aron, 1991, 1992; Greenberg, 1991; Hoffman, 1983; Lachmann & Beebe, Moskowitz, Monk, Kaye, & Ellman, 1977에서 인용함; Siegel, 2003).

많은 치료 접근 방식에 전반적으로 공통적인 문제를 피지도감독자와 내담자사이의 상호작용 및 지도감독자와 피지도감독자 사이의 상호작용을 보여주기 위해 선정하였다. 이 문제에는 다음과 같은 것이 포함된다:

- 감정적 안전감과 편안함.
- 지도감독자와 피지도감독자 사이에 자기 개방의 정도.
- 지도감독자가 자기도 모르게 피지도감독자를 압도할 가능성.
- 피지도감도자가 하는 개인적인 치료의 경계를 넘어서지 않으면서 지도감독자가 피지도감독자를 돕는 데 있어 균형을 가지는 것으로, 피지도감독자의 치료적 한 쌍therapeutic dyad에 자신이 어떤 영향을 주고 있는지를 알아차리는 것.

여기에 더해, 적응적인 투사적 동일시와 방어적인 투사적 동일시(아마도 투사적 동일시의 특별한 경우에 있는 대상 항상성)에 내재되어 있는 신경생물학, 전이 및 역전이가 간단하게 기술이 될 것이고, 피지도감독자와 내담자사이에 이루어진 치료회기의 자료가 이들 임상적 문제들을 보여주는 데 이용이 될 것이다. 지도감독의 병렬적인 과정을 보여주기 위해 지도감독적인 논의에 대한 짧은 예도 검토될 것이다.

대부분의 지도감독자가 알고 있듯이, 병렬적 과정은 피지도감독자와 지도감독자 사이에서 일어날 수 있는데, 이것은 치료자-내담자 관계 안에서의 역동이나 경험의 일부를 거울에 비치듯 그대로 보여준다(Feldman, Parad & Miller, 1963, pp. 299-306에서 인용함; Hamilton, Parad, 1958, pp. 34-35에서 인용함; Kottler & Blau, 1989, pp. 72-72, 99-103; Weissman, Epstein, & Savage, 1983, pp. 242-243). 다음에 오는 증례는 치료적 관계에 내재하는 신경생물학을 임상 실제에 적용하는 것을 배우는 데 관심이 있는, 열정적인 사회복지사 인턴에 의해 이루어진 것이다.

이 인턴은 신중하고, 영민하며 재주가 있는 젊은 여성으로 대학에서는 스페인 문학과 교육을 전공한 사람이다. 나는 이런 배경을 가지고 정신건강 전문가가 되고자 하는 사람에 대해 약간 편향적인 호감을 가지고 있다는 것을 발견하였다. 그들의 이야기 줄거리에 대한 훈련된 해체 능력, 등장인물들의 동기를 추측하는 능력 및 일반적으로 문학이 제공하는 경험에 몸을 담그는 것과 같은 능력들은 때로는 그들을 다른 사람들보다 훨씬 앞서게 할 수 있다. 오늘날 문헌을 연구하는 방식과 정신치료 작업에서 나타난 주제나 원형을 이해하는 데 필요한 치료 기술 사이에는 많은 유사점이 있다.

그러나 좌측 뇌의 학문적 세계에서 성취를 이룬 사람들에게 우측 뇌의 접근을 가르치는 것은 쉽지 않은 문제가 될 수 있다. 현재의 정신건강치료의 분위기는 무엇인가를 "해야 하는[doing]" 것을 강조하거나 정해진 "목표[goal]"에 도달하는 것을 강조하고 있고, 이 둘은 모두 명백히 더 좌측 뇌의 문제인 것이다. 현재 정신건강 돌봄을 위해 관리의료가 허용하는 시간이 제한되어 있기 때문에, 반드시 부정적인 것은 아니나 목표 설정을 해야 한다는 내재된 구조는 불가피하다. 그러나 뇌에서 뇌로의 연결에 대한 임상적 복잡성에 대해 배우고, 이에 대해 음미하는 것은 제3의 경비 지불자들(즉 보험회사)이 치료회기(예: 심각한 정신장애에 대해 4~10회로 제한하는 것)를 지나치게 제한을 하는 것 때문에 오는 시간에 대한 압박으로 인해 자취를 감추고 있다. 하지만 치료회기가 적다고 해서 치료적 동맹의 가치를 버려야만 하는 것은 아니다. 우리는 무엇인가를 "해야 하는" 것 대 잠재적으로 그 자체가 내담자와의 치료적인 연결을 만들어 내는 것 사이에 선택을 할 필요는 없다. 확실히 치료 방식에 상관없이 치료적 동맹이 가장 큰 치유적인 요소라는 것에 대해서는 충분한 증거가 있다(O'Neill, 2002). 따라서 그런 동맹을 촉진시키는 일은 그것이 무엇이든 가치 있는 일이다.

나 자신의 진료에 있어서 항상 치료적 동맹을 우선시하려는 노력은 나로 하여금 시기상조의 해석을 하지 *않으려*[not] 노력하게 만들고, 내담자의 정서조절 전략을 서둘러 잡아내려 하지 *않고*[not], 그것들이 자연스럽게 나타나도록 기다리게 만들어 주며, 두뇌가 동조적으로 되는 방식에 대한 연구 결과들을 적용하는(좌측 뇌의 노력) 길을 *찾으려*[find] 노력하게 해준다. 나는 사실상 미묘한 것을 가르치려고 노력을 해왔는데, 바로 그것은 두 우측 뇌가 동조적이 될 때 일어나는 분위기가 치료적이 될 수 있는 만남을 위한 장을 마련해 줄 수 있다는 것이다. 반대로, 두 우측 뇌가 비동조적이 되었을 때(예: "동조"하지 않고 혹은 "찰깍하는 반응이" 오지 않는), 치료 과정에 대한 장애물이 나타날 수 있게 된다. 이 장에서 기술된 치료적 접근은 "함께 하지 않는not being with"이 아니라 "함께 하는being with" 것에 관한 것이고, 치료적 두 쌍clinical dyads, 즉 내담자-치료자 쌍the client-therapist dyad 및 치료자-지도감독자 쌍the therapist-supervisor dyad 사이에 일어나는 이런 순간의 신경생물학적 결과에 대한 것이다.

내가 때때로 피지도감독자와 작업을 하는 방식 중 하나는 거의 모든 대화 자료를 검토하는 것이다. 우리는 언어적 그리고 비언어적으로 이루어지는 대화를 통해 우리의 치료 방식에 대해 생각하고, 또 느끼려 노력을 한다. 나는 때때로 우리 두 사람의 좌뇌와 우뇌가 우리가 문제가 있다고 생각하는 부분을 서둘러 해결할 공간을 찾으려 할 때, 너무 많은 이야기를 하고 있는 자신을 발견할 때가 있다. 그리고 때로는 피지도감독자가 나와의 눈 맞춤을 피할 때가 있고 반대의 경우도 있는데, 둘의 만남이 너무 강력하거나 혹은 너무 슬플 때 그렇다. 때로는 우리 둘 사이에 일종의 비동조화가 일어날 때도 있고, 나는 피지도감독자가 나의 흥분되고 어쩌면 장황한 가르침에 너무 지나치게 매달릴까 봐 걱정할 때도 있다. 때때로 나는 우리가 그만 중단했으면 하고 생각할 때도 있고, 피지도감독자들에게 어떻게 되고 있는 지에 관해 물어보고 싶을 때도 있다. 어떤 경우에는 집에 가는 차 안에서만 이런 생각이 나는 경우도 있어 안타까울 때도 있다. 특히 아주 "뛰어난" 피지도감독자를 만나면 자신이 없어지기도 한다. 또 어떤 경우에는 그냥 일어나는 말로 표현하기 어려운 미묘한 순간이 있고, 이때 우리는 가르칠 수 있는 순간을 위한 분위기가 만들어졌다는 것을 알게 되는 경우도 있다. 이것은 마치 비누 거품이 터지듯 나타나고, 그러면 우리는 계속해서 앞으로 나간다. 비록 충분하지는 않지만 다소 어색하게 이런 시간에 관해 이야기하려고 노력하기도 한다. 이것은 매우 어려운 과정이다. 그리고 나는 항상 많이 배우고 있다고 느끼는데, 피지도감독자도 그렇게 느끼기를 바란다.

임상적 문제를 해체하고 증례 자료의 신경생물학에 초점을 맞추기 위한 과정에 대해 좀 더 자세하게 살펴보기 위해서는 방어기전과 이에 대한 간략한 정의에 대해 정리한 표를 참조하는 것이 도움이 될 것이다. 용어의 정의(예: 조율) 및 연구가 되고 있는 기능에 대한 언급이 부가된 인간의 신경계에 대한 도식 또한 유용할 것이다. 이 장에서 논의된 메리의 증례를 위해서 자율신경계 기능과 이와 연관된 구조 또한 조사될 것이다. 투사적 동일시와 해리, 특히 전이와 역전이가 지도감독 안에서 병렬적 과정에 영향을 주기 때문에 이 방어기전들이 중심이 된다. 신경생물학적 구조를 보여주는 행동의 예를 발견하는 것은 때로는 지루하고 힘든 일이다. 비록 치료적 만남에 깊게 자리하고 있는 일련의 신경생물학적 행동에 대해 추론을 하는 다음의 연습을 혼자서도 할 수 있겠지만, 특히 대인관계 만남에 신경생물학을 적용하는 것을 처음 시도할 때는 다른 사람과 함께 하는 것을 권고한다. 증례 자료를 보여주기 전에 다음 부분에서 적응적인 및 방어적인 투사적 동일시, 전이 및 역전이를 정의하고 이에 대해 간략히 논의하려 한다.

투사적 동일시

*투사적 동일시*는 현재는 많은 정신건강 치료 공동체larger mental health treatment community에서 거부되고 있는 처리 곤란한 용어이다. 치료 프로그램을 최근에 수료한 사람들에게 이 용어는 종종 한 세기 전의 오래된 정신분석적 세계와 연관된 용어로 받아들여지고 있다. 문제를 더 복잡하게 만드는 것은 임상 문헌에서 중요한 기고자들도 이 용어에 대한 단 한 가지 정의에 대해서도 전혀 동의한 바가 없다는 사실이다. 이런 문제를 염두에 두고, 나는 내가 할 수 있는 한 친절하게 이 중요한 개념에 대한 다음의 논의를 해나가려 한다. 정서 조절 경험에 대한 간략한 재검토가 적응적인 및 방어적인 투사적 동일시, 해리 및 대상 항상성(유아기의 공유된 심리적 과정을 포착한 개념으로 특정 경험에 의해 손상이 될 수 있다)에 대해 논의하기 전에 필요하다.

인간은 자신의 감정, 신체적 기능 및 행동을 조절할 수 없는 상태로 태어난다. 그러나 아기의 뇌는 즉각적으로 이런 중요한 기능들을 조절할 수 있는 다른 뇌와 신체를 찾도록 프로그램이 되어있다. 비록 이 장은 감정적 조절에 대해서 좀 더 초점을 맞추고 있지만, 잘 추려진 신경생물학적 구조를 통해 분명히 감정적 조절의 일부로 작용하는 신체적 조절도 논의가 될 것이다.

조절 과정이란 무엇인가? 이 조절 과정이 투사적 동일시와 지도감독 과정에서 하는 일은 무엇인가? 사실상 유아 때 학습되었던 것과 똑같은 무의식적인 한 쌍의 의사소통 과정은 일생을 통해 지속이 되고, 치료자-내담자 간, 지도감독자-피지도감독자 간 사람들 사이의 경험 안에서도 일어난다.

증례를 보여주기 전에, 특정 정서 조절 과정의 근원에 대한 간략한 논의를 먼저 할 것이다. 아이는 자기가 필요하다는 신호를 보내야만 하고, 그러면 다른 사람이 이 신호를 받을 수 있어야만 하는 것뿐만이 아니라, 아이의 기능을 조절하기 위해 이렇게 표시된 요구를 적절하게 반응하고 해결해 주어야만 한다.

아이들을 관찰한 초기 이론가들은 *투사적 동일시*(Klein, 1946)라는 용어를 신호보내기-신호받기signaling-receiver 경험을 기술하기 위해서 만들어 내었다. 어떻게 신호보내기-신호받기 현상이 실제로 가동하고, 또 실제로 무엇이 신호로 보내지는지는 문헌상 두 가지 서로 다른 구성요소로 다루어지고 있다. "어떻게how"는 신호보내기-신호받기의 과정에 관한 이야기이고, "무엇이what"는 내용으로 생각할 수 있다. 신호보내기-신호받기의 *과정process*은 투사적 동일시이고, 신호로 보내진 *내용content*은 전이-역전이 과정에 의해 포착된다. 이에 대해서는 이 장의 다음 부분에서 기술될 것이다. 다른 사람과의 상호작용을 위한 오래되고 친숙한 원형이 현재 관계에 재연이 될 때, 이 "재연"이 전이-역전이 경험인 것이다. (그리고 그것이 펼쳐지는 과정이 투사적 동일시인 것이다.)

적응적인 투사적 동일시

완벽한 세계에서는 잘 조율된 돌보는 사람(혹은 치료자 혹은 지도감독자)이 아기의(내담자의 혹은 피지도감독자의) 신호에 대해 적절한 시간에 맞추어 반응해서, 궁극적으로는 아이의 생리와 감정에 대해 미세조절을 해준다(Schore, 2003a, pp. 71-88; Sroufe, 1966). 유아의 요구에 대해 적절하게 참여하는 과정이 아이에게 신경회로를 만들어 주게 되고, 이러면 유아의 내적 상태(체질적인 요인을 제한하는 것, 외상, 의학적 혹은 다른 스트레스 요인들)는 시간이 지나면서 자기 자신을 조절할 수 있게 될 것이다. 이렇게 과정이 구조를 만들고, 이렇게 만들어진 구조는 과정을 *예상할*expecting 수 있도록 해주며, 그러면 이것이 구조를 더 만들 수 있게 해주고 이런 과정이 계속되게 될 것이다. 예를 들어, 아기가 불편한 움직임 때문에 스트레스를 받고 있다는 신호를 보내면, 돌보는 사람은 어느 정도 이와 동조적인 신체적 반응을 느끼게 되고, 그러면 이 문제를 해결해 줌으로써 반응을 한다. 그러면 아이는 스트레스를 받고 있다는 신호를 보내는 것이 편안함을 가져다준다는 것을 학습하게 된다. 여기에 더해 시간이 지나면서 아이는 편안하게 해주는 일련의 전략을 유사하게 처리하는 것을 배우게 되고, 자기를 편안하게 해주는 발달단계에 적절한 일련의 전략도 만들어 내게 된다(예: 담요를 쓰다듬기 혹은 엄지손가락 빨기). 이런 반복적인 경험이 궁극적으로 상부 우측 뇌, 해마 및 다른 기억체계에 각인이 되게 된다. 해마에 저장이 된 기억들은 쉽게 떠올릴 수가 있는데, 왜냐하면 이들은 더 하위의 기억체계(예: 편도)에 저장이 되고, 의도적이고 의식적인 시도 때문에 접근이 가능하지 않은 "감정적 기억들"과 비교할 때 "감정의 기억들"이기 때문이다(LeDoux et al., 1989). 의식적으로 접근이 불가능한 방식으로 부호화되어 저장된 기억들은 치료적인 쌍 혹은 지도감독이 이루어지는 쌍(그리고 다른 관계에서도) 안에서 재연이 될 가능성이 높다.

치료적 과정 (그리고 지도감독에서의 병렬적 과정)은 힘든 편도의 "감정적 기억들"(해마의 "감정의 기억들"과 비교해서)에 의해 부정적으로 영향을 받을 가능성이 높다. 왜냐하면, 이들 무의식적인 경험들은 상태 의존적인 기억 상기를 통해서 재생될 수 있기 때문인데, 이런 기억 상기가 일어나게 되면 과거의 그것과 유사한 현재의 감각적 경험을 촉발하거나 단서를 던져 준다. 내담자는 무의식적으로 과거와 현재 사이를 구분할 수 없을 가능성이 높고, 이것은 현재 다른 사람을 스트레스가 가득하거나 외상적인 과거의 방식으로 경험하는 "본보기 장면model scene"(Lichtenberg, 1989)을 불러오게 된다.

치료자는 내담자가 느끼는 신체적 상태의 질에 반응해서 무의식적으로 동조적인 신체적 반응을 하게 되는데, 특히 각성 상태에 대해 더 그렇다. 이 생리적 반응이 바로 신체적 표식(Damasio, 1994, Schore, 2003b, p. 29에서 인용함)인데, 이것은 신체적 역전이somatic countertransference를 불러일으킬 수 있고(Lewis, Schore, 2003b, p. 29에서 인용함), 치료자의 우측 반구 상태가 내담자의 우측 반구 상태에 공명하고 있다는 것을 의미한다.

감정 조절의 기원으로 돌아가는 반복을 통해, 결국 신경 경로는 다양한 종류의 자기 조절 과제를 처리하면서 점점 더 강해지게 된다. 자기 조절 행동을 만들어 내는 데 가장 중요한 것은 적절히 동조화된 돌봄의 용량을 얼마나 민감하게 맞추어 주는 가이다. 그렇지 않게 되면 스트레스 상황이나 잠시 동안 자기 조절을 할 수 없을 때, 이 사람(혹은 아이)은 스트레스를 받은 대응체계를 재조절할 수 있는 다른 사람을 찾게 될 것이다. 이렇게 요구의 신호를 보내는 미세한 과정이 바로 적응적인 투사적 동일시의 시작인 것이다.

시간이 지나면서 이루어지는 반복적인 미세조절은 상태를 성향으로 변화시키게 할 것이고, 이것은 신경회로 안에 각인이 된다(Hebb, 1949). 예를 들자면, "인간의 얼굴에서 아주 작은 변화의 감지와 복합적인 처리는 100밀리초 안에 일어난다"(Lehky, Schore, 2003b, p. 98에서 인용함)와 그리고 이렇게 얼굴로 표현된 상태의 변화는 반사mirroring되고(Dimberg & Ohman, Schore, 2003b, p. 98에서 인용함), 또한 인식되지 않는 수준에서 300~400밀리초 안에 관찰자의 우측 반구에 의해 동조적으로 맞추어진다(Stenberg, Schore, 2003b, p. 98에서 인용함)는 것 등이 있다. 이 과정은 투사적 동일시가 적응적이냐 아니면 부적응적이냐와 상관없이 일어나고, 이 과정에 대해 알아차림(의식)이 없이 일어난다.

그래서, 무슨 일이 일어나는가? 투사는 신호로 시작이 되고, 동일시는 신호를 받는 것으로 시작이 된다. 희망대로라면 신호로 보내진 아기의 요구에 대해 적절한 행동이 일어나게 될 것이다. 이런 신호에 대해 돌보는 사람이 적절하게 반응하지 못하게 되면, 신호에 대한 오독misread이 회복 후에도 올 수 있다. 완벽한 조율이 목표가 아니고, 이것은 바람직하지도 않다. 유아의 뇌는 일련의 기능을 점진적으로 인수받기 위해 최적이 아닌 돌봄을 이용할 것이다. 이를 통해 외적인 양육을 내적인 자기 조절로 전환할 수 있는데, 평균적으로 충분한 조율과 동조가 제공된다. 임상경험을 통해 보면, 그 사람이 어렸을 때 일어났어야만 하는 똑같은 방식으로 잃어버렸거나 혹은 손상된(특히 각성 조절) 일련의 기능을 제공해 줌으로써 치료자는 신경회로를 다시 배선을 시킬 수 있는 기회를 제공해 줄 수 있다.

이 애착 결합 형성(즉 각성 조절 기능)은 뇌의 생리학 안에서 일어난다. 돌보는 사람의 얼굴(그리고 나중의 아마도 치료자의 얼굴)은 전부anterior 뇌하수체가 엔도르핀endorphin을 생산할 수 있도록 자극시키는데, 엔도르핀은 피질 하 보상 센터에서 쾌락, 결합 및 애착이 이끌어 내는 도파민(각성을 시키는 신경전달물질)의 생산을 자극한다(Schore, 2003b). 이런 과정이 많이 반복되면, 이 생리적 과정은 안전한 애착 결합을 유도하게 되고 이 안전한 애착 결합 안에서 그 사람은 항상성적으로 균형을 이룬 자율신경계를 가질 수 있게 된다. 나이가 든 청소년 혹은 성인의 경우에, 불안전한 애착 전략이 궁극적으로는 획득된 안전한 애착으로 바뀔 수 있는 희망이 있는데, 이 획득된 안전한 애착은 아동기에 일어났어야 할 동일한 신경회로와 과정을 이용해서 감정을 더 건설적으로 조절할 수 있는 적응 능력을 수반한다.

*이전 장에서 다루었던 것을 반복을 해 보자면, 항상성적으로 균형을 이루었다*는 뜻은 뇌가 정서와 행동을 조절하는 데 흥분성 분지(교감신경 분지)나 억제성 분지(부교감신경 분지) 중 어떤 것도 선호해서 사용하지 않는다는 것을 의미한다. 균형을 이룬 각성체계 안에 내재 된 유연성과 적응성은 적응적인 신호보내기-신호받기가 일어났다는 것을 보여주는 것이고, 이 사람이 방어적인 투사적 동일시를 사용할 필요가 없는 관계를 선택할 가능성이 높게 되면서 이런 신호보내기-신호받기가 앞으로도 지속해서 일어날 가능성이 높다는 것을 보여주는 것이다. 종합하면, 정서의 상호작용적인 조절은 조율을 만들어 낼 수 있고, 그렇게 되면 이것은 적절하고 문제를 일으키지 않는 자기 조절을 포함하고 있는 애착 전략을 만들어 내게 된다. 이런 유형의 조절은 적응적인 투사적 동일시 전략에서 시작이 된다(Schore, 2003b, pp. 98-107).

조율된 돌보는 사람은 자기 자신의 반응을 담아주려 노력할 것이고, 이런 노력은 아이들이 감지하는 데 중요한 노력이다(Schore, 2003b). 이렇기 때문에 조율된 상호작용은 돌보는 사람에 의해 단순히 반사적으로 비추어진 것이 아니라 *변화시켜진*metabolized 것이다. 어떤 수준에서 상호작용에 의한 영향이라는 것은 그냥 이루어지는 것이 아니라 만들어진 것이라는 사실을 한 쌍 안에 있는 각각의 사람이 아는 것은 중요하다(Winnicot, 1958). 이와 같이, 조율을 이룬 치료자/지도감독자는 상호작용에 의해 신체적, 감정적으로 영향을 받게 될 것이고, 그러면 내담자/피지도감독자에 대한 자신의 반응을 담아둘 수 있게 되기를 바랄 것이지만, 만약 이것이 실패하게 된다면 내담자/피지도감독자에 대한 반응을 알아차리고 이를 언어적으로 표현할 수 있어야 한다.

부적응적인 혹은 방어적인 투사적 동일시

부적응적인(방어적인) 투사적 동일시에서의 신호는 적응적인 투사적 동일시와 같은 과정에 의해 활성화된다. 그렇지만 이 둘은 투사되는 내용에 차이가 있다. 몇 가지 예를 들자면 힘든 정서, 소망, 행동 혹은 정서의 강도를 포함하고 있는 뇌를 제거하는 것이 방어적인 투사적 동일시의 목적 중 하나이다. 적응적인 투사적 동일시에서, 과정은 요구에 대해 부드럽게 신호를 보내고 이 요구를 해결해 줄 수 있는 사람을 찾으려 시도한다. 물론 맥락과 발달단계에 따라 다르지만, 이것은 일반적으로는 기능적이다.

왜 뇌는 어떤 것을 "제거하려[rid]" 해야만 하는 걸까? 일차적 이유는 스트레스 경험과 외상적 경험은 종종 의식적 알아차림의 바깥의 피질 하 신경회로 안에 기억화 되기 때문이다. 외상적 기억과 정서는 암묵적(하부 우측 뇌, 피질 하) 기억체계 안에 저장된다. 뇌 안의 해마 및 다른 기억체계는 의식적으로 될 수 있고 더 이야기적이며, 더 요약된 형태이다. 이와 비교해서 피질 하 체계에 있는 문제가 되는 기억과 정서는 붕괴되어 있고, 혼란스러우며 "작동 중[online]"이 아니다. 이는 조직화되고 일반적인 방식으로는 의도적으로 기억될 수 없다(Greatrex, 2002; Panksepp, 1999; 감정적 기억들의 간접적인 복구의 예를 보려면 Bliss, 2010을 보라).

문제가 되는 이런 경험은 그 사람의 뇌에 의해 투사가 되거나 방출되게[ejected] 될 가능성이 높다. 이상적으로 우측 전두엽 피질은 감정적 상태에 있어 변화나 예상 밖의 일을 감지하는 데 중요하게 관여하는 상부 뇌 구조의 발달을 촉진하는 애착 경험을 담당하고 있다(Nobre, Coull, Frith, & Mesulam, 1999). 이런 경험들을 견디고 조절하는 것은 부분적으로 내적 및 외적인 세계를 중재하는 데 중요한 역할을 하는데(Schore, 1994, p. 465), 이렇게 되면 이런 힘든 상태를 투사할 필요가 없게 된다. 힘든 정서를 견딜 수 있도록 해주는 상부 피질 구조의 능력은 자기 자신의 정서 경험을 처리하고 지나친 피질 하 영향을 제거해 주는 데 핵심적인 역할을 한다.

이 방출된 자료가 어떻게 실제로 한 뇌에서 다른 뇌로 "이동move"하게 될까? 이것은 흔히 그 근원을 알 수 없는 기억 그리고/혹은 정서를 경험하면서 이에 대해 자신도 모르게 비의식적으로 비참하게 느끼고 있는 사람의 행동을 통해서 이루어진다. 무슨 행동을 통해서? 이런 압력(행동화에 대한)은 자신이 버려야 될 필요가 있는(투사해야 할) 경험을 투사할 의도된 수신자intended receiver에게 가해지는데, 종종 반복적으로 발생하는 속성들, 예를 들어 "당신이 나보다 피부가 희어서 오만하다"와 같은 형태로 나타날 수 있다. 이 수신자는 일반적으로 이 투사를 동일시하게 된다(처음에는 내향화가 일어날 수 있는데, 이것은 동일시한 경험을 자신으로 가져가는 것을 의미한다). 이 수신자는 흰색 피부를 가진 히스패닉계의 여성 치료자였는데, 비의식적으로 자신도 모르게 조심스럽지만 이런 속성을 잘 수용하도록 선택을 하게 된다. 피부가 흰 이 수신자는 자신의 흰 얼굴에 대해 민감한데, 왜냐하면 자신의 피부가 더 검었으면 더 나았을 것이라는 자신의 생각에 대해 이미 공격적인 언급과 비난을 아주 많이 들어왔기 때문이다. 이 수신자가 일단 이런 속성과 이와 연관된 문제들에 대해 감정적으로 공명을 하게 되면, 이런 신호를 보냈던 사람은 다른 사람의 마음에 자신의 불편함이 "내려받아" 진 것이기 때문에, 그 경험과 동반된 자신의 불편함이 무엇이었든 간에 그것과는 해리가 될 수 있게 된다. "내려받기가 완료download complete"가 될 때, 보내는 사람은 해리로 인해 정말로 그 자기 자신 일부의 심리적 방출에 대해 전혀 의식하지 못한다. 이렇게 되면 이 "방출"은 이제 발신자와 수신자 둘 다 모르는 단지 "수신자"가 공명하기 시작하는 성향, 감정, 소망, 두려움 등등과 같은 발신자의 속성일 뿐인 것이다.

치료적 만남에서 이런 해리적 순간은 매우 중요한데, 왜냐하면 이것은 내담자가 극단적으로 스트레스가 심한 혹은 외상적인 경험의 "부하가 제거된off-loaded"된 조각을 그냥 가지고 있다는 것을 보여주는 표시이기 때문이다. 치료자는 갑자기 아마도 흥분, 분노, 고양된 기분, 두려움, 혐오, 수치심, 혹은 희망이 없는 절망을 경험하고 있는 내담자가 낯설게 느껴지게 될 것이다(Heiman, 1950; Schore, 2003b, p. 280). 이것은 스트레스를 많이 받는 일인데, 왜냐하면 치료자는 이런 반응의 근원에 대해 알지 못하기 때문이다(아마도 내담자도 그럴 것이다). 한편으로 내담자는 약간 멍하고 부교감신경계가 우세한 정서를 보일 수 있는데, 만약 이것이 순간적으로 나타나는 것이라면 몽롱한 상태에 있을 수 있다. 만약 치료자의 직관(우측 뇌)이 열심히 작동한다면, 치료자는 아마도 "제가 피부가 희다는 것이 무엇을 의미하는 것인지요?"와 같은 질문을 하게 될 수 있을 것이다.

내담자는 종종 힘든 정서 혹은 기억을 경험하는 순간에 대해 당황해하지 않고 왜 치료자가 주제를 계속 따라가려 하는지에 대해 궁금해하기도 한다. 그리고 설사 그 주제에 대해 내담자가 이야기를 시작하였거나 혹은 정서적인 만남을 내담자가 시작하였다 하더라도, 전형적으로는 그 주제에 대한 모든 관심을 치료자에게로 돌려 버린다. 방출된(투사된) 자료에 대해 공명을 보이지 않는 치료자는 지루함, 예민함, 분노, 적대심, 이해할 수 없음, 자신이 용인하지 않는 방식으로 행동하기나, 아니면 낯설거나 혹은 아주 친숙한 방식으로 행동하기 등과 같은 반응을 보일 수 있다(Strupp, Schore, 2003a, p. 88에서 인용함). 투사되어서 해리된 자료는 투사한 사람에 의해 재경험이 될 수 있는 위험이 항상 존재하기 때문에(재내향화를 통해), 종종 심각한 행동화가 일어날 수 있다. 이런 행동화의 목적은 방출된 자료가 수신자에게 계속 "살아있게[alive]" 만드는 것이다. 예를 들어, 건방지다고 비난받는 것에 대한 흰 피부의 치료자의 민감성은 아주 단순한 언급에 의해서도 쉽게 촉발될 수 있는데, 이것은 그런 과거 경험과 연관된 감정이 현재 순간에 적극적으로 경험이 되도록 만들어 준다(Foster, Moskowitz, & Javier, 1996).

내담자가 귀속시킨(즉 투사된 혹은 방출된) 자료가 가진 이러한 편향성을 감지하게 되면, 치료자가 이 방출/투사된 경험을 받아야 한다는 것을 알리기 위해 자신의 노력을 증가시킨다. 이때 치료자 편에서는 "지속적인 실명[prolonged blindness]"이 일어날 수 있는데(Spezzano, Schore, 2003b, p. 88에서 인용됨), 이렇게 되면 치료자는 내담자의 내적 붕괴에 대한 암묵적인 외적 신호를 더 이상 찾아낼 수가 없게 되고, 내담자는 계속해서 점점 더 심한 스트레스의 신호를 보내게 된다.

상호적인 관심의 문제를 고통스러워할 것인가/회복시킬 것인가는 스트레스 호르몬인 부신피질자극호로몬 방출 인자(CRF)에 의해 중재가 되는데, 이 인자는 심박동수, 혈압, 호흡, 근육긴장도 및 경각심을 증가시키고 이후에는 해리상태가 뒤따르게 된다(높은 수준의 부교감신경계의 등쪽 운동 미주 활동; Schore, 2003a, p. 67). 감각운동 수준에서 반응했던 내담자가 특히 이런 현상을 보이게 되는데, 왜냐하면 상호적인 조절을 하려는 그들의 발달 초기의 시도가 실패했기 때문이다(Bach, 1998, p. 188). 극단적인 투사적 동일시는 불안전한 애착과 연관이 되어 있다(Murray, 1991, p. 76).

대상 항상성: 방어적인 투사적 동일시의 예

대상 항상성도 투사적 동일시나 전이-역전이와 같이 오래된 또 다른 용어이다. 이것은 승인, 위로, 위안, 격려 혹은 칭찬 같은 긍정적인 경험을 제공해 주는 다른 사람의 기능에 대한 정신적 이미지를 계속해서 보유할 수 있는 마음의 능력을 일컫는다(Mahler et al., 1975, pp. 109-112; Kramer & Akhtar, 1994, p. 27). 충분한 반복을 통해 뇌는 이들 기능을 그 자체로 가질 수 있게 될 것이고, 그러면 스트레스 상황에서는 자기승인, 자기위로, 자기칭찬 등등을 만들어 낼 수가 있게 된다. 또한, 더 많은 스트레스 상황에서 그 사람의 뇌는 이런 기능이 되돌아오고 자율적인 기능이 회복될 수 있을 때까지 일시적으로 이런 기능을 제공해 줄 수 있는 다른 사람의 뇌를 찾게 될 것이다.

뇌가 시간의 흐름에 따라 발달시키는 대상 항상성의 정도에는 연속선이 존재하는 것으로 여겨진다. 위로 등과 같은 이미지를 보유할 수 있는데, 더 약한 능력을 가진 사람은 방어적인 자기보호 행동(예: 부적응적인 방어기전)을 이용할 가능성이 높고 그러면 이것은 그들과 그들을 둘러싼 주변 사람들에게 점점 더 문제를 일으키게 된다. 발달상 과업을 성취하는 것으로서 혼자가 될 수 있는 능력에 대한 위니코트[Winnicott](1958)의 개념은 다른 사람의, 위안이 되지는 않더라도 적어도 나쁘지 않은 표상을 내재화하는 것에 적용될 수 있는데, 이것은 적응적인 방어를 만든다. 대상 항상성 형성 능력의 손상은 불안전한 애착의 결과일 가능성이 높은데, 불안전한 애착에서 아이는 돌보는 사람을 믿을 수 있고 적절한 반응을 해주는 사람으로 경험하지 못하고, 이 결과 정서를 자기 조절하는 신경회로를 자극할 수 있게 충분할 정도의 반복을 경험하지 못하게 된다.

나의 임상 경험에서 나는 "역행적 대상 항상성"이라고 생각되는 행동을 종종 관찰할 수 있었다. 이것은 투사적 동일시의 변형일 가능성이 높은데, 이것은 어떤 사람이 자신이 *기억되기 위해* *in order to be remembered* 다른 사람에게 극단적으로 힘든 감정 상태를 만들어 내는 것으로, 그 사람이 자신에게서 어떤 행동도 하지 못한 채 완전하게 잊힐 것에 대한 두려움으로 인해 그렇게 반응한다. 이것은 정신화의 질질 끄는 전 상태lingering prestate(Fonagy, 1998)로, 이런 상태에서 이 사람은 다른 사람의 내적 세계를 자신의 마음 안에 간직한 채 유지할 수가 없다. 이것은 특정한 경험을 자신의 마음에서 제거하려는 심리적 목적과는 대조가 되는데, 다른 사람이 투사한 사람을 마음속에 간직하도록 만드는 방법이라 할 수 있다. 이것은 아마도 완전하게 잊힌다는 무서운 경험을 피하는 방법이라고 할 수 있다. 다음에 오는 증례에서, 내담자는 자신의 행동화 행동들을 통해서 그녀 자신을 기억할 만한 사람으로 만들어서, 아주 많은 사람들이 그녀를 돌봐주게 만들고 있다. 대상 항상성은, 가장 기능적일 경우, 문제가 될 수 있는 방어적 행동이나 내적 경험이 발생하는 것에 대해 방어적 요소로 작용해 준다. 그러나 방어적인 투사적 동일시의 예의 경우에 가지고 있는 내용은 유해한 것일 가능성이 높은데, 그것은 투사의 수신자에게 잊힐 수 없게 무의식적으로 선택된 것이다. 이것은 대상 항상성이 가지고 있는 기능과 반대가 되는 것인데, 대상 항상성 안에서 발달하는 아동의 뇌는 다른 사람의 선의 혹은 도움이 되는 기능을 기억한다. 예를 들어, 하얀 피부의 치료자는 자신의 피부 때문에 자신을 거만하다고 비난을 한 사실을 쉽게 잊지 못할 것이다. 그리고 내담자는 치료자에게 기억되기 위해 익숙한 방식을 재확립하였을 것이다. 내담자는 감정적으로 공격적인 방식으로 자신에 대한 치료자의 기억을 차지하거나 조절하지 않는 한, 자신이 기억될 것이라는 것에 대한 확신을 가질 수가 없었을 것이다.

전이-역전이

새로운 치료자라고 하더라도 지도감독 과정은 거의 항상 치료자에 의해 문제로 경험되었던 치료자와 내담자의 상호주관적인 경험적 요소를 가지고 있기 마련이다. 다르게 이야기하자면, 지도감독자-피지도감독자 경험은 피지도감독자-내담자 경험의 특정 부분을 거울처럼 비추어주는 것인데, 특히 이들 요소나 역동이 치료적으로 철저한 조사가 필요한 경우에는 더욱 그러하다. 치료 이론, 기법 및 전략을 가르칠 수 있는 많은 기회가 있는데 이는 넓게 보면 좌측 반구적인 노력이다. 그러나 내담자와 피지도감독자가 느낀 경험felt experience에 대한 관심 및 이로 인한 혼돈이나 놀람은 우측 반구적인 경험이다. 임상적 경험의 수준과 관계없이, 치료 동맹 안에서 치료자의 우측 뇌가 약하게나마 조절부전에 빠지거나 혹은 부적절한 치료적 동맹에 대한 염려가 있을 경우에 약하게나마 신뢰에 대한 위기가 올 수도 있다. 이런 우측 뇌에서 우측 뇌로의 경험에 대한 임상적 관심에 대한 역사적 관점에서의 논의가 앞으로 있을 예정이다.

전이-역전이 또한 초기 정신분석의 작업을 연상시키는 것으로 이것도 현재까지 이어져 온 어색한 용어로서, 이제 정신역동적인 지향을 하지 않는 많은 임상적 프로그램에서는 더 이상 언급되지 않고 있다. 이것은 불행한 일인데, 왜냐하면 이 용어에 대한 개념과 현상은 치료 작업에 매우 중요하기 때문이다. 뇌는 연합적이어서 현재의 지각적 요소와 과거의 경험을 빠르게 비교하기 위해서는 약간의 단서를 필요로 한다. 뇌는 또한 에너지 생산에서도 경제적인데, 어떤 것이 개dog라는 결론을 내리기 위해서 개 전부를 보아야 할 필요가 없다. 스트레스받거나 외상을 받은 뇌는 이런 정상적인 과정(즉 현재와 과거를 비교하기 위해 약간의 구체적인 것을 필요로 하는 것)을 자신에게 도움이 되지 않는 방식으로 사용을 한다. 예를 들어, 가해자가 술을 먹었을 때 성추행을 당한 사람은 비슷한 유형의 알코올 냄새나 술잔에서 얼음이 땡그랑거리는 소리에도 아주 큰 반응을 보일 수 있고 이러면 과거와 현재의 경계가 흐려지게 된다. 이것은 비자발적으로 발생을 하는데, 이 경우에는 안전 및 위험과 연관이 있는 뇌의 하위 피질 하 부위에 각인이 된 선택적인 감각적 경험을 사용한다. 만약 무엇이 조금이라도 위험스럽게 느껴지면, 하위의 변연계는 이것을 아주 큰 위험으로 경험하게 될 것이다.

전이

전이가 일어날 때, 내담자는 과거에 일어난 경험을 현재, 즉 치료자로 "이전을 시킨다relocates". 외상적 기억들이 흔히 이런 전이의 내용이 된다. 내용은 부정적으로 부하 된 감정, 소망, 각성의 수준(높거나 낮은), 내담자의 특징 혹은 또 다른 누군가의 특징, 공포, 태도 등등으로 끝이 없다(Horowitz, 1983). 이 자료는 투사적 동일시를 통해 다른 사람의 마음으로 전달이 된다. 많은 학자들이 문헌에서 전이 경험의 내용이 무엇인지에 대해 아주 자세하게 다루어 왔고, 이것은 종종 그들의 이론에 대한 지향성으로 작용을 하였다. 전이에 대한 내용의 예는 역전이에 대해 논의하는 다음 부분에서 보여줄 예정이다.

역전이

역전이란 무엇인가? 이것은 내담자가 겪고 있는 전이적인 경험에 대한 치료자의 비의식적인 반응을 이야기한다. 치료자에게는 내담자에 의해 비의식적으로 유도된 신체적 경험에서부터 심상, 정서 혹은 사고 등에 이르기까지 모든 것이 있을 수 있다. 자곤(Zagon, 2001)에 의하면 "고조된 치료적 순간heightened therapeutic moment"에 관여하는 핵심 구조에는 우측 편도(보이지 않는 공포에 개입)와 우측 섬 엽(이것은 위, 폐, 장, 췌장 및 간 등의 내적 상태에 대한 피질의 이미지를 만들어 낸다)이 포함이 된다. 신체적 반응을 인식하고 이들의 의미에 대해 의문을 가지는 것이 어떤 치료자이건 간에 학습해야 하는 중요한 기술인데, 이를 성취하기가 쉽지는 않으며 단지 그 정보를 이용해서 치료적으로 유용한 일을 함으로써 조금씩 발전해 나갈 뿐이다.

내담자와 암묵적인 피질하의 우측 반구(전이 경험의 목표인) 경험에 머무르는 것은 부담스러운 것일 수 있고, 이는 피지도감독자와의 경우에도 마찬가지이다. 어떤 지도감독 유형에서는 새로운 치료자들이 내담자와 "과잉동일시 된overidentified" 것, "너무 지나치게 공감한 것taking empathy too far"에 대해, 그리고 흥분되는 감정 및 다른 경험들을 다루기 위해 치료자 자신만의 치료가 필요하다고 빠르게 비난을 하는 경우가 있다. 물론 이것이 맞을 때가 있다고 생각한다. 그러나 내 생각에, 이 경우에 첫 번째 반응은 치료자의 반응을 치료에 대한 유용한 자료의 출처로서, 그리고 상호작용 안에 내재된 정보를 올바르게 평가하는 방법을 발전시킬 수 있는 기회로 생각해야만 한다는 것이다. 그리고 이것은 특히 내담자로 하여금 그의 정서를 관리하고 조절하는 것을 호전시킬 수 있도록 도울 가능성이 있을 때 더욱더 그렇다[새로운 치료자가 다른 사람(지도감독자)에게 속하게 된다는 참을 수 없는 정서를 견딜 수 있도록 돕는 것은 말할 것도 없다]. 지루함, 예민함 등과 같은 치료자의 일상적이지 않은 반응(위에 방어적인 투사적 동일시에 대한 부분에서 자세히 기술하였다)을 알아차리는 것은 치료자의 우측 뇌로 자신의 경험을 전달하려는 내담자의 시도에 반응해서 일어나는 역전이에 대한 정보를 제공해 주는 것이다.

다양한 치료자들이 전이와 이 결과 일어나는 역전이 반응의 내용에 대해 언급을 한 바 있다. 예로는 비온[Bion]의 "나/나 아닌[me/not-me]" 개념(1962)을 포함하는데, 이는 랙커[Racker](1968)의 일치-보완 동일시[concordant-complementary identification]와 유사하다. 일치 동일시는 치료자가 "나"(혹은 내담자 자신)와 동일시를 한 것인 반면, 보완 동일시는 치료자가 내담자의 "나 아닌"(혹은 다른 사람의 내재화된 표상) 내적 세계와 동일시를 하는 것을 이야기한다.

경계성 구조의 병리에 대한 컨버그(1975)의 작업과 (그의 의견에 의하면) 투사적 동일시의 편재적인 사용은 어떤 요소가 대상관계의 요소인지 아니면 투사된 대상관계 요소인지를 결정하기 위해, 대상관계[즉 내재화된 자기, 내재화된 타인(즉 타인) 및 연결해 주는 정서]라는 개념에 대한 논의를 이끌어 낸다. 대상관계에 대한 컨버그의 이론에서, 투사된 것은 내담자에 의해 전이를 형성한 것 및 치료자에 의해 동일시된 것과 같은 것이다. 컨버그의 접근은 자신에 대한 감각, 타인에 대한 감각 그리고/혹은 정서의 투사(전이)에 관하여 다른 사람들의 이론에 비해 좀 더 잘 가다듬어진 관점을 보여주고 있다. 역전이에 대한 많은 논의들이 치료자들이 과거의 인물과 유사하거나 동일하게 취급받고 있는 것의 결과라고 이야기를 하고 있고, 이것은 맞는 것일 수 있다. 그러나 컨버그의 생각과 다른 사람의 뇌에서 만들어진 미묘한 경험에 대해 좀 더 세밀하게 조사했던 것과 비슷한 관점을 가진 여러 사람들의 생각은 정서가 한 뇌에서 다른 뇌로 어떻게 전달이 되는가를 보여주고 있는 최근의 신경과학의 소견들에 의해 좀 더 쉽게 설명이 될 수 있다.

정서 상태의 전이를 탐색한 다른 치료자들에는 미엘Miehls(1997), 딕스Dicks(1993) 및 미들버그Middleberg(2001) 등이 있는데, 이들은 커플을 대상으로 연구를 해서 두 파트너 사이에 상호적인 되먹이기 고리를 확인하였고, 파트너 사이에 분리된 몇몇의 공통적이고 종종 양극화되어 있는 정신적 내용물(예: 미들버그의 논의 중 추적을 당한 자-추적을 한 자)을 확인할 수 있었다. 커플의 상호작용의 "동일시" 측면은, 그것이 무엇이든 간에 전이된 자료에 대한 반응인 역전이와 같은 현상일 가능성이 높다. 실버만과 리버만Silverman and Lieberman(1999)은 어린아이와 엄마 사이의 폭력적인 관계 패턴이 세대 간에 전달이 되는 기전을 보여주었는데, 이는 엄마에 의해 투사된 무서운 내용이 아이에게서 이루어진 투사적 동일시와 해리가 만들어 낸 효과의 결과로 이루어져 있다. 다시 말하면 이런 상호작용은 엄마가 자기 자신의 두려움을 아이에게 "전이transferred"했다고 다시 정의될 수 있는 것이다. 이런 아이의 비의식적인 동일시는 역전이와 너무 많이 닮아 있다.

코호트 이론(1971)은 돌보는 사람(과거나 치료자 중 하나)의 뇌의 "자기대상" 기능이 궁극적으로는 내담자의 뇌 기능 안에 새겨진다는 것이다. 이 과정은 일찌감치 학습되었던 투사적 동일시의 산물일 수 있다. 나중에 치료적 만남 안에서 나타나는 초기 관계적인 원형은 그가 자신의 이론에서 기술하였던 바와 같이 자기애적 전이의 내용이 되는 것이다. 신경회로 안에 기억이 된 유용한 자기대상 기능은 대상 항상성의 경험과 유사한 것으로 보인다(Mahler et al., 1975).

호로비츠Horowitz. L(1983)에게 투사적 동일시는 역할 흡입, 집단 대변인group spokesman 및 희생양scapegoating 등으로 이어지는 과거의 특정한 전이 원형을 가져다준다. 집단 작업에서 이런 강력한 역할이 되살아나는 것은 거의 모든 집단 치료자에게서 역전이 문제를 만들어 내게 된다. 와스카Waska는 투사적 동일시는 전이의 핵심이기 때문에 치료자는 흔히 역전이적인 방식으로 이에 관여하게 된다고 이야기하였다(2007, p. 45). 샤메스Schmess의 1984년 연구에서, 그는 원초적인 의사소통 형태로서 전이-역전이 과정을 기술하였는데, 어떤 사람들에게는 이것이 그들이 할 수 있는 최선일 수 있다는 것이다. 앞으로 치료자에게 투사가 되거나 혹은 치료자 탓으로 돌리게 될 내담자의 내적 상태에 대한 단서를 적절하게 읽는 것이 치료자가 해야 할 일인 것이다.

특히 더 의도적이고 감정적으로 사려 깊은 과정에 관여하는 우측 뇌의 구조들은 투사적 동일시나 전이-역전이의 모든 과정이 비의식적이기 때문에 이에 관여하지 *않는다*(Smith, 1990). 고통스럽고, 따라서 잠재적으로 쇠약해지게 만들 수 있는 정서와 기억을 의식적으로 알아차릴 수 없게 저장하고 있는 사람에게서 이러한 경험을 저장하고 있는 것은 편도와 같은 하위의 피질 하 구조와 자기내성을 중재하지 않은 몇몇 신경회로들이다(Greatrex, 2002, p. 191; van der Hart, Nieuwenhuis, & Steele, 2006, p. 190). 르두(1996)와 판크세프(1999)는 공포에 조건화된 기억들이 (하부 우측 뇌에) 처리되고 작업이 되기 위해 상부의 뇌 구조들과 의사소통이 되어야 하는데, 어떻게 이렇게 처리될 수 없는 방식으로 저장이 되는지에 대해 기술한 바 있다. 공포에 조건화된 기억들은 위험과 연결이 되어 있기 때문에 제거되기가 매우 힘들다. 이상적으로 우측 배 내측 전전두엽(안와전두엽) 피질이 잠재적으로 위협적인 상황에서 조심스러우면서도 적응적인 행동을 적절하게 하도록 만드는데 일차적인 역할을 한다(Sullivan & Gratton, 2002).

오그던[Ogden](1982)에 의하면 투사적 동일시는 외상을 받은 사람들에게 다음과 같은 기능을 제공해 줄 수 있다고 이야기하였다. 즉 심리적인 과정인 동시에 방어의 일종으로, 의사소통 방법으로, 원초적 형태의 대상관계로 그리고 심리적 변화의 경로로서 등이 그것이다. 방어적인 투사적 동일시를 사용하며 또한 역전이를 통해 행동화하는 치료자에 의해 변화가 방해를 받을 수 있다. 쇼어에 의하면 이 경우에 독성을 지닌 정서(즉 수치심, 선망, 취약성, 무력감)가 내담자에게 되돌려질 수 있는데, 이는 빈정거림, 놀림, 비웃음이나 어떤 식으로든 내담자를 조절하려는 것으로 표현이 될 수 있다고 이야기하였다(2003b, p. 91).

치료자가 역전이의 신체적 신호를 인식하는가 아니면 못하는가와 치료자가 자신의 신체적 신호를 조절하는가 또는 못하는가는 역전이가 파괴적인가 아니면 건설적인가, 상징을 없애는가 혹은 상징적인가, 반응적인가 반사적인가, 방어적인가 아니면 적응적인가를 결정한다(Schore, 2003b, p. 91). 비록 몇몇 사람들(Klein, 1946, 1975; Steiner, 1979; Waska, 2007)은 투사 과정을 한 사람의 갈등 자료를 다른 사람의 뇌에 무의식적으로 전위시키는 *환상*이라고 기술한 바 있지만 사실상, 투사(전이)의 목표가 되는 뇌에서 일어나는 신체적 경험의 관점에서 보자면, 동일시(역전이)

에 대해 부인할 수 없는 *현실*이 존재한다. 스미스[Smith](1990)는 역전이와 역전이적 *행동화* 사이에 명확한 구분을 시도하였다. 역전이는 무의식적인 것(즉 투사된 자료와의 동일시와 이에 수행된 신체적 반응)으로, 비록 무의식적인 영향에 의해 구동이 되지만, 치료자가 행동하는 방식이 이 무의식적인 경험에 주의를 기울일 수 있도록 만들게 하는 주요 수단이 된다.

개념을 보여주는 실례: 성인 내담자로서 메리

다음의 증례는 5장(pp. 136-138)에서 "어린 메리"의 증례로 논의되었던 메리라는 내담자와의 치료회기를 보여주고 있다. 15년이 지나 메리와 그녀의 가족은 여러 기관에서 사회적 서비스와 그 외의 다른 서비스를 받고 있다. 인턴인 그라시엘라[Graciella]가 메리를 보도록 배정이 되어서 그녀를 세 번 만나게 되었다. 진행된 회기와 인턴이 지도감독을 받는 과정이 투사적 동일시와 전이 및 역전이를 보여주는 상호작용 및 행동을 포함해서 이 장에서 논의된 개념과 연관해서 검토될 것이다.

요약하면, 메리의 입원은 8살에 이루어졌는데, 그 이후에 학대가 이루어진 가정상황에서 그녀는 분리가 되었다. 병원에서 그녀의 행동은 혼란스럽고 예측 불가능하다고 기술이 되었고 그녀의 감정을 행동적으로 조절하는 데 있어 확실히 드러나는 패턴이 없었다. 메리의 자율신경계는 "분리된"으로 기술이 되었고, 이제 우리는 이것이 그녀가 자율신경계의 흥분성 교감신경 분지와 억제성 부교감신경 분지 사이를 예측할 수 없게 오간다는 것을 의미하는 것을 잘 알고 있다. 그녀의 행동과 방어기전은 "거친[wild]"이라고 기술이 되었고, 그녀는 아주 소수의 적응적 방어기전을 사용하고 있었다. 아동기의 반응성 애착 장애가 메리의 첫 며칠 동안의 예비적인 진단이었다.

현재로 와서, 23살의 내담자는 인증 전문 상담사를 위한 교육훈련 프로그램과 인턴십을 제공해 주는 비영리 정신건강 기관의 사회복지사, 심리학자, 정신과의사 및 결혼과 가족 학생 인턴들의 치료자 회의에서 보고되었다. 메리는 비영리 정신건강 클리닉에서 내담자로 수년간을 다니다

말기를 반복했기 때문에, 몇 명의 수련 중인 치료자를 만난 적이 있었고 기관의 상근 직원과 행정 직원들도 메리를 잘 알고 있었다. 기관은 대학의 경계에 위치하고 있었고, 메리는 고등학교를 졸업할 때까지 불규칙적으로 등교를 하는 학생이었다. 대학은 중소도시의 주요 산업 중 하나였다. 기관은 걸어서 올 수 있는 거리에 있었고, 시내에서 가장 혜택을 받지 못한 지역으로 가는 버스 노선에 있었다. 메리는 아직도 위탁 가족(8번째)에서 살고 있었고, 그녀는 이 가정에 16살 때 위탁 되었다.

이 기관의 선임 치료자 중 한 명은 메리와 그녀의 형제들이 어린 시절 위탁 가족에 들어갔을 때 사례 담당자였고, 메리의 첫 번째 인턴의 지도감독자였다. 그는 메리를 현재 치료하고 있는 치료자에게 메리의 위탁기록 및 입원 기록을 얻어 볼 것을 권고하였다. 그는 자신이 현재 인턴의 지도감독자라는 것을 보여주고 이 사실에 대한 메리의 반응에 대해 논의하고, 만약 그녀가 원한다면 인턴의 지도감독 역할에서 물러날 것을 제안하기 위해 약속을 잡았다.

메리는 이런 제안에 대해 괜찮다고 하였고 기록은 그녀의 허락하에 안전하게 볼 수 있었다. 기관에서 메리를 돌보는 데 있어 분명한 문제는 세월이 흐르면서 그녀의 가족이 많은 기관들(예: 경찰, 아동보호서비스, 학교 출석 점검관 등)의 주의 대상이었다는 점이었다. 비밀유지 문제는 도시가 작으면 유난히 복잡해진다. 사회서비스와 사회조절 기관들이 메리의 대가족과 그들의 법적, 사회적 문제에 대해 다양한 수준의 비밀유지를 관찰하고 있다.

다음은 메리와 인턴이 가진 세 번째 회기에 관한 지도감독 회의이다. 인턴은 20대 후반으로 메리도 다니고 있는 지방 대학의 대학원생이다. 그라시엘라는 고등학교에서 스페인어를 배웠고 몇 년 동안 스페인 문학을 전공하였다. 그러나 현재는 사회복지학을 공부하고 있다. 그녀의 꿈은 그녀가 가르쳤던 불이익을 받는 학생들과 유사한 청소년들의 정신건강에 대한 요구를 해결할 수 있게 되는 것이다.

지도감독자: 치료회기에 대해 질문할 것이 무엇이지요?

그라시엘라: (*조용하게*) 메리와의 이 치료회기 후에 저는 제가 과연 상담에 적합한지에 대해 의문

을 가지게 되었습니다.

지도감독자: 무엇을 걱정하고 있는데요?

그라시엘라: 아주 많습니다. (*아래를 내려다보고, 자신이 잘 모르는 이 지도감독자에게 진실되게 이야기 할 수 있는지 걱정하면서*)

지도감독자: (*조심스러워하는 그녀를 발견하면서*) 걱정이 그냥 전반적인 건가요? 아니면 특별히 걱정하는 문제가 있나요?

그라시엘라: (*무언가 이야기하려 준비하면서*) 선생님께서는 치료회기 중간에 메리가 제 사무실을 엉망으로 만들어 놨다는 이야기를 들으셨을 겁니다.

지도감독자: 네, 사무실 직원이 그에 관해 이야기를 해주었습니다.

그라시엘라: (*처음으로 바라보면서*) 네, 저는 그들이 "오, 불쌍한 그라시엘라, 그녀가 메리에게 걸렸어"라고 이야기하는 것을 들었습니다.

지도감독자: 그들이 그런 이야기를 할 때 그들은 어디에 있었습니까?

그라시엘라: 커피 마시는 방에요.

지도감독자: 그것은 전혀 용인될 수 없는 일입니다. 우리는 적어도 내담자가 들을 수 있는 곳에서는 그런 종류의 이야기를 할 수가 없습니다. (*혼자 생각해보면, 우리는 그런 종류의 이야기, 시간을 가져서는 안 되지만, 사람들이 어쩔 수 없기는 하다.*)

그라시엘라: (*이제 그녀가 다른 직원들을 창피하게 만들지는 않았을까 걱정하는 것 그리고 새로운 직원이 되는 것에 대한 걱정은 동료들과 잘 지낼 수 있는 방법이 아니다. 그녀는 이 인턴과정을 얻기 위해 열심히 노력했고, 모든 사람들이 여기서 일하고 싶어 한다. 그리고 또 다른 자기 비판적이고 강박적인 생각들이 계속된다.*) 그들이 제가 자신들에 관해 이야기한 것에 대해 알까요? (*자신이 말한 것이 초등학생처럼 들릴 것을 알면서, 자신이 한 이야기에 대해 금방 후회한다.*)

지도감독자: (*그녀의 질문을 무시하면서*) 치료회기에서 무슨 일이 일어났나요? 우리가 당신이 가져온 대화록을 검토하기 전에 요약본을 저에게 주시겠습니까?

그라시엘라: (*자신이 전문가처럼 행동해야 한다는 것을 느끼면서 보고서를 건네지만, 아직도 자신이 다른 직원들에 대해 "이야기한 것"에 대한 질문에 지도감독자가 답을 해 줄 것인지에 대해 생각하면서*) 메리가 제가 그녀의 파일을 읽지 않고 온 것에 대해 화가 났었습니다. 그녀는 의학적 이유 때문에 학교를 가지 않도록 편지나 서류를 자신에게 써주기를 원했습니다. 저는 편지를 쓰는 데 집중하려고 노력했으나, 제가 그녀에게 왜 그렇게 수업을 많이 빼먹었는지에 대해 자세한 이유를 알기 위해 질문을 했을 때, 그녀는 제가 자신의 파일을 읽어 보지 않은 것과 비록 치료의 초기라 할지라도 질문에 대한 답을 제가 알고 있었을 것이란 것에 대해 화가 났고, 제가 자기의 말을 자신에 대한 다른 사람의 말 보다 믿어주지 않는 것 같다고 생각하고 있는 것 같아 저에게 화가 났던 것처럼 보였습니다. 제가 그녀에게 물어보려고 했을 때, 그녀는 화가 나서 제 피부가 하얀 멕시코인이라며 공격하였습니다.

지도감독자: 잠깐만요, 좀 혼돈스럽네요. 우리가 대화록을 한 줄 한 줄 함께 보면서 무슨 일이 일어났었는지를 보는 게 어떨까요? (*그라시엘라에게 유인물을 준다.*) 우리는 전이 및 역전이와 연관이 있는 투사적 동일시라는 방어기전의 단계에 대한 이 목록을 사용할 수 있습니다. 당신과 메리 사이에 어떤 일이 일어나는지에 대해 따라가 보도록 해봅시다. 좋습니까?

그라시엘라: (*이제는 완전하게 그녀가 자신을 바보처럼 만들었다는 확신을 하고 그 과정을 멈출 수 없을 것 같은 무력감을 느끼면서*) 네.

[그림 8.0]은 투사적 동일시 과정이 수반된 해리와 함께 일어나는 연대순적인 단계를 보여주고 있다. 투사적 동일시는 치료적 순간에 상호적인 영향을 끌어내는 과정이다(이 대화 속에 내재된 실제 내용을 이야기하자면, 이것은 전이-역전이라고 이름을 붙일 수 있다; Freud, 1958a, 1959b; Schore, 2003b, pp. 28-31). 이 과정은 두 사람(이 증례의 경우에는 인턴 피지도감독자와 내담자 및 지도감독자와 피지도감독자 사이) 사이의 경험으로부터 시작이 된다.

- 치료적 동맹의 갑작스러운 파열(rupture)이 일어난다.
- 우측 뇌가 비의식적으로 현재의 부적절한 동맹(촉발-신호)과 초기의 공감 실패를 비교하고, 즉각적으로 활성화되는 "뜨거운 인지"(Greenberg & Saffran, 1984)가 나타난다.
- 초기 상호작용의 표상이 임박한 조절부전에 대한 예상을 부호화해서 저장한다.
- 뇌가 갑자기 우세 전환을 하는데, 좌측 반구의 선형 양식 처리 과정에서 우측 반구의 비선형 양식 처리 과정으로 전환을 한다.
- 조절부전에 빠진 상호작용(transaction)이 일어난다.
- "본보기 장면"(Lichtenberg, 1989)의 재구성.
- 그동안 방어되었던 혼돈 상태가 의식으로 들어온다.
- 두려운 마음 상태가 뒤따른다(M. J. Horowitz, 1987).
- 상태의존적인 상기(state-dependent recall)를 통해 신체적 상태가 유발된다.
- 분열(splitting)이 촉발이 된다(긍정적인 전이가 순간적으로 증발이 되고 갑작스러운 부정적 전이의 강화가 일어난다).
- 악성(malignant) 전이 반응을 이끌어 낸다=과각성 혹은 저하된 각성.
- 자기 붕괴(self disorganizes)(외적으로 폭발적이든 혹은 내적으로 폭발적이든; 우측 반구 활성화의 증가).
- 신체적 역전이(치료자는 내담자의 우측 뇌 상태에 공명한다).
- "신체적 표지"를 생성함=내담자의 괴로움으로 인해 유발된 투사적 동일시를 받아들이거나 차단하거나 하는 생리적 반응.
- 치료자의 반응에 따라 재연이 될 수 있다.
- 부정적 치료적 반응을 이끌어 냄.
- 바라건대, 재조율(reattune)이 이루어지면서 상호작용적인 회복이 일어나게 될 것이다(치료자가 감정적인 치료적 철퇴(emotional therapeutic withdrawal)를 조절할 수 있어야만 한다).
- 상호작용적인 회복의 "훈습" 과정으로 연결이 될 수 있어야 한다(Tronick, 1989).
  =치료자는 자기 자신 안에서 일어나는 부정적인 정서를 인식하고 조절할 수 있어야만 한다.
- 만약 치료자가 자기 조절을 성공적으로 할 수 있다면, 각성이 조절부전에 빠진 내담자의 내적 상태에 공명하여 그것을 조절하고, 그것을 다시 좀 더 조절된 형태로 운율적으로 되돌려 전달할 수 있어야 하며 그리고 난 뒤 자신의 상태 경험과 내담자의 경험 모두를 언어적으로 명명할 수 있어야 한다.
- "격앙된 감정적 각성 상태에서의 말(words)은 자기 조절에 있어 중요한 성취이다"(Dawson, 1994, p. 358)에서 보인 것처럼 비상징화(desymbolizing)에서 상징화로 움직이는 것.
- 치료자의 조절 기능과 성찰적 알아차림의 내재화가 이루어질 수 있어야 한다.
- 피질 및 감각-변연 연결이 장기적인 역동적 정신치료에서 재작동이 된다(McKenna, 1994; PET imaging study by Schwartz, Stoessel, Baxter, Martin, & Phelps, 1996).

Schore, 2003b, pp. 28-31을 보라.

[그림 8.0] 치료적 만남 동안 투사적 동일시에 관여하는 단계

지도감독자와 피지도감독자는 특히 투사적 동일시 및 해리와 같은 방어기전을 확인하면서 세 번째 치료회기의 대화록을 검토하였다. 또한, 그들은 전이와 역전이에 대한 증거에 대해서도 분석을 하였다. 지도감독자는 그들이 이 치료회기에서 보인 투사적 동일시와 그 결과 일어난 전이-역전이를 해체하는 데 [그림 8.0]의 서식을 이용하였다.

치료회기를 점검하면서 지도감독자와 피지도감독자 사이에 병렬적인 과정이 나타났고 그것은 그라시엘라와 메리 사이에서 일어난 역동의 일부를 반영해 주고 있었다. 지도감독 과정의 한 쌍은 이 견본을 이용해서 인턴인 그라시엘라와 내담자인 메리사이의 상호작용을 차근차근 해체시켜 나갔다. 이 견본은 또한 지도감독자와 인턴 사이에서 일어나고 있는 병렬적 관정을 해체시키는 데도 유용하게 사용이 되었다.

증례에 대한 검토

다음 자료는 이 치료회기에 대해 아주 자세히 방어기전을 확인하고, 해설에 그들의 기저에 있는 신경생물학적인 기전을 달아 놓은 지도감독자와 피지도감독자의 공동작업의 결과이다. 또한, 이들의 작업에는 [그림 8.0]의 견본에 있는 개념을 사용해서(치료회기 메모에서는 밑줄을 그어 표시하였다) 상담의 구조를 확인하는 것도 포함이 되었는데, 이는 투사적 동일시 과정을 추적하여 그것이 전이와 역전이의 내용을 구동시키는 방식을 보여준다.

메리: *(앉으면서)* 제 큰 파일을 다 읽으셨는지 궁금한데요. 읽으셨나요?

치료자: 아니요, 아직 못 읽었습니다. 당신은 제가 그렇게 하기를 원하시나요?

메리: 제 생각에는 선생님께서 읽고 오셨어야 한다고 생각하는데요. 아닌가요?

치료자: *(이제 자신에게 확신하지 못하면서; 그녀가 그것을 읽어야만 하는가? 그것은 기술적 문제인가 아니면 이 기관의 정책인가? 그녀는 그것이 무엇이든 간에 옳은 일을 하기를 원한다.)* 사실 제가 그것을 읽고 왔어야 했는지에 대해 확신을 못 하겠습니다. 제가 저의 지도감독자에게 그것

에 대해 문의를 해 봐도 되겠습니까?

여기서 메리는 투사(자기의 특질을 다른 사람에게 전가하는 것. 종종 이 역동은 우리가 버리기를 원하는 그런 특질을 만들어낼 수 있는 방식으로 다른 사람들을 취급할 때 활성화된다)를 통해서 불확실함에 대해 메리 자신의 경험을 인턴의 마음 안에 만듦으로써 시작을 하고 있다. 투사는 자율신경계의 교감신경(흥분성) 분지를 사용하는 적극적인 방어이다.

메리: 좋아요, 그렇게 하세요. 어쨌든, 주제를 바꾸자면 제가 이번 학기를 중단하는 데 필요한 의학적 취하서medical withdrawal는 어떻게 되었지요?

치료자: 저희는 파일 문제로 돌아가는 것이 좋을 것 같습니다. 당신은 제가 왜 당신이 의학적 취하서가 필요한지를 이해할 수 있기 위해, 당신의 파일을 읽을 필요가 있다고 생각하시는 건가요?

메리: (*예민해져서*) 그냥 저에게 물어봐도 되잖아요, 그렇지 않습니까?

치료자: (*한 선임 치료자가 "내 생각이 오염되는 것" 때문에 자신은 파일을 전혀 읽지 않는다고 분명히 말한 치료자 회의를 생각하면서, 인턴은 이런 시각이 자신의 태도에 영향을 주었다는 것을 깨닫고 있다.*) 네, 그렇습니다. 그러시면 저에게 학교에서 당신의 상황에 관해 이야기해주시지 않겠어요? (*주제를 끌고 나갈 수 있는 방향이 있다는 것에 안도하면서, 실제로는 파일을 읽어야 한다는 것에 대해 암묵적으로 동의를 하게 되면서 막힌 느낌을 느끼고, 어떻게 해야 할지 모르는 느낌으로, 약간의 죄책감을 느낀다.*)

치료자는 확신이 서지 않는다고 느끼고, 어느 정도 조절부전을 느끼고, 자신에 대해 의문을 가지고 있는데 이것은 전적으로 부정적이지만은 않다. 왜냐하면, 지나친 자신감 또한 오류를 나을 수 있기 때문이다. 그라시엘라의 내적 경험이 메리의 내적 경험과 짝이 지어지고 있는 것처럼 보이는데 만약 그렇다면, 이것은 불편하고 각성이 되는 것일 수 있다(자율신경계의 흥분성 교감신경 분지). 그라시엘라는 빠른 시간 안에 차례로 여러 가지 힘든 감정을 경험하고 있다: 안심, 답답함 및 죄책감.

메리: (*약간 물러나며*) 그건 진짜로 간단한 문제예요. 지금이 9월 말인데 저는 벌써 3번이나 빼먹었어요. 저는 이제 수업을 따라갈 수 없을 것 같아요.

치료자: 왜 수업을 빠지게 됐지요?

메리: (*멀리 바라보며, 가슴 위로 팔짱을 끼고 머리를 천천히 앞뒤로 흔들면서, 공격적으로 이야기를 한다.*) 만약 선생님께서 제 다른 상담사에게 제가 하는 이야기를 한다면, 저는 이 모든 것을 다시 하지 않을 것입니다.

그녀의 자세나 머리를 흔드는 것이 낮은 정서(자율신경계의 억제성 부교감신경 분지)를 반영해 주는 것이기는 하지만, 사실상 비난조의 말은 고조된 각성 상태(흥분성 교감신경계)와 언어적 행동화(충동과 동반된 바람 혹은 정서를 알아차리지 않은 채로 충동을 직접적으로 표현하는 것)를 보여주는 것일 가능성이 높다.

치료자: (*좋지 않은 감정이 갑자기 밀려오는 것을 느끼면서, 아마도 수치심(?), 치료자도 역시 약간 예민해져서*) 제가 사과드리지요. 제 생각에 지난주에 당신이 당신의 파일을 읽을 것이냐고 물었을 때 저는 고개를 끄덕였던 것 같습니다. (*사과가 진심으로 우러난 것이 아니라는 것을 느끼면서*) 그렇지만 이에 대해서는 오늘 얘기할 수 있을 것 같습니다. 그렇지요? 그리고 저는 무슨 일이 있었는지는 적어도 제가 알았으면 합니다. (*이것은 좀 너무 거리를 두고 지적인 약한 반응*weak response*이라고 느껴진다, 아마도?*)

주지화의 방어(좌측 반구)가 아마도 동원이 된 것으로 여겨진다. 주지화는 받아들일 수 없는 충동으로부터 오는 불안을 방어하기 위해 정서를 느끼기보다는 이에 대해 생각하는 것을 이야기한다. 만약에 그렇다면 무엇이 받아들일 수 없는 충동이었을까? 아마도 공격성에 대한 부정적이고 불편한 반응이었을 가능성이 높다(메리에 의한 비난조의 말, 즉 "만약 당신이 제 다른 상담사에게 이야기한다면…").

메리: (*한참 동안 조용히 있다가*) 우… 좋습니다. 대답해드리지요. 저의 어린 이복 남동생이 해안가에 있는 감옥에 갇혔습니다. 그래서 저는 그를 감옥에서 빼내기 위해 한동안 떠나 있을 수밖에 없었습니다. (*이야기하기를 멈추고 조금 전의 각성 된 상태[흥분성 교감신경계]와는 다르게 미동도 하지 않고 앉아 있는다. 약간 마비된 것처럼 보인다.*)

감옥에 있는 그녀의 어린 남동생에 의해 촉발된 현재 그리고 아마도 과거의 감정을 극복하기 위해 해리(가만히 있고 약간 마비된 것)를 동원했을 수 있다. 해리는 무감각한 정서 상태에 대한 극단적인 변용이다(억제성 부교감신경계에 의해 구동된). 많은 신체적 활동이 불가능하도록 "폐쇄"[Porges(2007) 다미주이론]가 될 수 있다.

치료자: (*자신에 대해 좋지 않은 감정을 느끼면서, 무엇을 해야 할지 모르는 상태로, 유연하지 못한 질문을 한다.*) 그 아이가 몇 살인데요?

이 질문은 우측 반구의 연결이나 공감적 노력(동조)이 아닌 좌측 반구의 자료 수집 활동을 반영해 준다. 그라시엘라는 언뜻 보기에 중립적인 질문을 함으로써 마음을 가다듬으려(그래서 단절이 되어 있고, 비동조화되어 있는 것이다) 노력하고 있다. 그러나 그녀는 완전히 방향을 잃고 있다. 단절된 상태로의 이 즉각적이고 미묘한 움직임은 치료 동맹의 갑작스러운 파열의 시작이다.

메리: (*둔하게*) 17살이요.

치료자: 당신은 어떻게 법적으로 해결을 하셨나요, 그가 미성년자였나요?

메리: 아니요. 그는 얼마 전에 미성년에서 벗어났어요.

치료자: 아. (*'이제 나는 무엇을 해야 하지?'라고 생각하면서. 불확실함, 문제를 해결하려는 학교 선생님처럼 느끼면서*) 그래요, 메리, 저는 당신이 이로 인해서 기분이 나빴다는 것을 알겠습니다. 그러니 이에 대해서 합리적으로 생각하려 노력해 보도록 하지요.

메리: (*머리를 휙 들어 올리고, 몸이 긴장되면서*) 합리적이요? 합리적이라고요? (*큰소리로*) 이게 합

리적인 거예요? 당신이 그가 왜 감옥에 갔는지를 알아요? 응, 아시냐고요?! (*완전히 화가 나있다.*)

그라시엘라는 자기 방어 행동(예: 유연하지 못한 질문, "합리적"이라는 말)으로 내몰려서 그 순간에 그녀의 좀 더 취약한 우측 뇌를 메리에게 "빌려주는[lending]"을 포기하였고, 이것이 메리에게는 즉각적으로 그녀의 장기간에 걸쳐 이루어진 거절의 또 다른 하나로 경험하게 되었다.

메리는 비의식적으로 그라시엘라와 독이 가득하고 잘 짜인 자기-와-타인 구성(재연)을 재연하고 있고, 이에 대한 그라시엘라의 비의식적 협조가 빈틈없이 함께 이루어지고 있다. 그라시엘라는 도움을 줄 것이라 기대되는 또 하나의 사람이 되었었는데, 실제로는 압력을 받고 물러서 버리게 되었다(부모나 다수의 위탁 가족의 부모들처럼). 와이스와 샘슨[Weiss and Sampson](1986)은 오래된 위험의 원형이 다시 나타날 것인지 아니면 치료적 쌍 안에서 "다른 결말을 가진 새로운 이야기"가 나타날 수 있는지를 결정하기 위해 메리가 그라시엘라를 시험하려 했을 것이라 추측을 하였다.

이것은 메리의 우측 뇌가 비의식적으로 현재의 부적절한 치료 동맹(촉발 신호는 그라시엘라로 하여금 좌측 뇌로 후퇴하도록 유발할 가능성이 높다)과 어린 시절의 공감 실패들을 비교했고, 이것은 즉각적으로 메리에게 또 다른 거절일 수 있는 "뜨거운 인지"를 활성화시켰을 수 있다.

치료자: (*감정적으로 균형이 깨지고, 불확실해져서*) 아니, 저는….

그라시엘라의 뇌는 메리의 뇌가 이 치료회기 앞에서 "합리적이요? 합리적이라고요? (큰소리로) 이게 합리적인 거예요?"라고 시작을 했던 것에서 보여주었던 것처럼, 갑작스럽게 좌측 반구의 선형적 처리 과정에서 우측 반구의 비선형적 처리 과정으로 전환을 하였다.

메리: (*공격적이고 화가 나서*) 제가 이야기 좀 할게요. 그것은 "그냥 멕시코 사람이 운전 중"이었던 것이었지요. 선생님은 그게 뭘 의미하는지 아세요? 제가 선생님을 맞춰보지요. 선생

님은 멕시코 사람이지요, 맞지요. 그런데, 왜 그렇게 피부가 희지요? 그렇지 않나요?

뜨거운 인지(거부)는 임박한 조절부전을 예상하도록 부호화가 되어 저장된 초기의 상호작용적 표상을 불러온다.

치료자: (*공격당한 기분으로 놀라고, 마음을 가라앉히려고 노력하면서*) 메리, 저는 정확히는 모르지만….

메리: (*분노하였지만 냉정하고 화가 난 어조로 낮추면서*) 네, 제가 잘 알지요. 저희는 큰소리가 나서 다른 사람들이 듣지 않게 조용히 해야지요. 이전에 그런 식으로 이야기를 들은 적이 있어요.

치료자: (*자기 방어적이 되어서*) 저는 시끄러운 것에 대해서는 아무런 이야기를 한 적이 없습니다. 그리고 우리가 당신의 의학적 취하서에 관해 이야기를 다시 하는 것은 어떨까요?

메리: 선생님은 다른 모든 사람들과 똑같습니다. 그렇지 않나요? 선생님은 "그냥 멕시코 사람이 운전 중"이었다는 이야기에 대해 더 이상 듣고 싶어 하지 *않으시지요.* 그냥 이 서류나 채우시도록 하지요.

조절부전에 빠진 상호작용은 초기에 경험한 상호작용을 재연하게 만드는 "본보기 장면"을 재구성시켜준다. 한 번의 외상적 장면이거나; 다수의 외상적 장면; 아니면 반복적으로 일어난 장면으로 그 자체가 꼭 외상적인 것은 아니라도, 신경회로에 각인된 스트레스 경험의 축적은 어느 모로 보나 독이나 외상적인 것이 된다.

치료자: (*그녀에게 치료자가 되도록 영감을 주었던 자신이 가르쳤던 텍사스-멕시코 국경의 학생들을 생각하고, 메리가 그들을 어떻게 생각나게 했는지에 대해 생각하면서*) 보세요, 메리, 저는 당신의 삶이 어떻게 되어 왔는지를 잘 모릅니다. 그리고 저는 보시다시피 피부가 흰 멕시코 인이 맞습니다. 그렇지만 저는 그것에 대해 제가 할 수 있는 한 최선을 다해서 이해하려 노력할 것입니다. 저희 잠깐 심호흡을 몇 번 하고 흥분을 좀 가라앉히도록 하는 것은 어떨까요. 저는 진심으로 당신의 학교 서류작업을 도와드리고 싶습니다.

메리: 잠깐 화장실 좀 다녀올게요. (*쿵쾅거리며 일어서서 방을 나가버린다.*)

치료자: (*메리가 방을 나가는 순간 눈물이 나면서 자신에게 화가 나서 무력감을 느끼고, 어리석고, 서투르다고 느껴서 자신이 잘못된 전문가이니 다시 가르치는 일로 돌아가야 할 것처럼 느낀다. 그리고 난 뒤 자신이 이야기했던 충고처럼 깊게 심호흡을 몇 번 하고, 물을 마시고, 코를 풀고 메리가 돌아오기를 기다린다.*)

본보기 장면은 혼돈스러운 상태를 의식 안으로 가져왔는데, 이는 그동안 방어를 해왔던 것이다[역설적으로, 그라시엘라의 둘 모두를 안정시키려는 시도와 재연결을 하려는 시도는 메리를 극단적인 회피 상태(자율신경계의 억제성 분지)에서 방을 나가게 만들었는데, 이는 각성이 갑작스럽게 진동하는 것을 역조절하기 위한 것이었다]. 메리는 이런 고통스러운 각성동안에 누군가가 연결된 채로 있으려 노력해 주기를 바랐었을 수 있었다. 그렇지만 이런 일은 거의 경험할 수 없었다(그녀가 문제가 되어서 많은 위탁 가정을 교체했어야 했고, 이에 대해 무의식적이기는 하겠지만 자신을 비난했었을 그녀의 과거사를 기억해 보라). 메리는 자신이 사람들을 효과적으로 밀어낼 수 있다고 생각했을 수 있고 아마도 이것은 일반적으로는 사실일 것이다.

메리: 오, 어머나, 제가 정말로 해냈군요. 제가 선생님을 울게 만들었군요. 선생님께서는 제가 여기서 왜 그렇게 치료자를 많이 바꾸게 되었는지 궁금하시지 않으세요? 제가 확신하건대 선생님께서 우신 첫 번째 분은 아니세요.

메리는 상태 의존적인 기억의 상기에 의해 촉발이 된 두려운 마음과 몸 상태를 경험하고 있다. 메리는 성공적으로 다른 "도와주는 사람helper"을 쫓아내 버렸다. 이것은 분열을 촉발시켜 즉각적으로 긍정적 전이를 증발시켜 버리고 갑작스럽게 부정적 전이를 강화시키는 결과를 가져온다.

치료자: 정신 차리려고 노력 중이에요. 메리, 우리는 당신을 위해 뭔가 중요한 것을 시도해 볼 수 있습니다. 당신도 아시겠지만, 이렇게 시도해 보자는 것이 단지 학교에 보내는 편지를 의

미하는 것이 아닙니다.

메리: (*이제는 그녀가 몇 분 전에 방을 떠났을 때처럼 화가 나 있지 않은 상태로*) 네.

치료자: (*자신이 말할 수 있는 기회라고 느끼면서, 목소리를 낮추어*) 메리, 만약 당신이 이야기한 대로 당신이 큰 파일을 가지고 있다면, 당신은 아마 많은 일을 겪었을 거라 생각되네요.

메리: (*올려다보면서, 더 이상 반항적이지 않은 태도로*) 그라시엘라, 저는 진짜 나쁜 년이에요. 여기에 있는 모든 사람들에게 물어보세요. 이 도시에 있는 모든 사람들에게 물어보세요. 모든 사람들이 저희 집안의 말썽꾸러기를 다 알고 있어요. 제가 새로운 상담 선생님이나 학교 선생님을 만날 때마다 저는 그들이 그 망할 놈의 파일을 읽게 될 것이라는 공포에 사로잡혀 있어요. 그것은 마치 TV로 만든 영화나 *치료 개입*을 위해 마약 중독자에 관한 케이블 같은 것을 보는 것과 같아요. 그게 바로 우리예요. 이러고저러고 뭐고 다 틀렸어요.

이 상호작용은 붕괴된 애착 유형을 가진 과각성되거나(교감신경계) 아니면 낮은 각성 상태(부교감신경계)의 내담자에게 악성 전이 반응을 가져올 수 있다. 외부로 폭발하거나(교감신경계) 혹은 내부로 폭발하는(부교감신경계, 낮은 혹은 다미주적인 둔마). 이 둘 모두의 반응은 우측 반구의 활성화로 인해 만들어진다.

치료자: 당신은 제가 그 파일을 읽지 않기를 원한다고 이야기하는 것입니까?

메리: 그게 바로 제가 이야기하고 있는 것입니다.

치료자: (*다시 불확실함으로 돌아가면서*) 네, 알겠습니다.

그라시엘라는 치료적 두 쌍 안에서 좌측 반구적인 행동이 조절부전의 상호작용을 유발[메리의 공격적인 행동. 예: "합리적이요? 합리적이라고요? (큰소리로) 이게 합리적인 거예요? … 그런데, 왜 그렇게 피부가 희지요, 그렇지 않나요?"로부터 감정적으로 자신을 보호하기 위한 그라시엘라의 시도가 동기로 작용해서 이루어진 유연성이 없는 질문을 하는 것]시켰기 때문에 동조(우측 반구를 통해 조율된)를 유지하려고 노력하고 있다.

그라시엘라는 특히 메리가 방을 나가고 자신이 울기 시작했을 때 내담자의 우측 뇌 상태(신체적 역전이)

에 공명하고 있었다. 이 신체적 반응은 내담자의 고통 유발 투사적 동일시를 받아들이거나 아니면 차단하는 생리적 반응인 신체적 표식을 초래했다. 치료자의 반응에 따라 재연이 일어나게 된다. 다행히도 그라시엘라는 메리의 서투름을 차단하지 않았고, 처음에는 메리를 내치게 만들었던 지적인 문제 해결 양식을 유지함으로써 재연결하기 위해 진심으로 시도를 하였다("저는 진짜 나쁜 년이에요"). 그라시엘라는 실제로 엉망이 된 자존심과 부정적인 자기 비난을 만들어 내는 메리의 고통 유발 투사를 받아들이려 노력하고 있다.

만약 그라시엘라가 관계를 맺는 데 있어 더 방어적인 좌측 반구적인 방식(지적, 행동 지향적, 문제 해결 지향적, 질문하는)을 동원하고 있다면, 그녀는 자신을 메리로부터 거리를 두게 만들 것이고, 이것은 메리로 하여금 적어도 의식적이지는 않게 비의식적으로, 치료자가 철퇴하고 있다는 것을, 설사 이것이 약간만 일어난다고 해도, 바로 알아차릴 수 있도록 만들었을 것이다. 메리는 자신이 실제로 도움을 찾으려 노력하지만, 거절을 당하는 유사한 경험을 많이 해 왔을 것이다. 그 시점에서, 자아와 연결된 다른 사람을 거부하는 친숙한 경험의 또 다른 판edition이 있을 수 있는데, 이 자아는 분노와 결합된 정서를 가지고 도움을 받고 싶어 한다[기본적 자기basic self, 타인other 및 결합 정서 구성linking affect configuration(Kernberg, 1976)]. 메리 자신의 엉망이 된 자존심과 자기 비난을 이끌어 내려는 메리의 노력에 대한 그라시엘라의 차단blocking은 부정적인 치료적 반응을 이끌어 낼 수 있다.

메리: (*절망하면서*) 알아요, 저는 가망이 없어요, 그렇지요?

치료자: (*진지하게, 앞으로 기대면서*) 제 생각에 우리가 문제에 관해 이야기하게 된다면, 아마도 잘 하게 될 거예요. 하지만, 솔직하게 이야기한다면 당신은 저를 정말로 당황하게 만들었어요. 저는 최선을 다하려고 해요.

이 상호작용은 상호작용적 회복interactive repair으로 이루어져 있는데, 그라시엘라는 어색하지만 진심으로 메리와 재동조하려고 시도하고 있다. 적절하게 치료 작업을 할 수 있도록 상호작용적인 회복을 이루기 위해 그라시엘라의 뇌는 메리의 정신적 경험(예: 낮은 자존심)과 공명해야 하고, 우측 뇌가 이 힘든 순간을 등록한 이후에 그라시엘라의 좌측 뇌는 어떤 일이 일어났는지 그리고 어떤 개입이 이루어져야 하는지에 대해 생각할 수가 있어야만 한다. 이런 식으로 우측과 좌측 반구를 사용하는 것이 치료적인 한발 물러서기를 만들어 주는데, 이번의 치료적 물러서기는 그라시엘라가 메리를 그녀의 혼란스러운 감정과 행동화하는 행동에 빠져 있게 내버려 두고 자기 자신의 정서를 재조절하기 위해 좌측 뇌로 도망가 버렸을 때의 이전 철퇴와는 다른 것이다.

치료적 물러서기는 상호작용적 회복에 의해 가능한 훈습과정을 이끌어 낼 수 있는데, 이 과정 안에서 치료자는 자기 자신 안에 존재하는 부정적 정서를 인식하고 조절할 수가 있게 된다.

만약 그라시엘라가 성공적으로 자기 조절을 하게 된다면(예: "솔직하게 이야기한다면 당신은 저를 정말로 당황하게 만들었어요."), 그라시엘라는 메리의 각성된 조절부전 상태의 내적 상태에 공명할 수 있게 되어 이를 조절할 수 있고, 더 조절된 형태로 운율적으로(목소리의 톤) 소통할 수 있게 된다. 그러고 나면 자기 자신과 메리의 감정 상태에 대한 경험을 말로 표현할 수 있게 된다.

메리: 그게 바로 제 문제에요. 저는 항상 최선을 다하지 않아요. 학교 문제도 그렇지요. 저도 "의학적 취하서"로 다시 휴학하는 것을 원치 않아요. (*비꼬는 투의 목소리로*)

치료자: 무슨 이야기인가요?

메리: (*이제 신중하게*) 저는 학교를 정말 좋아해요. 학교는 저를 많이 도와주었어요. 때때로 학교는 저랑 통하는 유일한 것이기도 해요. 하지만 저는 제 동생을 돌봐주어야만 해요. 그 아이는 단지 해변에 있는 경찰에게 불쾌감을 주었을 뿐이었어요. 아마도 선생님도 무슨 일이 일어났었는지 아실 거예요.

메리는 더 자기 개방적이 되었고, 더 이상 외재화(자기 자신 인격의 외부 세계 부분을 활발하게 경험하는 것), 투사 혹은 행동화를 보이고 있지 않다. 그라시엘라가 솔직함을 보이는 것에 반응해서 메리가 더 솔직해지는 위험을 감수하면서, 그들은 높은 감정적 각성 상태가 유지되는 동안 말을 통해 비상징화에서 상징화로 이동하고 있다. 이런 전환은 자기 조절에 있어 중요한 성취이다. 물론, 비상징화에서 상징화로의 이동이 자동적인 부정적 상태에 의해 만들어진 신경회로와 경쟁하기 위해, 그리고 새로운 신경회로가 만들어지고 강화되기 위해서는 반복적으로 이루어져야만 한다.

치료자: (*놀라서*) 당신은 결국 의학적 취하를 원하지 않는다는 이야기인가요?

메리: (*사려 깊은 태도로*) 그렇기도 하고, 아닐 수도 있어요. 그 수업들이 너무 힘들어서….

치료자: (*사려 깊은 태도로*) 제가 제 지도감독자에게 이 이야기를 해 볼게요. 아마 기관에서 당신의 교수님에게 이 문제에 대한 의견을 써주면, 당신이 빠졌던 모든 결석에 대해 양해를 받을 수 있지 않을까요? 어쨌든, 당신을 치료하는 정신과의사도 여기에 있으니 우리는 뭔가 해결할 수 있을 것입니다. 제가 약속을 드릴 수는 없지만 제가 이 모든 것에 대해 조언을 받은 후에 내일 당신에게 전화를 드리도록 하겠습니다. 제가 이런 일은 처음 하지만, 괜찮으시겠어요?

메리: (*잠정적인 태도로*) 그럴 수도 있고 그렇지 않을 수도 있겠지요. 그러지만 좋습니다. 만약 선생님께서 그렇게까지 하시고 싶으시다면 말이지요.

치료자: (*조심스럽게*) 좋습니다. 제가 일단 시도해 보는 것이고, 이 모든 과정과 원칙을 잘 알고 있는 것이 아니라는 사실만 기억해 준다면 말입니다.

메리: (*아직도 잠정적인 태도로, 그러나 협조적으로*) 좋습니다.

감정을 경험하고 있으면서 이 감정들을 말로 표현할 수 있는 것은 적어도 어느 정도는 치료자의 조절 기능, 특히 성찰적인 자기 인식을 내담자가 내재화할 수 있도록 이어질 수 있다. 피질 및 감각-변연 연결이 장기 역동적 정신치료에서 다시 작동하게 되는 것이다(McKenna, 1994; PET imaging study by Schwartz et al., 1996).

지도감독에서의 병렬적 과정

지도감독자와 인턴이 투사적 동일시 과정을 보기 위해 치료회기 기록을 검토한 후에 자신들의 상호작용도 이와 유사하게, 병렬적인 과정을 보여주고 있었다. 치료회기를 검토하면서 지도감독자와 피지도감독자 사이에 병렬적 과정이 나타났으며 이는 그라시엘라와 메리 사이의 역동의 일부를 그대로 비춰주는 것이었다.

그라시엘라는 자신의 지도감독자에게 치료회기를 녹음한 기록(이것은 치료회기를 녹음한 대화록과 그라시엘라의 목소리 톤, 자세, 내적인 생각이나 감정 등등에 관해 이야기한 것을 포함하고 있다)을 자신이 이렇게 하는 것을 꺼린다는 것을 스스로 알아차리면서까지 가져왔다. 그라시엘라와 지도감독자는 녹음을 함께 듣고, 녹음을 꺼놓고 논의를 한 다음에 좀 더 듣고를 반복하였다. 그리고 난 뒤에 대화록에 삽입어구로 된 언급을 추가하였다.

지도감독자: 치료회기에 대해 질문할 것이 무엇이지요?

그라시엘라: (*조용하게*) 메리와의 이 치료회기 후에 저는 제가 과연 상담에 적합한지에 대해 의문을 가지게 되었습니다.

지도감독자: 무엇을 걱정하고 있는데요?

그라시엘라: 아주 많습니다. (*아래를 내려다보고 자신이 잘 모르는 이 지도감독자에게 진실 되게 이야기할 수 있는지 걱정하면서*)

전문적인 관계의 새로움 때문에 오는 안전감의 부족은 그라시엘라와 메리 또한 경험하고 있는 것을 그대로 반영해 준다. 각 쌍은 단지 세 번을 만났을 뿐이다.

그라시엘라: (*순간순간의 투사적 동일시 과정을 추적함으로써 메리와의 치료회기에 대한 연습을 끝낸 후에*) 아시겠지만, 저희가 몇 번밖에 만난 적이 없어서 선생님과 함께 제가 이렇게 하게 될 줄은 몰랐습니다. 이제 저는 선생님께서 치료회기 안에서 메리와 저에 대해 어떻게 생각하시는지를 보게 되었고, 제가 메리와 똑같이 하고 있다는 것을 깨닫게 되었습니다. 저도 시작할 때 역시 "안전한" 주제를 가져왔었지요?

지도감독자: 당신 생각하고 있는 것을 설명해 보세요.

그라시엘라: 아, 저는 메리가 제 사무실을 뒤집어 놓은 것을 주제로 가져왔었고, 그것은 제 마음

에서 가장 수치스러운 것은 아니었습니다. 메리는 의학적 취하에 대한 문제를 가져왔지만, 회기가 진행되면서 그녀가 말하고 싶지 않은 것이지만 거부당하는 것이 수치스러운 것이라는 것이 진짜 문제로 드러났습니다.

지도감독자: 그래서 메리가 당신의 사무실을 뒤집어 놓은 것보다 더 힘들었던 것이 무엇이지요?

그라시엘라: 돌아보자면, 제가 가져오고 싶지 않았던 것은 제가 울었다는 사실이었던 것 같습니다. 왜냐하면, 우는 것은 녹음되지 않고 제가 선생님께 전혀 이야기하지 않을 수도 있었기 때문입니다. (*그라시엘라와 지도감독자는 더 진실되지만 취약한 관점에서 그들의 상호작용을 생각해 보기 위해, 그들의 마지막 치료회기의 이 부분을 다시 듣는다. 그들 치료회기의 이 부분은 이 장의 앞부분에서 언급이 되었던 부분이다.*)

지도감독자: (*조심스러워하는 그녀를 발견하면서*) 걱정이 그냥 전반적인 건가요? 아니면 특별히 걱정하는 문제가 있나요?

그라시엘라: (*무언가 이야기하려 준비하면서*) 선생님께서는 치료회기 중간에 메리가 제 사무실을 엉망으로 만들어 놨다는 이야기를 들으셨을 겁니다.

지도감독자: 네, 사무실 직원이 그에 관해서 이야기를 해주었습니다.

그라시엘라: (*처음으로 바로 바라보면서*) 네, 저는 그들이 "오, 불쌍한 그라시엘라, 그녀가 메리에게 걸렸어"라고 이야기하는 것을 들었습니다.

지도감독자: 그들이 그런 이야기를 할 때 그들은 어디에 있었습니까?

그라시엘라: 커피 마시는 방에요.

지도감독자: 그것은 전혀 용인될 수 없는 일입니다. 우리는 적어도 내담자가 들을 수 있는 곳에서는 그런 종류의 이야기를 할 수가 없습니다. (*혼자 생각해보면, 우리는 그런 종류의 이야기, 시간을 가져서는 안 되지만, 사람들이 어쩔 수 없기는 하다.*)

그라시엘라: (*이제 그녀가 다른 직원들을 창피하게 만들지는 않았을까 그리고 새로운 직원이 되는 것에 대한 걱정은 동료들과 잘 지낼 수 있는 방법이 아니다. 그녀는 이 인턴십을 얻기 위해 열심히 노력했고, 모든 사람들이 여기서 일하고 싶어 한다. 그리고 또 다른 자기 비판적이고 강박적인*

생각들이 계속된다.) 그들이 제가 자신들에 관해 이야기한 것에 대해 알까요? (자신이 말한 것이 초등학생처럼 들릴 것을 알면서, 자신이 한 이야기에 대해 금방 후회한다.)

그라시엘라: (*녹음을 멈추고*) 이제 저는 제가 메리 앞에서 울었다는 것을 이야기하기보다는 직원들에게 말을 할까 봐 걱정했던 것이 기억이 납니다.

지도감독자: 저도 그것을 완전히 놓쳤어요. 저는 직원들의 행동과 비밀유지, 특히 이 도시에서의 메리와 그녀의 가족의 악명 높은 행동에 대한 비밀유지 문제로 제 마음이 동요하고 있는 것에 사로잡혀 있었어요. 저는 저의 전문가로서 책임감과 법적인 책임에 대해 걱정하고 있어서 당신과 메리에 대해 집중을 할 수 없었어요.

그라시엘라: 제 생각에는 제 걱정이 제가 옆길로 샜던 이유인 것 같아요. 마치 내가 어렸을 때처럼 말이지요. 저는 가족 중에 모범생인 체하는 사람이었지요.

지도감독자: 이것이 지도감독과 치료 사이에 다른 점을 논의할 수 있는 좋은 장면의 전환a good segue 인 것 같습니다. 비록 지도감독이 당신 자신 치료를 위한 것은 아니지만, 당신의 개인적 반응이 치료적인 순간을 이해하는 데 중요할 때가 때때로 있습니다. 우리는 경계선을 넘지 않게 함께 작업해야 하지만, 우리 중 어떤 사람도 때로는 우리의 뇌에 일어나는 일에 영향을 받지 않을 수 있는 사람은 없다는 것을 인정해야만 합니다. 만약 제가 지도감독을 하는 데 어떤 문제가 너무 개인적인 거라 생각된다면, 저는 그것은 당신 자신의 치료에서 다룰 문제라고 권고를 하겠습니다. 반대로 만약 당신이 저로 인해 압박을 느끼신다면 저에게 알려 주셨으면 좋겠습니다.

그라시엘라: 네, 제가 그렇게 할 수 있기를 바랍니다. 모범생인 체하는 것이 저로 하여금 솔직해지는 것을 어렵게 만들었습니다. 하지만 그렇게 해 보겠습니다. 저희가 무서운 마음 상태를 만들어 내고 부정적인 상태와 긍정적인 상태로 분열을 촉발시키는 본보기 장면에 관해 이야기하고 있었을 때, 아니면 이 목록에 있는 어떤 것이든 간에, 선생님께서 제 질문을 무시하셨을 때 그런 현상이 일어났었습니다.

지도감독자: 무슨 질문이었죠?

그라시엘라: 제 생각에 녹음테이프에 곧 그 부분이 나올 것 같습니다. (*테이프를 누른다.*)

지도감독자(*테이프 상에서*): (*그녀의 질문을 무시하면서*) 치료회기에서 무슨 일이 일어났나요? 우리가 당신이 가져온 대화록을 검토하기 전에 요약본을 저에게 주시겠습니까?

(*이제 테이프를 끈다.*) 아, 그 질문이요. 네, (*투사적 동일시 단계에 대한 목록을 바라보면서*) 그것은 과잉각성 상태이든 아니면 저하된 각성 상태이든, 악성 전이를 가져오게 할 수 있지요.

그라시엘라: 저는 제 가슴이 쿵 하고 떨어지는 것을 느꼈습니다. 아마도 과잉각성 상태를 의미하겠지요….

지도감독자: (*중단시키고 끼어들면서*) 그래요, 그러나 당신은 "선생님 같은 목소리teacher voice"로 치료회기를 정리하려 했던 것 같았는데요!

그라시엘라: 네, 저는 제가 상처받고, 마치 의학보고서처럼 감정이 없는 보고서를 드리려고 마음을 먹었었습니다.

지도감독자: 그때 제가 중단시키고 끼어들어서 미안했어요. 저는 이런 식으로 회기를 검토하는 것에 대해 흥분을 했었어요. 알고 있겠지만, 저는 영어를 전공했어요. 그래서 저는 이야기의 줄거리를 쫓아가는 것을 좋아하지요. 당신이 문학을 가르칠 때 그런 것처럼 말입니다. 그러나 그것은 한계가 있지요. 왜냐하면, 생리적인 배경을 놓칠 수 있으니까 말입니다.

그라시엘라: 음, 표를 통해 단계를 보면 제가 보고서를 드린 다음에 어떤 일이 일어났는지를 알 수 있습니다. 저는 그렇게 각성이 되지 않으려 노력을 하고 있었고, 그래서 저는 "전문적professional"이 되려고 했었습니다[치료자가 무엇인가를 "수행하려 하는 것perform"에 대한 압박을 위해서는 KottLer, 1993를 보라].

지도감독자: 테이프를 좀 더 들어 보도록 하지요. (*테이프를 튼다.*)

그라시엘라(테이프 상에서): (*자신이 전문가처럼 행동해야 한다는 것을 느끼면서 보고서를 건네지만, 아직도 자신이 다른 직원들에 대해 "이야기한 것"에 대한 질문에 지도감독자가 답을 해 줄 것인지*

에 대해 생각하면서) 메리가 제가 그녀의 파일을 읽지 않고 온 것에 대해 화가 났었습니다. 그녀는 의학적 이유 때문에 학교를 가지 않도록 편지나 서류를 자신에게 써주기를 원했습니다. 저는 편지를 쓰려고 집중하려 노력했으나 제가 그녀에게 왜 그렇게 수업을 많이 빼먹었는지에 대해 자세한 이유를 알기 위해 질문을 했을 때, 그녀는 제가 자신의 파일을 읽어 보지 않은 것과 비록 치료의 초기라 할지라도 질문에 대한 답을 제가 알고 있었을 것이란 것에 대해 화가 났고, 제가 자기의 말을 자신에 대한 다른 사람의 말 보다 믿어주지 않는 것 같다고 생각하고 있는 것 같아 저에게 화가 났던 것처럼 보였습니다. 제가 그녀에게 물어보려 하였을 때, 그녀는 화가 나서 제가 피부가 흰 멕시코 인이라며 공격을 하였습니다.

지도감독자: 잠깐만요, 좀 혼돈스럽네요. 우리가 대화록을 한 줄 한 줄 함께 보면서 무슨 일이 일어났었는지를 보는 게 어떨까요? *(그라시엘라에게 유인물을 준다.)* 우리는 전이 및 역전이와 연관이 있는 투사적 동일시라는 방어기전의 단계에 대한 이 목록을 사용할 수 있습니다. 당신과 메리 사이에 어떤 일이 일어나는지에 대해 따라가 보도록 해봅시다. 좋습니까?

그라시엘라: *(이제는 완전하게 그녀가 자신을 바보처럼 만들었다는 확신을 하고 그 과정을 멈출 수 없을 것 같은 무력감을 느끼면서)* 네.

(테이프를 끄고 지도감독자와 분석을 재개한다.) 이렇게 들어보니 제가 조절부전에 빠졌다는 것을 알겠고, 또 들을 수 있습니다. 이전에는 그 말이 전혀 들리지 않았습니다. 하지만 그게 저에게는 효과가 있었습니다. 저는 횡설수설하기 시작했고 치료회기의 순서를 따라갈 수가 없었습니다. 그리고 울었다는 이야기도 빼먹었어요. 이제 그걸 알겠어요. 메리와 똑같이, 저는 화가 났고 그래서 화를 조절하기 위해 무엇인가 해야 했고, 저의 경우에는 그것은 항상 학문적인 것이거나 아니면 지적인 것이었어요. 돌아보면, 저는 메리의 비난, 특히 제 피부가 희다는 것에 대한 과격한 발언에 기분이 언짢아진 것 같아요. 그건 제가 어디서 왔는지를 알게 해주는 폭탄이거든요.

지도감독자: 메리가 이 문제를 치료회기에 가져왔기 때문에 우리는 이 과격한 발언이 무엇을 의미하는지에 대해 추측을 해봐야 합니다. 하지만 돌아보면, 말장난에 대해 화가 나거나 제가 당신의 질문을 무시해서 당신이 서운해하는 것과 당신의 치료회기 이야기에 제가 반응하지 않는 것으로부터 당신이 스스로를 역조절[counterregulated]하려 했던 방식을 놓치지 말아야 할 것입니다. 저는 그 당시, 당신이 많이 각성이 되어있었다고 생각하지 않습니다. 그렇지만 경찰 보고서처럼 "사실에 기반한 것입니다. 부인[just the facts, ma'am]"과 같은 유형으로 대응함으로써 저각성 상태로 가려 했던 것 같습니다.

그라시엘라: 네, 맞는 말씀으로 느껴집니다. 저는 침착하고 낮은 감정 상태를 유지하려 노력했었습니다. 저는 겁이 났었습니다. 그래서 제 생각에는 마치 뉴스기자처럼 되려고 노력한 것 같습니다.

지도감독자: 우리가 다른 사람들의 다른 감정들에 대해 어떻게 반응하는지를 아는 것은 좋은 일입니다. 다시 과격한 발언으로 돌아가 보도록 하지요. 그것에 대한 당신의 생각이나 반응은 무엇이었습니까?

그라시엘라: 저는 선생님께서 이것은 제 치료가 아니라고 이야기한 것을 잘 알고 있습니다. 그러나 제가 생각한 것을 지금 말씀드리겠습니다. 제가 선생님께 제 과거에 대해 약간 이야기를 드려도 되겠는지요.

지도감독자: 좋아요, 우리가 논의하는 것이 당신의 치료 작업에 도움이 되고 또 당신이 제가 당신의 치료자가 되려 하는 것으로 느끼지만 않는다면 말이지요.

그라시엘라: (*웃으면서*) 아마도 저는 선생님께서 제 치료자가 되기를 원하는 것 같습니다. 메리는 피부가 희다는 이야기가 얼마나 중요한 이야기인지를 모르는 것 같았습니다.

지도감독자: 아마 그녀는 좋은 뜻으로 이야기를 했을 수도 있습니다. 내담자들이 우리들에 대해 얼마나 민감한지 우리가 다 알 수는 없을 것입니다.

그라시엘라: 네, 잘 알겠습니다. 어쨌든, 제 이야기를 하겠습니다. 저는 14명의 아이 중에 막내였고 가장 피부가 희었습니다. 저는 학교 선생님이셨던 제 이모를 닮았습니다. 우리 중

일부는 멕시코에서 태어났고, 일부는 여기 미국에서 태어났습니다. 저희 중 4명만이 고등학교를 졸업했고 더 적은 수가 대학에 진학했으며, 현재는 저만 대학원에 다니고 있습니다. 따라서 메리의 이야기와 비슷합니다. 사실상, 저는 제 대부분 형제자매와 비슷한 세계 속의 "메리"를 돕고자 했던 것이었습니다. 저희가 부당하게 대우를 받은 것은 아니었지만, 가난했습니다. 그리고 저희 모두는 인종차별주의자들[the racists]과의 경험이 있었습니다. 저조차도 말이지요. 하지만 저의 경우, 피부가 희었기 때문에 제가 싸워야 하는 대상은 바로 저였던 것입니다.

지도감독자: 솔직한 이야기 고마워요. 지도감독자와 피지도감독자를 포함해서 우리 모두는 서로를 동일시합니다. "뇌를 열린[open brain]"채로 놔두는 것이 목표이지만, 그렇게 하는 것이 쉬운 일은 아닙니다. 우리는 치료자-내담자 쌍과 치료자-지도감독자 쌍 사이의 상호작용 *과정*을 검토해왔습니다. 이제는 당신과 메리 사이에 이루어진 상호작용의 *내용*에 대해 검토를 해 보도록 하지요. 메리가 학습된 각성 조절 방식에 의해 이루어진 메리의 아동기 경험의 효과에 대해 예비적인 가설을 만들어 볼 시간입니다. 이것은 아마도 성인기가 되어서 스트레스를 다룰 때 경직되고 부적응적인 방식으로 연결되었을 가능성이 높습니다. 장애가 된 인격 기능은 이런 부적응적인 전략의 결과일 수 있습니다. 이런 부적응적인 전략은 치료자와 내담자 사이의 상호작용 안에 나타날 수 있고, 이들 중 일부는 저희가 앞에서 이야기한 바와 같습니다. 물론, 치료에서의 역동이 우리가 지금 보고 있는 것처럼 지도감독자-피지도감독자 안에서도 표현이 될 수 있습니다.

지도감독자와 인턴은 아동기와 성인기의 애착 범주에 대한 기술을 사용해서 이들을 유사한 인격장애의 진단기준과 비교를 하고 있다. 치료적 만남의 자료와 메리에 관한 과거사에서 이용이 가능한 자료는 〈표 8.1〉에서 볼 수 있는 것과 비슷한 목록을 만들 수 있게 해주는데, 이 목록은 붕괴된/혼란스러운/"D" 유형의 애착 전략에서 보여주는 행동에 대한 기술과 현재 『DSM-IV-TR』(American Psychiatric Association, 2000, p. 710)에 올라와 있는 경계성 인격장애의 진단기준 사이에 유사점을 자세히 보여주고 있다. 첫 치료 만남에서부터, 애착 전략에 내재된 각성 조절 전략의 예와 진단기준들이 바로 내담자와 치료자 사이에서 그대로 재연이 되고 있다.

〈표 8.1〉 메리에 적용된 붕괴된/혼란스러운 애착 범주와 경계성 인격장애의 진단기준의 비교

붕괴된/혼란스러운 애착 범주[a]	경계성 인격장애[b]
변덕스럽고 일관성 없이 행동, 종종 동시에 정반대되는 메시지를 보냄. 혼란스러워 보이고 목표가 불분명한 움직임이나 표정을 한다(Main & Solomon, 1990).	과대이상화와 과소평가의 극단 사이를 반복하는 것을 특징으로 하는 불안정하고 격렬한 대인관계의 양상 혹은 자기 자신을 손상할 가능성이 있는 최소한 두 가지 이상의 영역에서의 충동성; 부적절하고 강렬한 분노 혹은 분노를 조절하지 못함, 현저한 기분의 반응성으로 인한 정서의 불안정성 혹은 불안정한 자기 이미지 혹은 자기에 대한 느낌.

a 참고. Crittendon, 1988; Main & Solomon, 1990에 기초함.
b 『정신장애에 대한 진단 및 통계 편람, 4편, 수정본』에서, 위에 인용된 장애에 대한 완전한 DSM 진단기준을 보려면 부록 B를 보라.

끝맺는 말

메리의 행동에 대한 기술에서 볼 수 있듯이 그녀는 예측이 되지 않는데, 이는 균형을 이루지 못한/분리된 자율신경계를 보여주는 것이다. 그러나 그녀의 각성체계는 안정된 가족과 함께 살고 있는 그녀의 마지막 생활 상황에 의해 긍정적인 영향을 받은 것으로 추측이 된다. 그녀는 자신의 남동생에 대해 돌보는 사람의 역할을 맡고, 비록 지속하는 데 어려움을 겪고 있지만 대학 생활을 관리하여 노력하고 있다. 방어기전에는 행동화(인종주의에 대한 분노에 찬 비난, 감옥에 있는 자신의 남동생을 빼내는 것, 수업을 빼먹는 것), 과소평가(치료자를 비난하는 것)와 같은 각성이 많이 증가된 행동과 증상 및 낮은 정서의 형태(이를 위해서 그녀는 우울증 치료를 위해 약물을 처방받았다)로 나타나는 것 등이 포함이 된다.

치료회기에서 보인 것과 같이, 메리는 과거의 자기-타인 경험에 대한 비의식적인 원형이 인턴에 의해 무심코 촉발이 되면서(조율이 되지 않은 타인과의 상호작용 안에 있는 조절부전에 빠진 자기; Schore, 2003b, p. 27) 쉽게 조절부전에 빠지게 되었다. 바로 이 조절부전의 경험이 치료 방식에 상관없이 치료적 표적이다(Knapp, 1992). 특정 이론이 전이-역전이의 개념을 포함하고 있건 아니건 간에 치료적 순간에서 상호적인 영향은 피할 수 없는-것이고, 이것이 종종 무의식적인 과정을 드러내 줄 수 있다(Freud, 1959b; Schamess, 2006; Stolorow, Brandchaft, & Atwood, Schore, 2003b, p. 27에서 인용함). 다시 말하자면, 이들 무의식적인 과정은 과거의 문제가 되는 상호작용을 포함하고 있는데, 그것에 대해 의도적인 집중을 하지 않아도 진행이 될 수 있다. 이들 상호작용은 만약 긍정적인 조율, 결합 및 (아마도) 궁극적으로는 교정적인 애착이 일어난다면, 아동기 학대의 부정적인 효과를 줄여 줄 수 있을 것이다(Kaufman & Henrich, 2000; Kaufman, Plotsky, Nemeroff, & Charney, 2000).

붕괴되고 혼란스러운 아동기 애착 유형은 메리가 경계성 상태의 증상을 경험하게 될 것이라는 것을 예측할 수 있게 해준다(〈표 8.1〉 참조)(van der Kolk, 1987). 비록 성인으로서 메리의 행동이 진단기준의 일부에서 보여주는 것처럼 그렇게 심하게 문제가 있어 보이지는 않지만, 메리의 아동기 방치/학대와 성인의 문제가 되는 행동 사이의 연결은 어렵지 않게 찾아볼 수 있다. 치료자에게 이 연결은 의미 있는 정보를 제공해 줄 것인데, 이런 정보는 좋은 평가와 진단을 내리는 데뿐만 아니라 메리의 치료를 계획하고 치료 동맹이 어떻게 영향을 받을 것인가를 예측하는 데에도 도움을 줄 것이다. 하지만 메리의 행동에 대해 진단을 내리는 데는 더한 정보가 필요할 수 있다는 점을 조심해야 한다. 진단을 내리는 것은 행동의 조직화를 구분하고 이해하는 것을 통해 훈련하는 경우를 제외하고는 그 자체로는 그렇게 중요하지 않다. 일단 애착 범주 안에 내재된 정서조절 전략(진단도 마찬가지로)과 방어기전이 확인되면, 교정적 감정 경험이 치료 동맹 안에서 필요하다는 것이 명백해진다. 예를 들어, 메리가 각성 조절을 위해 예측 가능한 일련의 대응전략을 가지고 있지 못하기 때문에 치료자는 너무 높거나 아니면 너무 낮은 각성을 과잉수정하기 위해 준비를 해야만 한다. 만약 메리가 너무 흥분하게 되면 치료자는 메리의 고통에 공명해줄 필요가 있고, 그리고 난 다음 그녀를 안정을 시키려 노력을 해야 한다. 역으로 낮은 정서의 경우에도 마찬가지이다.

메리의 우울증은 기관의 정신과의사에 의해 언급되었다. 비록 특별히 경계성 인격장애의 치료를 위해 쓴 약은 없었지만, 이 상태의 일반적인 증상을 조절하기 위해 유용하게 사용될 수 있는 많은 약물 선택이 가능하다(불안, 우울 혹은 수면 문제 등은 모두 다양한 약물에 반응한다). 모든 치료자에게, 특히 새롭게 치료를 하는 사람에게는 메리에게서 그랬던 것처럼 정보를 취합하는 것이 내담자 문제에 대한 공감을 촉진시켜 줄 수 있다. 메리의 경우, 명백히 거칠고 변덕스러운 행동들이 그것이다. 메리는 그녀가 위탁가정에 들어가게 되면서 많은 치료자들과 치료를 하게 되었는데, 이것은 기관 정책의 부산물이다(예: 인턴이 전형적으로는 한두 학기 이상 머무르지 않는 훈련기관에서의 단기간 치료). 그래서 애착이 깨지고 또 새로운 "애착"을 만들어나가는 것을 반복하는 것은 아마도 그녀에게는 매우 친숙한 일이었을 것으로 추측할 수 있다. 또 다른 치료 요원을 계속 고용할 가능성이 있기 때문에 빠르게 정보를 함께 모으는 것이 이런 짧은 기간의 치료에서 최선의 치료 동맹을 가능하게 해 주는 데 도움이 될 것이다.

대인관계에서의 감정적 경계에 대한 투과permeability가 인턴이 메리의 감정의 일부를 받아들임으로써 그리고 같은 과정이 인턴 피지도감독자와 그녀의 지도감독자 사이에 반영이 됨으로써 양쪽 모두에서 이루어졌다. 힘든 정서와 그 강도를 경험하고 조절하는 것은 이런 종류의 관계에 있는 두 사람에게는 피할 수 없는 것이다. 연습생과 함께 끊임없이 변화하는 감정 전달을 해결하는 방법을 탐색하는 것은 지도감독 과정의 핵심이다. 예를 들자면 감정적 안전함을 만들어 내는 치료적 쌍 사이에서 일어나는 미묘한 전환은 이것이 감지되었을 때 더 이완되고 믿을 수 있는 상호작용을 만들어 내게 된다(Charnus & Livingston, Edward & Sanville, 1996, pp. 386-403에서 인용함). 자기를 전문가적으로 사용하는 것을 강화시키는 것은 치료 동맹을 만드는 데 유용하게 작용할 것이고, 이것은 어떤 치료 방식에서든 바로 목표가 된다.

후기

치료자들이 관심을 가지는 것은 우리의 내담자를 돕는다는 목표를 염두에 두고, 자기 자신을 전문적으로 사용하는 것의 지속적인 발전에 지대한 영향을 미칠지도 모르는 신경생물학적 현상들이다. 공통적이고 가장 어려운 치료적 경험은 우리 내담자와의 동맹이 파열되는 것으로, 이것은 자신의 "전문적인" 자기"professional" self에 대해 치료자 측에서 부정적인 자기 생각을 많이 하게 만들 수도 있다. 치료적 연결은 치료에 있어 가장 중요한 요소 중 하나로 알려져 있는데, 이것은 상식과 관행적인 지혜에 의해 지지가 되는 사실일 뿐만 아니라 "치료 동맹이 치료자-내담자 경험 안에서 치료의 성공을 예측할 수 있는 가장 강력하고 지속적인 예측인자라는 것을 보여준 두 개의 잘 인용된 메타 분석"(Horvath & Symonds; Martin, Garske, & Davis, Muran & Barber, 2010에서 인용함)에 의해서도 입증이 되었다. 이것이 사실이라면, 정신건강전문가들은 치료 동맹을 향상시키기 위해 우리의 기술을 연마할 수 있는 자문과 지속적인 교육을 통해 노력해야 하지만, 가끔은 동맹의 파열로 인해 고통을 받게 될 것이다. 파열은 풀리지 않은 외상이 해결될 수 있는 유일한 길인데 언어적인 기술은 이것을 치유하는데 충분하지 않다(Schore, 2003a; 2003b).

치료 동맹에 대한 신경생물학적 관점은 긍정적 동맹은 해마(감정의 기억으로)에 저장되거나, 아니면 중립적이거나 긍정적인 의미에서 "일이 있는 그대로the way things were" 저장된 암묵적 절차기억으로 편도에 저장될 것이다. 그러나, 치료적 관계에서 재연이 되는 것은 부정적 치료 동맹이다.

이 힘든 동맹은 비록 외상에 관한 이야기가 좀 있을 수는 있지만, "말로 하는 치료talk therapy"를 통해서는 접근할 수 없는 과거의 외상적 기억을 내장하고 있다. 이들 감정적 기억들은 편도 기억체계 안에 저장될 것이고, 현재에 플래시백으로 나타나거나 다시 체험이 될 수 있고 혹은 이 둘 모두로 나타날 수 있다. 외상적 경험이 촉발될 때, 치료적 관계 안에서 자기도 모르게 그러나 피할 수 없게 과거는 현재와 하나가 된다. 힘든 그리고 때로는 거의 견딜 수 없는 파열, 난국 혹은 탈선이 실제적으로는 회복의 가능성과 과거의 외상으로부터 발전으로의 치유의 가능성(신경회로 수준에서)을 제공해 준다는 것은 일종의 역설이다.

이 책은 뇌에서의 특정한 각성 조절 구조에 초점을 맞추기 위해 임상 증례를 사용하였는데, 이의 주된 목표는 내담자와 치료자 사이에 존재하는 정서와 이 정서의 강도를 추적하는 것이었다. 정서(우측 반구)에 초점을 맞추는 것은 내담자-치료자 상호작용에 있어 내용의 의미(좌측 반구)에 초점을 맞추는 더 관습적인 방식에서 벗어나는 것이다(Schore, 2012, pp. 222-252). 예를 들어, 피지도감독자와 내담자의 상호작용을 반영해 주는 지도감독자와 피지도감독자 사이의 병렬적인 과정을 끈질기게 해체하는 것은 사람들 사이에서 정서의 미세조절에 대한 편재성을 보여주는 것이기도 하다. 그라시엘라와 그녀의 지도감독자에게서 보인 예는 두 치료자(지도감독자와 피지도감독자)의 전문가적인 자기에 대한 자신감이 몇 번의 작은 파열이 일어난 후에, 그들 자신에 대한 유능감에 대해 의문을 품으면서 어떻게 탈선이 되는지를 보여주는 확실한 예이다.

이 책의 각 장은 사회적 시냅스social synapse(Cozolino, 2006)를 탐색하고 있는데, 사회적 시냅스란 사람들 사이에 있는 대인관계적인 공간으로 이 안에 이전의 경험으로 인해 만들어진 "시냅스 그림자synaptic shadow"(Siegel, 2012)와 함께 때때로 의식적이지만 주로 무의식적으로 과거가 현재 및 미래의 지각, 감정, 사고, 예상, 계획 및 행동의 형태를 만드는 방식(Siegel, 2012)이 존재한다. 특정 이론과 상관없이 가장 중요한 것은 이 책은 치료자가 내담자에게 미치는 놀라운 신경생물학적인 영향과 치료자에게 미치는 내담자 자신의 신경생물학적 효과를 강조하고 있다는 점이다. 치료적 쌍에서 이루어진 신경생물학적인 교환이 완전하게 이해될 때, 치료적 관계를 강화시키고 내담자의 삶을 호전시키는 데 있어 강력한 변화가 만들어질 수 있다.

부록 A

방어기전 확인하기

작업지 2.1. 방어기전 확인하기

치료적 관심의 초점이 되는 자기 보호적(방어적) 행동의 예.

방어기전과 방어기전의 정의.

치료적 관심의 초점이 되는 자기 보호적(방어적) 행동의 예.

방어기전이 조절하려 하는 불안 혹은 경험에 대한 추론.

방어기전의 대응 유형(Conte & Plutchick, 1995).

회피(어떤 것으로부터 철퇴하는 것).

최소화(줄이는 것).

대체(문제를 풀기 위해 관련이 없는 즐거운 활동을 하는 것).

도움 구하기(미성숙한 행동으로 후퇴하면서).

대리(약함을 호전시키기).

지도 만들기(행동하기 전에 정보를 얻기).

비난하기(원인을 다른 누구에게 돌리기).

역전(감정 상태와 반대로 행동하기).

방어기전이 능동적이고 높게 각성이 되어있는 것인가, 아니면 수동적이고 낮게 각성이 되어있는 것인가?

뇌에서 각성 수준을 결정하는 자극의 수준을 조절하는 자율신경계의 부분이 교감신경계인가 아니면 부교감신경계인가?

혹은 방어기전이 SNS와 PNS가 함께 결합되어 하나의 팀으로 기능하게 항상성적으로 조절이 되고 있는가?

혹은 PNS와 SNS 모두가 동시적으로 활성화되어 있는가?

혹은 PNS가 다른 사람을 피하고 해리적인 방식으로 정서를 조절하고 있는가?

혹은 정서가 낮은 각성 범위에 있음에도, PNS가 다른 방어기전을 사용하여 정서를 조절하고 있는가?

방어기전이 유연한가 혹은 경직되어 있는가? 당신의 답을 지지하는 증거들을 쓰도록 하라.

방어기전이 문제 해결 지향적인가 아니면 자기기만의 일종인가? 당신의 답을 지지하는 증거들을 쓰도록 하라.

방어기전이 그 사람이 환경에 적응하기 위해 쓰이고 있는가 아니면 외부 환경을 바꾸려 시도하고 있는가?(Hartmann, 1958) 이에 관해 설명하라.

자율신경계의 어떤 부분(SNS 혹은 PNS)이 덜 강해서 강화될 필요가 있는가?

치료자 뇌의 어떤 부분이 위의 자율신경계 정서/감정 내성 부분을 강화시키는 데 도움을 줄 수 있는가? 정서/감정 내성을 호전시킬 수 있는(자극시킬 수 있는) 잠재력을 가진 내담자와 치료자 사이의 한 쌍의 경험에 관해 설명하라.

방어기전이 적응적인가 아니면 부적응적인가? 이에 관해 설명하라.

부록 B

진단기준

301.0 편집성 인격장애의 진단기준

A. 다른 사람의 동기를 악의가 있는 것으로 해석하는 등 타인에 대한 전반적인 불신과 의심이 있으며, 이는 성인기 초기에 시작되며 여러 상황에서 나타나고, 다음 중 4가지(또는 그 이상)로 나타난다.

1. 충분한 근거 없이 다른 사람들이 자신을 착취하고, 해를 주거나 혹은 속일 것이라는 의심을 함.
2. 친구들이나 동료들의 충정이나 신뢰에 대한 근거 없는 의심에 사로잡혀 있음.
3. 어떠한 정보가 자신에게 나쁘게 이용이 될 것이라는 잘못된 두려움 때문에 다른 사람에게 비밀을 털어놓기를 꺼림.
4. 보통 악의 없는 말이나 사건에 대해, 자신의 품위를 손상하는 또는 위협적 의미가 있는 것으로 해석함.
5. 지속해서 원함을 품는다. 즉 모욕이나 상처 줌, 혹은 경멸을 용서하지 못함.
6. 다른 사람에겐 분명하지 않은 자신의 인격이나 평판에 대해 공격으로 지각하고 곧 화를 내

고 반격함.

7. 정당한 이유 없이 애인이나 배우자의 정절에 대해 반복적으로 의심함.

B. 조현병, 정신병적 양상을 동반한 양극성장애 또는 우울장애, 다른 정신병적 장애의 경과 중 발생한 것은 여기에 포함시키지 않으며, 다른 의학적 상태의 생리적 효과로 인한 것이 아니다.

주의점: 조현병 발병에 앞서 진단기준이 만족했다면, "병전[Premorbid]"을 추가해서 기록해야 한다. 즉 "편집성 인격장애(병전)"로.

301.20 조현성 인격장애의 진단기준

A. 다양한 형태의 사회적 유대로부터 반복적으로 유리되고, 대인관계에서 제한된 범위의 감정 표현이 전반적으로 나타나며, 이러한 임상이 성인기 초기에 시작되며 여러 상황에서 나타나고, 다음 중 4가지 이상에 해당될 때 조현성 인격장애로 진단한다.

1. 가족과의 관계를 포함해서 친밀한 관계를 바라지 않고 즐기지도 않음.
2. 항상 혼자서 하는 행위를 선택함.
3. 다른 사람과의 성적 경험에 대한 관심이 없음.
4. 거의 모든 분야에서 즐거움을 취하려 하지 않음.
5. 일차 친족 이외에 친한 친구가 없음.
6. 다른 사람의 칭찬이나 비난에 무관심함.
7. 감정적 냉담, 유리 혹은 단조로운 정서의 표현을 보임.

B. 단, 조현병, 정신병적 양상을 동반한 양극성장애 또는 우울장애, 다른 정신병적 장애 혹은 자폐스펙트럼 장애의 경과 중 발생한 것은 여기에 포함시키지 않으며, 다른 의학적 상태의 생리적 효과로 인한 것이 아니다.

주의점: 조현병 발병에 앞서 진단기준이 만족했다면, "병전Premorbid"을 추가해서 기록해야 한다. 즉 "편집성 인격장애(병전)"로.

301.81 자기애성 인격장애의 진단기준

A. 과대성(공상 혹은 행동상), 숭배에의 요구, 감정이입의 부족이 광범위한 양상으로 있고, 이는 청년기에 시작되며 여러 상황에서 나타나고 다음 중 5가지(또는 그 이상)로 나타난다.

1. 자신의 중요성에 대한 과대한 느낌을 가짐(예: 성취와 능력에 대해서 과장한다. 적절한 성취 없이 특별대우 받기를 기대한다).
2. 무한한 성공, 권력, 명석함, 아름다움, 이상적인 사랑과 같은 공상에 몰두함.
3. 자신의 문제는 특별하고 특이해서 다른 특별한 높은 지위의 사람(또는 기관)만이 그것을 이해할 수 있고 또는 관련해야 한다는 믿음.
4. 과도한 숭배를 요구함.
5. 특별한 자격이 있는 것 같은 느낌을 가짐(즉, 특별한 호의적 대우를 받기를, 자신의 기대에 대해 자동적으로 순응하기를 불합리하게 기대한다).
6. 대인관계에서 착취적임(즉, 자신의 목적을 달성하기 위해서 타인을 이용한다).
7. 감정이입의 결여: 타인의 느낌이나 요구를 인식하거나 확인하려 하지 않음.
8. 다른 사람을 자주 부러워하거나 다른 사람이 자신을 시기하고 있다는 믿음.

9. 오만하고 건방진 행동이나 태도.

301.82 회피성 인격장애의 진단기준

A. 사회관계의 억제, 부적절감 그리고 부정적 평가에 대한 예민함이 광범위한 양상으로 나타나고, 다음 중 4가지(또는 그 이상)로 나타난다.

1. 비판이나 거절, 인정받지 못함 등 때문에 대인 접촉이 관련된 의미 있는 직업적 활동을 회피함.
2. 자신을 좋아한다는 확신 없이는 사람들과 관계하는 것을 피함.
3. 수치를 당하거나 놀림 받음에 대한 두려움 때문에 친근한 대인관계 내로 자신을 제한함.
4. 사회적 상황에서 비판의 대상이 되거나 거절되는 것에 대해 집착함.
5. 부적절감으로 인해 새로운 대인관계 상황에서 제한됨.
6. 자신을 사회적으로 부적절하게, 개인적으로 매력이 없는, 다른 사람에 비해 열등한 사람으로 바라봄.
7. 당황스러움이 드러날까 염려하여 어떤 새로운 일에 관여하는 것, 혹은 개인적인 위험을 감수하는 것을 드물게 마지못해서 함.

301.6 의존성 인격장애의 진단기준

A. 돌봄을 받고자 하는 광범위하고 지나친 욕구가 복종적이고 매달리는 행동과 이별 공포를 초래하며, 이는 청년기에 시작되며 여러 상황에서 나타나고 다음 중 5가지(또는 그 이상)로 나타난다.

1. 타인으로부터의 과도히 많은 충고, 또는 확신 없이는 일상을 판단하는 데 어려움을 겪음.
2. 자신의 생활 중 가장 중요한 부분에 대해 타인이 책임질 것을 요구함.
3. 지지와 칭찬을 잃는 것에 대한 공포 때문에 타인과의 의견 불일치를 표현하는 데 어려움을 나타냄(주의점: 보복에 대한 현실적인 공포는 포함하지 않는다).
4. 계획을 시작하기 어렵거나 스스로 일을 하기가 힘듦(동기나 에너지의 결핍이라기보다는 판단이나 능력에 있어 자신감의 결여 때문임).
5. 타인의 돌봄과 지지를 지속하기 위해 불쾌한 일이라도 자원해서 함.
6. 혼자서는 자신을 돌볼 수 없다는 심한 공포 때문에 불편함과 절망감을 느낌.
7. 친밀한 관계가 끝나면 자신을 돌봐주고 지지해 줄 근원으로 다른 관계를 시급히 찾음.
8. 자신을 돌보기 위해 혼자 남는 데 대한 공포에 비현실적으로 집착함.

301.4 강박성 인격장애의 진단기준

A. 융통성, 개방성, 효율성을 희생시키더라도 정돈, 완벽, 정신적 통제 및 대인관계의 통제에 지나치게 집착하는 광범위한 양상으로, 이는 청년기에 시작되며 여러 상황에서 나타나고 다음 중 4가지(또는 그 이상)로 나타난다.

1. 내용의 세부, 규칙, 목록, 순서, 조직 혹은 스케줄에 집착되어 있어 활동의 중요한 부분을 놓침.
2. 완벽함을 보이나 이것이 일의 완수를 방해함(예: 자신의 완벽한 기준을 만족하지 못해 계획을 완수할 수 없다).
3. 여가 활동이나 친구 교제를 마다하고, 일이나 성과에 지나치게 열중함(경제적으로 필요한 것이 명백히 아님).

4. 지나치게 양심적임. 소심함. 그리고 도덕 윤리 또는 가치관에 관하여 융통성이 없음(문화적 혹은 종교적 정체성으로 설명되지 않음).
5. 감정적인 가치가 없는데도 낡고 가치 없는 물건을 버리지 못함.
6. 자신의 일하는 방법에 대해 정확하게 복종적이지 않으면, 일을 위임하거나 함께 일하지 않으려 함.
7. 자신과 타인에게 돈을 쓰는 데 인색함. 돈을 미래의 재난에 대해 대비하는 것으로 인식함.
8. 경직되고 완고함을 보임.

우울성 인격장애의 연구 진단기준

A. 우울성 인지와 행동의 광범위한 양상으로, 이는 초기 성인기에 시작되며 여러 상황에서 나타나고 다음 중 5가지(또는 그 이상)로 나타난다.

1. 일상적인 기분이 침울하고, 음울한 기분, 즐거움이 없으며, 재미도 없고, 불행한 기분에 의해 지배된다.
2. 자기 개념이 자신이 부적절하고, 가치 없으며, 낮은 자존감에 대한 믿음에 초점이 맞추어 있다.
3. 자기 자신에 대해 비판적이고, 비난하며, 경멸적이다.
4. 매사에 곰곰이 생각하고 걱정을 한다.
5. 남들에 대해 부정적이고, 비판적이며 판단적이다.
6. 염세적이다.
7. 쉽게 죄책감을 느끼고 후회하는 경향이 있다.

B. 이것은 주요우울증 에피소드 동안에만 국한되어서 일어난 것이 아니고, 기분부전장애에 의해 더 잘 설명되지 않아야 한다.

참고문헌

Abelson, R. P. (1983). Computer simulation of "hot"cognition. In S.S. Tomkins & S. Messick, Eds.), *Computer simulation of personality* (pp. 277–308). New York, NY: Wiley.

Abelsohn, D. (1983). Dealing with the abdication dynamic in the post divorce family: A context for adolescent crisis. *Family Process, 22*, 359–383.

Adolphs, R. (2002). Recognizing emotion from facial expressions: Psychological and neurological mechanisms. *Behavioral and Cognitive Neuroscience, 1*, 21–61.

Adolphs, R., Damasio, H., Tranel, D., Cooper, G., & Damasio, A.R. (2000). A role for somatosensory cortices in the visual recognition of emotion as revealed by three-dimensional lesion mapping. *Journal of Neuroscience, 20*(7), 2683–2690.

Ainsworth, M. D. S., Blehar, N. C. Waters, E., & Wall, S. (1978). *Patterns of attachment: A psychological study of the strange situation*. Hillsdale, NJ: Erlbaum.

Allen, J. G., Fonagy, P., & Bateman, A.N. (2008). *Mentalizing in clinical practice*. Arlington, VA: American Psychiatric Association.

Amaral, D. G., Price, J. L., Pitkanen, A., & Carmichael, S. T. (1992). Anatomical organization of the primate amygdaloid complex. In J.P. Aggleton (Ed.). *The amygdala: Neurobiological aspects of emotion, memory, and mental dysfunction* (pp. 1–66). New York, NY: Wiley Liss.

American Psychiatric Association. (1994). *Diagnostic and statistical manual of mental disorders* (4th ed.). Washington, DC: Author.

American Psychiatric Association. (2000). *Diagnostic and statistical manual of mental disorders* (4th ed., text rev.). Washington, DC: Author.

American Psychiatric Association. (2010). DSM-5 *development*. Retrieved May 29, 2010, from http://www.dsm5.org/Proposed/Revisions/Pages/Personality and PersonalityDisorders.

Anderson, A. K., & Phelps, E. A. (2001). Lesions of the human amygdala impair enhanced perception of emotionally salient events. *Nature, 411*, 305–309.

Aoki, C., & Stekevitz, P. (1988). Plasticity and brain development. *Scientific American, 259*, 56–68.

Applegate, J. S., & Shapiro, J. R. (2005). *Neurobiology for clinical social work: Theory and practice*. New York, NY: Norton.

Arlow, J. (1977). Affects and the psychoanalytic situation. *International Journal of Psychoanalysis, 58*, 157–170.

Aron, L. (1991). The patient's experience of the analyst's subjectivity. *Psychoanalytic Dialogues, 1*, 29–51.

Aron, L. (1992). Interpretation as expression of the analyst's subjectivity. *Psychoanalytic Dialogues, 2*(4), 475–507.

Bach, S. (1998). On treating the difficult patient. In C.S. Ellman, S. Grand, M. Silvan, & S.J. Ellmans (Eds.), *The modern Freudians: Contemporary psychoanalytic technique* (pp. 185–195). Northvale, NJ: Aronson.

Badenoch, B. (2008). *Being a brain-wise therapist: A practical guide to interpersonal neurobiology*. New York, NY: Norton.

Baird, A. A., Gruber, S. A., Fein, D. A., Maas, L. C., Steingard, R. J., Renshaw, P. F., et al. (1999). Functional magnetic resonance imaging of facial affect recognition in children and adolescents. *Journal of the American Academy of Child and Adolescent Psychiatry, 38*, 195–199.

Baird, A. A., Gruber, S. A., &Yurgelun-Todd, D. A. (1999, November). *Development of frontotemporal networks: Implications for psychopathology*. Poster session presented at Society for Research on Psychopathology, Montreal, Canada.

Barbanell, L. (2006). *Removing the mask of kindness: Diagnosis and treatment of the caretaker personality disorder*. Northvale, NJ: Aronson.

Barbas, H. (1995). Autonomic basis of cognitive–emotional interactions in the primate prefrontal cortex. *Neuroscience and Biobehavioral Reviews, 19*, 499–510.

Baron-Cohen, S., Ring, H. A., Bullmore, E. T., Wheelwright, S., Ashwin, C., & Williams, S.C. (2000). The amygdala theory of autism. *Neuroscience and Biobehavioral Review, 24*(3), 355–364.

Bartholomew, K., & Horowitz, L. M. (1991). Attachment styles among young adults: A test of a four category model. *Journal of Personality and Social Psychology, 61*, 226–244.

Basch, M. (1975). Toward a theory that encompasses depression: A revision of existing causal hypotheses in psychoanalysis. In E. J. Anthony & T. Benedek (Eds.), *Depression and human existence* (pp. 485–534). Boston: Little, Brown.

Beebe, B. (2005). Mother–infant research informs mother–infant treatment. *Psychoanalytic Study of the Child, 60*, 6–46.

Beebe, B., & Lachmann, F. M. (1988). Mother–infant mutual influence and precursors of psychic structure. In A. Goldberg (Ed.), *Progress in self psychology* (Vol. 3, pp. 3–25). Hillsdale, NJ: Analytic Press.

Beebe, B., & Lachmann, F. M. (1994). Representation and internalization in infancy: Three principles of salience. *Psychoanalytic Psychology, 11*(2), 127–164.

Beebe, B., & Lachmann, F. M. (2002). *Infant research and adult treatment*. Hillsdale, NJ: Analytic Press.

Bechara, A., Dolan, S., Denburg, N., Hindes, A., Anderson, S. W., & Nathan, P. E. (2001). Decision-making deficits, linked to a dysfunctional ventromedial prefrontal cortex, revealed in alcohol and stimulant abusers. *Neuropsychologia, 39*, 376–389.

Bellah, R. N., Madsen, R., Sullivan, W. M., Swidler, A., & Tipton, S. M. (1985). *Habits of the heart*. New York, NY: Harper & Row.

Benes, F. M. (1989). Myelination of cortical–hippocampal relays during late adolescence. *Schizophrenia Bulletin, 15*(4), 585–593.

Benjamin, J. 1988. *The bonds of love: Psychoanalysis, feminism, and the problem of domination*. New York, NY: Pantheon Books.

Berntson, G. C., Cacioppo, J., & Quigley, K. S. (1991). Autonomic determinism: The modes of autonomic control, the doctrine of autonomic space, and the laws of autonomic constraint. *Psychological Review, 98*, 459–487.

Berzoff, J., Flanagan, L. M., & Hertz, P. (1996). Inside out and outside in: *Psychodynamic clinical theory and practice in contemporary multicultural contexts*. Northvale, NJ: Aronson.

Bion, W. R. (1962). *Learning from experience*. London: Heinemann.

Bjork, J. (2004). Incentive-elicited brain activation in adolescents: Similarities and differences from young adults. *Journal of Neuroscience, 24*(7), 1793–1802.

Blair, R. J. R. (2004). The roles of orbital frontal cortex in the modulation of antisocial behavior. *Brain Cognition, 55*, 198–208.

Blakeslee, S. (2007, February 6). A small part of the brain, its profound effects. *New York Times*. Available at http://www.sandrablakeslee.com/articles/insula_feb07,php.

Blanck, G., & Blanck, R. (1979). *Ego psychology II: Psychoanalytic psychology*. New York, NY: Columbia University Press.

Blanck, R., & Blanck, G. (1986). *Beyond ego psychology: Developmental object relations theory*. NY: Columbia University Press.

Bleiberg, E. (2001). *Treating personality disorders in children and adolescents: A relational approach*. New York, NY: Guilford Press.

Bliss, S. (2010). The "internal saboteur": Contributions of W. R. D. Fairbairn on understanding and treating self-harming adolescents. *Journal of Social Work Practice, 24*, 227–237.

Bourne, L. E., & Russo, N. F. (1998). *Psychology: Behavior in context*. New York, NY: Norton.

Bowlby, J. (1977). The making and breaking of affectional bonds: I. Aetiology and psychopathology in light of attachment theory. *British Journal of Psychiatry, 130*, 201–210.

Bowlby, J. (1988). *A secure base* (2nd ed.). New York: Basic Books.

Brenner, C. (1974). On the nature and development of affects: A unified theory. *Psychoanalytic Quarterly, 43*, 532–556.

Brody, P. (1992). *The central nervous system: Structure and function*. New York, NY: Oxford University Press.

Brown, L. M., & Gilligan, C. (1992). *Meeting at the crossroads: Women's psychology and girls' development*. Cambridge, MA: Harvard University Press.

Buchanan, T. W., Tranel, D., & Adolphs, R. (2009). The human amygdala in social function. In P.L. Whalen & E. A. Phelps (Eds.), *The human amygdala* (pp. 289–318). New York, NY: Guilford Press.

Buck, R. (1994). The neuropsychology of communication: Spontaneous and symbolic aspects. *Journal of Pragmatics, 22*, 265–278.

Buelow, G., Hebert, S., & Buelow, S. (2000). *Psychotherapist's resource on psychiatric medications: Issues of treatment and referral*. Canada: Brooks/Cole Thomson Learning.

Carter, R. (2009). *The human brain*. New York, NY: DK Publishing.

Cassidy, J. (1994). Emotion regulation: Influences of attachment relationships. *Monographs of the Society for Research in Child Development, 59*, 228–249.

Charmandari, E., Kino, T., Souvatzoglou, E., & Chrousos, G. P. (2003). Pediatric stress: Hormonal mediators and human development. *Hormone research, 59*(4), 161–179.

Charnus, L. A., & Livingston, P. G. (1996). Clinical supervision: Its role in "containing" counter-transference responses to a filicidal patient. In J. Edward & J. Sanville (Eds.), *Fostering healing and growth: A psychoanalytic social work approach* (pp. 386–403). Northvale, NJ: Aronson.

Cicchetti, D. (2004). An odyssey of discovery: Lessons learned through three decades of research on child maltreatment. *American Psychologist, 59*(8), 731–741.

Cicchetti, D., & Toth, S. L. (1991). A developmental perspective on internalizing and externalizing disorders. In D. Cicchetti & S.L. Toth (Eds.), *Internalizing and externalizing expressions of dysfunction: Rocheste r symposium on developmental psychopathology* (Vol. 2, pp. 1–19), Hillsdale, NJ: Erlbaum.

Clark, A. J. (1991). The identification and modification of defense mechanisms in counseling. *Journal of Counseling & Development, 69*, 223.

Cole, J. (1987). *About face*. Cambridge, MA: MIT Press.

Cole, P. M., Michael, M. K., & O'Donnell Teti, L. (1994). The development of emotion regulation and dysregulation: A clinical perspective. *Monographs of the Society for Research in Child Development, 59*, 73–100.

Conte, H. R., & Plutchik, R. (Eds.). (1995). *Ego defenses: Theory and measurement*. New York, NY: Wiley.

Cozolino, L. (2002). *The neuroscience of psychotherapy: Building and rebuilding the human brain*. New York, NY: Norton.

Cozolino, L. (2006). *The neuroscience of human relationships: Attachment and the developing brain*. New York, NY: Norton.

Craig, A. D. (2002). How do you feel?: Interoception—the sense of the physiological condition of the body. *Nature Reviews Neuroscience, 3*, 655–666.

Critchley, H. D., Weins, S., Rotstein, P., Ohman, A., & Dolan, R. J. (2004). Neural systems supporting interoceptive awareness. *Nature Neuroscience*, 7, 189–195.

Crittendon, P. M. (1988). Relationships at risk. In J. Belsky & T. Nezworski (Eds.), *Clinical implications of attachment theory* (pp. 136–174) Hillsdale, NJ: Erlbaum.

Dahl, R. E., & Spear, L. P. (2004). Adolescent brain development: A period of vulnerabilities and opportunities. *Annals of the New York Academy of Sciences, 1021*, 1–22.

Damasio, A. R. (1994). *Descartes' error: Emotion, reason, and the human brain*. New York, NY: Putnam.

Damasio, A. R. (1999). *The feeling of what happens: Body and emotion in the making of consciousness*. New York, NY: Harcourt, Brace.

Damasio, A. R., Tranel, D., & Damasio, H. (1990). Individuals with sociopathic behavior caused by frontal damage fail to respond autonomically to social stimuli. *Behavioural Brain Research, 41*, 81–94.

Darwin, C. (1872). *The expressions of emotions in man and animals*. London: John Murray.

Dawson, G. (1994). Development of emotional expression and emotion regulation in infancy. In G. Dawson & K.W. Fischer (Eds.), *Human behavior and the developing brain* (pp. 346–379). New York, NY: Guilford Press.

Demos, V. (1991). Resiliency in infancy. In T.F. Dugan & R. Coles (Eds.), *The child in our times: Studies in the development of resiliency* (pp. 3–22). New York, NY: Brunner/ Mazel.

Diamond, M. C., Krech, D., & Rosenzweig, M. R. (1963). The effects of an enriched environmenton the histology of the rat cerebral cortex. *Journal of Comparative Neurology, 1223*, 111–120.

Dias, R., Robbins, T.W., & Roberts, A.C. (1996). Dissociation in prefrontal cortex of affective and attentional shifts. *Nature, 380*, 69–72.

Dicks, H. V. (1993). *Marital tensions: Clinical studies towards a psychological theory of interaction*. London: Karnac.

Dimberg, U., & Ohman, A. (1996). Behold the wrath: Psychophysiological responses to facial stimuli. *Motivation and Emotion, 20*, 149–182.

Dince, P. R. (1977). Partial dissociation as encountered in the borderline patient. *Journal of the American Academy of Psychoanalysis, 5*, 327–345

do Amaral, J. R., & de Oliveira, J. M. (2009). *The limbic system, the neocortex, the primitive brain*. Retrieved June 2, 2009, from http://www.healing-arts.org/n-r-limbic.htm.

Dougherty, D. M., Bjork, J. M., Harper, R. A., Marsh, D. M., Moeller, F. G., & Mathias, C. W. (2003). Behavioral impulsivity paradigms: A comparison in hospitalized adolescents with disruptive behavior disorders. *Journal of Child Psychology and Psychiatry and Allied Disciplines, 44*, 1145–1157.

Edelman, G. M. (1989). *The remembered present: A biological theory of consciousness*. New York, NY: Basic Books.

Edward, J., & Sanville, J. (Eds.). (1996). *Fostering healing and growth: A psychoanalytic social work approach*. Northvale, NJ: Aronson.

Eichenbaum, H. (1992). The hippocampal system and declarative memory in animals. *Journal of Cognitive Neuroscience, 4*(3), 217–231.

Epstein, R. (2007). The myth of the teen brain. *Scientific American Mind, 18*(2), 56–63.

Ericyas, A. H., Topalkara, K., Topaktas, S., Akyuz, A., & Dener, S. (1999). Suppression of cardiac parasympathetic functions in patients with right hemispheric stroke. *European Journal of Neurology, 6*, 685–690.

Farmer, R. C. (2009). *Neuroscience and social work practice: The missing link*. Thousand Oaks, CA: SAGE.

Feldman, Y. (1963). Understanding ego involvement in casework training. In H. J. Parad & R. R. Miller (Eds.), *Ego-oriented casework: Problems and perspectives* (pp. 292–306). New York, NY: Family Service Association of America.

Field, T. (1985). Attachment as psychobiological attunement: Being on the same wavelength. In M. Reite & T. Field (Eds.), *The psychobiology of attachment and separation* (pp. 415–454). Orlando, FL: Academic Press.

Fine, C., Lumsden, J., & Blair, R. J. R. (2001) Dissociation between "theory of mind" and executive functions in a patient with early left amygdala damage. *Brain, 124*, 287–298.

Florsheim, P., Henry, W. P., & Benjamin, L. S. (1996). Integrating individual and interpersonal approachs to diagnosis: The structural analysis of social behavior and attachment theory. In F. W. Kaslow (Ed.), *Handbook of relational diagnosis and dysfunctional family patterns* (pp. 81–101). New York: Wiley.

Fonagy, P. (1998). Attachment and borderline personality disorder. *Journal of American Psychoanalytic Association, 48*(4), 1129–1146.

Fonagy, P., Gergely, G., Jurist, E., & Target, M. (2004). *Affect regulation, mentalization, and development of the self*. New York, NY: Other Press.

Fosha, D. (2000). *The transforming power of affect: A model for accelerated change*. New York, NY: Basic Books.

Fosha, D. (2010, March). *Energy, vitality, pleasure, truth, desire, and the emergent phenomenology of transformation: Transformational theory and the healing-based practice of AEDP*. Paper presented at the conference of the UCLA–Lifespan Learning Institute, Los Angeles, CA.

Fosha, D., Siegel, D J., & Solomon, M. (Eds.). (2009). *The healing power of emotion: Affective neuroscience, development, and clinical practice*. New York, NY: Norton.

Foster, R. P., Moskowitz, M., & Javier, R. A. (1996). (Eds.). *Reaching across boundaries of culture and class: Widening the scope of psychotherapy*. Northvale, NJ: Jason Aronson.

Freed, A. O. (1980). The borderline personality. *Social Casework: Journal of Contemporary Social Work, 61*, 548–558.

Freud, A. (1966). *The ego and the mechanisms of defense. The writings of Anna Freud*. New York, NY: International Universities Press. (Original work published 1936.)

Freud, S. (1957). On the history of the psychoanalytic movement. In J. Strachey (Ed. & Trans.), *The standard edition of the complete psychological works of Sigmund Freud* (Vol. 14, pp. 2–26). London: Hogarth Press. (Original work published 1914.)

Freud, S. (1958a). The dynamics of transference. In J. Strachey (Ed. & Trans.), *The standard edition of the complete psychological works of Sigmund Freud* (Vol. 12, pp. 99–108. London: Hogarth Press. (Original work published 1912.)

Freud, S. (1958b). Recommendations to physicians practicing psychoanalysis. In J. Strachey (Ed. & Trans.), *The standard edition of the complete psychological works of Sigmund Freud* (Vol. 12, pp. 111–120). London: Hogarth Press. (Original work published 1912.)

Freud, S. (1959a). Further Recommendations in the technique of psychoanalysis: Observations on transference-love. In E. Jones (Ed.), *Collected papers* (Vol. II, pp. 312-322). London: Hogarth Press. (Original work published 1915.)

Freud, S. (1959b). Repression. In E. Jones (Ed.), *Collected papers* (Vol. 4, pp. 84–97). London: Hogarth Press. (Original work published 1915.)

Frijda, N. H. (1988). The laws of emotion. *American Psychologist, 43*, 349–358.

Fuchs, T., Sattel, H., & Henningsen, P. (Eds.). (2010). *The embodied self: Dimensions, coherence and disorders*. Stuttgart: Schattauer.

Furness, J. B. (2006). The organization of the autonomic nervous system: Peripheral connection. *Autonomic Neuroscience: Basic & Clinical, 130*(1-2), 1–5. Available at www.elservier.com/locate/autneu.

Fuster, J. M. (1999). *Memory in the cerebral cortex: An empirical approach to neural networks in the human and nonhuman primate*. Cambridge, MA: MIT Press.

Gacano, C. B. (Ed.). (2000). *The forensic assessment of psychopathy: A practitioner's guide*. Mahwah, NJ: Erlbaum.

Gainotti, G. (2012). Unconscious processing of emotions and the right hemisphere. *Neuropsychologia*. Retrieved January 11, 2012, from http://journals1.scholarsportal.infol.ezproxy.library. yorku.ca/sh.

Gallese, V. (2009). The two sides of mimesis: Girard's mimetic theory, embodied simulation and social identification. *Journal of Consciousness Studies, 16*(4), 21–44.

Gallese, V. (2010). Embodied simulation and its role in intersubjectivity. In T. Fuchs, H. Sattel, & P. Henningsen (Eds.), *The embodied self: Dimensions, coherence and disorders* (pp. 77–92). Stuttgart, Germany: Schattauer.

Gardner, M., & Steinberg, L. (2005). Peer influence on risk taking, risk preference, and risky decision making in adolescence and adulthood: An experimental study. *Developmental Psychology, 41*(4), 625–635.

Gazaniga, M. S., Ivy, R. B., & Mangum, G. R. (2000). *The new cognitive neurosciences* (2nd ed.). Cambridge, MA: MIT Press.

Gellhorn, E. (1964). Motion and emotion: The role of proprioception in the physiology and pathology the emotions. *Psychological Review, 71*, 457–472.

George, N., Dolan, R. J., Fink, G., Baylis, G. C., Russell, C., & Driver, J. (1999). Human fusiform gyrus extracts shape-from-shading to recognize familiar faces. *Nature Neuroscience, 2*, 574–580.

Giedd, J. N. (2005). Structural magnetic resonance imaging of the adolescent brain. *Annals of the New York Academy of Sciences. 1021*, 77–85.

Giedd, J. N., Blumenthal, J., Jeffries, N. O., Castellanos, F. X., Liu, H., Zijdenbos, A., et al. (1999). Brain development during childhood and adolescence: A longitudinal MRI study. *Nature Neuroscience*, *2*(10), 861–863.

Gilligan, C. (1987). Adolescent development reconsidered. In C.E. Irwin (Ed.), *Adolescent social behavior and health* (pp. 63–92). San Francisco: Jossey-Bass.

Giovacchini, P. L. (1982). *A clinician's guide to reading Freud*. Northvale, NJ: Aronson.

Goldberg, A. (Ed.). (1996). *Basic ideas reconsidered. Progress in Self Psychology*, *12*, 169–190.

Goldberg, J. R. (1993). What is normal adolescence? *Family Therapy News*, *24*(2), 18–20.

Greatrex, T. (2002). Projective identification: How does it work? *Neuropsychoanalysis*, *4*(2), 187–197.

Green, A. (1977). Conceptions of affect. *International Journal Psychoanalysis*, *58*, 129–156.

Green, R. L., & Ostrander, R. L. (2009). *Neuroanatomy for students of behavioral disorders*. New York, NY: Norton.

Greenberg, J. (1991). Countertransference and reality. *Psychoanalytic Dialogues 1*, 52–73.

Greenberg, L. S., & Saffran, J. D. (1984). Hot cognition: Emotion coming in from the cold. A reply to Rachman and Mahooney. *American Psychologist*, *44*, 19.

Greenough, W. T. (1986). What's special about development? Thoughts on the bases of experience-sensitive synaptic plasticity. In W. T. Greenough & J. M. Juraska (Eds.), *Developmental neuropsychology* (pp. 387–407). Orlando, FL: Academic Press.

Greenough, W. T. (2011). *Beckman Inst Greenough*. Retrieved April 24, 2011, from http://s/psych.uiuc.edu/people/showprofile.php?id=61.

Greenspan, S.I. (1981). *Psychopathology and adaptation in infancy and early childhood*. New York, NY: International Universities Press.

Grings, W. W., & Dawson, M. E. (1978). *Emotions and bodily responses*. New York, NY: Academic Press.

Gunnar, M., & Quevedo, K. (2007). The neurobiology of stress and development. *Annual Review of Psychology*, *58*, 145–173.

Gur, R. C. (2005). Brain maturation and its relevance to understanding criminal culpability of juveniles. *Current Psychiatry Reports*, 7, 292–296.

Hallowell, E. M. (2006). *CrazyBusy*. New York: Random House.

Hamilton, G. (1958). A theory of personality: Freud's contribution to social work. In H. Parad (Ed.), *Ego psychology and dynamic casework* (pp. 11–37). New York, NY: Family Service Association of America.

Hariri, A. R., Bookheimer, S.Y., & Mazziotta, J.C. (2000). Modulating emotional responses: Effects of neocortical network on the limbic system. *NeuroReport*, *11*, 43–48.

Hartmann, H. (1958). *Ego psychology and the problem of adaptation*. New York, NY: International Universities Press. (Original work published 1939.)

Harvard Mental Health Letter. (2005a). The adolescent brain: Beyond raging hormones. *Harvard Medical School*, *22*(1), 1–3.

Harvard Mental Health Letter. (2005b). The biology of child maltreatment: How abuse and neglect of children leave their mark on the brain. *Harvard Medical School*, *21*(2), 1–3.

Hebb, D. O. (1949). *The organization of behavior: A neuropsychological theory*. New York, NY: Wiley.

Heiman, P. (1950). On countertransference. *International Journal of Psycho-Analysis*, *31*, 81–84.

Hellige, J. B. (1993). *Hemispheric asymmetry: What's right and what's left*. Cambridge, MA: Harvard University Press.

Hickok, G. (2008). Eight problems for the mirror neuron theory of action understanding in monkeys and humans. *Journal of Cognitive Neuroscience*, *21*(7), 1129–1243.

Hofer, M. A. (1994). Hidden regulators in attachment, separation and loss. *Monographs of the Society for Research in Child Development*, *59*, 192–207.

Hoffman, I. (1983). The patient as the interpreter of the analyst's experience. *Contemporary Psychoanalysis*, *19*(3), 389–422.

Horowitz, L. (1983). Projective identification in dyads and groups. *International Journal of Group Psychotherapy*, *33*(3), 259–279.

Horowitz, M. J. (1983). *Image formation and psychotherapy*. New York, NY: Aronson.

Horowitz, M. J. (1987). *States of mind: Configural analysis of individual psychology*. New York, NY: Plenum Medical.

Horvath, A. O., & Symonds, B. D. (1991). Relation between working alliance and outcome in psychotherapy: A meta-analysis. *Journal of Counseling Psychology*, *38*, 139–149.

Howes, C. (1999). Attachment relationships in the context of multiple caregivers. In J. Cassidy & P.R. Shaver (Eds.), *Handbook of attachment: Theory, research, and clinical applications* (pp. 671–687). New York, NY: Guilford Press.

Izard, C. E., Porges, S. W., Simons, R. F., Haynes, O. M., Hyde, C., Parisi, M., et al. (1991). Infant cardiac activity: Developmental changes and relations with attachment. *Developmental Psychology, 27*, 432–439.

Jackson, J. H. (1931). *Selected writings of J. H. Jackson: Vol. 1*. London: Hodder and Stoughton.

Jacobs, W., & Nadal, L. (1985). Stress-induced recovery of fears and phobias. *Psychological Review, 92*(4), 512–531.

Jacobs, B. L., van Praag, H., & Gage, F. H. (2000). Depression and the birth and death of brain cells. *American Scientist, 88*, 340–345.

Johnsen, B. H., & Hugdahl, K. (1991). Hemispheric asymmetry in conditioning to facial emotional expressions. *Psychophysiology, 28*, 154–162.

Johnson, M. D. (2003). *Human biology: Concepts and current issues* (2nd ed.). San Francisco, CA: Benjamin Cummings.

Johnson, M. H. (2005). Subcortical face processing. *Nature Reviews Neuroscience, 6*, 766–774.

Jordan, J. V. (2000). *Toward connection and competence* (Work in progress, No. 83). Wellesley, MA: Stone Center Working Paper Series.

Jordan, J. V. (2004). Personality disorder or relational disconnection? In J.J. Magnavita (Ed.), *Handbook of personality disorders: Theory and practice* (pp. 120–147). New York, NY: Wiley.

Kandel, E. R. (2005). *Psychiatry, psychoanalysis, and the new biology of the mind*. Arlington, VA: American Psychiatric Publishing.

Karen, R. (1990, February). Becoming attached. *The Atlantic Monthly*, 35–70.

Kaslow, F. W. (Ed.). (1996). *Handbook of relational diagnoses and dysfunctional family patterns*. New York, NY: Wiley.

Kaufman, I. (1963). Psychodynamics of protective casework. In H. J. Parad & R.R. Miller (Eds.), *In ego-oriented casework: Problems and perspectives* (pp. 191–205). New York, NY: Family Service Association of America.

Kaufman, J., & Henrich, C. (2000). Exposure to violence and early childhood trauma. In C.H. Zeanah, Jr. (Ed.), *Handbook of infant mental health* (2nd ed., pp. 195–207). New York, NY: Guilford Press.

Kaufman, J., Plotsky, P. M., Nemeroff, C. B., & Charney, D. S. (2000). Effect of early adverse experiences on brain structure and function: Clinical implications. *Biological Psychiatry, 48*, 778–790.

Kawasaki, H., Adolphs, R., Kaufman, O., Damasio, H., Damasio, A. R., Granner, M., et al. (2001). Single-neuron responses to emotional visual stimuli recorded in human ventral prefrontal cortex. *Nature Neuroscience, 4*, 15–16.

Kernberg, O. F. (1975). *Borderline conditions and pathological narcissism*. Northvale, NJ: Aronson.

Kernberg, O. F. (1976). *Object relations and clinical psychoanalysis*. Northvale, NJ: Aronson.

Kernberg, O. F. (1979). Regression in organizational leadership. *Psychiatry*, *42*, 24–39.

Kernberg, O. F. (1980). *Internal world and external reality: Object relations theory applied*. Northvale, NJ: Aronson.

Kernberg, O.F. (1984). *Severe personality disorders: Psychotherapeutic strategies*. New Haven, CT: Yale University Press.

Keysers, C., Xiao, D.K., Földiák, P., & Perret, D.I. (2001). The speed of sight. *Journal of Cognitive Neuroscience*, *13*, 90–101.

King, R. (1985). Motivational diversity and mesolimbic dopamine: An hypothesis concerning temperament. In R. Plutchik & H. Kellerman (Eds.), Emotion (Vol. 3). *Theory, research, and experience* (pp. 363–380). New York, NY: Academic Press.

Kinney, D. K., Stengard, R. J., Renshaw, P. F., & Yurgelun-Todd, D. A. (2000). Perinatal complications and abnormal proton metabolite concentration in frontal cortex of adolescents seen on magnetic resonance spectroscopy. *Neuropsychiatric Neuropsychological Behavioral Neurology*, *13*(1), 8–12.

Klauber, J. (1987). *Illusion and spontaneity*. London: Free Association Books.

Klein, M. (1946). Notes on some schizoid mechanisms. *International Journal of Psychoanalysis*, *27*, 99–100.

Klein, M. (1975). Notes on some schizoid mechanisms. In *Melanie Klein: Envy and gratitude and other works 1946–1963* (pp. 1–24). New York, NY: Dell Books.

Knapp, P. H. (1992). Emotion and the psychoanalytic encounter. In T. Shapiro & R. N. Emde (Eds.), *Affect psychoanalytic perspectives* (pp. 239–264). Madiso n, CT: International Universities Press.

Knapska, E., Nikolaev, E., Boguszewski, P., Walasek, G., Blaszczyk, J., Kaczmarek, L., et al. (2006). Between-subject transfer of emotional information evokes specific pattern of amygdala activation. *Neuroscience*, *103*(10), 3858–3862.

Kohut, H. (1971). *The analysis of the self*. New York, NY: International Universities Press.

Kohut, H. (1977). *The restoration of the self*. New York, NY: International Universities Press.

Kohut, H. (1984). *How does analysis cure?* Chicago: University of Chicago Press.

Kottler, J.A. (1993). *On being a therapist*. San Francisco: Jossey-Bass.

Kottler, J.A., & Blau, D.S. (1989). *The imperfect therapist: Learning from failure in therapeutic practice*. San Francisco: Jossey-Bass.

Kramer, S., & Akhtar, S. (Eds.). (1994). *Mahler and Kohut: Perspectives on development, psychopathology, and techniques*. Northvale, NJ: Aronson.

Lachmann, F. M., & Beebe, B. (1997). The contribution of self- and mutual regulation to therapeutic action: A case illustration. In M. Moskowitz, C. Monk, C. Kaye, & S. Ellman (Eds.), *The neurobiological and developmental basis for psychotherapeutic intervention* (pp. 91–121). Northvale, NJ: Aronson.

Lazarus, R. S. (1991). Progress on a cognitive–motivational–relational theory of emotion. *American Psychologist, 46*, 819–834.

LeDoux, J. (1996). *The emotional brain: The mysterious underpinnings of emotional life*. New York, NY: Simon & Schuster.

LeDoux, J. E., Romanski, L.M., & Xagoraris, A.E. (1989). Indelibility of subcortical emotional memories, *Journal of Cognitive Neuroscience, 1*, 238–243.

Lehky, A. R. (2000). Fine discrimination of faces can be performed rapidly. *Journal of Cognitive Neuroscience, 12*, 848–855.

Lemche, E., Giampietro, V. P., Surguladze, S. A., Amaro, E. J., Andrew, C. M., Williams, S. C. R., et al. (2006). Human attachment security is mediated by the amygdala: Evidence from combined fMRI and psychophysiological measures. *Human Brain Mapping, 27*, 623–635.

Lester, B., M., Hoffman, J., & Brazelton, T. B. (1985). The rhythmic structure of mother–infant interaction in term and preterm infants. *Child Development, 56*, 15–27.

Leucken, L. J., & Lemery, K. S. (2004). Early caregiving and physiological stress responses. *Clinical Psychology, 24*(2), 171–191.

Levin, F. M. (1997). Integrating some mind and brain views of transference: The phenomena. *Journal of the American Psychoanalytic Association, 45*(4), 1121–1151.

Lewis, M., & Miller, S. M. (1990). *Handbook of developmental psychopathology*. New York, NY: Plenum Press.

Lichtenberg, J. (1989). *Psychoanalysis and motivation*. Hillsdale, NJ: Analytic Press.

Linehan, M. M. (1993). *Cognitive–behavioral treatment of borderline personality disorder*. New York, NY: Guilford Press.

Lloyd, R. L., & Kling, A. S. (1991). Delta activity from amygdala in squirrel monkeys (Saimire sciureus): Influence of social and environmental context. *Behavioral Neuroscience, 105*(2), 223–229.

Loewald, H. W. (1973). On internalization. *International Journal of Psychoanalytic Association, 54*, 9–17.

Luborsky, L., & Crits-Christoph, C. (1990). *UnderstandingtTransference: The CCRT method*. New York, NY: Basic Books.

Luborsky, L., & Crits-Christophe, P. (1998). *Understanding transference: The core conflictual relationship theme method* (2nd ed.). Washington, DC: American Psychological Association.

Luna, B. (2009). The maturation of cognitive control and the adolescent brain. In F. Abitiz & D. Cosmeli (Eds.), *From attention to goal-directed behavior*. Berlin–Heidelberg: Springer-Verlag.

Luna, B., & Sweeney, J. A. (2001). Studies of brain and cognitive maturation through childhood and adolescence: A strategy for testing neurodevelpmental hypotheses. *Schizophrenia Bulletin, 27*(3), 443–455.

Lyddon, W. J., & Sherry, A. (2001). Developmental personality styles: An attachment theory conceptualization of personality disorders. *Journal of Counseling & Development, 79*, 405–414.

Mackey, S. K. (1996). Nurturance: A neglected dimension in family therapy with adolescents, *Journal of Marital and Family Therapy, 22*(4), 489–508.

Mackenzie, K. R. (1997). *Time-managed group psychotherapy: Effective clinical applications*. Washington, DC: American Psychiatric Association.

MacNeilage, P. F. (1990). The "postural origins" theory of neurobiological asymmetries in primates. In N. Krasnegor, D. Rumbaugh, M. Studdert-Kennedy, & B. Lindblom (Eds.), *Biobehavioral foundations of language development* (pp. 165–188). Hillsdale, NJ: Erlbaum.

MacNeilage, P. F., Rogers, L. J., & Vallortigara, G. (2009). Origins of the left and right brain. *Scientific American, 301*, 60–67.

Magnavita, J. J. (Ed.). (2004). *Handbook of personality disorders: Theory and practice*. Hoboken, NJ: Wiley.

Mahler, M. S. (1966). Notes on the development of basic moods: The depressive affect. In R. M. Lowenstein, L. M. Newman, M. Schre, & A. J. Solnit (Eds.), *Psychoanalysis—A General Psychology: Essays in Honor of Heinz Hartmann* (pp. 152–168). New York, NY: International Universities Press.

Mahler, M. S., Pine, F., & Bergman, A. (1975). *The psychological birth of the human infant*. New York, NY: Basic Books.

Main, M., & Solomon, J. (1990). Procedures for identifying infants as disorganized/disoriented during the strange situation. In M.T. Greenberg, D. Cicchetti, & E. M. Cummings (Eds.), *Attachment in the preschool years: Theory, research, and intervention* (pp. 121–160). Chicago: University of Chicago Press.

Masterson, J. F., & Lieberman, A. R. (Eds.). (2004). *A therapist's guide to the personality disorders: The Masterson approach*. Phoenix, AZ: Zeig, Tucker & Theisen.

McCabe, P. M., & Schneiderman, N. (1985). Psychophysiologic reactions to stress. In N. Schneiderman & J. T. Tapp (Eds.), *Behavioral medicine: The biophysical approach* (pp. 99–131). Hillsdale, NJ: Erlbaum.

McGaugh, J. L. (2004). The amygdala modulates the consolidation of memories of emotionally arousing experiences. *Annual Review of Neuroscience, 27*, 1–28.

McGilcrest, I. (2009). *The master and his emissary: The divided brain and the making of the Western world.* New Haven, CT: Yale University Press.

McKenna, C. (1994). Malignant transference: A neurobiologic model. *Journal of the American Academy of Psychoanalysis, 22*, 111–127.

McWilliams, N. (1994). *Psychoanalytic diagnosis: Understanding personality structure in the clinical process.* New York, NY: Guilford Press.

McWilliams, N. (1999). *Psychoanalytic case formulation.* New York, NY: Guilford.

McWilliams, N. (2004). *Psychoanalytic psychotherapy: A practitioner's guide.* New York, NY: Guilford Press.

Meichenbaum, D., & Gilmore, J. B. (1984). The nature of unconscious processes: A cognitive–behavioral perspective. In K. S. Bowers & D. Meichenbaum (Eds.), *The unconscious reconsidered* (pp. 273–294). New York, NY: Wiley.

Meloy, J. R. (1988). *The psychopathic mind: Origins, dynamics, and treatment.* Northvale, NJ: Aronson.

Merriam-Webster's dictionary. (1989). E. W. Gilman (Ed.). Springfield, MA: Author.

Middelberg, C. V. (2001). Projective identification in common couples dances. *Journal of Marital and Family Therapy, 27*(3), 341–352.

Miehls, D. (1997). Projective identification in sexual abuse survivors and their partners: Couple treatment implications. *Journal of Analytic Social Work, 4*(2), 5–22.

Millon, T. (1981). *Disorders of personality: DSM-III, Axis II.* New York, NY: Wiley-Interscience.

Mishna, F. (2007). Meeting them "where they are at": Intensive school-based psychotherapy for children who have been maltreated. *Psychoanalytic Social Work, 14*(2), 15–42.

Mitchell, S.A., & Aron, L. (1999). *Relational psychoanalysis: The emergence of a tradition.* Hillsdale, NJ: Analytic Press.

Mlot, C. (1998). Probing the biology of emotion. *Science, 280*, 1005–1007.

Monk, C. S., Klein, R. G., Telzer, E. H., Schroth, E. A., Mannuzza, S., Moulton, J. L., III, et al. (2008). Amygdala and nucleus accumbens activation to emotional facial expressions in children and adolescents at risk for major depression. *American Journal of Psychiatry, 165*, 90–98.

Morgan, M. A., & LeDoux, J. E. (1995). Differential contribution of dorsal and ventral medial prefrontal cortex to the acquisition and extinction of conditioned fear in rats. *Behavioral Neuroscience, 109*, 681–688.

Morris, J. S., Ohman, A., & Dolan, R. J. (1998). Conscious and unconscious emotional learning in the human amygdala. *Nature, 393*, 467–470.

Moskowitz, M., Monk, C., Kaye, C., & Ellman, S. (Eds.). (1997). *The neurological and developmental basis for psychotherapeutic intervention*. Northvale, NJ: Aronson.

Muran, J. C., & Barber, J. P. (Eds.) (2010). *The therapeutic alliance: An evidence-based guide to practice*. New York, NY: Guilford Press.

Murray, L. (1991). Intersubjectivity, object relations theory, and empirical evidence from mother–infant interactions. *Infant Mental Health Journal, 12*, 219–232.

Neafsey, E. J. (1990). Prefrontal cortical control of the autonomic nervous system: Anatomical and physiological observations. *Progress in Brain Research, 85*, 147–166.

Nebes, R. D. (1971). Superiority of the minor hemisphere in a commissurotomized man for the perception of part-whole relationships. *Cortex*, 7, 333–349.

Nesse, R. M., & Lloyd, A. T. (1992). The evolution of psychodynamic mechanisms. In J. H. Barkow, L. Cosmides, & J. Tooby (Eds.), *The adapted mind: Evolutionary psychology and the generation of culture* (pp. 601–626). New York, NY: Oxford University Press.

Nijenhuis, E. R. S., van der Linden, J., & Spinhoven, P. (1998). Animal defensive reactions as a model for trauma-induced dissociative reactions. *Journal of Traumatic Stress, 11*, 242–260.

Nobre, A. C., Coull, J. T., Frith, C D., & Mesulam, M. M. (1999). Orbitofrontal cortex is activated during breaches of expectation in tasks of visual attention. *Nature Neuroscience, 2*, 11–12.

Norden, J. (2007). *Understanding the brain: Parts 1–3*. The Great Courses. Chantilly, VA: The Teaching Company.

Northoff, G. (2010). Region-based approach versus mechanism-based approach to the brain. *Neuropsychoanalysis, 12*(2). Retrieved January 11, 2012, from http://www.neurospa.org.

Northoff, G., Bermpohl, F., Schoeneich, F., & Boeker, H. (2007). How does our brain constitute defense mechanisms?: First-person neuroscience and psychoanalysis. *Psychotherapy and Psychosomatics, 76*, 141–153.

Novey, S. (1959). The technique of supportive therapy in psychiatry and psychoanalysis. *Psychiatry, 22*, 179–187.

O'Neill, J. (2002). Therapy technique may not matter much. *NASW News, 47*(5), 3.

Ogden, P., Minton, K., & Pain, C. (2006). *Trauma and the body: A sensorimotor approach to psychotherapy*. New York, NY: Norton.

Ogden, T. H. (1982). *Projective identification and psychotherapeutic technique*. New York, NY: Academic Press.

Oosterman, M., & Schuengel, C. (2007). Physiological effects of separation and reunion in relation to attachment and temperament in young children. *Developmental Psychobiology, 49*, 119–128.

Panksepp, J. (1999). Emotions viewed by psychoanalysis and neuroscience: An exercise in consilience. *NeuroPsychoanalysis, 1*, 15–28.

Panksepp, J. (2000). Affective consciousness and the instinctual motor system: The neural sources of saddness and joy. In R. D. Ellis & N. Newton (Eds.), *The caldron of consciousness: Motivation, affect and self-organization—an anthology*. Amsterdam, Netherlands: John Benjamin.

Panksepp, J. (2009). Brain emotional systems and qualities of mental life: From animal models of affect to implications for psychotherapeutics. In D. Fosha, D. J. Siegel, & M. Solomon (Eds.), *The healing power of emotion: Affective Neuroscience, development, and clinical practice* (pp. 1 –16). New York, NY: Norton.

Parad, H. J. (Ed.). (1958). *Ego psychology and dynamic casework*. New York, NY: Family Service Association of America.

Parad, H. J., & Miller, R. R. (Eds.). (1963). *Ego-oriented casework*. New York, NY: Family Service Association of America.

Passorotti, A. M., Sweeney, J. A., & Pavuluri, M. N. (2009). Neural correlates of incidental and directed facial emotion processing in adolescents and adults. *Social Cognitive Affective Neuroscience, 4*(4), 387–398.

Pearson, L. L., Cohn, D. A., Cowan, P. A., & Cowan, C. P. (1994). Earned- and continuous-security in adult attachment: Relation to depressive symptomatology and parenting style. *Development & Psychopathology, 6*, 359–373.

Peper, M., & Karcher, S. (2001). Differential conditioning to facial emotional expressions: Effects of hemispheric asymmetries and CS identification. *Psychophysiology, 38*, 936–950.

Perry, B. D., Pollard, R. A., Blakely, T. L., Baker, W. L., & Vigilante, D. (1995). Childhood trauma, the neurobiology of adaptation, and "use-dependent" development of the brain: How "states" become "traits." I*nfant Mental Health Journal, 16*, 271–291.

Perry, R. J., Rosen, H. R., Kramer, J. H., Beer, J. S., Levenson, R. L., & Miller, B. L. (2001). Hemispheric dominance for emotions, empathy, and social behavior: Evidence from right and left handers for frontotemporal dementia. *Neurocase*, 7, 145–160.

Petrovic, P., Petersson, K. M., Ghatan, P. H., Sone-Elander, S., & Ingvar, M. (2000). Pain-related cerebral activation is altered by a distracting cognitive task. *Pain, 85*, 19–30.

Phillips, H. (2004). Teenagers fail to see the consequences. *New Scientists*. Available online at http://www.newscientist.com/article/dn6738-teenagers-fail-to-see-the-consequences.

Piaget, J. (1963). *The origins of intelligence in children*. New York, NY: Norton.

Pilkonis, P. (1988). Personality prototypes among depressives: Themes of dependency and autonomy. *Journal of Personality Disorders, 2*, 144–152.

Pipher, M. (1994). *Reviving Ophelia: Saving the selves of adolescent girls*. New York, NY: Brosset/Putnam.

Pipp, S., & Harmon, R. J. (1987). Attachment as regulation: A commentary. *Child Development, 56*, 648–652.

Pizzagalli, D. A., Regard, M., & Lehmann, D. (1999). Rapid emotional face processing in the human right and left brain hemispheres: An ERP study. *NeuroReport, 10*, 2691–2698.

Pollak, S. D., Cicchetti, D., Hornung, K., & Reed, A. (2000). Recognizing emotion in faces: Developmental effects of child abuse and neglect. *Developmental Psychology, 36*(5), 697–688.

Pollak, S. D., & Sinha, P. (2002). Effects of early experience on children's recognition of facial displays of emotion. *Developmental Psychology, 38*(5), 784–791.

Porges S. W. (1997). Emotion: An evolutionary by-product of the neural regulation of the autonomic nervous system. *Annals of the New York Academy Science, 807*, 62–77.

Porges, S. W. (2001). The polyvagal theory: Phylogenetic substrates of a social nervous system. *International Journal of Psychophysiology, 42*, 123–146.

Porges, S. W. (2003). Social engagement and attachment: A phylogenetic perspective. *Annals of the New York Academy of Science, 1008*, 31–47.

Porges, S. W. (2004). Neuroception: A subconscious system for detecting threats and safety. *Zero to Three, 32*, 19–24.

Porges, S. W. (2007). The polyvagal perspective. *Biological Psychology, 74*, 116–143.

Porges, S. W. (2011). Music therapy, trauma, and the polyvagal theory. In S. W. Porges (Ed.), *The polyvagal theory: Neurophysiological foundations of emotions, attachment, communication and self-regulation* (pp. 246–254). New York, NY: Norton.

Porges, S. W. (2011, March). *Safety as a transformative state: Mindfulness from a poly vagal perspective*. Lecture presented at the conference of the UCLA–Lifespan Learning Institute, Los Angeles, CA.

Racker, H. (1968). *Transference and countertransference*. New York, NY: International Universities Press.

Raine, A., Ishikawa, S. S., Arce, E., Lencz, T., Knuth, K. H., Bihrle, L. L., et al. (2004). Hippocampal structural asymmetry in unsuccessful psychopaths. *Biological Psychiatry, 55*(2), 185–191.

Raine, A., Meloy, J. R., Bihrle, S., Stoddard, J., Lacasse, L., & Buchsbaum, M.S. (1998). Reduced preforontal and increased subcortical brain functioning assess using postitron emission tomography in predatory and affective murderers. *Behavioral Sciences and the Law, 16*, 319–332.

Raine, A., Park, S., Lencz, T., Bihrle, S., Lacasse, L., Widon, C. S., et al. (2001). Reduced right hemisphere activation in severely abused violent offenders during a working memory task: An fMRI study. *Aggressive Behavior, 27*, 111–129.

Raine, A., Reynolds, C., Venables, P. H., Mednick, S. A., & Farrington, D.P. (1998). Fearlessness, stimulation-seeking, and large body size at 3 years as early predispositions to childhood aggression at age 11 years. *Archives of General Psychiatry, 55*, 745–751.

Rapaport, D. (1953). On the psychoanalytic theory of affects. *International Journal of Psycho-Analysis, 34*, 177–198.

Ratey, J. J. (2001). *A user's guide to the brain: Perception, attention, and the four theaters of the brain*. New York: Random House.

Rauch, S. L., van der Kolk, B. A., Fisler, R. E., Alpert, N. M., Orr, S. P., Savage, C. R., et al. (1996). A symptom provocation study of posttraumtic stress disorder using positron emission tomography and script-driven imagery. *Archives of Psychiatry, 53*, 380–387.

Redl, F. (1963). Psychoanalysis and group therapy: A developmental point of view. *American Journal of Orthopsychiatry, 33*, 135–147.

Redl, F., & Wineman, D. (1951). *Children who hate: The disorganization and breakdown of behavioral controls*. Glencoe, IL: Free Press.

Redl, F., & Wineman, D. (1952). *Controls from within: Techniques for the treatment of the aggressive child*. Glencoe, IL: Free Press.

Rosen, A. (1996). Anxiety disorders as they impact on couples and families. In F. W. Kaslow (Ed.), *Handbook of relational diagnoses and dysfunctional family patterns* (pp. 139–150). New York, NY: Wiley.

Rosenzweig, M. R. (1996). Aspects of the search for neural mechanisms of memory. *Annual Review of Psychology, 47*, 1–32.

Ross, N. (1975). Affect as cognition: With observations on the meanings of mystical states. *Review of Psycho-Analysis, 2*, 79–93.

Rothschild, B. (2000). *The body remembers: The psychophysiology of trauma and trauma treatment*. New York, NY: Norton.

Rothschild, B., & Rand, M. (2006). *Help for the helper: Self-care strategies for managing burnout and stress*. New York, NY: Norton.

Rowe, C. E., & MacIsaac, D. S. (1988). *Empathic attunement: The "technique" of psychoanalytic self psychology*. Northvale, NJ: Aronson.

Ruder, D. B. (2011). The teen brain. *Harvard Magazine*. Retrieved May 14, 2011, from http://harvardmagazine.com/2008/09/the-teen-brain.html.

Rutan, J. S., Stone, W. N., & Shay, J. J. (2007). *Psychodynamic group psychotherapy* (4th ed.). New York, NY: Guilford Press.

Sander, D., Grafman, J., & Zalla, T. (2003). The human amygdala: An evolved system for relevance detection. *Review of Neuroscience, 14*(4), 303–316.

Sandler, J. (1976). Counter-transference and role-responsiveness. *International Review of Psychoanalysis, 3*, 43–47.

Sapolsky, R. M. (1994). *Why zebras don't get ulcers: A guide to stress, stress-related diseases, and coping*. Boston: Freemen.

Sapolsky, R. (2005). *Biology and human behavior: The neurological origins of individuality*. The Great Courses (2nd ed., Parts 1& 2). Chantilly, VA: The Teaching Company.

Schamess, G. (1984). Boundary issues in countertransference: A developmental perspective. *Clinical Social Work Journal, 9*(4), 244–257.

Schamess, G. (1996). Structural theory and ego psychology. In J. Berzoff, L. M. Flanagan, & P. Hertz (Eds.), *Inside out and outside in: Psychodynamic clinical theory and practice in contemporary multicultural contexts* (pp. 50–101). Northvale, NJ: Aronson.

Schamess, G. (2006). Therapeutic processes in clinical supervision: Part II. *Clinical Social Work Journal, 14*(4), 427–445.

Schlegel, A., & Barry, H. (1991). *Adolescence: An anthropological inquiry*. New York, NY: Free Press.

Schmale, A. (1964). A genetic view of affects: With special reference to the genesis of helplessness and hopelessness. *Psychoanalytic Study of the Child, 10*, 287–310.

Schore, A. N. (1994). *Affect regulation and the origin of the self: The neurobiology of emotional development*. Hillside, NJ: Erlbaum.

Schore, A. N. (1998, February). *Early trauma and the development of the right brain*. Paper presented at the conference of the UCLA–Lifespan Learning Institute, Los Angeles, CA.

Schore, A. N. (1997c). Interdisciplinary developmental research as a source of clinical models. In M. Moskowitz, C. Monk, C. Kaye, & S. Ellman (Eds.), *The neurobiological and developmental basis for psychotherapeutic intervention* (pp. 1–71). Northvale NJ: Aronson.

Schore, A. N. (2003a). *Affect dysregulation and disorders of the self.* New York, NY: Norton.

Schore, A. N. (2003b). *Affect regulation and the repair of the self.* New York, NY: Norton.

Schore, A. N. (2012). *The science of the art of psychotherapy.* New York, NY: Norton.

Schure, M. (1965). Affects and cognition. *International Journal of Psychoanalysis, 50*, 647–653.

Schwartz, J. M., Stoessel, P. W., Baxter, L. R., Martin, K. M., & Phelps, M. E. (1996). Systematic changes in cerebral glucose metabolic rate after successful behavior modification treatment of obsessive–compulsive disorder. *Archives of General Psychiatry, 53*(2), 109–153.

Schweinsburg, A. D., Nagel, B. J., & Tapert, S. G., (2005). fMRI reveals alteration of spatial working memory networks across adolescence. *Journal of the International Neuropsychological Society, 11*, 631–644.

Semrud-Clikeman, M., Fine, J. G., & Zhu, D. C. (2011). The role of the right hemisphere for processing of social interactions in normal adults using functional magnetic resonance imaging. *Neuropsychobiology, 64*, 47–51.

Shaw, S. K., & Dallos, R. (2005). Attachment and adolescent depression. *Attachment & Human Development*, 7(4), 409–424.

Sheafor, B. W., & Horejsi, C. R. (2008). *Techniques and guidelines for social work practice.* Boston: Allyn & Bacon.

Sheline, Y. I., Wang, P. W., Gado, M. H., Csernansky, J .G., &Vannier, M. W. (1996). Hippocampal atrophy in recurrent major depression. *Proceedings of the National Academy of Science, USA, 93*, 3908–3913.

Sherry, D. F., & Schacter, D. L. (1987). The evolution of multiple memory systems. *Psychological Review, 94*, 439–454.

Siegel, D. J. (1999). *The developing mind: Toward a neurobiology of interpersonal experience.* New York, NY: Guilford Press.

Siegel, D. J. (2003). Toward an interpersonal neurobiology of the developing mind: Attachment, "mindsight," and neural integration. *Infant Mental Health Journal, 22*, 67–94.

Siegel, D. J. (2007). *The mindful brain: Reflection and attunement in the cultivation of well-being.* New York, NY: Norton.

Siegel, D. J. (2012). *Pocket guide to interpersonal neurobiology: An integrative handbook of the mind.* New York, NY: Norton.

Silverman, R. C., & Lieberman, A. F. (1999). Negative maternal attributions, projective identification, and the intergenerational transmission of violent relational patterns. *Psychoanalytic Diaglogues, 9*(2), 161–186.

Silverstein, O., & Rashbaum, B. (1994). *The courage to raise good men.* New York, NY: Viking.

Smith, B. L. (1990). The origins of interpretation in the counter-transference. *Psychoanalytic Psychology,* 7(Suppl.), 89–104.

Solms, M., & Turnbull, O. (2002). *The brain and the inner world: An introduction to the neuroscience of subjective experience.* New York, NY: Other Press.

Sowell, E. R., Thompson, P. M., Tessner, K. D., & Toga, A. W. (2001). Mapping continued brain growth and gray matter density reduction in dorsal frontal cortex: Inverse relationships during postadolescent brain maturation, *Journal of Neuroscience 21*(22), 8819–8829.

Spear, L.P. (2000). The adolescent brain and age-related behavioral manifestations. *Neuroscience and Biobehavioral Review, 24,* 417–463.

Spence, S., Shapiro, D., & Zaidel, E. (1996). The role of the right hemisphere in the physiological and cognitive components of emotional processing. *Psychophysiology, 33,* 112–122.

Spezzano, C. (1993). *Affect in psychoanalysis: A clinical synthesis.* Hillsdale, NJ: Analytic Press.

Sroufe, J. (1991). Assessment of parent–adolescent relationships: Implications for adolescent development. *Journal of Family Psychology, 5,* 21–45.

Sroufe, L. A. (1989). Relationships, self, and individual adaptation. In A.J. Sameroff & R.N. Emde (Eds.), *Relationship disturbances in early childhood* (pp. 70–94). New York, NY: Basic Books.

Sroufe, L .A. (1996). *Emotional development: The organization of emotional life in the early years.* New York, NY: Cambridge University Press.

Stauffer, K. A. (2010). *Anatomy & physiology for psychotherapists: Connecting body and soul.* New York, NY: Norton.

Sroufe, L. A., Egeland, B., Carlson, E. A., & Collins, W. A. (2005). *The development of the person.* New York, NY: Guilford Press.

Steinberg, L. (2004). Risk taking in adolescence: What changes and why? *Annals of the New York Academy of Sciences, 1021,* 51–58.

Steinberg, L. (2005). *Adolescence* (8th ed.). New York, NY: McGraw-Hill.

Steinberg, L. (2007). Risk taking in adolescence: New perspectives from brain and behavioral science. *Current Directions in Psychological Science, 16*(2), 55–59.

Steinberg, L., & Lerner, R. M. (2005). *Handbook of adolescent psychology.* New York, NY: Wiley.

Steiner, J. (1979). *Psychic retreats: Pathological organizations in psychotic, neurotic, and borderline patients*. London: Routledge.

Stenberg, G., Wiking, S., & Dahl, M. (1998). Judging words at face value: Interference in a word processing task reveals automatic processing of affective facial stimuli. *Cognition and Emotion, 12*, 755–782.

Stern, D. N. (1977). *The first relationship*. Cambridge, MA: Harvard University Press.

Stern, D. N. (1985). *The interpersonal world of the infant*. New York, NY: Basic Books.

Stern, D. N. (2004). *The present moment in psychotherapy and everyday life*. New York, NY: Norton

Stern, D. N., Hofer, L., Haft, W., & Dore, J. (1985). Affect attunement: The sharing of feeling state between mother and infant by means of modal influency. In T. M. Field & N. A. Fox (Eds.), *Social perception in infants* (pp. 249–268). Norwood, NJ: Ablex.

Steuerwald, B. L., & Kosson, D. S. (2000). Emotional experiences of the psychopath. In C. B. Gacano (Ed.), *The clinical and forensic assessment of psychopathy: A practitioner's guide* (pp. 111–135). Mahwah, NJ: Erlbaum.

Stewart, K .L. (Ed.). (1990). *Symposium on music therapy and trauma: Bridging theory and clinical practice*. New York, NY: Satchnote Press.

Stolorow, R. D., Brandchaft, B., & Atwood, G. (1987). *Psychoanalytic treatment: An intersubjective approach*. Hillsdale, NJ: Analytic Press.

Stolorow R. D., & Lachmann, F. (1975). Early object loss and denial: Development considerations. *Psychoanalytic Quarterly, 44*, 596–611.

Strean, H. S. (1996). Applying psychoanalytic principles to social work practice: An historical review. In J. Edward & J. Sanville (Eds.), *Fostering healing and growth: A psychoanalytic social work approach* (pp. 1–22). Northvale, NJ: Aronson.

Strupp, H. H. (1989). Psychotherapy: Can the practitioner learn from the researcher? *American Psychologist, 44*, 717–724.

Sullivan, R. M., & Gratton, A. (2002). Prefrontal cortical regulation of hypothalamic–pituitary–adrenal function in the rat and implications for psychopathology: Size matters. *Pschoneuroendrocrinology, 227*, 99–114.

Suslow, T., Ohrmann, P., Bauer, J., Rauch, A. V., Schwindt, W., Arolt, V., et al. (2006). Amygdala activation during masked presentation of emotional faces predicts conscious detection of threat-related faces. *Brain and cognition, 61*(3), 243–248.

Sweeney, M. S. (2009). *Brain: The complete mind*. Washington, DC: National Geographic Society.

Tarullo, A. R., & Gunnar, M. R. (2006). *Child maltreatment and the developing HPA axis: Hormones and behavior*. Available online at www.sciencedirect.com.

Tatkin, S. (2007, March). *Couples therapy: Addiction to "alone time"—avoidant attachment, narcissism, and a one-person psychology within a two-person psychological system*. Paper presented at the 2007 Couple's Conference, Anaheim, CA.

Teasdale, J. D., Howard, R. J., Cox, S. G., Ha, Y., Brammer, M. J., Williams, S. C. R., et al. (1999). Functional MRI study of the cognitive generation of affect. *American Journal of Psychiatry, 156*, 209–215.

Teicher, M. H., Andersen, S. L., & Hostetter, J. C., Jr. (1995). Evidence for dopamine receptor pruning between adolescence and adulthood in striatum but not nucleus accumbens. *Developmental Brain Research, 89*, 167–172.

Tomkins, S. S. (1962). *Affect imagery consciousness. Vol. I. The positive affects*. New York, NY: Springer.

Tomkins, S. S. (1963). *Affect imagery consciousness. Vol. II. The negative affects*. New York, NY: Springer.

Tomkins, S. S. (1970). Affect as the primary motivational system. In M. Arnold (Ed.), *Feelings and emotions: The Loyola symposium* (pp. 101–110). New York, NY: Academic Press.

Toth, S. C., & Cicchetti, D. (1998). Remembering, forgetting, and the effects of trauma on memory: A developmental psychopathologic perspective. *Developmental Psychopathology, 10*, 580–605.

Trevarthen, C. (1993a). The function of emotions in early infant communications and development. In J. Nadel & L. Camaioni (Eds.), *New perspectives in early communicative development* (pp. 48–81). New York, NY: Cambridge.

Trevarthen, C. (1993b). The self born in intersubjectivity: The psychology of an infant communicating. In U. Neisser (Ed.), *The perceived self: Ecological and interpersonal sources of self-knowledge* (pp. 121–173). New York, NY: Cambridge.

Trieschmann, A., Whittaker, J. K., & Brendtro, L. K. (1969). *The other 23 hours*. Piscataway, NJ: Transaction.

Tronick, E. Z. (1989). Emotions and emotional communication in infants. *American Psychologist, 44*, 112–119.

Tronick, E. (2007). *The neurobehavioral and social–emotional development of infants and children*. New York, NY: Norton.

Tronick, E. Z., & Weinberg, M. K. (1997). Depressed mothers and infants: Failure to form dyadic states of consciousness. In L. Murray & P. J. Cooper (Eds.), *Postpartum depression and child development* (pp. 54–81). New York, NY: Guilford Press.

Tucker, D. M. (1992). Developing emotions and cortical networks. In M. R. Gunnar & C. A. Nelson (Eds.), Minnesota symposium on child psychology. Vol. 24. *Developmental behavioral neuroscience* (pp. 75–128). Hillsdale, NJ: Erlbaum.

Tull, M., Jakupcak, M., McFadden, M. E., & Roemer, L. (2007). The role of negative affect intensity and fear of emotions in posttraumatic stress symptom severity. *Journal of Nervous and Mental Disorders, 195*(7), 580–587.

Ugrumov, M. V. (1997). Hypothalamic monoaminergic systems in ontogenesis: Developmental and functional significance. *International Journal of Biological Development, 41*, 809–816.

Vaillant, G. E. (1971). Theoretical hierarchy of adaptive ego mechanisms. *Archives of General Psychiatry, 24*, 107–118.

Vaillant, G. E. (1977). *Adaptation to life*. Boston: Little, Brown.

Vaillant, G. E. (1992). *Ego mechanisms of defense: A guide for clinicians and researchers*. Washington, DC: American Psychiatric Association.

van der Hart, O., Nieuwenhuis, E. R., & Steele, K. (2006). *The haunted self: Structural dissociation and the treatment of chronic traumatization*. New York, NY: Norton.

van der Kolk, B. A. (1987). The psychological consequences of overwhelming life experiences. In B. A. van der Kolk (Ed.), *Psychological trauma* (pp. 1–30). Washington, DC: American Psychiatric Association.

van der Kolk, B. A., & Fishler, R. E. (1995). Dissociation and the fragmentary nature of traumatic memories: Overview and exploratory study. *Journal of Traumatic Stress, 8*(4), 505–525.

van der Kolk. B. A. (2006). Clinical implications of neuroscience research in PTSD. *Annals of the New York Academy of Sciences, 1071*, 277–293.

van der Kolk, B. A., & Greenberg, M. S. (1987). The psychobiology of the traumatic response: Hyperarousal, constriction, and addiction to traumatic reexposure. In B. A. van der Kolk (Ed.), *Psychological trauma* (pp. 63–87). Washington, DC: American Association.

van der Kolk, B. A., McFarlane, A. C., & Weisaeth, L. (Eds.). (1998). *Traumatic stress: The effects of overwhelming experience on mind, body, and society*. New York: Guilford Press.

van der Kolk, B. A., & van der Hart, O. (1987). The intrusive past: The flexibility of memory and the engraving of trauma. *American Imago, 48*(4), 425–454.

Voeller, K. K. S. (1986). Right-hemisphere deficit syndrome in children. *American Journal of Psychiatry, 143*, 1004–1009.

Vuilleumier, P., Richardson, M. P., Armony, J. L., Driver, J., & Dolan, R.J. (2004). Distant influences of amygdala lesion on visual cortical activation during emotional face processing. *Nature Neuroscience*, 7, 1271–1278.

Wallin, D. J. (2007). Attachment in psychotherapy. New York, NY: Guilford Press.

Wallis, C. (2005, August 8). Is middle school bad for kids? *Time Magazine*, 48–57.

Wallis, C., Dell, K., & Park, A. (2004, May 10). What makes teen brains tick: A flood of hormones, sure. *Time Magazine*, 56–65.

Waska, R. (2007). Projective identification as an inescapable aspect of the therapeutic relationship. *Psychonanalytic Social Work, 14*(2), 43–64.

Weiss, J., Sampson, H., & the Mount Zion Psychotherapy Research Group. (1986). *The psychoanalytic process*. New York, NY: Guilford Press.

Weissman, H., Epstein, I., & Savage, A. (1983). *Agency-based social work: Neglected aspects of clinical practice*. Philadelphia: Temple University Press.

West, M., & Sheldon, A. (1998). Classification of pathological attachment patterns in adults. *Journal of Personality Disorders, 2*, 153–159.

Wexler, B. E., Warrenburg, S., Schwartz, G. E., & Janer, L. D. (1992). EEG and EMG responses to emotion-evoking stimuli processed without conscious awareness. *Neuropsychologia, 30*, 1065–1079.

Whalen, P. J. (1998). Fear, vigilance, and ambiguity: Initial neuroimaging studies of the human amygdala. *Current Directions in Psychological Science*, 7, 177–188.

Whalen, P. J., & Phelps, E. A. (2009). *The human amygdala*. New York, NY: Guilford Press.

Wilkinson, R. B., & Walford, W. A. (2001). Attachment and personality in the psychological health of adolescents. *Personality and Individual Differences, 31*, 473–484.

Winnicott, D. (1958). The capacity to be alone. *International Journal of Psycho-Analysis, 39*, 416–420.

Winnicott, D. (1963). The development of the capacity for concern. In D. Winnicott, *The maturational processes and the facilitating environment* (pp. 73–82). New York, NY: International Universities Press.

Winnicott, D. (1975). *Through paediatrics to psychoanalysis*. New York, NY: Basic Books.

Wittling, W. (1997). The right hemisphere and the human stress response. *Acta Physiologica Scandinavica, 640*(Suppl.), 55–59.

Wittling, W., Block A., Schweiger, E., & Genzel, S. (1998). Hemisphere asymmetry in sympathetic control of the human myocardium. *Brain and Cognition, 38*, 17–35.

Wittling, W., & Pflluger, M. (1990). Neuroendocrine hemisphere asymmetries: Salivary cortisol secretion during lateralized viewing of emotion-related and neutral films. *Brain and Cognition, 14*, 234–265.

Wolfsdorf, B. A., & Zlotnick, C. (2001). Affect management in group therapy for women with posttraumatic stress disorder and histories of childhood sexual abuse. *Journal of Clinical Psychology, 57*(2), 169–181.

Wolfson, A. R., & Carskadon, M. A. (1998). Sleep schedules and daytime functioning in adolescents. *Child Development, 69*(4), 875–887.

Yalom, I. D. (1975). *The theory and practice of group psychotherapy* (2nd ed.). New York, NY: Basic Books.

Yehuda, R. (1999). Linking the neuroendocrinolgy of post-traumatic stress disorder with recent neuroanatomic findings. *Seminars in Clinical Neuropsychiatry, 4*, 256–265.

Yoon, B.-U., Morillo, C. A., Cechetto, D. F., & Hachinski, V. (1997). Cerebral hemispheric lateralization in cardiac autonomic control. *Archives of Neurology*, 54, 741–744.

Young, E. A., & Breslau, N. (2004). Cortisol and catecholamines in posttraumatic stress disorder. *Archives of General Psychiatry, 61*, 394–401.

Zagon, A. (2001). Does the vagus nerve mediate the sixth sense? *Trends in Neuroscience, 24*(11), 671–673.

Zetzel, E. R. (1949). Current concepts of transference. *International Journal of Psychoanalysis, 37*, 369–376.

찾아보기

ㄱ

ㄴ

ㄷ

ㅁ

ㅂ

ㅅ

ㅇ

ㅈ

ㅊ

ㅌ

ㅍ

ㅎ

A

B

C

D

E

F

G

H

I

J

K

L

M

N

O

P

W

Y

저자 소개

알린 몽고메리(Arlene Montgomery)

사회복지학 박사이자 인증 사회복지사로 오스틴에 있는 텍사스 대학에서 1993년부터 임상 과정을 강의하고 있고, 1978년부터 개인 정신치료소를 운영하고 있다.

역자 소개

이영호

고려대학교 의과대학을 졸업하고 동대학원에서 의학박사학위를 받았다. 정신건강의학과, 신경과 전문의로서 인제의대 서울백병원 신경정신과 교수와 과장을 역임하고, 미국 North Dakota University 산하 식사장애 진료소에서 임상연구원을 지낸 뒤, 현재는 나눔정신건강의학과의원, 서울대 입구역점의 원장으로 일하면서 인지행동치료, 도식 및 양식치료 그리고 수용전념치료 등의 임상적용에 힘쓰고 있다.

주요 저서로는 『나는 왜 diet에 실패하는가?』(엠엘커뮤니케이션, 2012), 『인지행동치료 쉽게 시작하기』(엠엘커뮤니케이션, 2012), 『식사장애』(엠엘커뮤니케이션, 2011), 『폭식증 스스로 이겨내기』(공저, 학지사, 2011), 『폭식비만 스스로 해결하기』(공저, 학지사, 2011), 『한국인을 위한 비만행동요법』(공저, 대한비만학회, 2010) 등이 있다. 주요 역서로는 『뇌에 능통한 치료자가 되기 위한 워크북』(학지사, 2021), 『사이버 심리학』(학지사, 2019), 『정신치료의 신경과학: 사회적인 뇌 치유하기, 3판』(공역, 학지사, 2018), 『행동으로 사랑하라』(학지사, 2018), 『마음챙김과 도식치료』(학지사, 2017), 『쉽게 쓴 대인관계 신경생물학 지침서』(공역, 학지사, 2016), 『정신치료의 신경과학: 사회적인 뇌 치유하기, 2판』(공역, 학지사, 2014), 『비만의 인지행동치료』(공역, 학지사, 2006), 『거식증과 폭식증 극복하기: 식사장애』(공역, 학지사, 2003), 『대인관계치료』(공역, 학지사, 2002), 『임상실제에서의 신경심리학』(공역, 하나의학사, 1999), 『식이장애와 비만환자를 둔 부모님들을 위하여』(공역, 하나의학사, 1998) 등이 있다.

모든 치료자가 꼭 알아야 할
필수 신경생물학

초판인쇄 2022년 3월 16일
초판발행 2022년 3월 23일

지 은 이 알린 몽고메리
옮 긴 이 이영호
펴 낸 이 소정영
펴 낸 곳 하나醫學社

출판신고 제25100-2013-000061호(1988. 4. 1.)
주　　소 서울특별시 서대문구 거북골로 7-7(홍은동) 하나빌딩 1층

전화번호 (02)730-2555, 2556
팩　　스 (02)730-2557
홈페이지 www.hanampc.co.kr
이 메 일 hanampc1@naver.com

값 29,000원

ISBN 979-11-91658-10-1 93180